Karl-H. Beine

Sehen Hören Schweigen
Patiententötungen und aktive Sterbehilfe

LAMBERTUS

Karl-H. Beine

Sehen Hören Schweigen
Patiententötungen und aktive Sterbehilfe

Lambertus

Die Deutsche Bibliothek - CIP-Einheitsaufnahme

Beine, Karl-Heinz
Sehen, Hören, Schweigen : Patiententötungen und aktive Sterbehilfe / Karl-H. Beine. - Freiburg im Breisgau : Lambertus, 1998
ISBN 3-7841-1049-5

Umschlaggestaltung: Grafikdesign Christa Berger, Solingen
Umschlagfoto: Christoph Maas, Solingen
Herstellung: Druckerei F.X. Stückle, Ettenheim
ISBN 3-7841-1049-5

Inhalt

Es gibt eben zweierlei Mitleid, das Eine, das schwachmütige und sentimentale, das eigentlich nur Ungeduld des Herzens ist, sich möglichst schnell freizumachen von der peinlichen Ergriffenheit vor einem fremden Unglück, jenes Mitleid, das gar nicht mit-leiden ist, sondern nur instinktive Abwehr des fremden Leidens von der eigenen Seele.
Und das andere, das einzig zählt - das unsentimentale, aber schöpferische Mitleid, das weiß, was es will, und entschlossen ist, geduldig und mitduldend alles durchzustehen bis zum letzten seiner Kraft und noch über diese letzte hinaus.

Stefan Zweig: Ungeduld des Herzens, Gütersloh 1952, 199.

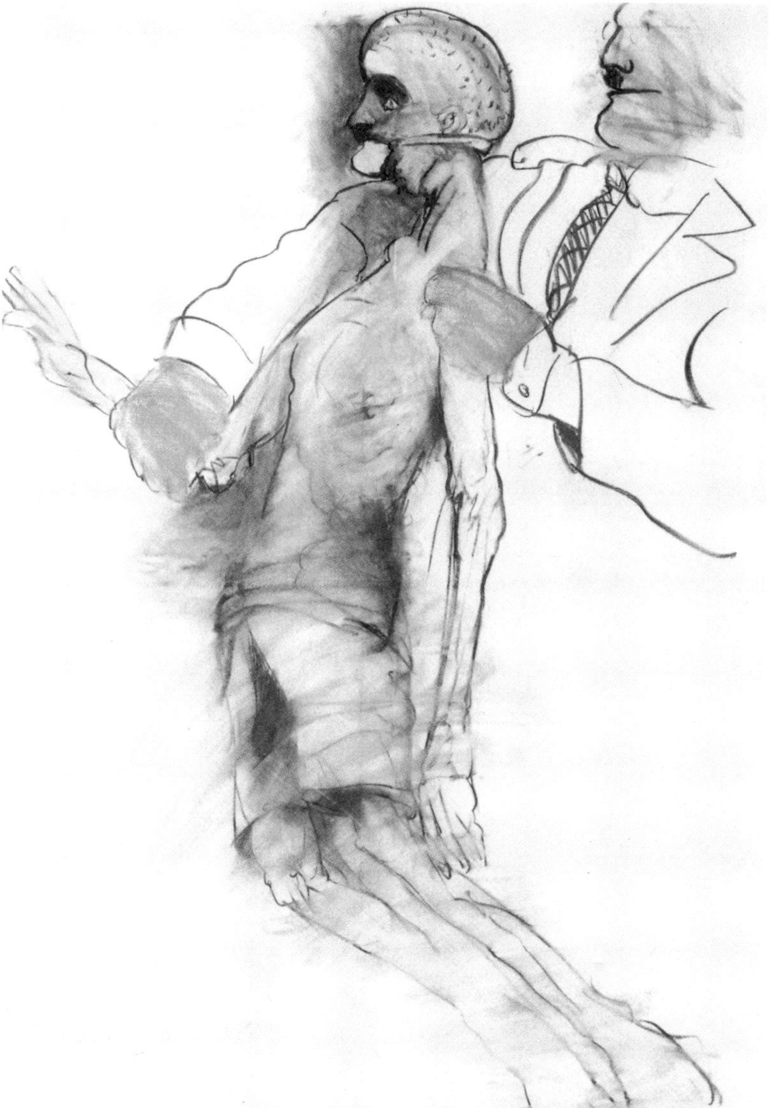

Alfred Hrdlicka, Euthanasie II, 1988
(aus: Alfred Hrdlicka, Arbeiten 1954 - 1993, Sigmaringen 1993, S. 85)

Prolog

Das Unterfangen, Krankentötungen durch medizinisches Personal in Verbindung mit einer Einstellungsuntersuchung zur aktiven Sterbehilfe bei Mitarbeitern in den Gesundheitsberufen durchzuführen, gestaltete sich aus verschiedenen Gründen schwierig und aufwendig. So gelang die Beschaffung der Anschriften für die Befragung nur, weil die Geschäftsführungen der Zeitschriften 'Die Schwester - Der Pfleger' (Melsungen) und 'Altenpflege' (Hannover) sowie mehrere Unternehmen der Pharmaindustrie großzügige Unterstützung gewährten.
Nicht zuletzt aufgrund tatkräftiger Unterstützung von Hinterbliebenen der Opfer konnte dies Forschungsprojekt realisiert werden. Diesen gilt mein besonderer Dank, mein Mitgefühl und meine Bitte um Verständnis. Wohlwissend, daß mit der folgenden Darstellung überwunden und vergessen geglaubte Trauer und Wut aktualisiert werden können, bin ich dennoch der Überzeugung, daß dieses Thema bearbeitet werden mußte. Über Krankentötungen durch medizinisches Personal und die Einstellung der Gesundheitsberufe zur aktiven Sterbehilfe existiert weltweit keine wissenschaftliche Untersuchung. Wenn aber in Zukunft derartige Straftaten vermieden werden sollen, so wird dies nur möglich sein, indem die Einzelfälle systematisch zur Kenntnis genommen, analysiert und diskutiert werden. Durch zahlreiche Publikationen sind die Namen der Opfer und Täter wie auch Details der Tötungsdelikte ohnehin einer breiten Öffentlichkeit bekannt geworden. Dennoch wurden im Rahmen dieser Untersuchung die Namen und Daten sämtlicher Opfer, und aller anderen Prozeßbeteiligten - ausgenommen Täter - anonymisiert.
Diejenigen Leserinnen und Leser, die mit medizinischen und pharmakologischen Fachausdrücken nicht so vertraut sind, finden im Anhang ein Glossar, in dem die wichtigsten in der Untersuchung erwähnten Krankheiten und Medikamente erläutert sind.
Herzlich danken möchte ich meiner Frau und unseren Kindern, die über eine lange Zeit den arbeitenden und damit abwesenden Ehemann und Vater ge- und auch ertragen haben.

Einleitung

Krankentötungen durch Mitarbeiter der Gesundheitsberufe haben in den vergangenen Jahren wiederholt große Aufmerksamkeit erregt. Die bekannt gewordenen Fälle in Deutschland, den USA, in Holland, Norwegen und in Österreich scheinen zu belegen, daß es sich nicht um singuläre Ereignisse handelt. Gleichwohl fehlten bis jetzt jegliche wissenschaftliche Untersuchungen zu diesem Thema.[1] Dies mag zum einen daran liegen, daß es nur sehr schwer möglich ist, die notwendigen Ermittlungs- und Prozeßunterlagen für Forschungszwecke zu bekommen. Zum anderen ist es aber sicher auch so, daß Krankentötungen eine massive Tabuverletzung darstellen. Die Täter haben dem öffentlichen Auftrag des Gesundheitswesens diametral zuwider gehandelt, der darin besteht, Krankheiten zu lindern oder zu heilen und alte, verwirrte oder behinderte Menschen zu betreuen. Sie haben aber auch mit der hippokratischen Tradition gebrochen, nämlich niemandem zu schaden oder gar ein tödliches Gift zu verabreichen. Insofern läuft ein Forschungsprojekt zum Thema Krankentötungen in Kliniken und Heimen Gefahr, ein ähnliches Schicksal zu erfahren wie der antike Überbringer schlechter Nachrichten: er wird mit der schlechten Nachricht identifiziert oder gar als Verursacher betrachtet. Dennoch, oder gerade deshalb: das Tabuthema Krankentötungen bedarf der systematischen Darstellung und Analyse, der breiten und öffentlich geführten Diskussion, schon um das Wiederholungsrisiko zu minimieren. Der Umgang mit den ersten vagen und internen Hinweisen in den Einrichtungen, mit einem aufkommenden Verdacht und die weitere Entwicklung bis hin zu den geführten Gerichtsverhandlungen belegen nachdrücklich, daß die Motive der Täter in vielen Fällen nicht eindeutig geklärt werden konnten, das Verhalten der Kollegen, aber auch die Reaktionen der Vorgesetzten weithin gekennzeichnet waren durch Rat- und Hilflosigkeit im Umgang mit derartig schwer vorstellbaren menschlichen Entgleisungen. Strittig war und blieb, welchen Einfluß die Arbeitsbedingungen, die Belastungen der Mitarbeiter, deren Ausbildungsstand und täterspezifische persönliche Gesichtspunkte auf derartige Straftaten haben. Kontrovers waren und sind auch die Standpunkte, inwieweit solche Krankentötungen begünstigt werden durch gesellschaftliche Ent-

---

[1] Im Oktober 1997 erschien: Maisch, 1997. Diese Arbeit entstand unabhängig von der hier vorgelegten Analyse und wurde erst nach Abschluß der eigenen Studie veröffentlicht.

wicklungen, die zunehmend gekennzeichnet sind durch die Marginalisierung alter, kranker und behinderter Menschen, den Fortschritt in der Medizin, die Betonung des Selbstbestimmungsrechtes des einzelnen Individuums und durch einen Begriff von Mitleid, der eher auf Selbstmitleid, denn auf tatsächlich einfühlsames 'mit-leiden' mit dem Gegenüber verweist.[2] Schließlich bedarf die lange Latenzzeit zwischen ersten internen Verdächtigungen und einer angemessenen Reaktion des unmittelbaren beruflichen Umfeldes und der Verantwortlichen einer nachvollziehbaren Erklärung.

[2] Dörner 1988, 71ff.

Ziele der Studie

Ein Ziel der hier vorgelegten Arbeit ist es, die bislang bekannt gewordenen Fälle von Krankentötungen zu beschreiben und zu analysieren, um so einen ersten Überblick zu geben. Bei den Kasuistiken wurde die Priorität - soweit wie möglich - auf eine chronologische Darstellung gelegt, ausgehend von den ersten, unglaublichen und unsicheren Hinweisen in den Einrichtungen, dem Umgang mit diesem Verdacht im Kreis der Kollegen und auf der Ebene der Vorgesetzten, bis hin zu ersten Ermittlungen und den anschließenden Gerichtsverfahren. Es sollen die Entwicklungen nachgezeichnet werden, bei denen zunächst die kriminelle Fremdeinwirkung außerordentlich schwer zu erkennen war, und die in Ausschnitten viele Mitarbeiter in den Gesundheitsberufen so oder ähnlich erlebt haben - ohne daß Anhaltspunkte für delinquentes Verhalten vorgelegen hätten. Diese Darstellungsweise wurde gewählt, um zu verhindern, daß die Täter selbst, die direkten Kollegen und Vorgesetzten vorschnell bewertet und verurteilt werden. Viele Ereignisse, Ungereimtheiten und Verhaltensweisen erscheinen im Licht der später während der Prozesse gewonnenen 'sicheren Erkenntnisse' unverständlich. Die Entwicklungen werden eher nachvollziehbar, wenn die Geschichte des aufkeimenden Verdachtes beschrieben wird, bis zu dem Punkt, an dem die ungewissen, kaum vorstellbaren und schrecklichen Hinweise zur Gewißheit wurden. So erscheint es möglich, ein weiteres Ziel dieser Studie zu erreichen: den Mitarbeitern in den Gesundheitsberufen zu ermöglichen, am eigenen Arbeitsplatz vorbeugend zu wirken. Die Art der Darstellung ist darauf angelegt, in diesem Feld 'Lernen' zu ermöglichen. Jeder Mitarbeiter in den Gesundheitsberufen ist darauf angewiesen, daß man ihm in einem gewissen Maße vertraut und daß er seinem Kollegen in der gleichen Weise vertrauen kann. Vor diesem Hintergrund erscheint es zunächst geradezu 'denkunmöglich', dem Kollegen solche Taten zuzutrauen. In vielen der hier behandelten Fälle wird deutlich, daß die Entstehungsgeschichte eines solchen Verdachtes gegen einen Mitarbeiter lang ist. Meist hegt ein Kollege einen Verdacht und braucht eine längere Zeit, bis er den Entschluß faßt, sich jemandem anzuvertrauen. Wieder vergeht eine Zeit, in der sich aufgrund genauerer Beobachtungen die Verdachtsmomente verdichten, bevor die nächst höhere Ebene in der Heim- oder Krankenhaushierarchie informiert wird. Auch hier wird dann zunächst einmal ein solcher Verdacht für 'denkunmöglich' gehalten. Wieder vergeht Zeit, in der der später als Täter entlarvte Mitarbeiter u.U. weiter tötet, bis sich die Führung einer Einrichtung entschließt, polizeiliche Ermittlungen einzuleiten. Schließlich wird in einigen Fällen

eine erstaunliche Erkenntnisunfähigkeit, aber auch ein erschreckendes Desinteresse bei Mitarbeitern und den Spitzen der Hierarchie in Krankenhäusern und Heimen an - zumindest retrospektiv betrachtet - eindeutigen Hinweisen erkennbar. Und genau hier liegt das Erkenntnisinteresse der nachfolgenden Kasuistiken: Viele mit praktischer Berufserfahrung im Gesundheitsbereich ausgestattete Menschen werden sich bei der Schilderung und Analyse der Einzelfälle in einzelnen Passagen, bei einzelnen Umständen, Vorfällen oder Reaktionen an eigene berufliche Erfahrungen erinnert fühlen. Dennoch wäre es der völlig falsche Schluß, wenn das Wissen um diese Tötungen zu einem nachhaltigen Mißtrauen führen würde, das erfolgreiches und befriedigendes Arbeiten unmöglich macht. Aber es muß den Mitarbeitern in den Gesundheitsberufen bekannt sein, daß derartige Entwicklungen möglich sind, es die Sicherheit nicht gibt, daß solche Vorfälle nicht, auch so - oder ähnlich - am eigenen Arbeitsplatz vorkommen können. Wissend darum, daß derartige Fälle passiert sind, soll so die Möglichkeit eröffnet werden, vorschnelle und haltlose Beschuldigungen ebenso zu vermeiden wie hartnäckiges Verdrängen ernstzunehmender Warnhinweise. Erst dann, wenn jeder Mitarbeiter in den Gesundheitsberufen davon ausgeht, daß derartige Vorkommnisse auch in seinem eigenen Arbeitsfeld möglich sind, können vorschnelle und haltlose Beschuldigungen von ernstzunehmenden (Früh-) Warnzeichen unterschieden werden.
Ein weiteres Ziel der Studie ist es, Krankentötungen durch medizinisches Personal zu beleuchten vor dem Hintergrund der Einstellung von Mitarbeitern in den Gesundheitsberufen zur aktiven Sterbehilfe. Zu diesem Zweck ist eine repräsentative Einstellungsuntersuchung anhand eines Fragebogens bei Ärzten, Kranken- und Altenpflegepersonal in Deutschland durchgeführt worden.
Mit den vorliegenden Ergebnissen kann geklärt werden, ob die Krankentötungen in Deutschland vor dem Hintergrund einer überwiegenden Bejahung oder Verneinung aktiver Sterbehilfe in den Gesundheitsberufen geschahen. Es wird damit der Versuch unternommen, in einem kleinen Bereich - nämlich bei den Einstellungen zur aktiven Sterbehilfe innerhalb der Gesundheitsberufe - einen Hintergrund zu beleuchten, der bislang weitgehend unbeachtet blieb. Nun wäre es sicher falsch, die Befürworter der aktiven Sterbehilfe in die Nähe der hier beschriebenen Straftäter zu rücken. Schon das Einzelergebnis der Untersuchung, unter welchen Bedingungen die aktive Sterbehilfe angewendet werden sollte - nämlich bei über 91% der Befürworter aktiver Sterbehilfe nur mit Zustimmung der Betroffenen - belegt den unübersehbaren und gravierenden Unterschied zwischen dem delinquenten Verhalten einerseits und einer Befürwortung von aktiver Sterbehilfe andererseits. Das Konzept, die Darstellung und

Analyse von Krankentötungen und die Einstellungsuntersuchung zur aktiven Sterbehilfe parallel durchzuführen, entstand, als bekannt wurde, in welcher Weise das unmittelbare berufliche Umfeld auf die Häufung von Todesfällen bei einzelnen Kollegen reagierte. So geschah es z.B. in Wien, daß eine der später verurteilten Stationsgehilfinnen, von der längst bekannt war, daß bei ihr mehr Patienten starben als bei anderen Kollegen, von einer Mitarbeiterin aufgefordert wurde, sie zu einer sterbenden Patientin zu begleiten mit den Worten: *„Geh mit, vielleicht geht's dann schneller.“* In den Kasuistiken finden sich mehrere ähnliche Beispiele.
Gestützt wurde die Absicht, Krankentötungen und die Einstellung der Gesundheitsberufe zur aktiven Sterbehilfe zeitgleich zu untersuchen, auch durch die langen Latenzzeiten zwischen ersten internen Verdächtigungen und den Entdeckungen der Straftaten. In den Einzelfalldarstellungen finden sich aber andererseits auch mehrere Belege dafür, daß Kollegen der Täter frühzeitig von ihrem Verdacht berichteten. Sie wurden mit ihren Beobachtungen teilweise nicht ernst genommen, man schenkte ihnen keinen Glauben. Vereinzelt wurden sie in die Nähe von intriganten Denunzianten gerückt.
Vor diesem Hintergrund galt es zu überprüfen, in welchem Ausmaß das absolute Tötungsverbot von den Mitarbeitern der Gesundheitsberufe geteilt oder abgelehnt wird. Selbstverständlich kann das Wissen um die Einstellung der Gesundheitsberufe zur aktiven Sterbehilfe keine umfassenden Erklärungen für das Verhalten der unmittelbaren beruflichen Umgebung bei den ersten Hinweisen liefern, und erst Recht nicht für die Straftaten selbst. Zu vielschichtig sind persönliche Gegebenheiten bei den einzelnen Tätern, deren Arbeitsbedingungen in den verschiedenen Tätigkeitsfeldern und gesellschaftliche Einflüsse, als daß einfache oder gar monokausale Erklärungen möglich wären. Aber die Reaktionen der direkten Kollegen und Vorgesetzten auf erste Häufungen von Todesfällen und erste interne Verdächtigungen vollziehen sich auch nicht unabhängig von deren eigener Einstellung zur aktiven Sterbehilfe bzw. zum Tötungsverbot. Insofern kann das Wissen um die Einstellungen in den Gesundheitsberufen einiges zur Erklärung der Verhaltensweisen von Mitarbeitern sowie den Vorgesetzten im Umgang mit ersten Warnhinweisen beitragen.
Ein letztes Ziel der hier vorgelegten Arbeit ist es schließlich, Krankentötungen nicht nur auf der Tat-Täter-Ebene und vor dem Hintergrund der Einstellungsuntersuchung zur aktiven Sterbehilfe zu betrachten, sondern darüber hinaus. Zu diesem Zweck wird die aktuelle Euthanasiedebatte und die Geschichte der Euthanasie kurz dargestellt. Über Darstellung und Analyse der einzelnen Fälle von Krankentötungen vor dem Hintergrund der Untersuchungsergebnisse zur aktiven Sterbehilfe in Verbindung mit historischen und ethischen Erwägungen soll nachvollziehbar werden, in

welcher Weise persönliche Befindlichkeiten, berufliche Bedingungen am Arbeitsplatz und gesellschaftliche Einflüsse zusammenwirken können, und sich so die vordergründige Motivation zum Helfen in ihr abgründiges Gegenteil verkehren kann.

Methoden der Studie

Im ersten Teil liefert die Studie eine Darstellung von 28 Fällen von Krankentötungen. Dabei ist zu unterscheiden zwischen den Fällen 1 bis 22 und 23 bis 28. Beschreibung und Analyse der letzten sechs Krankentötungen, Wuppertal I (1973), Rheinfelden (1975), Norwegen (1980), Wuppertal II (1986), Wien (1989) und Gütersloh (1990) stützen sich auf die Ermittlungs- und Prozeßunterlagen. Intensiven Bemühungen zum Trotz ist es für die ersten 22 Krankentötungen nicht gelungen, die jeweiligen Gerichtsakten zu beschaffen. Diese Falldarstellungen gründen sich auf Presseveröffentlichungen.

Da bislang keine Untersuchungen zu diesem Thema vorlagen, mußte die Auswertung der Gerichtsakten und Presseveröffentlichungen zu diesem Thema relatives Neuland betreten. Um die beschriebenen Ziele dieses Forschungsprojektes zu erreichen, erschien es von besonderer Bedeutung, die jeweils einrichtungsspezifischen Umstände, Arbeitsbedingungen und -belastungen, aber auch das Betriebsklima und die Stellung des später als Täter entlarvten Mitarbeiters in seiner Arbeitsgruppe herauszuarbeiten. In einem zweiten Schritt ging es in der Darstellung um die ersten aufkeimenden Verdachtsmomente und den Umgang im Kollegenkreis mit diesen Auffälligkeiten. In der Folge wurde der Versuch unternommen, systematisch die Zuspitzung des Verdachtes bis zur Festnahme des jeweiligen Täters nachzuzeichnen und den Verlauf der Ermittlungen, der Anklageerhebung und der Gerichtsverhandlung in den für die Forschungsziele wesentlichen Punkten darzustellen. Breiten Raum nahmen in diesem Zusammenhang die Täterpersönlichkeiten ein. Zum einen ging es um das möglichst umfassende Nachzeichnen der biographischen Entwicklung, zum anderen um die Darstellung eventuell vorhandener psychopathologischer Phänomene. Schließlich endet jede Kasuistik - soweit bekannt - mit der Wiedergabe des Urteils.

Die hier dargestellten Kasuistiken beschränken sich auf nachgewiesene oder gestandene vorsätzliche Tötungen erwachsener Menschen in Krankenhäusern oder Heimen. Ein Ausschlußkriterium waren verwandtschaftliche Beziehungen zwischen Täter und Opfer. Nicht berücksichtigt wurden ebenso Fälle, in denen Mitarbeiter aus den Gesundheitsberufen außerhalb von Krankenhäusern oder Heimen getötet hatten und ganz offensichtlich Habgier das wesentliche Motiv war. Auch die Handlungen zur Unterstützung bei Suiziden fanden in der vorliegenden Arbeit keine Berücksichtigung. Die Problematik der Tötung behinderter und mißgebildeter neugeborener Kinder bedarf der gesonderten Erörterung und wurde im

Rahmen dieser Arbeit nicht behandelt.[3] Immer dann, wenn zwar Anklage erhoben wurde, aber die vorsätzliche Tötung im Verlauf des Gerichtsverfahrens nicht nachgewiesen werden konnte, blieben diese Fälle ebenfalls unberücksichtigt.

Die Begründungen für diese Beschränkungen sind zum einen darin zu sehen, daß nur rechtskräftig abgeurteilte und bewiesene Tötungen in die Untersuchung aufgenommen werden sollten, um Analysen, Interpretationen und Hypothesenbildungen auf möglichst gesicherter Grundlage vornehmen zu können. Zum anderen wurden die Ausschlußkriterien gewählt, um Tötungshandlungen in einem von professionellen Regeln geprägten Arbeitsfeld zu untersuchen, und nicht Konstellationen einzubeziehen, wenn Motive durch private Beziehungen wesentlich geprägt waren. Nur unter diesen einschränkenden Bedingungen lassen sich Hypothesen entwickeln, die nachvollziehbar werden lassen, wie schnell und schwer erkennbar sich vordergründige Helfermotivationen in strafbare Handlungen verkehren können.

Trotz der Vielzahl der beschriebenen Fälle kann allenfalls für den deutschen Sprachraum der Anspruch auf umfassende Dokumentation der bekannt gewordenen Fälle von Krankentötungen erhoben werden. Weltweit dürfte die Zahl dieser Delikte erheblich höher liegen, von der zu vermutenden Dunkelziffer ganz zu schweigen.

Mit der Darstellung und Analyse der Fälle von Krankentötungen lassen sich allenfalls vorläufig allgemeingültige Aussagen zu diesem Thema begründen. Dies nicht nur deshalb, weil die Anzahl der weltweit bekannten Fälle von Krankentötungen vermutlich höher ist, als hier dargestellt, sondern auch, weil selbst bei den hier referierten 28 Fällen die Bedingungen der einzelnen Arbeitsplätze, der einzelnen Institution und auch der einzelnen Täterpersönlichkeiten sehr unterschiedlich sind. Und schließlich spiegelt sich in den Prozeßunterlagen eine Fülle 'subjektiver Faktoren' wider.

Beginnend mit den Tätern selbst, und in der Fortsetzung mit dem Verhalten von Arbeitskollegen und Vorgesetzten, von Ermittlungsbeamten, Gutachtern, Staatsanwälten, Verteidigern und Richtern sind die jeweiligen Arbeitsbedingungen und der anschließende Verlauf der Entwicklung höchst unterschiedlich, geprägt von lokalen und individuellen Gegebenheiten. Insofern dürfte es schwerfallen, zu generalisierbaren, 'objektiven' Aussagen für den Gesundheitsbereich zu kommen. Dennoch ermöglicht die systematische Rezeption des Phänomens der Krankentötungen durch medizinisches Personal einen verbesserten Kenntnisstand, und somit po-

[3] Vgl. dazu Piegsa 1990. Moore / Reed 1992.

tentiell ein angemesseneres präventives Verhalten des einzelnen Mitarbeiters und des beruflichen Umfeldes.

Im zweiten Teil der Arbeit wird überprüft, welche Einstellung
- Krankenschwestern/-pfleger
- Altenpflegerinnen/-pfleger
- Ärztinnen/Ärzte

zur aktiven Sterbehilfe im Mai 1994 hatten.
Diese Befragung sollte die folgende Hypothese überprüfen:
Geschahen die bisher bekannt gewordenen Fälle von kriminellen Krankentötungen, obwohl in den Gesundheitsberufen ein absolutes und prinzipielles Tötungsverbot befürwortet wird - oder handelten die Täter vor dem Hintergrund, daß eine größere Anzahl von Mitarbeitern aktive Tötungshandlungen an kranken und sterbenden Menschen unter bestimmten Umständen für gerechtfertigt hält. Ferner sollte geprüft werden, wie häufig aktive Tötungshandlungen im Gesundheitswesen bei den Mitarbeiterinnen und Mitarbeitern bekannt werden.
Die Untersuchung beschränkte sich auf die Bundesrepublik Deutschland und auf jene Berufsgruppen innerhalb des Gesundheitswesens, die unmittelbaren Zugang zu Medikamenten und apparativen medizinischen Behandlungsmitteln haben. Aus diesen Gründen wurde die Befragung innerhalb der ärztlichen Berufsgruppe begrenzt auf niedergelassene Ärzte und Klinikärzte.

Die aktuelle Euthanasiedebatte und ihr historischer Hintergrund

Die Einstellungen der Mitarbeiter in den Gesundheitsberufen sind entstanden vor dem Hintergrund einer Euthanasie- und/oder Sterbehilfedebatte, die in Deutschland seit einiger Zeit wieder öffentlich geführt wird. Die Einladung des australischen Moralphilosophen P. Singer in die Bundesrepublik 1989 war der unmittelbare Anlaß. Er sollte anläßlich des Kongresses *„Biotechnik - Ethik - Geistige Behinderung"* der Bundesvereinigung 'Lebenshilfe' in Marburg einen Vortrag halten. Die Dortmunder Professoren Anstötz und Leyendecker hatten Singer ebenfalls eingeladen. Dort war ein Gastvortrag zum Thema *„Haben schwerstbehinderte Neugeborene ein Recht auf Leben?"* geplant. Beide Veranstaltungen wurden nach massiven öffentlichen Protesten abgesagt.[4] Lediglich in Saarbrücken hielt Singer einen Vortrag, *„nachdem er sich gegen ein halbstündiges Pfeifkonzert durchgesetzt hatte."*[5] Im Juli 1989 veranstaltete die Hamburger Wochenzeitung 'Die Zeit' unter dem Titel *„Exzeß der Vernunft oder Ethik der Erlösung - Normen und Praxis der medizinischen Sterbehilfe stehen miteinander im Widerstreit"* ein öffentliches Diskussionsforum mit Befürwortern und Gegnern der Sterbehilfe.[6] Seither sind eine ganze Reihe von Veröffentlichungen zum Thema erschienen, die zum Teil vehement befürwortende[7], aber auch scharf ablehnende Positionen zur Euthanasie begründen.[8] Wie sind nun diese Kontroversen zu erklären, was ist das Provokante an den Thesen des australischen Philosophen? In der Tradition des angelsächsischen Utilitarismus von Bentham und Mill hat Singer eine modernere Variante, den sogenannten 'Präferenz-Utilitarismus' entwickelt. Das utilitaristische Prinzip besteht in der Grundüberzeugung, daß der ethische Bewertungsmaßstab einer Handlung sich einzig bestimme aus dem Nutzen oder dem Schaden für diejenigen, die von dieser Handlung betroffen sind.

Angewendet auf die Euthanasiedebatte bedeutet dieses Prinzip, daß das Lebensrecht des Menschen zur Disposition gestellt wird. In seinem Buch '*Praktische Ethik*' beschreibt Singer seine Position so: *„In Kapitel 4 ha-*

---

[4] Merkel, R.: *„Der Streit um Leben und Tod."* In: 'Die Zeit'. Hamburg. 23. 6. 1989, 13ff.

[5] 'Der Spiegel'. Hamburg. Nr. 34, 1989, 172.

[6] 'Die Zeit'. Hamburg. 14. 7. 1989, 9ff.

[7] Merkel / Hegselmann 1991.

[8] Christoph 1993, 168ff.

ben wir gesehen, daß die Tatsache, daß ein Wesen ein menschliches Wesen im Sinne der Zugehörigkeit zur Spezies Homo Sapiens ist, für die Unrechtmäßigkeit seiner Tötung ohne Bedeutung ist; entscheidend sind vielmehr Eigenschaften wie Rationalität, Autonomie und Selbstbewußtsein. Säuglinge haben diese Eigenschaft nicht. Sie zu töten kann daher nicht gleichgesetzt werden mit dem Töten normaler menschlicher Wesen oder anderer selbstbewußter Wesen."[9]

An anderer Stelle führt Singer aus: „*die Tötung eines behinderten Säuglings ist nicht moralisch gleichbedeutend mit der Tötung einer Person. Sehr oft ist sie überhaupt kein Unrecht.*"[10] Singer plädiert für die Beendigung eines menschlichen Lebens ohne vorherige Zustimmung auch bei Unfallopfern oder alten Menschen, „*die einmal Personen und fähig waren, zwischen Leben und Tod zu wählen, doch jetzt, durch Unfall oder hohes Alter, diese Fähigkeit für immer verloren und vor dem Verlust dieser Fähigkeit keinerlei Ansichten darüber geäußert haben, ob sie unter diesen Umständen weiterleben wollen.*"[11] Durchgängig bestreitet Singer die Unantastbarkeit menschlichen Lebens, fordert zusätzliche Eigenschaften wie Rationalität, Autonomie und Personalität. Er kann zu Recht als Befürworter der aktiven Euthanasie bezeichnet werden. Er selbst sieht sich als Gegner der „Heiligkeit des Lebens." Die unterstellte Notwendigkeit, über allgemeingültige Begrenzungen menschlichen Lebens nachzudenken, wird begründet mit den Fortschritten der Medizin, die inhumane Reparaturwerkstätten und seelenlose Gesundheitsfabriken hervorgebracht habe, die Leben um jeden Preis und ohne Rücksicht auf die Betroffenen verlängere. Die Horrorvision des willenlosen, sterbenden Menschen der zu einer selbstbestimmten Entscheidung nicht fähig sei, der in jeder seiner Körperöffnungen Katheter und Schläuche stecken habe, ohne Apparate nicht existenzfähig sei, wird bemüht, um die angebliche Sinnlosigkeit lebensverlängernder Maßnahmen aufzuzeigen. Oder die Horrorvision des schwerstbehinderten Neugeborenen wird strapaziert, dem angeblich ein freudloses und qualvolles Dahinvegetieren bevorstehe, mit dessen Existenz außerdem über die Familie unsägliches Elend hereinbreche.

Indem die aktuelle Debatte über die Euthanasie so eng verknüpft wird mit den Möglichkeiten der modernen Medizin, wird zum einen der Blick verstellt auf die Geschichte der Euthanasie und zum anderen auf die Konsequenzen, die die Relativierung des Lebensrechtes in zunächst abseitig erscheinenden Zusammenhängen haben kann. Schließlich kommt ein - wie auch immer begründetes - Plädoyer für die eine oder andere Form der

---

9 Singer 1994, 233.

10 Singer 1994, 244.

11 Singer 1994, 244.

Euthanasie nicht umhin, dem Leben des Menschen unter bestimmten Umständen einen Wert abzusprechen. Egal, ob in solchen Begründungszusammenhängen die angeblich 'wohlverstandenen' Interessen der Betroffenen, die Situation der Familienangehörigen, oder auch das Interesse der Gemeinschaft im Vordergrund steht: Das Grundrecht auf Leben wird zur Disposition gestellt, der Betroffene selbst oder andere unterscheiden lebenswertes von lebensunwertem, minderwertigem Leben.
Die Auseinandersetzungen um die Euthanasie lassen sich zurückverfolgen bis in die Antike. Aristoteles († 384 v. Chr.) etwa forderte, daß *„keine verkrüppelte Geburt aufgezogen werde.“*[12] Das Lebensrecht des einzelnen Menschen bestimmte sich in der griechischen Kultur primär am Nutzen für die Gemeinschaft. Behindertes oder krankes Leben, das auf dauerhafte Behandlung oder Pflege angewiesen war, wurde als übergroße Belastung für die Gemeinschaft empfunden und aktiv getötet oder dem Tod anheimgegeben. Auch für alte Menschen galten im antiken Griechenland ähnliche Erwägungen, etwa wenn Euripides forderte: *„Solche, wenn sie der Welt nichts mehr nützen, sollten sich durch den Tod entfernen und den Jüngeren aus dem Wege gehen.“*[13] Eine erste und bis in unsere Tage bedeutungsvolle Unterscheidung zwischen körperlich und psychisch kranken Menschen findet sich bei Platon († 427 v. Chr.), dem Lehrer des Aristoteles. Es heißt in Platons Staat: *„Richter und Ärzte sollen den an Leib und Seele wohl Geratenen Pflege angedeihen, die körperlich aber nicht gut veranlagten sterben lassen und die seelisch Mißratenen töten.“*[14]
Die zweite - historisch jüngere - Tradition geht zurück auf die stoischen Philosophen, die das selbstbestimmte und selbstbestimmende, autonome Individuum in das Zentrum ihrer Erwägungen rückten. Im Spannungsgefüge zwischen menschlicher Unabhängigkeit und Abhängigkeit wurde der Unabhängigkeit - der Freiheit - der größere Wert zugeschrieben. Diese freiheitliche Selbstbestimmung sollte auch im Angesicht eines qualvollen Leidens Gültigkeit behalten. Gerade in einer Lebensphase, die durch schwere Schmerzen, Ängste, Verzweiflung, Hoffnungslosigkeit und nahenden Tod gekennzeichnet sei, dürfe das Individuum nicht die Macht über das eigene Leben und den eigenen Tod verlieren. Im Angesicht eines solchen Schicksals sei das Recht auf einen selbstbestimmten Tod Ausdruck höchster menschlicher Freiheit. In diesem Sinne schien der Tod - eigenhändig oder mit fremder Unterstützung - nicht mehr als ein vom einzelnen Menschen unbeeinflußbarer Endpunkt eines schicksalhaften Lebenslaufes, sondern höchster Ausdruck freier Willenstätigkeit. Seneca

---

[12] Falk 1983, 10.
[13] Potthoff 1982, 172.
[14] Falk 1983, 10.

schreibt: „*Früher oder später sterben, darauf kommt es nicht an; wohl aber darauf, gut oder übel zu sterben. Gut sterben heißt, der Gefahr, übel zu leben zu entgehen.*“[15]
Damit sind die wesentlichen Argumentationsstränge dargestellt, die - in einer modernen Diktion - bis in unsere Tage verwendet werden. Selbst die seit dem ausklingenden 19. Jahrhundert geführte Euthanasie-Diskussion, die die späteren Krankentötungen im deutschen Nationalsozialismus vorbereitete, begründete das „Recht auf den Tod“[16] mit der individuellen Freiheit des Einzelnen, mit dem Mitleid gegenüber sterbenden und unheilbar kranken Menschen und mit den ökonomischen Interessen der Allgemeinheit.[17] Schon 1922 hatte der Biologe Ernst Mann seine „*Vier Forderungen der Barmherzigkeit*“ an den deutschen Reichstag gerichtet. Darin forderte er die schmerzlose Vernichtung von Geisteskranken, Sterbenden, Lebensmüden und verkrüppelten Kindern. Ausdrücklich untermauerte er 1922 seine Forderungen mit dem hohen Erkenntnisstand und den großen Möglichkeiten der modernen Medizin: „*Es hat noch nie auf der Welt so tiefes, weit verbreitetes Elend gegeben wie heutzutage, wo Chirurgie und Arztkunst ihre höchsten Triumphe feiern.*“[18]
Historisch gut belegt ist der Bedeutungswandel, den der Euthanasiebegriff seit Mitte des 19. Jahrhunderts erfuhr. Bezeichnete er ursprünglich nur das Bemühen, einem sterbenden Menschen die letzte Lebenszeit zu erleichtern, beinhaltete er später, mit sozialdarwinistischen, rassehygienischen und ökonomischen Argumenten unterlegt, auch „*die Beseitigung von physisch unwertem Leben, also von Geistestoten und Mißgeburten, deren subjektiver und objektiver Lebenswert zu verneinen ist, aus eugenischen, rassehygienischen und wirtschaftlichen Gründen.*“[19]
In der westdeutschen Nachkriegsgesellschaft gab es bis in die siebziger Jahre kaum eine Diskussion um die Euthanasie. Erst mit erheblicher zeitlicher Distanz zu den nationalsozialistischen Greueltaten gewinnt die öffentlich geführte Debatte um die Euthanasie wieder zunehmend an Bedeutung. In dieser Diskussion spielt die ‘Vernichtung lebensunwerten Lebens’ vordergründig und ausgesprochen keine Rolle. Wohl aber wird die nationalsozialistische Euthanasie als Argument von den Gegnern der Sterbehilfe verwandt, um auf mögliche Gefahren hinzuweisen. Erneut wird aber von den Befürwortern das ‘Recht auf einen würdigen Tod’ als Ausdruck höchster menschlicher Freiheit gefordert, oder gar die Frage

---

15 Falk 1983, 9.
16 Jost 1895.
17 Binding / Hoche 1920.
18 Mann 1922, 32
19 Barth 1926. Zitiert nach: Burkhardt 1981, 15.

gestellt, ob man behinderten Neugeborenen nicht besser eine angeblich qualvolle Existenz erspare, indem man sie töte.[20] Diese Fragen werden - mit wohlbekannten Argumenten - wieder diskutiert. Selbst Hinweise auf die Kostenexplosion im Gesundheitswesen und die Überalterung der Bevölkerung sind in diesem Zusammenhang vereinzelt zu lesen und zu hören. Es dürfte wohl kaum ein Zufall sein, daß die Euthanasiediskussion zu einer Zeit wieder erstarkt, in der die individuelle Freiheit und das Selbstbestimmungsrecht des einzelnen Menschen in allen seinen Belangen höchste Wertigkeit zugesprochen bekommt. Schließlich gewinnt auch das Mitleid als Motiv für die Euthanasie wieder an Bedeutung, wie sich in vielen der hier dargestellten Fälle von Krankentötungen erweist, aber auch in vielen Veröffentlichungen zeigt. Darüber hinaus dürfte es auch kaum ein Zufall sein, daß die Renaissance der Debatte in eine Zeit fällt, da ökonomische Schwierigkeiten angeblich den sogenannten „Umbau“ des Sozialstaates erzwingen.

Durchgängig in der aktuellen Kontroverse sind altbekannte Argumente auszumachen. Hinter der wohlfeilen Vokabel vom Mitleid mit den sterbenden, schmerzgequälten Kranken, mit jenen, die schwerstbehindert sind und Eigenschaften wie Rationalität, Autonomie und Personalität angeblich nicht besitzen, verbirgt sich der Wunsch, unabänderlich erscheinende Leidenszustände wenigstens zu beenden und somit die Unfähigkeit, im wahren Wortsinn ‘mit-zuleiden’.

Daneben wird ganz auf die Entscheidungsfreiheit des einzelnen abgehoben. Seine Entscheidung für den Tod sei Ausdruck höchster menschlicher Würde in Selbstbestimmung.

Alle Formen von Euthanasie haben zwei wesentliche und grundlegende Gemeinsamkeiten: Die Unterstellung, daß es so etwas wie lebensunwertes, minderwertiges Leben überhaupt gibt und die Unfähigkeit, unabänderliche Leidenszustände und Sterbeprozesse ‘mit-leidend’ zu ertragen. Dann urteilt entweder der Mensch selbst über den Wert seines eigenen Lebens oder andere beurteilen den Wert eines anderen Lebens. Wer immer beurteilt und/oder entscheidet, der Betroffene selbst oder ein Anderer: das Urteil wird abhängig sein davon, wieviel an Wert dem eigenen oder auch dem anderen Leben zugesprochen wird. Diese Wertung vollzieht sich sicher nicht unabhängig davon, wieviel an Bemühen und Anstrengungen die Menschen einer Gesellschaft unternehmen, ihre kranken, alten, sterbenden und behinderten Mitglieder menschenwürdig und bedürfnisgerecht zu behandeln oder zu betreuen. Insofern verweist die eigene oder auch die fremde Entscheidung auf die gleichen Wurzeln: diese Trennung ist theoretischer Natur. In der Praxis bleibt es folgenlos, ob ich

[20] Kuhse / Singer 1993.

selbst, Verursacher und Opfer der Bewertung menschlichen Lebens zugleich, entscheide, daß ich unter diesen Umständen so nicht weiterleben will, oder ob andere, die ebenfalls Verursacher und Opfer der identischen Bewertung menschlichen Lebens zugleich sind, entscheiden. In der deutschen Geschichte hat die Relativierung des Lebensrechtes unfaßliches Grauen über die Menschen gebracht. Hunderttausende von Menschen wurden der industriell organisierten Tötung anheimgegeben. Auch gegenwärtig vermag niemand vorwegzunehmen, welche möglichen Konsequenzen das 'In-Frage-Stellen' der Unantastbarkeit des Lebensrechtes hat.

Die Einzelfälle von Krankentötungen

VORBEMERKUNG

Gewalttätige Übergriffe in Form von Schlägen, psychischen und physischen Quälereien, dem Vorenthalten von Rechten und finanziellen Betrügereien von Angehörigen der Gesundheitsberufe gegenüber Patienten und/oder Heimbewohnern sind mehrfach untersucht und beschrieben worden.[21] Die bisherigen Arbeiten haben allerdings nur wenig Erkenntnisse darüber geliefert, welche Arten von Gewalt mit welcher Häufigkeit ausgeübt wurden und welches gewaltfördernde oder gewaltminimierende Bedingungen in den Einrichtungen sind. Einzig in einer Befragung mittels eines Fragebogens in der Deutschschweiz bei Mitarbeitern von 410 Altenheimen wurde etwas über die Häufigkeit körperlicher Gewalt bekannt: *„Immerhin 3 bis 8% der befragten Mitarbeiter beobachteten sie oft oder manchmal und weitere 18 bis 26% außerdem noch selten.“*[22] Als Gewalt begünstigende Faktoren in den untersuchten Altenheimen fanden die Autoren bei den Bewohnern Verwirrtheit und geringe soziale Kompetenz heraus. Bei den Mitarbeitern sei ein geringes Lebensalter, eine geringe Bereitschaft zu eigener Verhaltensmodifikation und eine geringe Zustimmung zur Heimorganisation als Risikofaktor anzusehen. Auf der Institutionsebene seien große Heime mit vielen Bewohnern und eine starke Arbeitsspezialisierung als gewalterleichternd anzusehen.[23]
Auch die Ursachen der Gewalt von pflegenden Angehörigen sind mehrfach Gegenstand wissenschaftlicher Untersuchungen gewesen.[24]
Im Gegensatz dazu fehlte bislang eine systematische Darstellung und Analyse der Krankentötungen durch medizinisches Personal. Die in der Folge wiedergegebenen Einzelfälle verschaffen einen ersten Überblick.

Tötungen aus Eifersucht (Fall 01)

Im Jahre 1954 ereigneten sich in der chirurgischen Abteilung eines Kreiskrankenhauses der ehemaligen DDR eine Reihe von unklaren Todesfällen. Mehrere Patienten waren entgegen allen Erwartungen wenige Tage nach erfolgreichen Operationen verstorben. Nach der Sektion mehrerer verstorbener Patienten entstand in einem Fall der Verdacht auf eine Ar-

---

[21] Vgl. dazu Dießenbacher / Schüller 1993.
[22] Schneider / Sigg 1990, 22.
[23] Schneider / Sigg 1990, 42f.
[24] Eastmann 1991.

senvergiftung. Im Verlauf der polizeilichen Ermittlungen konnte dem Oberpfleger des Krankenhauses nachgewiesen werden, daß er vier Patienten mit Arsen vergiftet hatte. Wegen vierfachen Mordes ist er seinerzeit zum Tode verurteilt worden. *„Vier Morde konnten ihm zwar nur nachgewiesen werden, es ist aber nicht unwahrscheinlich, daß auch vorher schon Patienten von ihm vergiftet worden sind.“*[25]
Der Krankenpfleger war seit 23 Jahren berufstätig und galt als zuverlässiger Mitarbeiter. Die psychiatrischen Gutachter stellten fest, daß bei ihm keine Geisteskrankheit oder eine andere psychische Auffälligkeit vorliege. Als Motiv stellte sich heraus, daß der Oberpfleger den Oberarzt der chirurgischen Abteilung, der alle Todesopfer operiert hatte, fachlich diskreditieren wollte. Der Pfleger hoffte, daß der Arzt entlassen werden würde. Dieser Arzt hatte ein Liebesverhältnis zu einer Krankenschwester des Hauses begonnen, die die langjährige Geliebte des Oberpflegers gewesen war.[26]

Tatort Psychiatrie (Fall 02)

In einer großen Nervenklinik der ehemaligen DDR war im Jahre 1957 ein 22jähriger schizophren erkrankter Patient gestorben. Bei der gerichtlich angeordneten Nachsektion wurde die zunächst angegebene Todesursache Pneumonie nicht bestätigt. Bei der toxikologischen Analyse stellte sich eine Luminalvergiftung als ursächlich für den Tod heraus. Die angestellten Untersuchungen zeigten, daß einige Pfleger dieser Klinik unruhige Patienten verprügelten. In anderen Fällen erhielten Patienten hohe Dosen von Schlafmittel, weil sie die Pfleger beim Skatspielen störten.
Die Untersuchungen förderten ferner völlig unzureichende klinikinterne Kontrollen zutage. So konnte dort tätigen Abteilungsärzten nachgewiesen werden, daß sie ebenfalls Todesfälle verschuldet hatten.
Sie hatten hochdosiert Schlaf- und Beruhigungsmittel verordnet, ohne die Kumulationsgefahr zu beachten, so daß es zu tödlichen Vergiftungen kam. *„3 Pfleger und 2 Oberärzte sind damals von dem zuständigen Bezirksgericht zu hohen Freiheitsstrafen verurteilt worden.“*[27]

Tod auf der Herzstation (Fall 03)

Im Durchschnitt starben fünf bis sechs Patienten im Monat auf der kardiologischen Station des Allgemeinen Krankenhauses von Petersburg

[25] Dürwald 1957, 21f.
[26] Dürwald 1957,125.
[27] Dürwald 1993, 4.

(Virginia). Ab Juni 1974 stieg die Sterberate drastisch an. Nach dem völlig überraschenden Tod einer 73jährigen Lehrerin am 29.06.1974, die am gleichen Tage aufgenommen worden war, äußerten zwei Schwestern den Verdacht, daß die Patientin keines natürlichen Todes gestorben war. Unmittelbar nach dem Tod dieser Patientin wurde auf der Station eine Schachtel Lidocain vermißt.
Die üblichen Autopsien bei der Verstorbenen in der Klinik erbrachten kein verdächtiges Ergebnis. Daraufhin kontaktierte der leitende Arzt der kardiologischen Abteilung, Dr. Joseph W. den Chefgerichtsmediziner des Staates Virginia, Dr. David W. Er informierte den Gerichtsmediziner über die Serie unerwarteter Todesfälle auf seiner Station und die verschwundene Packung Lidocain. Er äußerte den Verdacht, daß die Patientin vergiftet worden sei.
Bei der Sektion ergab sich kein auffälliger Befund. Wahrscheinlich wäre eine natürliche Todesursache bescheinigt worden, wenn nicht der Vergiftungsverdacht bekannt gewesen wäre.
Bei der toxikologischen Untersuchung wurde im Blut und Gewebe der verstorbenen Lehrerin eine tödliche Konzentration von Lidocain nachgewiesen. Die nunmehr benachrichtigte Staatsanwaltschaft veranlaßte die Überprüfung weiterer Todesfälle.
Die durchgeführten toxikologischen Untersuchungen lieferten den Beweis, daß mindestens sechs Patienten getötet worden waren. Kurz nach der Serie von Todesfällen war der Krankenpflegehelfer Lee Roy H. entlassen worden. Mehrere Kolleginnen hatten bezeugt, daß er Medikamentenschalen versteckt hatte, EKG-Streifen manipulierte und Patienten angebrüllt hatte. Bis zu diesen Vorfällen hatte sich der 21jährige ehemalige Student durch Können und Fleiß ausgezeichnet.
Im Laufe der polizeilichen Ermittlungen wurde Lee Roy H. von zwei ehemaligen Patienten der kardiologischen Station des Allgemeinen Krankenhauses von Petersburg belastet.
Außerdem berichteten Kolleginnen über ein merkwürdiges Verhalten von Lee Roy H. So fragte er eine Schwester nach einem Medikament, daß Arrhythmien verursache.
Eine andere Krankenschwester erinnerte sich, daß Lee Roy H. nach dem Tod eines Patienten geäußert habe, daß er die ganze Aufregung um einen Sterbefall nicht verstehe.
Aufgrund der gegen ihn sprechenden Indizien wurde H. des sechsfachen Mordes angeklagt. Er wurde im April 1975 zu einer lebenslangen Freiheitsstrafe verurteilt. Ein einleuchtendes und nachvollziehbares Motiv für H.'s Verbrechen konnte nicht gefunden werden.[28]

---

[28] Armbrister 1976, 219ff.

Einige wußten, was Frans H. tat (Fall 04)

1976 wurde der 40jährige niederländische Krankenpfleger Frans H. angeklagt, in den Jahren 1972 bis 1975 neun Morde an Patienten der Lückerheide-Klinik in Kerkrade begangen zu haben.[29]
Frans H. tötete seine Patienten mit Insulin- oder Valium-Injektionen. Die Opfer waren alte Männer und Frauen, die von zu Hausc, aus Altenheimen oder im Anschluß an Krankenhausbehandlungen in der Lückerheide-Klinik aufgenommen wurden. Einen 74jährigen Patienten tötete Frans H. im Januar 1973.
Eine 75jährige Patientin wurde eineinhalb Stunden, bevor Frans H. ihr am 23.05.1975 die tödliche Insulin-Injektion gab, von ihren Angehörigen in die Klinik gebracht. „*Oma war aufgeweckt und in guter Verfassung*", so die Angehörigen vor Gericht. „*Sie war sehr pflegebedürftig und ich hatte wenig Personal wegen der Ferien*", bekannte Frans H. Ein 68jähriger Patient litt an Silikose und starb, nachdem Frans H. ihm Valium spritzte.[30]
Frans H. erklärte, daß er die Injektionen gegeben habe, um die Patienten zu beruhigen und sie weniger Schmerzen fühlen zu lassen.[31] Die Anklage schätzte die Motive von Frans H. so ein: „*Herr H. ist besessen von einer zwanghaften Ordnungswut. Alles, was ihn irritiert, muß weggeräumt werden, inklusive der lästigen, unbeweglichen und pflegeintensiven Patienten, die eine Bedrohung für ihn darstellten. Diese Patienten störten den normalen Tagesablauf auf seiner Station. Deshalb ermordete er, aus eigenem Interesse, die Patienten, die eine Gefahr für sein Ansehen waren. Er bemühte sich um das Image des Super-Stationsleiters, der seine Station führt, wie kein anderer. Er genoß großes Ansehen durch seine vermeintliche Fähigkeit, den Tod von Patienten vorherzusagen. Ihm wurden erstaunliche Einsichten in den Krankheitszustand der Patienten nachgesagt.*"[32]
Von den forensisch-psychiatrischen Gutachtern wurde Frans H. als ein Mann beschrieben, der auf Kosten anderer nach Macht und Unfehlbarkeit strebe. An den Belangen anderer Menschen sei ihm wenig gelegen, er interessiere sich nicht für das Leiden anderer Menschen. Es liege eine Charakterneurose mit zwanghaften Zügen vor. Frans H. wurde verminderte Zurechnungsfähigkeit, nicht aber Schuldunfähigkeit attestiert.[33] Während der Gerichtsverhandlung stellte sich heraus, daß Frans H. 88 Ampullen

[29] 'Dagblad voor Noord-Limburg'. Venlo (NL). 14.05.1976, 1.
[30] 'Dagblad voor Noord-Limburg'. Venlo (NL). 05.05.1976, 12.
[31] 'Dagblad voor Noord-Limburg'. Venlo (NL). 27.04.1976, 12.
[32] 'Dagblad voor Noord-Limburg'. Venlo (NL). 14.05.1976, 21.
[33] 'Dagblad voor Noord-Limburg'. Venlo (NL). 10.11. 1976, 15.

Insulin zuviel bestellt hatte. Dem ärztlichen Leiter der Lückerheide-Klinik fielen weder die erhöhten Insulin-Bestellungen noch die hohe Todesrate auf. Auch daß ungewöhnlich viele nicht zuckerkranke Menschen an einer Hypoglykämie verstarben, erregte seine Aufmerksamkeit nicht.[34]
Im Verlaufe der Hauptverhandlung wurde bekannt, daß mehrere Kollegen wußten, daß viele Leute an den Injektionen des Frans H. starben. „*Wir schwiegen, weil wir Angst hatten vor Herrn H.*", sagte eine Krankenschwester. „'*Weil wir keinen Ärger haben wollten', so ein Krankenpfleger. Als drei Krankenschwestern sahen, daß Frans H. bei einem Patienten die Sauerstoffzufuhr abdrehte, taten sie nicht mehr, als einander anzusehen. Sie schwiegen aus Angst um ihren Job.*"[35]
Ein Kollege berichtete während der Gerichtsverhandlung, daß Frans H. Anfang 1975 immer zu ihm gekommen sei, um Insulin zu borgen. Am Anfang habe er das ganz normal gefunden, aber das Insulin nie zurück bekommen und auf Nachfragen bei Frans H. keine Antwort erhalten. Er habe schon damals die Vermutung gehabt, daß es nicht mit rechten Dingen zugehe, sich aber nicht getraut, etwas zu sagen, „*weil es in unserem Beruf gefährlich ist, Vermutungen zu äußern, wenn man keine Beweise hat.*"[36] Derselbe Pfleger erklärte, daß er seinen Verdacht einmal gegenüber der Betriebsleitung geäußert, aber keine Resonanz bekommen habe. Frans H. saß in vielen Klinikkommissionen und war Mitglied des Personalrates. Während seines Urlaubes im Juli 1975 starb niemand auf seiner Station. Nach seiner Rückkehr starben fünf Patienten. Als Frans H. einige Zeit als Vertretung auf einer anderen Station arbeitete, stieg auch dort die Sterbeziffer erheblich an. Pflegeschülerinnen sagten, „*wo Frans H. arbeitet, da sterben die Patienten.*"[37] Eine Krankenschwester berichtete, daß sie schon seit mehr als einem Jahr mißtrauisch gegenüber Frans H. gewesen war. Es sei aber niemand da gewesen, mit dem man darüber habe sprechen können: „*außerdem hatten wir ja nichts zu sagen, man war nur gut, wenn man 'Ja' und 'Amen' sagte.*"[38] Der ehemalige Apotheker des Krankenhauses berichtete während der Gerichtsverhandlung, daß es erhebliche Kommunikationsstörungen zwischen den Mitarbeitern und dem Krankenhausvorstand gegeben habe. Beim Vorstand habe man mit seinen Problemen kein Gehör gefunden. Sowohl das ärztliche, als auch das pflegerische Personal habe aus Angst vor Entlassung geschwiegen.[39]

---

[34] 'Dagblad voor Noord-Limburg'. Venlo (NL). 05.11.1976, 21.
[35] 'Dagblad voor Noord-Limburg'. Venlo (NL). 15.05.1976, 19.
[36] 'Dagblad voor Noord-Limburg'. Venlo (NL). 28.04.1976, 17.
[37] 'Dagblad voor Noord-Limburg'. Venlo (NL). 28.04.1976, 17.
[38] 'Dagblad voor Noord-Limburg'. Venlo (NL). 28.04.1976, 17.
[39] 'Dagblad voor Noord-Limburg'. Venlo (NL). 29.10.1976, 17.

Im November 1976 wurde Frans H. zu einer Gefängnisstrafe von zweimal lebenslänglich verurteilt.[40] Der Krankenpfleger wurde von einem Maastrichter Gericht für schuldig befunden, mindestens fünf Menschen umgebracht zu haben, *„die Zahl seiner Opfer lag vermutlich weit höher - insgesamt 79 Patienten waren unter seiner Aufsicht gestorben.*“[41]

Krankentötungen in Japan (Fall 05)

Im April und im Dezember 1983 wurden in der privaten psychiatrischen Klinik Utsunomia (Tokyo) zwei Patienten mit Fäusten, Stöcken und Bleirohren vom Pflegepersonal zu Tode geprügelt. Das erste Opfer, ein 33jähriger Mann, wurde deshalb geschlagen, weil er einer Anordnung widersprach. Das zweite Opfer war ein 35jähriger Mann. Er hatte in aller Öffentlichkeit den Wunsch geäußert, *„so schnell wie möglich dieses schreckliche Krankenhaus zu verlassen.*“ Die zwei Männer wurden im Beisein von anderen Schwestern und Pflegern geschlagen, die untätig zusahen. In beiden Fällen hatte die Krankenhausleitung den Familien zunächst mitgeteilt, daß die Opfer an ihrer Krankheit gestorben seien. Einer der beteiligten Krankenpfleger gestand, daß es zu seinen Gewohnheiten gehöre, Kranke zu schlagen.
Im Krankenhaus Utsunomia herrschte deutlicher Personalmangel. Neun Ärzte waren verantwortlich für 945 Patienten, 20 wären offiziell erforderlich gewesen. Von den vorgesehenen 158 Pflegern waren 67 angestellt.[42]

Vier Tote in einem amerikanischen Pflegeheim (Fall 06)

In Eugene (Oregon) gestand der damals 34jährige Otha Harrison H., ehemaliger Pfleger in einem Pflegeheim, vier Patienten, die dem Tode nahestanden, eine potentiell tödliche Dosis Insulin gegeben zu haben. Die Anklage konnte nicht sicher beweisen, daß das Insulin ursächlich für die Todesfälle war.
Der 34jährige bekannte sich schuldig des versuchten Mordes. Der Richter des Lane County Circuit, Gordon C., verurteilte H. 1984 zu viermal 20 Jahren Haftstrafe für jeden der versuchten Morde. Der Richter ordnete an, daß die Haftstrafen auf einmal verbüßt werden müssen.[43]

---

40 ‘Dagblad voor Noord-Limburg’. Venlo (NL). 10.11.1976, 15.

41 ‘Der Spiegel’. Hamburg, Nr. 16, 1989, 177.

42 Paringaux, R.-P.: *„Nevroses nippones.*“ In: ‘Le Monde Aujourd’hui’. Paris. 08./09.07.1984, V.

43 *„Injection sentence is 20 years*“, In: ‘Syracuse Herald Journal’. Syracuse, New York (USA). 23.05.1984, A-8.

Zwölf Tötungen nachgewiesen (Fall 07)

Am Donnerstag, den 30.03.1984 wurde der Krankenpfleger Robert D. schuldig gesprochen, 12 Morde begangen zu haben.[44] Robert D. tötete die Patienten in zwei kalifornischen Krankenhäusern mit einer Überdosis des Antiarrhythmikums Lidocain.
Der Prozeß dauerte fünf Monate.[45] Zeugen berichteten, daß die Todesfälle während der Nachtschicht von Robert D. auftraten und er beobachtet wurde, daß er Lidocain bei sich hatte. Im Juni 1984 wurde Robert D. zum Sterben in der Gaskammer von San Quentin verurteilt. Zum Zeitpunkt der Gerichtsverhandlung war Robert D. 46 Jahre alt.[46] Später hob der Californian Supreme Court die Todesstrafe gegen Robert D. auf.[47]
Die Untersuchungen, die mit Robert D.'s Verhaftung am 23.11.1981 endeten, begannen mit verdächtigen Todesfällen bei 60 älteren Patienten in drei südkalifornischen Bezirken: Los Angeles, wo 30 Patienten starben, Riverside und San Bernardino, wo weitere 30 Patienten starben. Die Untersuchung konnte Robert D. nur zwölf Tötungen nachweisen. Elf Patienten starben zwischen dem 30.03. und dem 22.04.1981 im Community Hospital of the Valley in Perris, der zwölfte Patient starb am 25.04.1981 im San Gorgonio Pass Memorial Hospital in Banning. Robert D. arbeitete in beiden privaten Krankenhäusern. Alle Todesfälle traten während seiner Anwesenheit auf.[48]
Der Verteidiger erklärte in seinem Schlußplädoyer, daß der Fall nur auf Indizien basiere, die Anklage habe niemals ein Motiv für die Morde nennen können.
Untersuchungen an exhumierten Leichen ergaben, daß die Opfer mehr als 1000 mg Lidocain im Blut hatten, als sie starben. Die normale Konzentration beträgt 50 bis 100 mg. Die Verteidiger argument-ierten, daß die hohen Konzentrationen ein Kumulationseffekt therapeutischer Dosen, die über einen längeren Zeitraum verabreicht wurden, sein könne. Es gäbe

---

44 „*Nurse guilty in 12 murders.*" In: 'Syracuse Herald Journal'. Syracuse, New York (USA). 30.03.1984, A-3.

45 „*Nurse convicted of slaying 12 patients.*" In: 'Syracuse Herald Journal'. Syracuse, New York (USA). 29.03.1984, 7.

46 „*Judge sentences nurse to death.*" In: 'Syracuse Herald Journal'. Syracuse, New York (USA). 16.06.1984, 4.

47 International Anti-Euthanasia Task Force (IAEFT) Update, Steubenville, Vol. 6, Nr. 6, 01.11.1992, 4.

48 „*Nurse found guilty of 12 murders from drug overdoses in California.*" In: 'Philadelphia Inquirer'. Philadelphia, Pennsylvania (USA). 30.03.1984, A 04.

keinen Beweis dafür, daß die Droge vorsätzlich bei einer einmaligen Gabe verabreicht worden sei.[49]

Tödliches Kammerflimmern (Fall 08)

1985 äußerte eine Krankenschwester des Kantonsspitals St. Gallen den Verdacht, daß ein Kollege „*Sterbehilfe*" bei todkranken Patienten geleistet habe. Ein aufgrund dieses Verdachtes eingerichtetes Überwachungssystem und mehrere gerichtsmedizinische Untersuchungen führten zu keinem Ergebnis. Bei dem Pfleger waren deutliche Verhaltensauffälligkeiten am Arbeitsplatz erkennbar. Mehrfach brach er während der Arbeit zusammen und fiel für längere Zeit aus. In einem Fall injizierte er sich ein Schmerzmittel selbst unter die Zunge.

An die Geschehnisse des 21.12.1987 konnte sich dieser Krankenpfleger während des Gerichtsprozesses am 17.09.1992 vor dem Bezirksgericht von St. Gallen kaum noch erinnern. Er habe eine Kaliumspritze aufgezogen. Als er auf dem Monitor das tödliche Kammerflimmern beobachtet habe, sei ihm bewußt geworden, was er getan habe.

Das Opfer - ein Patient der Intensivstation des Kantonsspitals - war zuvor zweimal wegen eines Darmkrebsleidens operiert worden, litt an einer eitrigen Peritonitis, einer Niereninsuffizienz und wurde beatmet.

Wegen vorsätzlicher Tötung verurteilte das Bezirksgericht St. Gallen den 42jährigen Krankenpfleger zu einer zweijährigen Gefängnisstrafe. Die Strafe wurde „*zugunsten einer ambulanten Therapie aufgeschoben.*"[50].

Erstickt in ihren Betten (Fall 09)

Acht verdächtige Todesfälle traten in den ersten 6 Monaten des Jahres 1986 im Alpine Manor-Pflegeheim in Walker, einem Vorort von Grand Rapids (Michigan) auf. Wegen dieses Verdachtes wurden eine 25jährige und eine 26jährige ehemalige Mitarbeiterin des Heimes festgenommen. Die Behörden gingen davon aus, daß in dem Pflegeheim acht Bewohner in ihren Betten erstickt wurden.[51] Am 20.09.1989 wurde eine frühere Schwesternhelferin des Heimes, Gwendolyn G., für schuldig befunden, den Tod von fünf nicht einwilligungsfähigen Patienten, gemeinsam mit

---

[49] „*Nurse Convicted in 12 Deaths.*" In: 'Savannah Morning News'. Savannah, Georgia, (USA). 30.03.1984, 10 A.

[50] Hasler, B.: „*Sterbehilfe im Spital: Pfleger muß nicht ins Gefängnis*", In: 'Tagesanzeiger'. Zürich (CH). 18.09.1992, 64.

[51] „*Eight nursing home deaths 'suspicious'*", 'Syracuse Herald Journal'. Syracuse, New York (USA). 04.12.1988, A 8.

ihrer Freundin, verursacht zu haben. Gwendolyn G. wurde zu einer lebenslänglichen Haftstrafe wegen fünffachen Mordes und versuchten Mordes an Patienten des Alpine Manor-Pflegeheimes während des Jahres 1987 verurteilt.
Das Urteil beruht zum großen Teil auf den Zeugenaussagen von Catherine W., die behauptete, Gwendolyn G.'s Komplizin gewesen zu sein. Catherine W. sagte aus, daß Gwendolyn G. die Patienten tötete, weil sie dadurch *„Spannungen verlor.“*[52] Gwendolyn G.'s ehemalige Kollegin und Geliebte, Catharine W. wurde im Oktober 1989 zu einer Gefängnisstrafe von 20 bis 40 Jahren verurteilt.[53]

Ich bin einen Weiteren für Euch los geworden (Fall 10)

Donald H., ein zum damaligen Zeitpunkt 35 Jahre alter Krankenpflegehelfer des Drake Memorial Hospital in Cincinnati, wurde im August 1987 zu einer Freiheitsstrafe von viermal lebenslänglich verurteilt. Donald H. hatte gestanden, als Krankenpflegehelfer insgesamt mehr als 50 Menschen getötet zu haben. Donald H. ersparte sich den elektrischen Stuhl dadurch, daß er geständig war.[54] Einige Opfer vergiftete er mit Cyanid, Arsen, Rattengift und Abflußreiniger. Weiteren Opfern injizierte er Luft in die Venen, andere erstickte er mit Kissen oder Plastiktaschen.[55] Donald H.'s Praktiken kamen ans Licht, als John P. starb. Weil er aufgrund eines Motorradunfalles ins Drake Memorial Hospital eingeliefert worden war, wurde die gesetzlich vorgeschriebene Autopsie durchgeführt. Bei der Sektion roch der Assistent des Pathologen Cyanid und fand das Gift in John P.'s Magen. Eine krankenhausinterne und eine polizeiliche Untersuchung ergaben, daß Donald H. nur diesen einen Mord begangen hatte. Er gestand.[56]
Die polizeilichen Untersuchungen begannen erneut, nachdem in einer Fernsehsendung am 23.06.1986 berichtet worden war, daß die Beschäftigten im Drake Memorial Hospital sich über 23 ungewöhn-liche Todesfälle in Donald H.'s Abteilung gewundert hatten. Eine große Jury wurde

---

[52] *„Nursing home Aide Convicted in Deaths“*, In: 'The Atlanta Journal and Constitution'. Atlanta, Georgia (USA). 21.09.1989, A-13.

[53] *„Nursing home aide gets life in prison.“* In: 'Syracuse Herald Journal'. Syracuse, New York (USA). 02.11.1989, 12.

[54] 'Time Magazine'. New York, Vol. 130, Nr. 9, 31.08.1984, 66.

[55] *„Killer of 35 to be spared death penalty“*, In: 'Syracuse Herald Journal'. Syracuse, New York (USA). 18.08.1984, A 12.

[56] Wolfson, A.: *„Judy Bryant and John Voskuhl: H.'s boss didn't heed warnings that too many patients were dying.“* In: 'The Courier-Journal'. Louisville (USA). 25.08.1987, 1/A12.

gebildet und die Leichen wurden exhumiert. Erst dann gestand Donald H. auch die anderen Morde.
Nur wenige Monate, nachdem Donald H. 1986 im Drake Memorial Hospital zu arbeiten begonnen hatte, warnten zwei Schwestern ihre Vorgesetzte, daß eine alarmierende Zahl von Patienten starb. Die beiden Schwestern Angie M. und Jerry R. teilten ihrer Vorgesetzten den Verdacht im Juni 1986 mit. Nach Juni 1986 tötete Donald H. noch weitere 16 Patienten, bevor er verhaftet wurde. Aber die Oberschwester Daisy K. teilte diesen Verdacht nicht. Sie berief eine Konferenz der Mitglieder der Abteilung ein und befahl den Mitarbeitern, die Verbreitung solcher Gerüchte über Donald H. zu unterlassen.
„'*Sie sagte uns, daß wir aufhören sollten, zu erzählen, daß Donald H. Patienten tötet', sagte die Pflegehelferin Christin G. Sie sagte, wir würden gerichtlich verfolgt werden, wenn wir ihn verleumden würden.*"[57]
Mitarbeiter berichteten, daß die Oberschwester Donald H. als Mitarbeiter geschätzt habe. Als die Tötungen bekannt geworden seien, sei die Oberschwester wie gelähmt gewesen und in Tränen ausgebrochen. Sie habe gesagt: „*Ich habe ihm wirklich vertraut, ich kann nicht glauben, daß er es tat.*"[58]
Eine Mitarbeiterin erinnerte sich: „*Aber eigentlich kamen die Hinweise auf Donald H.'s fatale Neigung von ihm selber, denn er kam lachend aus einem Zimmer und sagte, ich bin einen Weiteren für euch los geworden.*"[59]
Es sei vorgekommen, daß ein Patient starb und Donald H. nur darüber gelacht habe. Im Oktober 1986 wurde das Drake Memorial Hospital von den Behörden kritisiert, weil nicht berechtigte Mitarbeiter Zugang zu Medikamenten hatten und daß die Krankenpflegehelfer nicht angemessen überwacht würden.
Das Cyanid für einige seiner Morde konnte Donald H. aus dem Labor der Pathologie stehlen. Das Cyanid wurde nicht in einem gesicherten oder abschließbaren Bereich gelagert, es existierten keine internen Kontrollen.[60]
Dr. Emanuel T., der psychiatrische Sachverständige, erklärte während der Gerichtsverhandlung, daß Donald H.'s Trieb zu töten eine Charakterschwäche sei.[61] Donald H. soll sich oft im Leichenschauhaus aufgehalten

57 Wolfson, 'The Courier-Journal' 1.
58 Wolfson, 'The Courier-Journal' 1.
59 Wolfson, 'The Courier-Journal' 1.
60 Wolfson, 'The Courier-Journal' A 12.
61 „*He killed because he liked to kill*", In: 'Syracuse Herald Journal'. Syracuse, New York (USA). 19.08.1984, A 7.

haben und eine quasi sexuelle Befriedigung gefühlt haben, nachdem er getötet hatte.[62] Zusätzlich wurde Donald H. von zwei Psychologen untersucht. Sie stellten fest, daß er nicht an einer psychischen Erkrankung litt und für seine Taten uneingeschränkt verantwortlich war.[63] Donald H. behauptete, daß er seine - meist älteren - Opfer getötet habe, um sie von ihren Leiden zu erlösen.[64] Von seinen Vorgesetzten hatte Donald H. aufgrund seines hilfreichen Verhaltens gegenüber den Patienten immer gute Beurteilungen erhalten.[65]

Desinfektionsmittel gespritzt (Fall 11)

Offenbar angetrunken meldete sich im Jahr 1987 in Rheinland-Pfalz ein junger Mann bei der Polizei. Er bezichtigte sich, vor vier Jahren als Praktikant in einem Altenheim eine 74jährige Frau durch eine intrakardiale Kodan-Injektion getötet zu haben. Der Leichenschauarzt hatte eine natürliche Todesursache festgestellt, so daß keine Obduktion durchgeführt wurde. Die nach vierjährigem Erdgrab durchgeführte gerichtsmedizinische Untersuchung erbrachte keinen sicheren Beweis für die Straftat. Der Täter widerrief sein Geständnis nach seiner Inhaftierung. Er wurde dennoch zu einer 10jährigen Haftstrafe verurteilt. Eine lebenslängliche Haftstrafe wurde nicht verhängt, weil nicht auszuschließen war, daß der Täter auch zum Zeitpunkt der Straftat unter starkem Alkoholeinfluß gestanden hatte.[66]

Ein Patient überlebte (Fall 12)

Am 14.12.1989 wurde der damals 27jährige ehemalige Krankenpfleger des Good Samaritan Hospitals in West Islip (New York) Richard A. wegen Mordes in zwei Fällen verurteilt, wegen Totschlags in einem dritten und krimineller Nachlässigkeit in einem vierten Fall zu einer maximalen Gefängnisstrafe von 50 Jahren.[67] Richard A., der ca. sechs Monate auf der

---

62 „*Long Island's 'Angel of Death*"", In: 'Newsweek Magazine'. New York, Vol. 110, Nr. 22, 30.11.1987, 35.

63 „*Nursing orderly claims he killed 35*", In: 'Syracuse Herald Journal'. Syracuse, New York (USA). 13.08.1987, A 1.

64 „*Hospital aide suspected in 8 more deaths*", In: 'Syracuse Herald Journal'. Syracuse, New York (USA). 23.08.1987, A 7.

65 „*Lethal Doses*", In: 'Time Magazine'. New York, Vol. 130, Nr. 8, 24.08.1987, 17.

66 Mattern / Hackel / Riepert 1990, 392.

67 „*Nurse Convicted In Four Killings At L. I. Hospital*", In: 'The New York Times'. New York (USA). 15.12.1989, B 2.

Intensivstation des Good Samaritan Hospitals tätig war, wurde im November 1987 verhaftet. Er wurde entdeckt, als ein 73 Jahre alter Herzpatient Kurzatmigkeit bei sich feststellte, nachdem Richard A. eine Substanz in seinen Infusionsschlauch gespritzt hatte.[68]
Der Patient war der einzige, der die Injektionen überlebte und beschrieb während der Gerichtsverhandlung, wie er unmittelbar nach der Injektion nicht mehr habe atmen können. Sein Körper sei taub geworden und er habe heftig gekämpft, um am Leben zu bleiben. Als er von einer Schwester wiederbelebt wurde, erzählte er ihr von der Spritze. Diese Schwester erstattete ihren Vorgesetzten im Krankenhaus Bericht. Diese ließen 33 Leichen untersuchen, die unter verdächtigen Umständen während der Dienstzeiten von Richard A. verstorben waren. Spuren des muskelrelaxierenden Medikamentes Pavulon wurden in sechs der Leichen gefunden. Es konnte nachgewiesen werden, daß in vier Fällen Pavulon ursächlich für den Tod war.[69]
Zu seinen Motiven gab Richard A. an, daß er sich unterschätzt gefühlt habe, er habe sich selbst beweisen wollen, dadurch, daß er seine Opfer „rettete.“[70]
Schon bevor die Taten Richard A.'s bekannt wurden, haben Mitarbeiter ihn den Todesengel genannt, aufgrund der vielen Todesfälle während seiner Dienstzeit. Die Mitarbeiter erinnerten sich an ihn als an einen zwar einzelgängerischen, aber hingebungsvollen Mann und Mitarbeiter, mit einem klaren Kopf in Notfällen.[71]

Beatmungsmaschine abgestellt (Fall 13)

Auf eigene Initiative hat ein Krankenpfleger im St. Michael Hospital in Milwaukee die Beatmungsmaschine eines 78jährigen Schlaganfallpatienten abgestellt.
Der Pfleger hatte den komatösen Mann seit 18 Tagen gepflegt. Er wurde zu einer Freiheitsstrafe von 20 Monaten zur Bewährung verurteilt wegen der Durchführung medizinischer Handlungen ohne Lizenz.[72]

---

[68] „*The angel of death*“, In: 'Time Magazine'. New York, Vol. 130, Nr. 22, 30.11.1987, 29.

[69] „*Nurse Convicted In Four Killings At L. I. Hospital*“, In: 'The New York Times'. New York (USA). 15.12.1989, B 2.

[70] „*Long Island's 'Angel of Death*'“, In: 'Newsweek Magazine'. New York, Vol. 110, Nr. 22, 30.11.1987, 35.

[71] ebd. 35.

[72] „*New attitudes on ending waning lives.*“ In: 'Providence Sunday Journal'. Rhode Island (USA). 23.09.1984, A-2.

Französischer Krebsspezialist gesteht Tötungen (Fall 14)

Der französische Arzt und Krebsspezialist Leon Sch., ehemaliger französischer Gesundheitsminister, hat 1990 öffentlich bekannt, einen Patienten getötet zu haben. Er wurde dafür von der Französischen Medizinischen Gesellschaft ausgeschlossen.
Es war dies nicht das erste Mal, daß Leon Sch. eine tödliche Injektion verabreichte. Das erste öffentliche Bekenntnis stammt von 1984.[73]

Englischer Arzt spritzt Kaliumchlorid (Fall 15)

Im September 1992 wurde der britische Rheumatologe Dr. Nigel C. wegen versuchten Mordes an einer unheilbar kranken Patientin zu einer 12-monatigen Haftstrafe verurteilt. Die Strafe wurde zur Bewährung ausgesetzt.
Die Patientin war seit 13 Jahren in der Behandlung von Dr. Nigel C. Sie litt an rheumatischer Arthritis. Ihre Schmerzen waren so groß, daß sie es nicht ertragen konnte, berührt zu werden. Die Patientin wies jede Behandlung zurück, mit Ausnahme der Schmerzmittel. Die Patientin erklärte gegenüber ihrer Familie, daß sie sterben wolle. Dr. Nigel C. injizierte Kaliumchlorid, doppelt soviel wie notwendig war, um sie zu töten. Die Spritze wurde ordnungsgemäß in der Dokumentation des Krankenhauses vermerkt.
Eine Krankenschwester erstattete schließlich die Anzeige. Als die Polizei mit ihren Ermittlungen begann, war die Patientin bereits verbrannt. Weil es keinen Leichnam gab, konnte Dr. Nigel C. nicht wegen Mordes angeklagt werden.[74]

Schuldig des Mordes (Fall 16)

Der japanische Arzt Masahito T., der einer bewußtlosen Krebspatientin eine tödliche Dosis Kaliumchlorid gegeben hatte, wurde am 02.07.1992 des Mordes schuldig gesprochen. 1962 hatte der Nagoya High Court entschieden, daß Euthanasie illegal ist, es sei denn ein Patient, der an einer unheilbaren Krankheit leidet, bittet ausdrücklich darum. Die Berichte der Staatsanwälte zeigten, daß Masahito T. verurteilt wurde, weil er lediglich auf Bitten eines Verwandten handelte. Es gab keinen Beweis dafür, daß die Patientin selber sterben wollte.[75]

---

[73] IAEFT 1992, 6.
[74] 'Guardian Weekly'. Manchester (GB). 27.09.1992, 3.
[75] Life at Risk. Washington 1992, Vol. 2, Nr. 7, 2.

23 Tötungen gestanden (Fall 17)

Am 09.04.1992 wurde der damals 34jährige Krankenpfleger Brian R. zu einer Gesamtstrafe von dreimal lebenslänglich verurteilt, ohne Möglichkeit zur Begnadigung vor dem Ablauf von 25 Jahren.
Obwohl Brian R. nur in drei Fällen angeklagt wurde, gab er zu, 23 Patienten getötet zu haben. In seinem Geständnis zu den drei Mordfällen im Pinellas County Pflegeheim, Largo, USA, gab Brian R. zu, zwei ältere Frauen und einen älteren Mann mit einer Überdosis Melleril, einem Neurolepticum, getötet zu haben. Während der letzten fünf Jahre arbeitete Brian R. in 14 Pflegeheimen, in denen 201 Todesfälle auftraten. Bei den meisten Heimen wurde ihm gekündigt, oder man ließ ihn gehen, weil seine Arbeitgeber der Überzeugung waren, daß er seine Patienten falsch behandelte.[76]

Tödliche Injektionen (Fall 18)

Scott M., ein 27jähriger Krankenpfleger aus Toronto/Ontario hatte einem sterbenden Mann eine tödliche Injektion gegeben. Er wurde zu einer Haftstrafe auf Bewährung verurteilt. Gleichzeitig wurde ihm die Berufserlaubnis entzogen.[77]

Selbstmord nach „Sterbehilfe“ (Fall 19)

Nach Angaben der Kreisverwaltung kam es im August 1993 zu einen Fall von Krankentötung im Kreiskrankenhaus Buchholz in der Nordheide (Landkreis Harburg). Das Opfer der „Sterbehilfe“ soll eine schwer herzkranke Patientin gewesen sein. Der 56jährige Chefarzt der Abteilung für Anästhesie und Intensivmedizin ist daraufhin vom zuständigen Oberkreisdirektor vom Dienst suspendiert worden. Kurze Zeit später tötete sich der Arzt selbst.[78]

Jetzt hat sie wenigstens keine Schmerzen mehr (Fall 20)

Am 20.08.1993 um 3 Uhr tötete ein 43jähriger Anästhesist des Wiener Kaiser-Franz-Josef-Spitals eine 74jährige Krebspatientin. Die Frau hatte

---

76 „*Nurse admits killing elderly patients.*“ In: ‘Syracuse Herald Journal’. Syracuse, New York (USA). 09.04.1992, A 7.

77 IAEFT 1992, 4.

78 „*Selbstmord nach Sterbehilfe*“, In: ‘Frankfurter Rundschau’ (D). 04.09.1993, 2.

über starke Schmerzen geklagt und wurde am 19.08.1993 zum zweitenmal operiert. Der Grund für ihre Schmerzen konnte nicht festgestellt werden. Dies soll der Arzt Karl K. nicht ertragen haben. Er habe begonnen, alle „*möglichen eigenartigen Verhaltensweisen*“ an den Tag zu legen, wie Kollegen sagten.
Er habe widersprüchliche Medikamente verordnet, bis das Operationsteam ihn schlafen schickte und einen anderen Anästhesisten anforderte. „*Karl K. hat auch geschlafen, im Arztzimmer im Spital. Aber nur bis 3 Uhr früh. Da ist er im Krankenzimmer aufgetaucht, hat den Pfleger um Medikamente geschickt - um fünf Ampullen Fentanyl, ein stark schmerzstillendes und beruhigendes Mittel. Der Pfleger hat die Ampullen auch gebracht. Aber als Karl K. die Ampullen aufgezogen hat, ist das dem Pfleger sonderbar vorgekommen, er hat einen anderen Arzt geholt. Als der kam, war es zu spät: Karl K. hatte das Medikament schon gespritzt.*“[79]
Gegenüber anderen Ärzten und ihren Angehörigen hatte die Patientin einen Wunsch nach Sterbehilfe nicht geäußert. „*Jetzt hat sie wenigstens keine Schmerzen mehr*“, habe der Arzt direkt nach der Tat gesagt. Gegen den Arzt wurde Haftbefehl erlassen.
Er wurde in die Psychiatrische Universitätsklinik eingewiesen. Neben einer mäßigen Alkoholisierung wurde hier zunächst ein seelischer Ausnahmezustand festgestellt.[80]
Am 27.06.1994 wurde der Wiener Anästhesist wegen fahrlässiger Tötung unter besonders gefährlichen Verhältnissen zu zwei Jahren bedingter Haft verurteilt.[81] So hatte der Arzt im Prozeß sein Motiv erklärt: „*Ich wollte die Schmerzen lindern, ja, ich wollte das entsetzliche Leiden dieser Frau beenden. Ich bin das Risiko eingegangen, daß die Nebenwirkung zum Tragen kommt*“[82]

Euthanasie praktiziert (Fall 21)

Ein englisches Gericht verurteilte Dirk B., Arzt in einem Pflegeheim für alte Menschen wegen Tötung von drei Patienten zu einer Gefängnisstrafe von einem Jahr. Der Arzt hatte erklärt, Euthanasie praktiziert zu haben.[83]

---

[79] Linsinger, E.: „*Wiener Anaesthesist tötete 74-jährige Krebspatientin.*“ In: ‘Der Standard’. Wien (A). 21.08.1993, 6.

[80] ebd. 6.

[81] „*2 Jahre bedingt für Anästhesisten.*“ In: ‘Der Standard’. Wien (A). 28.06.1994, 1.

[82] Linsinger, E.: „*Nahm Risiko Atemstillstand in Kauf.*“ In: ‘Der Standard’. Wien (A). 28.06.1994, 8.

[83] „*Mercy killer*“, Times. London (GB). 01.08.1985.

Aus Liebe zu den Menschen (Fall 22)

Im September 1995 wurde die damals 41jährige Krankenpflegehelferin Martha U. inhaftiert. Sie gestand unmittelbar nach ihrer Verhaftung, daß sie im holländischen Pflegeheim Vliethoven in Delfzijl neun Bewohner mit Insulin-Injektionen getötet hatte. Die Anklage beschränkte sich auf vier Tötungsdelikte.[84] Bereits Ende 1992 oder Anfang 1993 waren dem leitenden Arzt Zweifel gekommen beim Tod eines Patienten. Gegenüber einer Arzthelferin hatte er geäußert, daß er den Verdacht habe, daß Insulin gespritzt worden sei. Der leitende Arzt informierte sich, ob es zu unüblichen Insulin-Bestellungen oder Insulin-Abgaben gekommen sei. Durch eine sehr nachlässige Verwaltung der Medikamente war dies aber nicht zu kontrollieren. Zusammen mit einem Internisten wurde der Verstorbene auf Injektionsstellen untersucht. *„Spritzt hier irgend jemand Insulin*"? war die sehr viel direktere Frage des leitenden Arztes im Jahre 1994 an einen Stationsleiter. Einem Kollegen teilte der leitende Arzt im März 1994 mit, daß er damit rechne, daß jemand Insulin spritze. Die spätere Entschuldigung des leitenden Arztes:*„Die Anhaltspunkte waren zu vage.*" Nach seiner Meinung hätte eine Obduktion für sehr viel Wirbel gesorgt. Dies hätte einen enormen Einfluß auf das Haus Vliethoven gehabt und das Heim würde einen Imageschaden erleiden. Eine Heimärztin alarmierte im September 1994 bei einem verdächtigen Todesfall den Staatsanwalt, obwohl ein anderer Arzt bereits einen natürlichen Tod bescheinigt hatte.[85]
Martha U.'s Opfer waren zwischen 56 und 89 Jahre alt. Sie selbst erklärte, daß sie es *„aus Liebe zu den Menschen*" getan habe. In ihren Vernehmungen gab sie an, daß die Patienten von ihrem Leiden erlöst werden müßten. Sie war der Auffassung, daß ihre Opfer unter Schmerzen gelitten hätten.
Angehörige der Opfer und Kollegen des Pflegeheimes Vliethoven erklärten dagegen, daß die Getöteten nahezu schmerzfrei gewesen seien und sich ihren Tod keinesfalls gewünscht hätten. Martha U. sah dies jedoch anders. So schilderte sie, daß eine 56jährige, schwerkranke Frau, die nicht mehr sprechen konnte, sie mit den Augen deutlich angefleht habe, ihr zum Sterben zu verhelfen. Für alle Opfer hatten die Injektionen einen schmerzhaften Tod zur Folge. So berichtete der Richter über die 56jährige Frau, daß sie krampfend und Blut erbrechend nach der Insulininjektion starb.[86] Nach Auffassung von zwei Heimärzten tötete Martha U. nicht aus Mitleid, sondern weil sie frustriert gewesen sei. Sie habe die Bewohner

[84] Nieuwsblad van het Noorden. Groningen (NL). 01.12.1995, 1.
[85] Nieuwsblad van het Noorden. Groningen (NL). 21.02.1897, 3.
[86] Nieuwsblad vsn het Noorden. Groningen (NL). 07.12.1995, 1.

„*totgespritzt*", weil diese ein glückliches Familienleben hatten.[87] Der psychiatrische Gutachter bescheinigte Martha U. eine Borderline-Persönlichkeitsstörung. Martha U. sei instabil in zwischenmenschlichen Beziehungen, im Selbstbild, im Affekt und in der Impulskontrolle. Ihrem tödlichen Eingreifen seien Konflikte mit den Patienten vorausgegangen.[88]
Im Oktober 1996 verurteilte ein Gericht in Leeuwarden Martha U. zu einer vierjährigen Gefängnisstrafe und zu einer Zwangsbehandlung in einer forensisch-psychiatrischen Klinik.[89]

WUPPERTAL I, 1973 (FALL 23)

Am 24. 8. 1973 wurde der damals 43jährige Krankenpfleger Rudi Z. von der Polizei verhaftet. Er stand im Verdacht, als Krankenpfleger Patienten und Heimbewohner vorsätzlich getötet zu haben. Schon Anfang 1971 hatte eine Altenpflegeschülerin Rudi Z. beschuldigt, Patienten mit Spritzen zu töten. Die Strafanzeige führte zu polizeilichen Ermittlungen. Einige Zeit später wurde das Verfahren aber eingestellt. Die befragten Zeugen bestätigten den von der Altenpflegeschülerin geäußerten Verdacht nicht, sie selbst erschien den Ermittlungsbehörden nicht sehr glaubwürdig. Nach mehr als zwei Jahren erneuerte die Altenpflegeschülerin bei der Kriminalpolizei ihre Vorwürfe. Wieder wurden die Ermittlungen aufgenommen, die schließlich zu Rudi Z.'s Verhaftung führten.

Die Situation am Arbeitsplatz und die Ermittlungen

Das Altenheim Wupperfeld in Wuppertal befand sich damals in konfessioneller Trägerschaft. Im Heim waren etwa 80 alte Menschen untergebracht, teilweise in Einzel-, überwiegend aber in Mehrbettzimmern. Für die Betreuung sogenannter Pflegefälle war das Haus nicht vorgesehen. Die ärztliche Versorgung im Haus war so geregelt, daß für die Heimbewohner freie Arztwahl bestand. Es war aber zur Gewohnheit geworden, daß die Bewohner von den nahe beim Heim praktizierenden Ärzten behandelt wurden. Im Heim war ein sogenannter 'Altenheimbeirat' etabliert. Den Vorsitz führte ein ehemaliger, pensionierter Mitarbeiter des Heimträgers. Außer dem Heimleiter waren zu dieser Zeit 11 festangestellte Mitarbeiter, darunter nur zwei examinierte Kräfte, tätig. An den Wochenenden kamen gelegentlich Laienhelferinnen zum Einsatz. Eine

---

87 ebd. 05. 12. 1995, 3.
88 ebd. 08. 12. 1995, 1.
89 ebd. 21. 02. 1997, 1.
89a Nicht eigens ausgewiesene Zitate entstammen den Ermittlungsunterlagen und der Urteilsbegründung des Landgerichtes Wuppertal vom 2. August 1976. Az.: 30 Ks 1/5 (46/75 V).

Sonderstellung nahm ein Hausarbeiter ein. Er war Bewohner des Heimes und wurde im Haus mit allen anfallenden Hilfstätigkeiten beschäftigt. Zum 1.8.1970 wurde Rudi Z. als Heimleiter eingestellt. Dem Altenheimleiter unterstanden sämtliche Mitarbeiter des Hauses, ihm oblag auch die Verwaltungsleitung. Im Vorfeld der Einstellung hatte der Heimträger auf das Einholen von Erkundigungen über Rudi Z. verzichtet und seine Zeugnisse nicht überprüft. Rudi Z. bezog mit seiner Ehefrau und den Kindern die im Haus vorhandene Heimleiterwohnung. Sein Aufgabenbereich umfaßte die wirtschaftliche Führung des Hauses, die Krankenpflege sowie menschliche und persönliche Fürsorge für Heimbewohner im Sinne der Nächstenliebe. Die Einzelheiten waren in der 'Dienstanweisung für den Diakon Rudi Z.' enthalten.

Gleich zu Beginn seiner Tätigkeit ersetzte Rudi Z. veraltetes Küchengerät und Küchengeschirr, entfernte in Küche und Vorratsräumen sämtliche Lebensmittel, die er für verdorben hielt. In den Wirtschaftsräumen, die er verschmutzt und verwahrlost vorgefunden hatte, sorgte er für Sauberkeit. Sein Büro richtete er nach seinen Vorstellungen neu ein. Einige Zimmer von Heimbewohnern ließ Rudi Z. ebenfalls „*aufräumen.*" Verschiedene Einrichtungsgegenstände warf er durch das Fenster auf den Hof, ohne dies zuvor mit den Betroffenen zu besprechen. Unter den Heimbewohnern entstand wegen dieser „*Entrümpelungsaktion*" eine gewisse Unruhe. Wenig später ließ Rudi Z. die Heimbewohner eine von ihm vorformulierte Erklärung unterschreiben, in der sie sich mit der Behandlung durch einen bestimmten Arzt einverstanden erklärten. Diese Erklärung sah vor, daß die Honorierung und die Ausstellung der Krankenscheine über die Heimleitung geschehen solle. Erst der Protest eines anderen Arztes veranlaßte den Heimträger dazu, Rudi Z. anzuweisen, die freie Arztwahl wieder einzuführen. Auch die lokale Presse hatte über diesen Vorgang berichtet. Die ohnehin schon vorhandene Unruhe im Heim wurde noch verstärkt, als Rudi Z. begann, Bewohnerinnen und Bewohner hausintern zu verlegen. Obwohl vom Heimträger grundsätzlich nicht gewünscht, versuchte Rudi Z., die betreuungs- und pflegeintensiveren Bewohner in einem Teil des Hauses zu konzentrieren. Rudi Z. wollte damit die Erreichbarkeit für das Personal und die Ärzte verbessern.

Im Oktober 1970 rechtfertigte Rudi Z. gegenüber dem Heimträger schriftlich die Einrichtung eines Pflegebereiches im Haus Wupperfeld. Der Träger billigte im nachhinein Rudi Z.'s Verhalten und verfügte, daß in Zukunft der Vorsitzende des Altenheimbeirates die Tätigkeit der Heimleitung überwachen.solle.

Dieser Aufgabe kam jener pro forma nach, indem er im Nachhinein die Entscheidungen für gerechtfertigt erklärte. Die Betroffenen wurden aber von ihm nie befragt.

Von seinen Mitarbeitern hatte Rudi Z. gleich zu Beginn *„strikte Verschwiegenheit“* verlangt. Er sorgte für geregelte Arbeitszeiten und Vergütung der Überstunden. Er richtete einen Spätdienst ein, der reihum vom Pflegepersonal verrichtet werden mußte. Einer der ausgebildeten Altenpflegerinnen fiel aber schon nach zwei Wochen auf, daß die Neuerungen wenig an den Bedürfnissen der Heimbewohner orientiert waren. Kritische Äußerungen ihrerseits hatten aber Folgen.: Rudi Z. nahm ihr das übel, schon drei Wochen nach seinem Dienstantritt „riet“ er ihr , sich krankschreiben zu lassen. Er empfahl ihr, sich an den von Rudi Z. als *„Heimarzt“* vorgesehenen Arzt zu wenden. Außerdem soll er ihr gedroht haben, daß sie anderenfalls so gehetzt werde, daß sie in vierzehn Tagen aus dem Haus getragen werden müsse. Als sie sich an den von Rudi Z. empfohlenen Arzt wandte, mußte sie feststellen, daß Rudi Z. den Arzt bereits informiert hatte: sie wurde bis zum Ende des Jahres 1970 krankgeschrieben.
Bei der zweiten ausgebildeten Altenpflegerin des Heimes sorgte Rudi Z. ebenfalls dafür, daß sie aus dem Dienst Ende Oktober 1970 ausschied. Ab diesem Zeitpunkt war, außer Rudi Z., keine kranken- oder altenpflegerisch ausgebildete Kraft mehr im Haus.
Rudi Z. fuhr in seinen Umorganisationen fort. So ließ er z.B. einen medizinischen Untersuchungsraum einrichten. Blankorezepte und zahlreiche Ärztemuster wurden dort aufbewahrt, so daß sich im Laufe von kurzer Zeit ein beträchtlicher Arzneimittelvorrat ansammelte, u.a. mit Betäubungsmitteln. Die Ärzte überließen Rudi Z. die Medikamentenverwaltung und -verteilung. Ein besonderer Nachweis über die Verwendung der Medikamente erfolgte nicht.
Dann begann der rüde Ton und das brutale Verhalten Rudi Z.'s den Bewohnern und Mitarbeitern aufzufallen. So fragte er nicht nur häufiger im Kreis der Mitarbeiterinnen, wieviel Tote man denn wieder habe, sondern benutzte Begriffe *„krepieren“* oder *„himmeln gegangen.“* Heimbewohner wurden von ihm beschimpft mit: *„Halt die Schnauze“*, *„Arschloch“*, *„Drecksau“* oder *„Hoffentlich bist Du bald kaputt.“* Einer Heimbewohnerin griff er - im Beisein eines Mitarbeiters - unter den Rock und sagte: *„Komm laß Dich ficken.“* Nach dem Tod einer Heimbewohnerin erklärte er gegenüber dem Hausarbeiter: *„Morgen kannst Du wieder einen 'rausschleppen, dann habe ich wieder einen kaputt.“*
Als bei einem Sterbefall ein Totenhemd gesucht wurde, um den Leichnam damit bekleidet in den Sarg zu legen, kommentierte er mit *„Die können wir auch nackend hineinschmeißen.“*
Ein Angehöriger eines Heimbewohners berichtete, daß er mit Rudi Z.auf dem Flur eine Bewohnerin im Nachthemd traf. Rudi Z. sei mit den Worten auf sie zugesprungen: *„Komm, küß' mich, komm, küß' mich.“* Als die Frau ängstlich an die Wand zurückgewichen sei, habe sich Rudi Z., beide

Hände an die Wand stützend, so vor sie hingestellt, daß sie nicht habe weggehen können. Erst auf die Einmischung des Angehörigen hin ließ er von der Frau ab. Ein taubstummer Heimbewohner wurde von Rudi Z. getreten, geschlagen und bespuckt.
Der Hausarbeiter wurde von Rudi Z. angewiesen, ohne irgendeinen Anlaß einer Heimbewohnerin im Leichenkeller eine Leiche zu zeigen. Falls sie sich weigere, solle er die Bewohnerin mit einer Art Peitsche schlagen.
Als die Tochter einer Heimbewohnerin zu Besuch bei ihrer Mutter war, erschien Rudi Z. plötzlich mit einer Spritze in der Hand im Zimmer. Die Tochter berichtete, daß Rudi Z. sie zunächst nicht bemerkt habe. Als er der Mutter erklärte, daß er ihr eine Spritze geben müsse, schaltete sich die Tochter ein. Daraufhin wurde Rudi Z. sehr unsicher, redete von einem Irrtum und verließ fluchtartig das Zimmer.
Aufgrund derartiger Vorfälle entwickelten sich bei den Heimbewohnern massive Ängste vor Rudi Z. Keinem gelang es jedoch, die Zustände offiziell bekannt zu machen. Sie baten ihre Angehörigen um Hilfe, wollten weggeholt werden, versteckten sich vor Rudi Z. Auch die Mitarbeiter erinnerten sich später, daß Heimbewohner vorgaben, nicht krank zu sein aus Furcht davor, von Rudi Z. behandelt zu werden. Über diese Zustände drang nichts nach außen.
Bei der späteren Gerichtsverhandlung wurde vermutet, daß Rudi Z.'s anfänglicher Hinweis auf die Schweigepflicht eine Rolle gespielt habe, aber auch, daß ihm als vermeintlichem Diakon ein solches Verhalten nicht zugetraut worden sei. Gleich qualifiziertes und damit ebenbürtiges Fachpersonal sei nicht vorhanden gewesen. Schließlich seien die Beschwerden dem Heimträger nicht zur Kenntnis gekommen, weil der Vorsitzende des Altenheimbeirates solche Feststellungen nicht gemacht habe. Auch im Rahmen der späteren Gerichtsverhandlung konnte nicht geklärt werden, warum dem Altenheimbeirat diese Mißstände verborgen blieben. Die Altenpflegeschülerinnen, die sich bei ihrer Schulleitung über Rudi Z. beschwerten, wurden mit der Bemerkung abgespeist, daß sie doch schließlich Examen machen wollten.
Als eine der Altenpflegeschülerinnen im Dezember 1970 ihre Beobachtungen und Eindrücke direkt dem Heimträger mitteilte, entschloß sich der Träger, Rudi Z. innerhalb der Probezeit zu kündigen und ihn sofort vom Dienst freizustellen. Gleichzeitig wurde Anfang 1971 Strafanzeige bei der zuständigen Staatsanwaltschaft erstattet. Ohne äußerlich erkennbare Reaktion soll Rudi Z. das Kündigungsschreiben und seine sofortige Suspendierung zur Kenntnis genommen und den Schlüssel des Heimes abgegeben haben. Das zunächst eingeleitete Ermittlungsverfahren wurde später eingestellt. In der späteren gerichtlichen Untersuchung wies Rudi Z. alle Vorwürfe vehement zurück. Dies alles - so Rudi Z. - stimme nicht, er habe

sich gegenüber den alten Menschen immer respektvoll verhalten. Nach seiner Entlassung in Wuppertal erhielt Rudi Z. beim St. Elisabeth Krankenhaus in Neviges zum 1. 6. 1971 die Stelle des pflegerischen Stationsleiters auf der chirurgischen Frauenstation.
Auf dieser Station waren neben Rudi Z. zwei Krankenschwestern, eine Altenpflegerin, eine Kinderkrankenschwester, drei Schwesternhelferinnen und ein Praktikant beschäftigt. Seine damaligen Arbeitskolleginnen und - kollegen schilderten später, daß Rudi Z. es sehr schnell verstanden habe, sich bei den ihm nachgeordneten Mitarbeitern, aber auch bei den Ärzten Anerkennung und Respekt zu verschaffen. Man habe anfänglich den Eindruck gehabt, daß Rudi Z. über gute Fachkenntnisse und über gute organisatorische Fähigkeiten verfüge. Er verwendete sich für die Einrichtung eines Aufwachzimmers und fand dabei die Unterstützung der Verwaltung und der Ärzte. Er habe die nachgeordneten Mitarbeiter gut geführt und neue Dienstpläne organisiert, die sich günstig für die Mitarbeiter auswirkten. Er selbst sei über die regulären Dienstzeiten hinaus im Krankenhaus gewesen und auf Anruf immer dann gekommen, wenn er gebraucht wurde. Seine Station sei mustergültig erschienen.
Schon nach wenigen Monaten schwand dieser positive Eindruck, denn Rudi Z. geriet in Verdacht, die Krankenblätter ungenau und unkorrekt zu führen. Der auf der Station tätige Praktikant hatte beobachtet, daß Rudi Z. vor der Morgenvisite die Fieberkurven schon ausgefüllt hatte. Eine weitere Kollegin schilderte, daß Rudi Z., insbesondere wenn es viel zu tun gab, die Dokumentation willkürlich durchgeführt habe. Mehreren Kollegen fiel auf, daß Rudi Z. ohne ärztliche Anordnung Medikamente verabreichte. So habe Rudi Z. einer Patientin eine Spritze in die bereits laufende Infusion verabreicht. Rudi Z. habe dazu gesagt: „*Die hat jetzt Ruhe bis morgen abend.*"
Weiterhin nahm Rudi Z. es offenbar auch mit den Betäubungsmitteln nicht so genau. Einem Mitarbeiter erklärte er, daß Dolantin nicht unbedingt im Betäubungsmittelbuch dokumentiert werden müsse. Einigen Mitarbeitern war bekannt, daß Rudi Z. im Schrank eines Nebenraumes einen eigenen Betäubungsmittelvorrat angelegt hatte. Vor den examinierten Kolleginnen hatte Rudi Z. diese Betäubungsmittel verheimlicht und verwendete sie auch ohne ärztliche Erlaubnis.
Außerdem war aufgefallen, daß Rudi Z. mehrfach den Eindruck erweckte, als ob er selbst Arzt wäre. Angehörige berichteten, daß bei der Krankenhausaufnahme ihres Familienmitgliedes nach einem Herrn Rudi Z. gerufen worden sei, der dann den Bauch der Patientin abtastete und bemerkte, daß *man das schon wieder hinkriegen* werde. Außerhalb des Krankenhauses stellte sich Rudi Z. mehrfach als „Dr. Rudi Z." vor. Schließlich weckten plötzliche und unerwartete Todesfälle in Rudi Z.'s Dienstzeit die Aufmerksamkeit der Mitarbeiter. Eine Schwester äußerte gegenüber einer

Kollegin: *„Alle Patienten, die der Rudi Z. in die Hände kriegt, sind sofort tot.“* Als sich die Ungereimtheiten häuften, fand im August 1972 eine Besprechung von einigen Krankenschwestern und Ärzten statt, bei der die Vorwürfe gegen Rudi Z. besprochen, von mehreren Seiten bestätigt und dann auch allgemein protokolliert wurden. Der chirurgische Chefarzt befragte die Gesprächsteilnehmer einzeln. Er forderte die Mitarbeiter auf, die Beschuldigungen schriftlich zu fixieren. Als die Mitarbeiter dem nicht nachkamen und eher ausweichend antworteten, bewertete der Chefarzt die Vorwürfe als Stationsquerelen und versetzte Rudi Z. im August 1972 in die chirurgische Ambulanz. Den im Gesprächsprotokoll genannten Verdachtsmomenten ging der Chefarzt nicht nach.
Zum 31. 3. 1973 schied Rudi Z. auf eigenen Wunsch aus den Diensten des Krankenhauses Neviges aus. Im Abschlußzeugnis des Nevigeser Krankenhauses wurden Rudi Z. *„eine ungewöhnliche Hilfsbereitschaft, große Organisationsfähigkeit sowie Kollegialität und sehr gute Fachkenntnisse“* bescheinigt. Anfang 1973 hatte sich Rudi Z. am Krankenhaus Hattingen-Blankenstein um eine Stelle als Krankenpfleger beworben. Obwohl einige Fehlzeiten vorhanden waren, gab es gegen Rudi Z.'s Einstellung keine Bedenken, zumal er zuvor schon einen Monat vertretungsweise am Haus gearbeitet hatte. Zum 1. 4. 1973 wurde Rudi Z. als pflegerischer Leiter der chirurgischen Männerstation eingestellt. Damit war ihm das gesamte pflegerische Personal der Station nachgeordnet. Zu Beginn hatte Rudi Z. vor seinen zukünftigen Arbeitskolleginnen und -kollegen eine kleine Rede gehalten, die Kollegialität, Vertrauen, aber auch Durchsetzungsvermögen demonstrieren sollte. Zunächst war im Krankenhaus Rudi Z.'s Arbeitsweise positiv aufgefallen. Er verschaffte sich schnell Respekt, auch bei den jungen Ärzten, die von ihm auch zu lernen hofften und in ihm einen *„fähigen Mann“* sahen. Es war für einige Ärzte eine Beruhigung, wenn er im Dienst war. Ähnliches galt auch für seine pflegerischen Kollegen, die den frischen Wind auf der Station durch Rudi Z.'s Neuerungen und Verbesserungen begrüßten. Bei den von ihm eingeführten Dienstbesprechungen nutzte Rudi Z. die Gelegenheit allerdings auch für seine *„Späße.“* Er habe *„schmutzige und zweideutige Witze“* erzählt. Mehrfach sei er zudringlich gegenüber Mitarbeiterinnen geworden.
Rudi Z. führte Dienstpläne ein und regelte den Nacht- und Bereitschaftsdienst neu. Er richtete in der Anfangszeit ein Intensiv- oder Aufwachzimmer ein und wurde allgemein wegen seines fachlichen Könnens gelobt und geschätzt. Das Überwachungszimmer richtete er nach seinen eigenen Vorstellungen ein, ohne die Krankenhausverwaltung zu beteiligen.
Seine gute Position im Krankenhaus führte dazu, daß Mitarbeiter vor Kollegen Kritik an Rudi Z. nicht äußerten. Insbesondere bei jüngeren Mitarbeitern habe Rudi Z. einen großen Einfluß gehabt. Später habe er

sich nicht mehr an die Dienstpläne gehalten und war häufig während seiner Dienstzeiten nicht im Hause anzutreffen. Öfter war dann unerfahrenes oder unausgebildetes Personal allein auf der Station. Andererseits war er hilfsbereit und oft zur Stelle, wenn man ihn brauchte. Es kam aber auch vor, daß er außerhalb seiner Dienstzeit ungerufen in den Abendstunden auf der Station erschien. So entstand der Verdacht unter den Kollegen, daß er seine Dienstzeit unkontrollierbar mache und sich in die Belange der Nachtschwester einmische.

Im medizinischen Bereich nahm Rudi Z. es mit der Dokumentation der Fieberkurven nicht so genau und führte insbesondere das Betäubungsmittelbuch unzuverlässig; mit der Verordnung starker Medikamente war Rudi Z. immer schnell bei der Hand, gab generell die Anordnung, zu spritzen, wenn Patienten unruhig würden. Ein pflegerischer Kollege erinnerte sich, daß er zunächst den Eindruck hatte, als wolle Rudi Z. kollegial mit ihm zusammenarbeiten. Als er später jedoch merkte, daß Rudi Z. eine starke Stellung beim Chefarzt der chirurgischen Abteilung hatte, wagte er es nicht, dem Chef bestimmte Beobachtungen mitzuteilen: So habe er beobachtet, daß Rudi Z. eine ganze Schachtel des Betäubungsmittels Pantopon (Opium concentratum), das normalerweise im 'Giftschrank' aufbewahrt werde, in seiner Tasche mit sich herumgetragen habe.

Rudi Z.'s Umgangston änderte sich nach Aussage der Kollegen schnell, er kehrte zunehmend den Vorgesetzten heraus, war „*spitzfindig*“, „*barsch*“ und „*herrisch*“, wie beim „*Kommiß.*“ Mit mehreren Kolleginnen kam es zu erheblichen Konflikten. Er könne auf der Station niemanden gebrauchen, der nicht seiner Meinung sei. Auch am Hattinger Krankenhaus berichteten die Kollegen fast durchgängig, daß Rudi Z. sich gegenüber Patienten häufig im Ton vergriffen habe.

Einem Patienten habe er einmal gesagt: „*Du hast schon eine ganz spitze Nase, Du schaffst es nicht mehr*“, oder, zu einem anderen „*Opa, Dich kriegen wir auch noch kaputt.*“

Es fiel auf, daß auf der Station zunächst Fachbücher verschwanden, dann auch Geld aus der Stationskasse, aus Portemonnaies der Kollegen und Patienten. Weil nur Rudi Z. und eine andere Schwester zur Stationskasse z.B. einen Schlüssel hatten, geriet er in Verdacht, den er jedoch zurückwies.

Als neben diesen finanziellen Unregelmäßigkeiten im Krankenhaus auch noch bekannt wurde, daß Rudi Z. sich in einem anderen Krankenhaus beworben hatte und einige der jüngeren Mitarbeiter dorthin mitnehmen wollte, entschloß man sich, ihn innerhalb der Probezeit zum 24. 8. 1973 fristlos zu entlassen.

Am 24. 8. 1973 wurde Rudi Z. verhaftet. Bei der durchgeführten Durchsuchung des Bereitschaftszimmers wurden im Krankenhaus Hattingen-Blankenstein zwei Stahlkassetten mit Medikamenten gefunden, darunter allein über 170 Ampullen der unterschiedlichsten Betäubungsmittel. Auch die verschwundenen Fachbücher fanden sich. Bei der Wohnungsdurchsuchung wurden nochmals Medikamente, inklusive Betäubungsmittel und medizinische Instrumente gefunden, wie z.B. ein Beatmungsgerät, ein kleines OP-Besteck und ein Ambubeutel. Neben Beruhigungstabletten fanden sich auch Betäubungsmittel.

Die Gerichtsverhandlung

Vom 27.4. bis zum 2.8.1976 fand an 25 Verhandlungstagen vor dem Wuppertaler Landgericht der Prozeß gegen Rudi Z. statt. Er wurde beschuldigt, im Altenheim in Wuppertal, im Krankenhaus Neviges und im Krankenhaus Hattingen-Blankenstein Patienten und Heimbewohner vorsätzlich getötet zu haben.
Zur Vorbereitung der Hauptverhandlung wurden mehrere Sachverständige mit der Klärung der Todesursachen und der Auswertung der Krankenunterlagen beauftragt. Die Frage seiner Persönlichkeitsentwicklung und der Schuldfähigkeit wurde durch zwei psychologische und einen psychiatrischen Sachverständigen geprüft.

Die einzelnen Tötungen

Fall 1
Die 88jährige Frau Ak. war seit dem März 1969 im Wuppertaler Altenheim. Ihr Tod trat in den frühen Morgenstunden des 9. 1. 1971 ein.
Frau Ak. war groß und korpulent, bis zuletzt bei klarem Verstand und lebenslustig. Weihnachten des Jahres 1970 verbrachte sie bei einer Angehörigen, die Frau Ak. noch am 6. 1. 1971 im Altenheim besuchte und keine Anzeichen einer Erkrankung sah.
Rudi Z. - so das Gericht - fand Frau Ak. zänkisch, unsauber und schlecht gepflegt. Sie widersprach seinem Sauberkeitsgefühl und seinem Bemühen, im Heim geordnete Verhältnisse mit wenig Arbeit zu haben. Mehrfach verlegte er die Bewohnerin innerhalb des Heims, bis sie zuletzt in einem Einzelzimmer in der Nähe zur Pflegestation lag. Wegen ihrer Korpulenz verabreichte Rudi Z. Frau Ak. ärztlich nicht verordnete Appetitzügler, die Frau Ak. jedoch ablehnte. Als sie sich bei ihren Angehörigen darüber beschwert hatte, sprachen diese Rudi Z. darauf an, ohne daß er reagiert hätte.
Eine Mitarbeiterin des Altenheimes schilderte, daß am Morgen des 8. 1. 1971 Frau Ak. in einer unverändert normalen Verfassung gewesen sei. Während diese Mitarbeiterin kurz das Haus verließ, wurde Rudi Z. dabei beobachtet, wie er Frau Ak. eine Spritze verabreichte. Als die Mitarbeite-

rin ca. 30 Minuten später zu Frau Ak. zurückkehrte, lag die Heimbewohnerin in einem tiefschlafähnlichen Zustand in ihrem Stuhl. Die Kollegin schöpfte sofort Verdacht und fragte Rudi Z., ob er ein Medikament gegeben habe. Rudi Z. habe unwirsch und abweisend reagiert, ohne eine konkrete Antwort zu geben und habe dann mitgeholfen, Frau Ak. in ihr Bett zu legen. Als Rudi Z. später mit einer anderen Mitarbeiterin in das Zimmer kam, lag Frau Ak. am Fußende ihres Bettes und fragte ängstlich: „*Was wollt ihr denn von mir*"?

Rudi Z. beugte sich über sie und forderte sie auf, die Arme um seinen Hals zu legen und legte sie so wieder richtig hin mit den Worten: „*Hätt'ste nicht soviel gefressen, wärst' Du nicht so dick, dann hätten wir beide es jetzt leichter.*"

Im Laufe dieses Vormittages wurde Frau Ak. von Rudi Z. und mehreren Mitarbeitern in den Behandlungsraum gebracht. Eine Mitarbeiterin hatte dabei den Eindruck als ob „*man ein Stück Vieh zur Schlachtbank schleift.*" Frau Ak. fragte noch einmal, was denn mit ihr geschehe und wurde von Rudi Z. beschimpft: „*Halt die Schnauze*" und „*Du fette Sau, Du verreckst doch bald.*"

Vor zwei Altenpflegeschülerinnen, die seit wenigen Tagen im Haus waren, erklärte Rudi Z., daß Frau Ak. einen Schlaganfall erlitten habe und er ihnen nun zeigen wolle, wie man Spritzen setzt. Er zog eine Ampulle Scophedal-forte auf und „*haute*" bei Frau Ak. die Spritze senkrecht in den Oberschenkel, so daß Frau Ak. blutete und einer Auszubildenden schlecht wurde. Genau diese sollte dann - von Rudi Z. aufgefordert - eine zweite Ampulle Scophedal-forte bei Frau Ak. spritzen. Als ihre Kollegin ihr das abnahm und die Spritze langsam verabreichte, äußerte Rudi Z., sie solle nicht so zaghaft sein, die Frau werde doch bald sterben. Als die Schülerinnen, nach dem Medikament fragten, erklärte Rudi Z. , daß es sich um ein leichtes Morphium handele. Dann verabreichte er Frau Ak. noch ein Dominal-Zäpfchen und verließ mit der Bemerkung, daß - falls erforderlich - Frau Ak. am Mittag noch eine Spritze erhalte, mit den beiden Schwesternschülerinnen den Raum.

Diese berichteten am gleichen Nachmittag ihrer Schulleiterin von dem Vorfall und von ihrem Verdacht, daß dort nicht alles mit rechten Dingen zugegangen sei. Die Schulleiterin wies darauf hin, daß sie als Schülerinnen nicht das Recht hätten, Rudi Z.'s Behandlungsmaßnahmen zu kritisieren. Nach einem Telefonat mit ihrer Vorgesetzten machte sie die beiden darauf aufmerksam, daß sie unter Schweigepflicht stünden, daß die Einrichtung sich keinen Skandal leisten könne. Rudi Z. sei schließlich Diakon und sie wollten ja schließlich Examen machen. Die Schulleiterin beendete das Gespräch mit der Bemerkung, daß der 'liebe Gott' das schon alles regeln werde.

Als am Mittag einer der betreuenden Ärzte zu einem Routinebesuch ins Heim kam, informierte ein Mitarbeiter darüber, daß Frau Ak. anscheinend einen Schlaganfall erlitten habe. Der Arzt war zwar erstaunt, daß man ihn nicht benachrichtigt hatte, bestätigte aber mit einem flüchtigen Blick auf Frau Ak. die Diagnose. Ein Beruhigungs- oder gar Betäubungsmittel verordnete er nicht.
Am Abend des 8. 1. 1971 rief Rudi Z. die Tochter von Frau Ak. an und teilte ihr mit, daß ihre Mutter einen Schlaganfall erlitten habe und im Sterben liege; mit weiteren Angehörigen fuhr die Familie ins Altenheim. Sie beschrieben, daß die Mutter aufgedunsen und wachsgelb im Gesicht war, tief und schnell atmete und beim Ausatmen die Wangen aufblies, als ob sie etwas ausspucken wollte.
Rudi Z. erklärte den Angehörigen, daß Frau Ak. bereits physisch tot sei, hob zur Demonstration einen Arm hoch und ließ ihn herunterfallen. Dann riet er den Angehörigen eindringlich ab, bei der Mutter zu bleiben, weil der zu erwartende Todeskampf ein unerträglicher Anblick sei. Als jemand aus der Familie am Vormittag des 9. 1. 1971 bei Rudi Z. anrief, um sich nach dem Befinden der Mutter zu erkundigen, erklärte er, daß der Zustand unverändert sei, tatsächlich war Frau Ak. zu diesem Zeitpunkt aber bereits tot. Wenige Stunden später informierte Rudi Z. dann die Angehörigen vom Ableben der Frau Ak.. Als diese im Heim eintrafen, erklärte eine Mitarbeiterin, daß sie gar nicht verstehen könne, wie es dazu gekommen sei. Frau Ak. habe noch am Vortag geschrien und getobt.
Einer der betreuenden Ärzte stellte am Morgen des 9. 1. 1971 die Todesbescheinigung aus. Als Todesursache gab er Herz-Kreislauf-Versagen bei Apoplex und Myodegeneratio cordis an.
Rudi Z. selbst gab in der gerichtlichen Untersuchung an, keine besonderen Erinnerungen an Frau Ak. zu haben. Er erinnere sich aber, daß sie korpulent und zänkisch gewesen sei, viel aß und auf Sauberkeit keinen Wert gelegt habe. Sie sei wundgelegen, habe ins Bett gemacht und Bewegung verweigert. Rudi Z. schilderte, daß er eines Tages zu Frau Ak. gerufen wurde und er gesehen habe, daß sie einen Schlaganfall erlitten habe. Grundsätzlich sei in solchen Fällen der Arzt gerufen worden. An die Umstände in diesem Fall habe er keine Erinnerung. Ob Frau Ak. in den Behandlungsraum verlegt worden sei, wisse er nicht, es habe aber kein Anlaß dazu bestanden, sie habe ja bereits ein Einzelzimmer gehabt. An einen tiefschlafähnlichen Zustand habe er keine Erinnerung, in einem solchen Zustand hätte er ihr aber sicher kein Scophedal-forte gespritzt. Er könne nicht ausschließen, daß er Frau Ak. vorher ein Betäubungsmittel gespritzt habe, wenn sie *„motorisch unruhig“* gewesen sei. Wenn er so etwas getan habe, dann nur auf ausdrückliche ärztliche Anordnung oder aber bei besonderer Unruhe, wenn er dann den Arzt telefonisch benachrichtigt habe.

Es sei unsinnig, nach zwei Ampullen Scophedal-forte noch ein Dominal-Zäpfchen zu geben. Er wisse um die Wirkung. Rudi Z. schilderte, daß er immer die Angehörigen benachrichtigt habe, wenn ein Heimbewohner in einen kritischen Zustand geraten sei. Es sei für ihn eine Selbstverständlichkeit gewesen, die Angehörigen zum Bewohner zu begleiten und sie über die Lage aufzuklären. Wie das mit den Angehörigen bei Frau Ak. gewesen sei, wisse er nicht mehr. Er habe jedenfalls niemals ohne ärztliche Anordnung Scophedal gespritzt.
Nach Überzeugung des Gerichtes trat der Tod bei Frau Ak. durch die Injektion von zwei Ampullen Scophedal-forte und die parallele Verabreichung des Dominal-Zäpfchens ein. Es befand, daß Rudi Z. durch zahlreiche, in sich stimmige, glaubhafte und einander ergänzende Zeugenaussagen überführt sei, den Tod der Frau Ak. durch die Injektionen vorsätzlich herbeigeführt zu haben.

Fall 2
Anfang 1971 war Frau Bu. 73 Jahre alt. Sie war seit 1969 im Wuppertaler Altenheim, nachdem sie zuvor zwei leichtere Schlaganfälle erlitten hatte. Wegen fortbestehender leichter Lähmungserscheinungen war Frau Bu. zeitweilig auf den Rollstuhl angewiesen, sonst war sie aber noch gehfähig. Bis zur Jahreswende 1970/71 unternahm Frau Bu. z.B. noch Friseurbesuche und hielt sich häufiger im Garten des Heimes auf.
Kurze Zeit, nachdem Rudi Z. zum Heimleiter in Wuppertal bestellt worden war, bat er eine Angehörige von Frau Bu., für diese einen Entmündigungsantrag zu unterschreiben. Jene lehnte dies ab und trug vielmehr Rudi Z. die Beschwerde ihrer Tante vor, daß diese kein Taschengeld mehr bekäme. Rudi Z. versprach zwar, die Angelegenheit zu regeln, kümmerte sich aber nicht weiter darum. In der folgenden Zeit sei Frau Bu. mehrfach im Haus verlegt worden. Zu Jahresbeginn 1971 ging es Frau Bu. plötzlich schlechter, sie konnte nicht mehr aufstehen, war dabei unruhig und aggressiv. Als sie aus dem Bett fiel und sich dabei einen Oberarm brach, wurden an ihrem Bett Gitter angebracht. Der behandelnde Arzt verordnete Dominal-forte, von denen im Bedarfsfall nach vorheriger Rücksprache mit ihm abends eine Ampulle gegeben werden sollte.
Ein Mitarbeiter des Heimes schilderte, daß er an einem Tag Anfang Januar 1971 Schreie aus dem Zimmer von Frau Bu. gehört habe. Beim Betreten des Zimmers sah er Rudi Z. mit einer Spritze in der Hand am Bett der Heimbewohnerin und verließ daraufhin das Zimmer sofort. Später erklärte ihm Rudi Z., daß Frau Bu. nicht ansprechbar gewesen sei und nur etwas Wasser zum Trinken benötigt habe.
Am 9. 1. 1971 bekam Frau Bu. Besuch von ihrer Nichte, die auf dem Nachttisch ihrer Tante zwei Tabletten und ein Zäpfchen vorfand. Ihre

Tante erklärte ihr, daß dies die „*Todestabletten*" seien, sie sei die nächste, die sterben müsse. Am Morgen des 13. 1. 1971 war Frau Bu. nicht mehr ansprechbar. Eine Schülerin fand unter dem Bett eine leere Ampulle des Medikamentes Truxal 50. In diesem komaähnlichen Zustand injizierte Rudi Z. der Frau Bu. in Anwesenheit einer anderen Altenpflegeschülerin eine Ampulle Scophedal-forte in den Oberschenkel und verabreichte ihr anschließend ein Zäpfchen Dominal-forte. Er handelte so rasch, überlegen und selbstverständlich, daß die Schülerin das Geschehen nicht erfaßte. Anschließend brachte Rudi Z. Frau Bu. in den Behandlungsraum und rief die beiden Schülerinnen, um ihnen zu zeigen, wie man Blut entnimmt. Ohne den Arm abzubinden versuchte er, bei Frau Bu. eine Vene zu punktieren. Als die beiden Schülerinnen fragten, ob das der Frau denn nicht Schmerzen verursache, entgegnete er, daß Frau Bu. Krebs habe und bis zum Hals voller Metastasen stecke. Es sei nur noch eine Frage von Stunden. Nach vergeblichen Versuchen, aus einer Vene Blut zu entnehmen, brachte Rudi Z. Frau Bu. zurück in ihr Zimmer.
Eine andere Mitarbeiterin sah Frau Bu. auf dem Hin- und Rückweg völlig apathisch in ihrem Bett liegen. In der Armbeuge beobachtete sie eine große blutunterlaufene Stelle mit mehreren Einstichen. Zwei andere Heimmitarbeiterinnen bemerkten, daß Frau Bu. auch in den folgenden Tagen Hämatome und Einstichstellen am Handgelenk und in der Ellenbeuge aufwies. Am 13. 1. 1971 bekam Frau Bu. Besuch von Angehörigen. Rudi Z.'s Ehefrau erklärte, Frau Bu. gehe es schlecht. Sie habe Unterleibskrebs und Zucker. Die Angehörigen fanden Frau Bu. aufgedunsen, nicht ansprechbar, regungslos mit wachsgelbem Gesicht im Bett liegend, vor. Sie hatten dennoch den Eindruck, als folge Frau Bu. ihren Worten, denn es kamen ihr die Tränen, als sie sie ansprachen. Trotzdem wurde der behandelnde Heimarzt nicht gerufen. Dieser erklärte während der Gerichtsverhandlung, daß keine Hinweise auf eine Krebs- oder Zuckererkrankung bei Frau Bu. vorgelegen hätten. Nachdem Rudi Z. am gleichen Nachmittag vom Dienst suspendiert worden war, erholte sich Frau Bu. Sie litt aber noch eine längere Zeit unter Angstzuständen und fürchtete sich insbesondere vor Rudi Z. Nach Einschätzung der internistischen und pharmakologischen Sachverständigen hätte die Injektion von Scophedal-forte und die fast gleichzeitige Gabe eines Zäpfchens Dominal-forte eine tödliche Wirkung haben können. Daß Frau Bu. überlebt habe, sei nur mit ihrer besonderen Konstitution zu erklären.
An die Einzelheiten im Fall der Frau Bu. konnte Rudi Z. sich bei Gericht nicht erinnern. Es sei „*Quatsch*", einem komatösen Menschen Scophedal und ein Dominal Zäpfchen zu geben. Dies könne tödlich sein, er habe aber niemals töten wollen. Er gestand ein, daß er schon mal über eine Heimbewohnerin gesagt habe, daß sie als nächste sterben müsse. Daraus

dürfe aber nicht geschlossen werden, daß er einen Tötungswillen gehabt habe. Er konnte sich angeblich nicht an seine Aussage erinnern, daß Frau Bu. voller Metastasen stecke.
Das Gericht bewertete diese Tat als versuchten Mord. Es befand, daß Rudi Z. durch zahlreiche, in sich stimmige, glaubhafte und einander ergänzende Zeugenaussagen des Mordversuches überführt sei. Das Gericht sah es als erwiesen an, daß Rudi Z. Frau Bu. zu ermorden versuchte, weil sie ihm lästig war, weil sie unruhig und aggressiv reagierte.

Fall 3

Die 90jährige Frau Dr. starb am 20. 12. 1970 im Altenheim Wupperfeld. Sie war eine kleine, abgemagerte Frau, die aus eigener Kraft das Bett nicht mehr verlassen konnte und seit etwa einem Jahr im Altenheim lebte. Sie klagte über Schmerzen und hatte gegenüber Angehörigen erklärt, daß sie sich ihren Tod herbeiwünsche. Als sich bei Frau Dr. die Unruhezustände verstärkten und sie nachts laut schrie, schlug Rudi Z. ihrem behandelnden Arzt vor, Scophedal zu verordnen. Dieser rezeptierte am 30. 11. und 15. 12. 1970 zehn Ampullen Scophedal mit der dezidierten Anweisung, davon nur im Bedarfsfall abends eine halbe Ampulle zu spritzen.
Rudi Z. ließ Frau Dr. in den Pflegebereich des Heimes verlegen. Ungefähr zwei Wochen vor Weihnachten ordnete Rudi Z. bei Frau Dr. und drei weiteren Heimbewohnern ein Bad an. Gleichzeitig wies er die Mitarbeiter an, die Zimmer der Bewohner auszuräumen und deren Kleidung wegzubringen. Als eine Altenpflegeschülerin nach der Begründung für diese Maßnahmen fragte, erklärte Rudi Z.'s Ehefrau, daß diese Bewohner nicht mehr aufstehen würden. Auch das Frühstück solle man ihnen an diesem Morgen nicht bringen, zunächst sollten sie Medizin einnehmen. Nach der Medikamentengabe seien alle vier Bewohner eingeschlafen. Während dieses Vormittages fragte Rudi Z., wieviel Leichen es denn schon gäbe. Als eine Altenpflegeschülerin Rudi Z. darauf ansprach, daß alle vier schon wieder schliefen, habe Rudi Z. bemerkt: „*Die sollen sich in den Himmel schlafen.*"
Am 15. 12. 1970 rief Rudi Z. eine nahe Verwandte von Frau Dr. an und teilte ihr mit, daß es zu Ende gehe. Die Verwandte fand Frau Dr. bei ihrem anschließenden Besuch tief schlafend, nicht weckbar, vor. Als sie Frau Dr. am Nachmittag des gleichen Tages erneut besucht habe, war sie wieder wach, aber noch benommen. Sie selbst konnte keine Erklärung dafür finden, daß sie so lange und so fest geschlafen hatte. Gegenüber einer Altenpflegerin berichtete Frau Dr., daß sie von Rudi Z. Tabletten bekomme, die sehr harntreibend seien. Als Frau Dr. einige Zeit später wieder schlief, trug Rudi Z. sie auf dem Arm in den Behandlungsraum, auf dem Weg ging bei Frau Dr. Urin ab und beschmutzte Rudi Z.'s Kleidung.

Mit der Bemerkung *„so eine Schweinerei"* stieß Rudi Z. sein Knie in den Rücken von Frau Dr. und meinte dann: *„Die Alte ist nicht kaputtzukriegen."*
Kurze Zeit später rief Rudi Z. erneut die nahe Verwandte von Frau Dr. an und sagte, daß es nunmehr aber wirklich zu Ende gehe. Als sie ankam, erklärte Rudi Z., daß *„die Oma"* nun im Behandlungsraum liege. Frau Dr. lag dort zugedeckt auf einer Trage, auch der Kopf war bis etwa zur Gesichtsmitte abgedeckt. In dem ungeheizten Raum, dessen Fenster offenstand, war es sehr kalt. Frau Dr. lag da und reagierte nicht. Auf seine Frage, ob die Frau noch lebe, erklärte Rudi Z., daß sie noch am Leben sei und tätschelte Frau Dr. die Wange mit der Bemerkung *„ja, ja, nicht mehr lange, gleich hast Du es überstanden."* Auch einer Mitarbeiterin, die am späten Abend nach Frau Dr. sah, fiel die Kälte auf. Frau Dr. habe sie gebeten, das Licht zu löschen und gesagt, sie wolle zwar zu ihrem Herrgott, aber nicht so. Die Mitarbeiterin berichtete, daß Rudi Z. hinzugekommen sei und sie ihm die weitere Versorgung der Frau Dr. überlassen habe.
Am Morgen des 20. 12. 1970 stellten zwei freiwillige Laienhelferinnen fest, daß Frau Dr. an diesem Vormittag noch atmete. Aber das Fenster stand noch immer offen und in dem Raum war es so kalt, daß die Beine von Frau Dr. bläulich angelaufen waren. Rudi Z. forderte die beiden Laienhelferinnen auf, Frau Dr. eine Spritze zu geben. Als beide dies ablehnten, verabreichte Rudi Z. Frau Dr. eine Injektion in die Ellenbeuge mit den Worten: *„Jetzt wird sie bald tot sein."*
Mit der Bemerkung, daß nun der Zinksarg geholt werden könne, zog er Frau Dr. die Decke über den Kopf. Als kurze Zeit später eine Angehörige anrief, sagte Rudi Z. ihr, daß sie drei Minuten zu spät anrufe, Frau Dr. sei soeben *„heimgegangen."*
Der behandelnde Arzt bescheinigte einen natürlichen Tod bei Herz-Kreislauf-Versagen und Altersmarasmus.
In der Gerichtsverhandlung wies Rudi Z. alle gegen ihn erhobenen Beschuldigungen von sich.
Das Gericht sah es als erwiesen an, daß Rudi Z. sich im Falle der Frau Dr. des versuchten Mordes schuldig gemacht habe. Er habe geplant, Frau Dr. zu ermorden, indem er ihr Nahrung vorenthalten, sie in einen unterkühlten Raum gelegt und ihr Spritzen verabreicht habe. Es konnte in der Hauptverhandlung nicht geklärt werden, welche Medikamente Rudi Z. der Frau Dr. gespritzt hatte. Zwar sei der Tod durch Unterkühlung möglich, aber nicht mit der hinreichenden wissenschaftlichen Exaktheit zu beweisen. Das Gericht habe aber nicht mit der notwendigen Sicherheit feststellen können, daß eine Unterkühlung, die Spritzen oder der Nahrungsentzug todesursächlich gewesen seien. Auch hier habe sich Rudi Z. einer lästigen Heimbewohnerin entledigen wollen. Frau Dr. sei nach Rudi

Z.'s Überzeugung unruhig und unzufrieden gewesen, habe Mehrarbeit verursacht und seinen Vorstellungen von einem ordentlich geführten Heim nicht entsprochen.

Fall 4

Der 86 Jahre alte Herr Eu. war seit 1969 im Altenheim Wuppertal. Sein Tod trat am 11. 12. 1970 ein. Herr Eu. litt an einer chronischen Bronchitis, einer Prostataerkrankung, an einer Herzinsuffizienz und an den Folgen eines Schlaganfalls. Er näßte ein.

Ein knappes Jahr hatte er in einem eigenen Zimmer gewohnt, bis ihn Rudi Z. in den Pflegebereich des Heimes verlegte. Herr Eu., der sich bis dahin im Heim wohl gefühlt hatte, begann jetzt gegenüber einem Neffen die Situation zu kritisieren. Der Neffe berichtete, daß sein Onkel ihn um Hilfe gebeten habe, er solle bei ihm bleiben, es passiere etwas, wenn er jetzt gehe. Auf Rudi Z. gemünzt habe er gesagt: „*Du glaubst gar nicht, was der alles mit mir macht. Das ist ein Schwein, eine Bestie. Ich brauche jetzt Hilfe, Du darfst mich nicht allein lassen.*" Auf Nachfrage habe der Onkel lediglich erklärt: „*Du glaubst mir das ja sowieso nicht.*"

Rudi Z. verneinte gegenüber dem Neffen, daß etwas besonderes vorgefallen war, er könne die Angst und den Ärger des Herrn Eu. nicht erklären. Weil Herr Eu. Weihnachten 1970 bei seinem Neffen verbringen sollte, besprach dieser die Pflege mit Rudi Z. Dieser riet von einem Dauerkatheter ab, erklärte, daß er schon einen Urologen hinzugezogen habe und sich das Problem außerdem bis Weihnachten erledigt habe. Nach allgemeiner Ansicht war Herr Eu. zwar altersgemäß unbeholfen, verließ aber täglich sein Bett und las Zeitung. An den Gemeinschaftsmahlzeiten nahm er nicht teil, weil er sich wegen seiner nassen Hose schämte. Nachts fiel er mitunter aus dem Bett, was er selbst nicht merkte, sondern bis zum Morgen auf dem Boden weiterschlief. Wenige Tage vor seinem Tod wurde er jedoch am Morgen von einer Mitarbeiterin völlig durchnäßt und unterkühlt vor seinem Bett aufgefunden.Als Herr Eu. sich beklagte, daß er nachts keine Hilfe bekommen habe, spach die Mitarbeiterin Rudi Z. darauf an. Rudi Z. entgegnete, daß es dessen Sache sei, wie er wieder ins Bett komme, er ließe sich ja abends nicht ins Bett bringen.

Wahrscheinlich hatte sich Herr Eu. in dieser Nacht eine Lungenentzündung zugezogen und machte in den nächsten Tagen einen zunehmend hinfälligen Eindruck. Am Morgen des 11. 12. 1970 wollte er jedoch wieder aufstehen und äußerte gegenüber einer Altenpflegeschülerin über Rudi Z.: „*Bah, was ist das für ein roher Kerl.*"

Von Rudi Z.'s Ehefrau erfuhr die Altenpflegeschülerin, daß sie das Zimmer von Herrn Eu. nicht herzurichten brauche, er sei in den Behandlungsraum verlegt worden. Kurze Zeit später sah ein Mitarbeiter,

daß Rudi Z. mit einer leeren Spritze im Behandlungsraum stand. Zu diesem Zeitpunkt lag noch eine weitere, sterbende Bewohnerin im Behandlungsraum. Rudi Z. rief die zwei Altenpflegeschülerinnen in das Behandlungszimmer. Er erklärte ihnen, daß die sterbende Bewohnerin *„überkoche.“* Die Frau hatte Blut im Mund gehabt, das Rudi Z. mit Mulltupfern zu entfernen versuchte. Dabei sei die Frau gestorben. Herr Eu. habe derweil regungslos auf einer Trage gelegen. Rudi Z. gab dann Herrn Eu. eine Spritze in den Oberschenkel. Anschließend habe er die beiden Schülerinnen weitere unterschiedliche Spritzen aufziehen und Herrn Eu. verabreichen lassen.
Es war im Rahmen der Gerichtsverhandlung nicht möglich festzustellen, wer wann welches Medikament spritzte. Die Schülerinnen waren wegen des soeben miterlebten ersten Todesfalles in ihrer Ausbildung belastet und auch durch zusätzliche Erklärungen von Rudi Z. verunsichert worden. Er hielt sie zu besonderer Vorsicht an, forderte sie auf, Handschuhe zu tragen mit der Begründung, daß man innerhalb von fünf Minuten tot umfallen könne, wenn etwas von dem Medikament in eine offene Wunde gerate. Auf die Frage der Schülerinnen, wozu das Mittel gut sei, antwortete Rudi Z. *„zur Beruhigung.“* Im Laufe dieses Vormittages trat bei Herrn Eu. der Tod ein. Der behandelnde Arzt war nicht verständigt worden, er hatte keine Injektionen verordnet. Der Arzt bescheinigte eine natürliche Todesursache bei Herz-Kreislauf-Versagen und akuter Bronchitis. Dem Neffen des Herrn Eu. berichtete Rudi Z. kurze Zeit später, daß sein Onkel an einem Herzschlag gestorben und von Rudi Z.'s Ehefrau auf einem Stuhl liegend aufgefunden worden war. In der Gerichtsverhandlung bestritt Rudi Z. die durch viele unterschiedliche Zeugenaussagen belegten Vorfälle. Das Gericht konnte nicht mit letzter Sicherheit feststellen, ob Rudi Z. den Tod des Herrn Eu. verursacht hatte. Dies wäre nur dann der Fall gewesen, wenn Herrn Eu. mindestens zwei Ampullen Scophedal oder aber eine Ampulle Scophedal und eine Ampulle Dominal-forte verabreicht worden wären. Da eine sichere Identifizierung der Medikamente aber nicht möglich gewesen sei, sei er nur wegen Mordversuchs zu verurteilen.

Fall 5

Die 86jährige Frau Fu. lebte seit 1969 im Altenheim Wupperfeld. Am 22. 11. 1970 starb sie, ohne vorher krank gewesen zu sein. Sie hatte keinen Hausarzt und nahm auch keine Medikamente.
Zunächst hatte Frau Fu. gemeinsam mit einer anderen Heimbewohnerin ein Zweibettzimmer bewohnt. In der ersten Zeit seiner Tätigkeit in Wuppertal hatte Rudi Z. Frau Fu. auf ein 5-Bettzimmer verlegt. Weil sie zunehmend desorientiert und inkontinent wurde, plazierte er sie dann im

Pflegebereich. Frau Fu. versuchte immer wieder, das Bett zu verlassen, daher ließ Rudi Z. ein Bettgitter anbringen.
Am 22. 11. 1970, es war Totensonntag, half eine Laienhelferin im Altenheim aus. Diese fand am Morgen Frau Fu. in nicht ansprechbarem Zustand vor, sie atmete flach und röchelnd. Als Rudi Z. dazugerufen wurde, brachte er Frau Fu. in ein freies Zimmer neben dem Behandlungsraum und verabreichte ihr in Anwesenheit der Laienhelferin eine Spritze in die Ellenbeuge. Die Spritze sollte nach seiner Erklärung der Erleichterung der Atmung dienen. Unmittelbar danach zog Rudi Z. bei Frau Fu. das Laken so weit hoch, daß der gesamte Kopf bedeckt war und verließ anschließend den Raum. Einige Zeit später starb Frau Fu.
Der Arzt stellte einen natürlichen Tod fest, verursacht durch eine Grippebronchopneumonie, fortgeschrittene Zerebralsklerose, senile Demenz und Altersabbau. Injektionen waren ärztlicherseits nicht verordnet worden. Gegenüber einer Mitarbeiterin soll Rudi Z. geäußert haben: *„Sie ist um Punkt 12.00 Uhr gestorben, und das am Totensonntag. Das soll uns mal einer nachmachen.“*
Rudi Z. schilderte später, daß er keine genaue Erinnerung habe. Auf die Pflegestation sei Frau Fu. wohl verlegt worden, weil sie inkontinent gewesen sei. Wegen ihrer Unruhe habe er die Bettgitter anbringen lassen. Er wisse nichts von einer medikamentösen Behandlung, habe keine Spritze gegeben. Überhaupt habe er im Altenheim höchstens subkutan gespritzt. Wenn er bei Frau Fu. das Bettlaken über den Kopf gezogen habe, dann sei sie auch vorher tot gewesen. Seine Bemerkung über den Tod der Frau Fu. am Totensonntag um 12.00 Uhr könne so gefallen sein. Es sei berufsbedingt, daß man bei einem Sterbefall sofort auf die Uhr schaue. Solche Bemerkungen dürfe man aber nicht so ernst nehmen, es herrsche intern beim Pflegepersonal ein an Frivolität grenzender Umgangston; das sei eine Art Schutzpanzer gegenüber der ständigen Konfrontation mit leidenden und sterbenden Menschen.
Da in der Gerichtsverhandlung nicht geklärt werden konnte, welches Mittel Rudi Z. gespritzt hatte, konnte auch nicht bewiesen werden, ob Frau Fu. durch Rudi Z.'s Spritze getötet worden ist. Nach Auffassung des Gerichtes - gestützt auf die internistischen und pharmakologischen Sachverständigen - sei aber jede intravenöse Spritze bei dem Zustand von Frau Fu. ein lebensbedrohlicher Eingriff gewesen. Nach Überzeugung des Gerichtes konnte nicht mit der für eine Verurteilung erforderlichen Sicherheit festgestellt werden, ob Rudi Z. bei Frau Fu. einen Tötungsvorsatz hatte. Nach Einschätzung der Sachverständigen könne auch nicht mit Sicherheit ausgeschlossen werden, daß Frau Fu. nicht auch ohne die Injektion zu diesem Zeitpunkt verstorben wäre. Das Gericht sah unter diesen Umständen den Tatbestand der gefährlichen Körperverletzung als erfüllt

an, weil Rudi Z. eine intravenöse Spritze ohne ärztliche Anordnung verabreicht habe.

Fall 6

Der 82jährige Herr Gi. lebte seit 1969 im Wuppertaler Altenheim, wo er am 15. 11. 1970 starb. Vor der Heimaufnahme hatte er einen Schlaganfall erlitten, von dem eine leichte Armlähmung zurückblieb, so daß er zeitweise gefüttert und gewaschen werden mußte. Bei Herrn Gi. bestanden Durchblutungsstörungen und eine Gedächtnisschwäche.
Im Oktober 1970 wurde er in die Pflegeabteilung des Heimes verlegt. Wegen seiner Unruhezustände hatte der behandelnde Arzt Dominal-Saft in einer Dosierung von bis zu dreimal täglich 1-2 Teelöffel verschrieben. Bevor er auf die Pflegestation kam, ging Herr Gi. gern spazieren, seither wurde er aber hinfälliger, war teilweise nicht mehr ansprechbar, zu anderen Zeiten aber auch völlig klar. Gegenüber seinen Angehörigen beschwerte sich Herr Gi., daß Rudi Z. ihm Spritzen gäbe, die ihn ans Bett fesseln würden und berichtete, daß die Spritzen ihn benommen machen würden. Mehrfach schon hatte eine Altenpflegeschülerin von Rudi Z. den Auftrag bekommen, Herrn Gi. eine Dosis Dominal-Saft zu geben. Eines Morgens gab Rudi Z. ihr eine ungeöffnete Flasche mit 100 ml Dominal-Saft mit der Aufforderung, Herrn Gi. den gesamten Flascheninhalt zu verabreichen. Wenn dies nicht ausreiche - so Rudi Z. - werde er am Nachmittag noch mehr bekommen. Die Schülerin bezweifelte die von Rudi Z. angegebene Menge. Sie gab Herrn Gi. nur die gewohnte Dosis und schüttete den Rest weg. Als sie im Verlaufe des Vormittages Rudi Z. im Heim traf, fragte er sie, ob sie das gesamte Dominal gegeben habe.Auf ihre Antwort „*Nein, nicht alles*." sagte Rudi Z. nichts weiter. Zwei bis drei Tage nach diesem Vorfall starb Herr Gi. am 15. 11. 1970. Rudi Z. gab an, sich an Herrn Gi. nur schwach zu erinnern. Er bestritt alle ihm zur Last gelegten Vorwürfe.
Es konnte Rudi Z. nicht nachgewiesen werden, daß die Dominal-Gabe todesursächlich war. Rudi Z. habe aber bewußt und gewollt versucht, den Tod bei Herrn Gi. herbeizuführen. Er habe dies getan, um einen unruhigen, unzufriedenen und Arbeit verursachenden lästigen Heimbewohner loszuwerden. Damit sei der Tatbestand des versuchten Mordes in mittelbarer Täterschaft erfüllt.

Fall 7

Seit dem 1. 6. 1971 befand sich die damals 80jährige Frau Hi. in der chirurgischen Abteilung des Krankenhauses in Neviges, weil sie sich einen Oberschenkelhalsbruch zugezogen hatte. Sie starb dort am 23. 6. 1971. Die Fraktur wurde mit einem Streckverband behandelt, gegen die

Schmerzen erhielt Frau Hi. Scophedal. Schon vor dem Bruch hatte sie aufgrund einer Krebserkrankung einen anus praeter bekommen und daher über ihre Ausscheidungen keine Kontrolle mehr.
Am 22. 6. 1971 bekam Frau Hi. Besuch von einer Angehörigen, diese konnte aber nicht mit ihr sprechen, da sie sich in einem Dämmerzustand befand. Rudi Z. erklärte, daß sie für den Fall, daß sie mit Frau Hi. noch etwas zu besprechen habe, dies heute tun solle, weil sich Frau Hi. an die Schmerzmittel gewöhnt habe und nun stärkere Mittel bekommen müsse. Am Abend klagte Frau Hi. über Schmerzen, woraufhin eine Schwesternhelferin Rudi Z nach einem Mittel fragte. Rudi Z. reagierte mit „*Ja, ja, aber die sehen Sie morgen nicht mehr wieder.*" Auf die erstaunte Reaktion der Helferin bemerkte er „*Sehen Sie doch mal, wie die aussieht*"
Am Morgen des 23. 6. 1971 injizierte Rudi Z. bei Frau Hi. eine - ärztlich verordnete - Ampulle Scophedal. Kurze Zeit später war Frau Hi. nicht mehr ansprechbar. Mit einer Pflegehelferin bereitete Rudi Z. ein Bad vor, füllten die Wanne etwa halb bis dreiviertel voll mit Wasser. Als Frau Hi. von ihrem Bett in die Wanne gesetzt wurde, reichte ihr - so die Schwesternhelferin - das Wasser bis zur Brust. Ein Halt, der ein Abrutschen der Patientin habe verhindern können, war in der Wanne nicht vorhanden. Rudi Z. und seine Kollegin verließen das Bad, um das Bett zu richten. In diesem Moment wurde Rudi Z. zum Telefon gerufen und die Schwesternhelferin blieb allein. Als sie nach wenigen Minuten aus dem Badezimmer ein gurgelndes Geräusch hörte, bemerkte sie, daß Frau Hi. mit dem Kopf unter Wasser lag. Sie rief Rudi Z., der Frau Hi. an den Haaren hochzog, worauf aber Frau Hi. nicht reagierte und mit geschlossenen Augen flach atmete. Dieser Vorfall wiederholte sich sofort, nachdem die beiden das Bad verlassen hätten. Daraufhin hoben die Schwesternhelferin und Rudi Z. die reglose Frau Hi. aus der Wanne, legten die Patientin auf das Bett und trockneten sie ab. Nach etwa 20 Minuten, Frau Hi. war in ihr Zimmer gebracht worden, habe Rudi Z. den zuständigen Arzt verständigt und ihn von ihrem Tod informiert. Der Krankenhausarzt bescheinigte einen natürlichen Tod nach Unglücksfall. Von seiner Kollegin verlangte Rudi Z. Stillschweigen, ging jedoch selbst noch am gleichen Vormittag zur Verwaltung. Dort forderte er die Anschaffung eines Badewannenlifters, damit ein solches Mißgeschick sich nicht wiederhole. Zur Kollegin, die Rudi Z. am Vorabend wegen der Schmerzmittel für Frau Hi. fragte, sagte Rudi Z. später: „*Na, habe ich nicht Recht gehabt?*"
In der Hauptverhandlung gestand Rudi Z. ein, daß er Scophedal gespritzt und das Bad verordnet habe. Er habe dies aber zuvor mit einem Arzt abgesprochen. Die Wanne sei nur soweit mit Wasser gefüllt gewesen, daß der Unterleib der Patientin unter Wasser gewesen sei. Er habe allein begonnen, Frau Hi. in der Badewanne zu reinigen, während seine Kollegin

das Bett hergerichtet habe. Er sei dann zum Telefon gerufen worden. Als er seine Kollegin habe rufen hören, sei er sofort zurückgekommen. Der Kopf von Frau Hi. sei zur Seite gefallen, habe aber nicht unter Wasser gelegen. Er habe Frau Hi. sofort mit seiner Kollegin aus der Wanne gehoben und auf einer Trage abgetrocknet. Rudi Z. schilderte, daß die Patientin nicht noch ein zweites Mal abgerutscht sei, aber es sei so wenig Wasser in der Wanne gewesen, daß sie gar nicht habe unter Wasser geraten können. Trotz des Risikos befürworte er auch unter solchen Umständen ein Bad. Der Patient solle ein sauberes Gefühl haben, wenn er sterbe. Es sei schon zutreffend, daß er der Angehörigen und auch einer Kollegin gesagt habe, daß Frau Hi. sterben werde. Daran sei aber nichts ungewöhnliches. Er habe seine Kollegin gebeten, von dem Vorfall nichts zu erwähnen. Er selbst habe es erzählt, um der Gerüchtebildung vorzubeugen und um von der Verwaltung den Lifter zu bekommen.

Das Gericht folgte den Ausführungen der Kollegin von Rudi Z., die angegeben hatte, daß die Wanne halb bis dreiviertel voll gewesen sei und das Frau Hi. zweimal unter Wasser geraten sei. Gestützt auf die Ausführungen der Sachverständigen sah es das Gericht als erwiesen an, daß der Tod bei Frau Hi. beim ersten Untertauchen unter die Wasseroberfläche durch Ertrinken eingetreten sei. Die Scophedal-Injektion habe einen Dämmerzustand bewirkt, so daß Frau Hi. weder das Abgleiten in der Badewanne habe verhindern können, noch in der Lage gewesen sei, das in die Lunge geratene Wasser abzuhusten.

Rudi Z. habe so gehandelt, weil er eine lästige, unsaubere und sehr pflegeintensive Patientin habe loswerden wollen. Damit habe sich Rudi Z. des Mordes schuldig gemacht. Er habe die Arg- und Wehrlosigkeit seines Opfers ausgenutzt sowie heimtückisch und aus niedrigen Beweggründen gehandelt.

Fall 8

Am 12.4.1973 war der damals 78jährige Herr Lu. in der chirurgischen Abteilung des Krankenhauses in Hattingen-Blankenstein wegen eines Darmtumors operiert worden. Er starb am 28. 4. 1973. Rudi Z wurde vorgeworfen, bei Herrn Lu. die Sauerstoffzufuhr unterbunden zu haben.

Das Gericht konnte die Todesursache nicht mit der erforderlichen Sicherheit klären. Nach Einschätzung der Sachverständigen war die Sauerstoffzufuhr ohnehin so ineffektiv, daß durch die Unterbrechung dieser Sauerstoffzufuhr der Tod nicht verursacht sein könne. Die wahrscheinlichste Todesursache sei eine postoperative Sepsis. Unter diesen Umständen sah sich das Gericht nicht in der Lage, Rudi Z. bei Herrn Lu. eine Tötungsabsicht nachzuweisen. Rudi Z. habe daher in diesem Fall nicht gesetzwidrig gehandelt.

Fall 9
Am 14. 8. 1973 wurde dem damals 65 Jahre alte Herrn Mi. wegen eines Darmtumors im Krankenhaus Hattingen-Blankenstein ein anus praeter angelegt. In den ersten Tagen nach der Operation besserte sich sein Zustand. Am dritten Tag nach der Operation bekam er von Rudi Z. Diätbier zu trinken; der erklärte, daß dies gefahrlos sei und ohnehin bald zur Therapie gehören werde. Am nächsten Tag litt Herr Mi. unter erheblichen Magenbeschwerden und erbrach. Ferner wurde Rudi Z. beschuldigt, Herrn Mi. unverordnete Medikamente verabreicht zu haben. Am späten Abend des 20.8.173 starb Herr Mi.
Das Gericht konnte Rudi Z. nicht beweisen, daß er das Bier eigenmächtig gegeben hatte. Der Chefarzt der chirurgischen Abteilung vertrat in der Gerichtsverhandlung die Auffassung, daß einige Tage nach einer Operation Bier gegeben werden könne, bei Magenoperationen werde dies empfohlen. Es sei nicht auszuschließen, daß Herr Mi. am dritten postoperativen Tag mit ärztlicher Genehmigung zwei Gläser Bier bekommen habe - so der Chefarzt.
Die Dokumentation der verabreichten Morphinderivate differierte erheblich zwischen Fieberkurve, Stationsbuch und Betäubungsmittelbuch.
Der pharmakologische Sachverständige konnte daher nur feststellen, daß Herr Mi. unter dem Einfluß von Betäubungsmitteln stand. Es konnten aufgrund der widersprüchlichen Dokumentation keine Dosierungen ermittelt werden, so daß die Auswirkungen nicht geklärt werden konnten. Aus Sicht des chirurgischen Sachverständigen sei eine postoperative Komplikation eingetreten, die den Tod verursacht habe. Daher könne - so das Gericht - Rudi Z. im Falle des Herrn Mi. keine strafbare Handlung nachgewiesen werden.

Psychiatrisch-psychologische Begutachtung

Gestützt auf die psychologischen und psychiatrischen Sachverständigen traf das Gericht zur Persönlichkeitsentwicklung, Persönlichkeitsstruktur und zur Schuldfähigkeit des Rudi Z. die folgenden Feststellungen.
Rudi Z. wurde 1929 geboren, war also zur Zeit der Gerichtsverhandlung 46 Jahre alt. Aus den Befragungen und Protokollen ergibt sich folgendes Bild über seinen Werdegang.
Rudi Z.'s Vater war als Heizer bei der städtischen Verwaltung tätig. Er hatte eine leichte Körperbehinderung, war „*verwachsen*." Er soll ein sehr ernsthafter Mensch gewesen sein, der als Kommunist entschieden gegen die NSDAP Partei ergriff. Rudi Z. schilderte, daß sein Vater nicht religiös gewesen sei und versucht habe, seine Taufe und seine Konfirmation zu verhindern. Der Vater war autoritär und schlug ihn häufig, daher habe er

oft Angst gehabt, aufgrund schlechter Schulleistungen vom Vater geprügelt zu werden. In der Familie sei das passiert, was der Vater gewollt habe; die Mutter habe sich dem angepaßt, sich untergeordnet. Einerseits erinnerte Rudi Z. sich, daß noch zu seiner Kindergartenzeit der Vater sein Lieblingskaninchen geschlachtet habe, was ihn sehr verstört habe. Andererseits unternahm der Vater aber auch mit den Kindern Ausflüge. Eine angenehme Kindheitserinnerung war ebenfalls, daß er dem Vater das Mittagessen zur Arbeitsstelle brachte und dort mit ihm eine gewisse Zeit verbrachte. Nach dem frühen Tod der Mutter im Jahr 1946 heiratete sein Vater zum zweiten Mal. 1953 ist er im Alter von 50 Jahren gestorben.
Die Mutter war Hausfrau und wirkte immer ausgleichend. Oft verbrachten sie die Ferien bei ihren Angehörigen in Berlin. Auch zu einem Bruder des Vaters war der Kontakt gut, die Eltern des Vaters wohnten in der Nähe. Streitigkeiten zwischen den Eltern - so Rudi Z. - habe es nicht gegeben. Die Mutter habe grundsätzlich die Dominanz des Vaters akzeptiert, sich allerdings bei seiner Taufe und bei seiner Konfirmation gegen den Vater durchgesetzt. Gemeinsam mit seinem Großvater väterlicherseits sorgte sie ebenfalls gegen den erklärten Willen des Vaters dafür, daß er im Alter von 10 Jahren der Hitlerjugend beitreten konnte. Rudi Z. berichtete, daß sein Verhältnis zum Großvater, einem Landwirt, besonders gut gewesen sei. Der sei groß gewachsen gewesen und habe etwas dargestellt, war lebenslustig und hatte viel mehr Verständnis als der Vater. Rudi Z. berichtete, daß er zu ihm Vertrauen hatte, von ihm beschützt wurde. An den Großvater habe er sich wenden können, wenn er in Not gewesen sei. Nach außen, insbesondere gegenüber den „*Fremdarbeitern*“ auf seinem Hof habe er den „*Herrenmenschen*“ herausgekehrt. Dies habe ihm imponiert - so Rudi Z. Die Großmutter schilderte er als besonders sauber, sie sei vorbildlich gewesen.
Zu seinen drei Geschwistern, einer älteren, einer jüngeren Schwester und einem jüngeren Bruder, habe er heute keinen Kontakt mehr. Rudi Z. erzählte, daß er in der Kindheit ständig gegenüber seinen Schwestern benachteiligt worden sei. Wenn sie ihn beim Vater angeschwärzt hätten, habe der Vater den Mädchen geglaubt und ihn geschlagen. Zu einer Rechtfertigung oder Erklärung habe ihm der Vater keine Gelegenheit gegeben.
Die frühkindliche Entwicklung verlief unauffällig. Die Kontakte zu seinen Mitschülern und Spielkameraden waren normal. Rudi Z. besuchte bis 1944 mit durchschnittlichen Leistungen die Volksschule. Taschengeld verdiente er sich als Laufjunge für ein Geschäft. Von seinem ersten Geld kaufte er sich Hitlers Buch ‘Mein Kampf’. Rudi Z. schilderte, daß er vom Nationalsozialismus begeistert gewesen sei. Er gab an, daß er es als heldenhaft empfunden habe, gemeinsam mit anderen Jungen im Spiel die Umgebung nach abgestürzten feindlichen Piloten abzusuchen und diese

mit Knüppeln zu erschlagen. Sofort nach der Schulentlassung meldete er sich daher bei der Hitlerjugend zum sogenannten Landdienst. Er habe während der dreimonatigen Ausbildung in einem Barackenlager gelebt, tagsüber bei Bauern der Umgebung gearbeitet und abends am politischen und waffenkundlichen Unterricht teilgenommen.
Rudi Z. berichtete, daß er sich um die Weihnachtszeit 1944 gemeinsam mit anderen Hitlerjungen zur Waffen-SS gemeldet habe und zum Panzerjäger ausgebildet worden sei. Schon während der Ausbildung seien Gruppen von drei bis vier Leuten hinter die feindlichen Linien gebracht worden mit dem Auftrag, Sabotageakte durchzuführen. Es habe die ausdrückliche Anweisung bestanden, keine Gefangenen zu machen und auch verwundete Kameraden zu erschießen, bevor sie in Gefangenschaft gerieten. Rudi Z. berichtete, daß er mehrere Erschießungen miterlebt habe und noch immer das Bild toter amerikanischer Soldaten vor Augen habe, die aus ihrem gesprengten Panzer heraushingen. Enttäuschend war für ihn, daß er ohne jedes Zeremoniell das Eiserne Kreuz 1. und 2. Klasse und ein Panzersturmabzeichen verliehen bekam.
1945 sei er in Kriegsgefangenschaft geraten und habe in mehreren Lagern gelebt. Dies sei eine schlimme Zeit gewesen: kein Essen, keine Unterkünfte, keine Toiletten. Wahllos sei von den Wachmannschaften auf die Gefangenen geschossen worden. Er wurde schließlich zu fünf Jahren Wiedergutmachungsarbeit verurteilt, kam aber auf Fürsprache zweier Offiziere mit gefälschten Papieren frei und schaffte es unter großen Schwierigkeiten schließlich, nach Hause zu kommen. Die Mutter, der Großvater, Verwandte und viele Kameraden waren tot, ohne daß er die Umständen ihres Todes jemals erfahren hätte.
Der Vater war wieder verheiratet. Rudi Z. schilderte, daß er auf Anraten des Vaters in die westlichen Besatzungszonen ging und sich hier bis 1949 mit Gelegenheitsarbeiten durchschlug. In dieser Zeit habe er Kontakt zu einem christlichen Jugendkreis bekommen. Begeistert vom christlichen Gedankengut begann er 1950 in Hannover eine Ausbildung zum Diakon. Voraussetzung für diese Ausbildung war die 'Mittlere Reife' oder eine gleichwertige Berufsausbildung, deswegen ließ er sich parallel zum Krankenpfleger ausbilden. Nach eineinhalb Jahren - so Rudi Z. - habe er die Schule abgebrochen. Minderwertigkeitskomplexe, weil seine Mitschüler mehr Vorwissen gehabt hätten, seien der Grund gewesen, dazu kamen religiöse Zweifel. Die pflegerische Ausbildung setzte er in einem niedersächsischen Landeskrankenhaus fort und bestand 1954 das Krankenpflegeexamen mit der Note 'gut'. Rudi Z. berichtete, daß er dies als den ersten Erfolg in seinem Leben empfunden habe, nach 25 Jahren voller Mißerfolge und Enttäuschungen. Der Beruf des Krankenpflegers habe seinem Wunsch, in schwierigen Situationen helfen zu können, ent-

sprochen und habe ihm persönliche Befriedigung und Erfolgserlebnisse vermittelt.
Noch während seiner Ausbildung lernte er seine spätere Frau, eine Krankenschwester, kennen und heiratete im Jahr 1954, als ein Kind unterwegs war. Mit seiner Frau ging er nach Bremen und arbeitete dort in der Landesklinik, wo er das erste Mal das Medikament Scophedal kennenlernte. Als 1955 sein erster Sohn geboren wurde und das Gehalt nicht mehr reichte, nahm er für drei Monate eine besserbezahlte Arbeit als Busfahrer an.
In den darauffolgenden Jahren war Rudi Z.'s Lebenslauf sehr unstet. Er wechselte sehr oft den Arbeitsplatz, weil es ihm nicht gefiel oder aber er Schwierigkeiten mit den Arbeitgebern bekam. Diese Schwierigkeiten ergaben sich u.a. aus Affären mit Praktikantinnen oder finanziellen Unregelmäßigkeiten.
Oft nur wenige Monate arbeitete er in Krankenhäusern und Sanatorien, Pflege- oder Kinderheimen, als Gemeindehelfer oder Jugendbetreuer. Wegen der Beziehungen zu anderen Frauen trennte sich seine ersten Frau von ihm. Sein Lohn wurde mehrmals gepfändet, weil er seinen Unterhaltszahlungen nicht nachkam; dies war ebenfalls ein Kündigungsgrund für seine verschiedenen Arbeitgeber.
Auf Anraten eines Krankenhauspfarrers ging er erneut nach Hannover, wo er September 1957 seine Diakonausbildung mit der Gesamtnote 'ausreichend' abschloß. Rudi Z. schilderte, daß er die Diakonausbildung ohne innere Überzeugung absolviert habe. Er habe die Bruderschaft des Stiftes als „*engstirnig und theoretisch*" empfunden. Zur Erlangung der Berufsbezeichnung 'Diakon' bedurfte es nach der Ausbildung eines Bewährungsjahres und einer anschließenden Einsegnung. Die Bruderschaft schloß Rudi Z. jedoch aus. Es wurde ihm mitgeteilt, daß er sich nicht bewährt habe und daher eine Einsegnung nicht in Betracht käme. Dennoch führte Rudi Z. in der Folge die Bezeichnung 'Diakon', beschaffte sich einen entsprechenden Talar und Dienststempel. Nach Abschluß seiner Ausbildung in Hannover arbeitete Rudi Z. als Gemeindehelfer und Jugenddiakon in einer Bremer Kirchengemeinde. Diese Tätigkeit behielt er nebenberuflich bei, als er im Oktober 1958 eine Arbeit als Krankenpfleger in einem Bremer Krankenhaus aufnahm.
Im April 1961 wechselte Rudi Z. das Krankenhaus und arbeitete nun in der evangelischen Diakonissenanstalt in Bremen bis Mai 1962 als Krankenpfleger. Nach einer kurzen Beschäftigung in Duisburg als Gemeindehelfer war Rudi Z. ab März 1963 als Gemeindehelfer in Bargteheide tätig. Er schilderte, daß er mit dem vorgesetzten Pfarrer in Duisburg in vielen Punkten nicht übereingestimmt habe und deshalb wieder nach Norddeutschland gezogen sei. Auch in Bargteheide sei es zu Schwierigkeiten

gekommen. Es seien ihm - unbegründet - finanzielle Unregelmäßigkeiten vorgeworfen worden. Daraufhin habe er die Stelle aufgegeben.
1964 lernte er als Krankenpfleger im Krankenhaus Einbeck seine zweite Frau kennen. Diese Stelle mußte er wieder wegen Lohnpfändungen für die Unterhaltsverpflichtungen für seine Familie aufgeben. An seine neuen Arbeitsstellen - so Rudi Z. - sei ihm seine Freundin nachgereist. Sie sei schwanger geworden und so habe er sie 1965 geheiratet, nachdem eine Tochter bereits geboren war. An einer Lungenheilstätte in Süddeutschland war er als unverheirateter pädagogischer Leiter eingestellt worden, nunmehr verheiratet wurde ihm gekündigt. Eine nächste Stelle in Hannover wurde ebenfalls aus den oben erwähnten Gründen gekündigt. Bei folgenden Bewerbungen gab Rudi Z. fälschlicherweise an, aus dem Saarland angereist zu sein und erhielt dementsprechend die Reisekosten erstattet. Wegen dieser Betrugsdelikte wurde Rudi Z. zu einer Freiheitsstrafe verurteilt.
Im Mai 1966 begann Rudi Z. als Gruppenleiter in einer Ausbildungsstätte für behinderte Kinder und Jugendliche in Hermannsburg bei Walsrode zu arbeiten. Auch hier seien bald ähnliche Probleme aufgetreten. Es seien Lohnpfändungen eingegangen, einen Teil der verhängten Freiheitsstrafe habe er verbüßen müssen und seine Frau habe in diesem Haus keine Anstellung bekommen, so daß er zum April 1967 ausgeschieden sei. Rudi Z. berichtete, daß auch seine Ehe zunehmend schlechter wurde. Er habe seine Frau geschlagen, eine andere Frau kennengelernt und mit dieser eine Beziehung begonnen. Diese Schwierigkeiten hätten dazu geführt, daß er ein Jahr später die Stelle gewechselt habe. Er war nun als Leiter des Heimes „Sonnenhof“ in Horsbüll tätig, einem Heim für geistig behinderte Kinder. Rudi Z. richtete hier einen medizinischen Behandlungsraum ein, mit Instrumenten wie Operationsbestecken, Blutdruckmeßgeräten und Spritzen, und führte kleinere Wundbehandlungen selbst durch. Medikamente, die auffallend oft sedierende Wirkung hatten, verteilte er eigenständig. Es kam vor, daß Rudi Z. Kinder mit Gurten an ihrem Bett festschnallte. Er sei einem Kind mit einer „*Bohrmaschine in die Haare geraten*“, so daß ein Haarbüschel ausgerissen worden sei, und habe einem anderen Kind ein Luftgewehr in den Rücken gehalten und anschließend abgedrückt, ohne daß sich aber ein Schuß gelöst habe. Auch habe Rudi Z. einen Hund, an den die Kinder des Heimes gewöhnt waren, erschossen. Rudi Z. selbst bestritt, die Kinder drangsaliert zu haben. Finanzielle Schwierigkeiten ließen ihn Anfang 1969 ausscheiden. Ab Dezember 1969 bis April 1970 war er Erzieher im CVJM-Wohnheim für behinderte Jugendliche in Nordenham. Rudi Z. berichtete, er habe hier sofort begonnen, neue Ideen zu verwirklichen. Weil er dies öfter unabgesprochen getan habe, sei es zu Spannungen mit dem Heimleiter gekommen, der au-

ßerdem aufgrund der Lohnpfändungen den Verdacht schöpfte, daß Rudi Z. auf Kosten des Hauses Anschaffungen tätigte. Zudem wunderte er sich, daß Rudi Z. eine komplette Arztausrüstung und verschiedene Medikamente mitbrachte, obwohl dies im Haus nicht benöt-igt wurde. Wegen dieser Schwierigkeiten wurde das Arbeitsverhältnis im April 1970 gelöst.
Schließlich arbeitete Rudi Z. - nach weiteren Zwischenstationen - vom 1.8.1970 bis zum 13.1.1971 im Evangelischen Altenheim Wupperfeld. Vom 1.6.1971 bis zum 31.3.1973 war er in Neviges und anschließend ab dem 1.4.1973 bis zu seiner Verhaftung am 24.8.1973 in Hattingen-Blankenstein tätig.
Rudi Z. berichtete, es sei ihm immer leicht gefallen, Kontakte zu Frauen herzustellen. Er trennte sich von seiner ersten Verlobten aus dem christlichen Jugendkreis der Diakonausbildung, als sie ihm wegen seines Lebenswandels Vorwürfe gemacht habe. An seine erste Ehefrau habe er sich eigentlich aus Trotz gebunden, weil Bekannte sie vor ihm gewarnt hätten. Vier Kinder, Jahrgang 1954, 1957, 1959 und 1960, entstammten dieser Ehe. Mehrere außereheliche Beziehungen hätten schließlich zur Scheidung im Spätsommer 1964 geführt. Die Kinder blieben bei der Mutter. Obwohl Rudi Z. angegeben hatte, an den Kindern sehr zu hängen, kümmerte er sich in den folgenden Jahren nicht um sie und leistete auch keine Unterhaltszahlungen.
Die 16 Jahre jüngere zweite Ehefrau erlebte Rudi Z. anfänglich als lebenstüchtig und faszinierend. Entgegen dem Rat ihrer Eltern habe sie sich an Rudi Z. gebunden, es sei zum Bruch mit dem Elternhaus gekommen. Rudi Z. gab an, daß er seine zweite Frau nur geheiratet habe, weil sie ein Kind von ihm erwartete. Im Laufe der Zeit sei es - so das Gericht - soweit gekommen, daß Rudi Z. jeden Schritt seiner Frau überwacht habe. Er habe alle Entscheidungen allein gefällt, die Briefe seiner Schwiegereltern abgefangen oder seiner Frau vorgeschrieben, was sie zu antworten habe. Mehrfach habe er seine Frau mißhandelt und bedroht. Mit einer Scheidung komme sie doch nicht durch, sie sei durch die Kinder an ihn gebunden. Aus dieser Ehe stammen zwei Kinder, geboren 1965 und 1966. Als Rudi Z. seine spätere dritte Ehefrau kennengelernt habe, sei es zur Trennung gekommen. Die Kinder blieben bei der Mutter. Auch zu diesen Kindern habe Rudi Z. später keinen Kontakt gehabt. Rudi Z. selbst bedauerte in der Hauptverhandlung, daß er durch seine außerehelichen Beziehungen seine erste Ehe zum Scheitern gebracht habe. Seine zweite Ehe sei allerdings von Anfang an unglücklich gewesen; er habe die Frau niemals heiraten wollen, sie habe ihn durch einen Selbstmordversuch dazu zwingen wollen. Sie sei ihm an seine Arbeitsstellen nachgereist und sich überall als seine Ehefrau ausgegeben. Schließlich habe er sie doch geheiratet, weil ein Kind unterwegs gewesen sei. Seine zweite Frau sei von Beginn

an sehr eifersüchtig gewesen und habe ihm unmögliche Szenen gemacht, so daß er mehrere Arbeitsstellen verloren habe. Sie habe geraucht und getrunken, den Haushalt vernachlässigt und sei ungepflegt und unsauber gewesen.
Im August 1969 habe Rudi Z. seine dritte Frau geheiratet. In dieser Ehe seien zwei Kinder, 1969 und 1970, geboren. In dieser Ehe habe Rudi Z. sich glücklich gefühlt.
Mehrfach ist Rudi Z. - so das Gericht - mit dem Strafgesetz in Konflikt geraten. 1970 wurde er wegen Verletzung der Unterhaltspflicht für seine vier Kinder aus erster Ehe zu einer Geldstrafe, ersatzweise 15 Tage Freiheitsentzug verurteilt, 1973 wegen Unterschlagung zu einer Freiheitsstrafe von drei Monaten. Rudi Z. hatte bei seinem Ausscheiden aus dem Kinderheim in Horsbüll mehrere Gegenstände, die dem Heim gehörten, mitgenommen.
Ebenfalls 1973 ist Rudi Z. zu einer Freiheitsstrafe von zwei Monaten verurteilt worden. Er habe einen Maler mit der Renovierung seiner Wohnung beauftragt, obwohl er zu diesem Zeitpunkt bereits eine eidesstattliche Versicherung über seine Vermögensverhältnisse abgegeben hatte, mehr als 10.000 DM Schulden und laufende Unterhaltszahlungen für sechs Kinder aus früheren Ehen noch ausstanden.
Zwei weitere Strafverfahren sind wegen des Mordprozesses gegen Rudi Z. vorläufig eingestellt worden.
Im Rahmen der forensisch-psychiatrischen Begutachtungen ist festgestellt worden, daß Rudi Z. körperlich gesund war.
Die psychologische Begutachtung ergab bei Rudi Z. im Hamburg-Wechsler-Intelligenztest ein Intelligenzquotienten von 101. Dieses Ergebnis entspricht einer durchschnittlichen Allgemeinbegabung. Der Unterschied zwischen den Leistungen des Verbalteils (110) und denen des Handlungsteils (91) ist als bedeutsam zu bezeichnen und weist auf eine leicht überdurchschnittlich ausgeprägte sprachgebundene Intelligenz hin. Die im praktischen Handeln zutage tretende Leistungsfähigkeit sei dagegen knapp durchschnittlich ausgefallen. Im Bereich der allgemeinen Wissensbreite, der Aufgeschlossenheit und des Interesses gegenüber allgemeinbildenden Kultur- und Umwelteinflüssen habe Rudi Z. überdurchschnittliche Leistungen erzielt. Er sei gut in der Lage, sich verständlich zu machen. Er könne gut Zusammenhänge sinngemäß erfassen, um sich einen Überblick zu verschaffen. Sein Denken sei folgerichtig, variabel, aber nicht einfallsreich und produktiv. Er neige zu Verallgemeinerungen und es falle ihm schwer, Einzelheiten auszudifferenzieren und Wesentliches von Unwesentlichem zu trennen. Die Fähigkeit zum konkret-kritischen Unterscheiden sei gering. Bezüglich seiner Kritikfähigkeit sei Rudi Z. um Sachlichkeit und Nüchternheit bemüht. Er habe jedoch ein

starkes Insuffizienzgefühl und überspiele seine intellektuelle Unsicherheit durch ein erhöhtes Anspruchsniveau und einen starken Geltungsdrang. Rudi Z. habe stets das Bedürfnis, einen besonders intelligenten Eindruck zu hinterlassen. Seine primär vorhandene Fähigkeit zur Anpassung an gesellschaftliche Normen werde dadurch relativiert, daß er sich mitunter gemäß seinen Wunschvorstellungen über bestehende Wertmaßstäbe und damit über Realitäten hinwegsetze.

Rudi Z. sei recht gut in der Lage, räumliche Gegebenheiten zu erfassen. Er könne schnell und sicher Beobachtetes unterscheiden. Seine visuelle Merkfähigkeit sei jedoch durch äußere Einflüsse leicht störbar. Er neige mehr zu flüchtigen, oberflächlichen Beobachtungen, so daß Umweltgegebenheiten weniger differenziert und detailliert erfaßt würden. Sein Leistungsverhalten sei geprägt durch genügende Arbeitsbereitschaft ohne übermäßigen Ehrgeiz. Durch seine emotionale Zurückhaltung komme es in Anforderungssituationen, die kreative Ansprüche stellten und emotional ansprechend seien, zu ausweichenden Verhaltensweisen, so daß das Ziel nicht immer erreicht werde und die Diskrepanz zwischen dem Anspruchsniveau und tatsächlicher Leistungsfähigkeit deutlich werde. Rudi Z. neige in solchen Situationen zu intellektualisierenden und theoretisierenden Ausführungen.

Im emotionalen Bereich sei Rudi Z. wenig aufgeschlossen, er verhalte sich vorsichtig und distanziert. Vitale Regungen kontrolliere er bewußt, um eine möglichst rationale Einstellung zu bewahren und einen beherrschten und korrekten Eindruck zu hinterlassen. Diese Haltung entspreche seinem Bedürfnis, sich in ein günstiges Licht zu setzen. Rudi Z. sei bemüht, sich angepaßt zu verhalten, was ihm zwar intellektuell, jedoch gefühlsmäßig nicht immer gelinge. Er zeige nur geringe affektive Resonanz. Innere Gefühlsregungen würden so weitgehend verdrängt. Diese Abwehrmechanismen seien insbesondere bei aggressiven Impulsen und triebhaften Regungen wirksam. Er vermeide offene Auseinandersetzungen mit Schwierigkeiten und konfliktreiche Situationen, gestehe sich dies aber nicht ein. Wenn sein Verhalten auf Widerstände stoße, werde er schnell ungeduldig und lasse sich durch äußere Einflüsse beeindrucken.

Um seine Wirkung auf andere besorgt, neige er dazu, seine auf die Umwelt gerichteten Aggressionen zu unterdrücken, um sich in alltäglichen Belastungssituationen angepaßt verhalten zu können. Eigenes Versagen führe er auf unvermeidbare Umstände zurück. Er zeige wenig Eigeninitiative, um seine Probleme selbst zu lösen, er warte ab und erwarte Hilfe von seiner Umwelt.

Gegenüber emotional ansprechenden Reizen sei Rudi Z. ohne übermäßige Sensibilität und Erregbarkeit. Seine allgemeine Stimmungslage sei unauffällig und ohne größere Schwankungen. Seine tief verdrängte innere Un-

sicherheit und seine Minderwertigkeitsgefühle kämen in einem erhöhten Selbstwertgefühl und in übersteigertem Geltungsdrang zum Ausdruck. Rudi Z. könne in euphorische Stimmungen geraten, die von einem unrealistischen Optimismus getragen würden. Eine derartige Verfassung sei geprägt von seiner Wunschvorstellung, im Mittelpunkt zu stehen und sich als Held zu erleben.
Er beurteile seine Wirkung auf andere daher nicht objektiv und zeige sich eher eigenwillig, trotzig-individualistisch und von verinnerlichter Selbstbezogenheit. Nach außen gebe er sich selbstbewußt und sicher. Weil er seine Fähigkeiten überschätze und emotionale Impulse abwehre, neige er zu einer idealisierten Selbstdarstellung. Er beurteile sich selbst als sehr kontrolliert und beherrscht, emotional stabil, ausgeglichen und ohne psychische und physische Beschwerden. Eigene Unzulänglichkeiten würden deshalb bagatellisiert und als psychisch unauffällig abgetan oder er weiche einer Konfrontation aus, indem er theoretisierende Erwägungen anstelle. Seine Fähigkeit zu einer kritischen Selbstwahrnehmung sei durch diese Art der Abwehr herabgesetzt.
Im Bereich des sozialen Verhaltens sei Rudi Z. um Korrektheit, höfliches Auftreten und um einen guten Eindruck bemüht. Er sei aber nur zu oberflächlichen Kontakten fähig. Er verstehe soziale Situationen und erkenne auch die inneren Beziehungen. Er schätze sich selbst als einen umgänglichen, vertrauenswürdigen Menschen ein, der sich gut in eine Gruppe oder in ein Team einfügen könne. Ein echtes Mitgefühl und das Gefühl innerer Verbundenheit mit seiner Umwelt gehe ihm jedoch ab. Gegenüber Mitmenschen, denen er sich unterlegen fühle, verhalte er sich vorsichtig, abwartend und lege eine fast unterwürfige, überangepaßte Haltung an den Tag. Er klammere sich an Höflichkeitsregeln, was sein korrektes, abwartendes Verhalten erkläre. Andererseits neige er zu einem demonstrativen Selbstbewußtsein, bis hin zur Anmaßung, wenn er sich in einer sicheren Position sehe.
Nach Einschätzung eines Sachverständigen sei die früheste Kindheit bei Rudi Z. weitgehend normal verlaufen. Erst später sei die kindliche Entwicklung durch Enttäuschungen beeinträchtigt gewesen. In einer Phase, in der sich der Sohn mit dem Vater identifizieren wolle, dessen Stärke und Größe imitiere, habe sich bei Rudi Z. eingeprägt, daß der Vater sein Lieblingskaninchen geschlachtet habe. Diese Enttäuschung habe in den Schlägen des Vaters und in der Bevorzugung der Schwestern durch den Vater ihre Fortsetzung erfahren. Auch von der äußeren Gestalt her habe der Vater aufgrund seiner Behinderung kein Leitbild dargestellt. Zudem habe der Vater eine völlig andere Weltanschauung als die Schule, die Mutter und der Großvater vertreten. Trotz der auch vorhandenen positiven Erinnerungen an den Vater habe sich Rudi Z. primär enttäuscht und

zurückgewiesen gefühlt. Er habe sich so nicht mit ihm identifizieren, nicht an seiner Macht teilhaben können. Nicht zuletzt sei das auch in der guten Beziehung zum Großvater deutlich geworden. Damit sei das väterliche Leitbild entwertet worden, aber auch sein eigenes Selbstbild. Rudi Z. sei unsicher geworden, habe Minderwertigkeitsgefühle entwickelt. Es sei zu einer Identitätskrise gekommen, weil er frühere Erlebnisse nicht verarbeitet und das unerfüllte Bedürfnis nach väterlicher Allmacht fortbestanden habe. Die fehlende Eigenidentität habe sich im Laufe des Lebens verstärkt und potenziert. Anstatt mit dem Vater habe sich Rudi Z. mit anderen Leitbildern identifiziert, die ihm die beim Vater vermißten Eigenschaften boten. Da habe sich zum einen in jener Zeit der stilisierte „*heldenhafte und allmächtige Führer Adolf Hitler*" angeboten, zum anderen aber auch der Großvater, der zudem selbst Nationalsozialist gewesen sei. Von beiden Leitbildern sei Rudi Z. enttäuscht worden. Von besonderer Bedeutung für die weitere Entwicklung der defizitären Eigenidentität sei die Unstetigkeit und Haltlosigkeit gewesen, der Rudi Z. zu einer Zeit ausgesetzt gewesen sei, in der er habe lernen müssen, sich sozial anzupassen. In dieser Zeit des sozialen Anpassungsprozesses vergleiche ein Jugendlicher sich selbst mit dem väterlichen Leitbild, mit anderen Leitbildern und entwickle so seine Eigenidentität. Die Möglichkeit, neue Leitbilder zu finden und zu vergleichen, habe für Rudi Z. in dieser Zeit nicht bestanden.

Die Identitätskrise habe sich noch weiter verschärft, durch sein Scheitern in der Diakonausbildung und seine weitere instabile und wechselhafte berufliche Laufbahn.

Die ersten beruflichen Erfolge mit dem bestandenen Pflegerexamen seien lebensgeschichtlich zu spät gekommen, um die labile Eigenidentität zu stabilisieren. Es sei nicht mehr gelungen, die unausgelebten kindlichen Allmachtsgefühle an die Realität anzupassen.

So sei bei Rudi Z. vieles Wunschdenken geblieben, das er nicht habe verwirklichen können. Beispiele dafür seien, daß Rudi Z. sich selbst für einen guten Vater und einen guten Ehemann halte, sich aber um die Kinder aus seinen geschiedenen Ehen nicht gekümmert habe und während der Ehen „*fremdgegangen*" sei. Hinweise darauf, daß auch mit bestandenem Pflegerexamen der notwendige Anpassungsprozeß nicht habe nachgeholt werden können, seien die 27 Arbeitsstellen in den 23 Jahren seiner Berufstätigkeit und die zwei gescheiterten Ehen. Jeder weitere Mißerfolg habe Rudi Z.'s Insuffizienzgefühle verstärkt. Diese Gefühle habe er mit Allmachts- und Größenphantasien kompensiert, die in der Realität nicht lebbar gewesen seien und somit zu neuem Versagen geführt haben. So sei eine Spirale aus Allmachts- und Größenphantasien, Mißerfolgen und Versagen entstanden.

Nach Einschätzung eines Sachverständigen ließen sich aus Rudi Z.'s Werdegang drei Grundmechanismen für sein Verhalten aufzeigen. Da sei zum einen seine „*Verstiegenheit*", die sich in seinem Umgang mit Spritzen, mit alten Menschen und im anmaßenden Umgang mit Kollegen äußere. Zum zweiten seien die „*neurotischen Arrangements mit fehlender emotioneller Bindungsfähigkeit*" zu nennen. Rudi Z. gestalte seine Beziehungen so, daß er „*großartig und heldenhaft*" wirke. Teilweise habe dies positive Auswirkungen, wenn er sich etwa für Mitarbeiter einsetze, jedenfalls so lange, wie er dafür Anerkennung erfahre und in der Rolle des Überlegenen bleibe. Sei seine Dominanz gefährdet, dann setze er seine Macht und Überlegenheit ein.
Beispielhaft dafür sei sein Verhalten in der zweiten Ehe, daß er junge Schwestern mit dem Tod konfrontiere und sein „*Sammeln*" von Betäubungsmitteln. Zum dritten sei seine „*Rationalität und fehlende Gefühlstiefe*" zu nennen. Eine emotionale Beteiligung habe sich bei Rudi Z. nur in extremen Situationen gefunden. Nur in Gesprächen über den Tod habe er affektiv besetzte Begriffe wie grausam und furchtbar benutzt. In seinen Lebensschilderungen habe das Thema 'Tod' eine herausragende Rolle gespielt. Dies sei symbolisch für Rudi Z.'s Wunsch, im Grenzbereich zwischen Leben und Tod zu stehen. Beispiele dafür seien die Darstellungen von den ungeklärten Umständen des Todes der Mutter und des Großvaters, seine Erzählungen von toten Piloten, toten Amerikanern hinter der Front und toten Kameraden. Nur beim Thema 'Tod' sei bei Rudi Z. eine emotionale Tiefe vorhanden, die ihm in der Beziehung zu Mitmenschen fehle.

Das Urteil

Nach Überzeugung des Gerichtes sei bei Rudi Z. eine neurotisch-psychopathische Persönlichkeitsstruktur vorhanden. Hinweise darauf, daß bei Rudi Z. ein pathologischer Sadismus oder andere sexuelle Perversionen vorlägen, seien nicht vorhanden. Seine Einsichts- und Handlungsfähigkeit sei damit aber nicht gemindert. Es haben bei Rudi Z. in der Zeitspanne, als er die Straftaten verübte, keine hirnorganische Erkrankung, keine Geisteskrankheit und keine sonstigen krankhaften Störungen der Geistestätigkeit vorgelegen.
Auch eine Bewußtseinsstörung sei nicht festgestellt worden. Rudi Z. sei somit für seine Taten strafrechtlich voll verantwortlich.
Nach Überzeugung des Gerichtes habe sich Rudi Z. des Mordes und des Mordversuches schuldig gemacht. Er habe um die tödlichen Wirkungen der Medikamente gewußt und einen entsprechenden Tötungswillen gehabt.

Er habe heimtückisch gehandelt, indem er die Arg- und Wehrlosigkeit seiner Opfer ausgenutzt habe.
Gerade für den Fall einer Bewußtlosigkeit oder einer Lebensbedrohung hätten sich Rudi Z.'s Opfer in ein Krankenhaus, gerade wegen einer Hilflosigkeit in ein Heim begeben. Wenn ein Täter sein zunächst argloses Opfer in einen Zustand bringe, der zur Wehrlosigkeit führen müsse, so sei die Ausnutzung dieser Situation heimtückisch. Diese Erwägungen seien auch gültig für den Fall, daß Bewußtlosigkeit vorgelegen habe.
Zwar sei der Besinnungslose nach geltender Rechtsprechung nicht arg- oder wehrlos, weil er einem Angriff nicht entgegentreten könne. Wohl aber sei der Schlafende in aller Regel arglos. Er überlasse sich dem Schlaf im Vertrauen darauf, daß ihm nichts geschehen werde. Rudi Z. habe seine Opfer durch eine medikamentöse Behandlung in einen tiefschlafähnlichen Zustand oder auch eine Bewußtlosigkeit gebracht.
Die Opfer hätten den „*Behandlungen*" keinen Widerstand entgegengebracht im Vertrauen darauf, daß man ihnen helfen. werde. Dieses Vertrauen hätten sie mit in ihren bewußtlosen Zustand hineingenommen, so daß ein Angriff auf ihr Leben in dieser Situation ebenso wie bei einem Schlafenden als besonders „*tückisch*" angesehen werden müsse, weil Rudi Z. selbst diese Situation geschaffen habe.
Arg- und wehrlos seien auch Dritte gewesen. Die Mitarbeiter seien nicht in der Lage gewesen, Rudi Z.'s Handlungen einzuordnen. Sie hätten nicht gemerkt, daß die Opfer in Lebensgefahr geraten seien und demnach nicht in der Lage gewesen, diese Gefahr abzuwehren.
Außerdem habe Rudi Z. aus niederen Beweggründen gehandelt. Er habe die Menschen getötet, weil sie ihm lästig gewesen seien, seinen Sauberkeitsvorstellungen nicht entsprochen hätten, pflegeintensiv gewesen seien und ihn an einer ruhigen Stations- und Heimleitung gehindert hätten.
Aber es sei gerade Rudi Z.'s Aufgabe gewesen, sich der altersbedingten Hilfs- und Pflegebedürftigkeit seiner Opfer anzunehmen, auch wenn dies besonders arbeitsintensiv gewesen sei.
Rudi Z. habe seine persönliche Bequemlichkeit, seine persönliche Empfindsamkeit bezüglich der Sauberkeit und seinen Ehrgeiz, ein ordentliches Heim bzw. eine ordentliche Station zu führen, über ein Menschenleben gestellt.
Dies sei ein so krasses Mißverhältnis, daß es als besonders verwerflich angesehen werden müsse. Rechtfertigungs- oder Entschuldigungsgründe vermochte das Gericht nicht zu erkennen.
Am 2. August 1976 verurteilte das Landgericht Wuppertal Rudi Z. wegen Mordes in zwei Fällen (Frau Ak., Frau Hi.), wegen versuchten Mordes in vier Fällen (Frau Dr., Frau Bu., Herr Eu., Herr Gi.) und wegen Körperverletzung (Frau Fu.) zu einer lebenslangen Freiheitsstrafe.

RHEINFELDEN, 1975 (FALL 24)

Am späten Sonntagnachmittag des 21.12.1975 wurde der damals 25jährige Krankenpfleger Reinhard B. in seinem Appartment im Personalwohnheim des Krankenhauses Rheinfelden von der Polizei vorläufig festgenommen.[90] In seinen Taschen befanden sich 32 Valium-, vier Kopfschmerz-, vier Lefax- und dreizehn Baldriantabletten. Er fragte nicht nach dem Grund seiner Festnahme, sprach auch sonst kaum ein Wort und folgte den Polizeibeamten bereitwillig. Im Haftbefehl vom 22.12.1975 wird Reinhard B. verdächtigt, als Krankenpfleger auf der Intensivstation des Krankenhauses Rheinfelden mehrere Patienten vorsätzlich getötet zu haben.

Situation am Arbeitsplatz und die Ermittlungen

Erst am 15.10.1975 hatte das neu erbaute Kreiskrankenhaus in Rheinfelden seinen Betrieb aufgenommen. Es verfügte bei der Eröffnung über 82 internistische und 72 chirurgische Behandlungsplätze und eine interdisziplinäre Intensivstation mit insgesamt 11 Behandlungsplätzen.
Zum ärztlichen Direktor der Klinik wurde der Chefarzt der internistischen Abteilung bestellt. Einem internistischen Oberarzt mit intensivmedizinischen Vorkenntnissen wurde die Leitung der Intensivstation übertragen.
Die chirurgische Abteilung wurde von einem Chefarzt geleitet, zwei Oberärzte und drei Assistenzärzte gehörten zum ärztlichen Personal.
Die anästhesiologische und intensivmedizinische Versorgung wurde durch zwei Fachärzte eines benachbarten Krankenhauses durchgeführt.
Sämtliche Pflegekräfte des Krankenhauses waren der Leiterin des Pflegedienstes nachgeordnet.
Reinhard B. war seit dem 01.09.1975 an der Klinik für die Intensivstation angestellt. Zu Beginn arbeiteten neun Schwestern und zwei Krankenpfleger auf der Intensivstation, ab Dezember 1975 war Reinhard B. die einzige männliche Pflegekraft. In diesem Pflegeteam hatten die Stationsleiterin, deren Stellvertretung und eine weitere Schwester intensivmedizinische Vorerfahrungen. Die übrigen acht Krankenschwestern und auch Reinhard B. waren nicht einschlägig ausgebildet. Der Pflegedienst der Intensivstation arbeitete in drei Schichten mit zwei Pflegekräften besetzt. Immerhin entsprach die Personalausstattung der Intensivstation den damaligen Richtlinien der Deutschen Krankenhausgesellschaft für Intensiv-

[90] Nicht gesondert ausgewiesene Zitate entstammen den Ermittlungsunterlagen und der Urteilsbegründung des Landgerichtes Freiburg vom 08.05.1981. Az.: Ks 1/77 VII AK 47/79.

überwachungsstationen. Bereits im November verließen die Stationsleiterin und ihre Stellvertreterin, zu denen Reinhard B. großes Vertrauen besaß, das Krankenhaus wieder. Mit der neuen Leiterin verstand er sich nicht.

Die Arbeitsbelastung wurde vom Pflegepersonal selbst als sehr stark empfunden, was auch die Ärzte bestätigten. Es fielen viele Überstunden an und Urlaubssperre habe bestanden. Als besonders mißlich wurde empfunden, daß kein eigener Stationsarzt vorhanden war. Die Behandlung der Patienten erfolgte durch verschiedene Ärzte unterschiedlicher Disziplinen. Fast durchgängig wurden von Seiten der Schwestern und Pfleger ihr geringer Ausbildungsstand, fehlende Erfahrungen und „*Startschwierigkeiten*" beklagt. Es habe in dieser Zeit Abstimmungsprobleme gegeben

In der Zeit vom 15.10. bis zum 21.12.1975 waren auf der Intensivstation zwanzig Patienten verstorben (sechs im November, sieben weitere bis zum 11.12.1975). In der Zeit von Mittwoch, den 17.12. gegen 19.00 Uhr bis Samstag den 20.12.1975 um 21.10 Uhr starben sieben Menschen, drei allein am 20. 12. 1975 innerhalb von weniger als neun Stunden.

Natürlich sorgte die Tatsache, daß innerhalb so kurzer Zeit sieben Menschen auf der Station unter dramatischen Umständen gestorben waren, für zunehmende Verunsicherung und Ratlosigkeit bei den Mitarbeitern. Niemand konnte sich diese Häufung von Sterbefällen erklären.

Schon im November war aufgefallen, daß die Schläfrigkeit eines Patienten mit den verordneten Valiumdosierungen nicht vereinbar war. In einem weiteren Fall gab es einen konkreten Verdacht, daß zuviel Valium gegeben worden war. Über die Ursache wurde im Kreis der Kollegen jedoch nur beiläufig diskutiert. Der Fall einer unerklärlichen Hypoglykämie erregte ebenfalls Aufsehen und gab zu Spekulationen Anlaß.

Etwa seit Mitte Dezember entstand bei einzelnen Mitarbeitern der Verdacht, daß auf der Intensivstation etwas nicht mit rechten Dingen zugehe. Erst ab dem 17.12.1975 sei dann bei einzelnen die ungeheuerliche Idee enttanden, daß Medikamente gegeben wurden, die niemals in dieser Höhe oder auch gar nicht verordnet worden waren. Konkret und offen geäußert wurde der Verdacht auf Digitalisintoxikationen erstmalig am Abend des 20.12.1975. Dem Krankenpflegepersonal und Ärzten war aufgefallen, daß die Symptomatik der Patienten kurz vor ihrem Tod in allen Fällen fast gleich aussah: Erbrechen gefolgt von Kammerflimmern, das schließlich zum Herzstillstand führte. Außerdem waren trotz intensiver Bemühungen die Reanimationen ohne Erfolg geblieben. Niemand hatte dafür eine Erklärung, bis dann der Verdacht auf Überdigitalisierung ausgesprochen war. Dem Chefarzt und einem Kollegen leuchtete der Verdacht ein. Daher entschlossen sich die beiden Chefärzte für den folgenden Sonntag, den 21.12.1975 am Morgen eine Konferenz mit den Oberärzten und der Stationsleitung der Intensivstation durchzuführen, um das weitere Vorgehen abzustimmen. Noch während der Besprechung festigte sich zunehmend die Überzeugung, daß es sich um unnatürliche Todesursachen handeln müsse, denn es fehlte auf der Intensivstation eine große Menge an Herzmitteln (Digitalis), die in den letzten Tagen in enormer Anzahl bestellt worden war. Als sich schließlich in dieser Runde herausstellte, daß diese Bestellungen zuletzt von Reinhard B. aufgegeben worden waren und er der einzige Mitarbeiter war, der während aller Todesfälle in den letzten Tagen im Dienst war, entschloß man sich zum Handeln. Nach vorheriger Absprache mit Vertretern des Krankenhausträgers wurde die zuständige Kriminalpolizei verständigt. Erste Vernehmungen von Mitarbeitern des Krankenhauses erhärteten den Verdacht gegen Reinhard B. und führten dann zur vorläufigen Festnahme.

Es bestätigte sich, daß in der Zeit vom 15.10. bis zum 20.12.1975 auf der Intensivstation des Krankenhauses Rheinfelden zwanzig Patienten gestorben waren. Bei elf Todesfällen war Reinhard B. im Dienst. Bei den sieben Todesfällen der letzten Tage war er der einzige Mitarbeiter, der in allen Sterbesituationen anwesend war.

Am 17.12.1975 hatte Reinhard B. jeweils zwanzig Ampullen Kombetin $^1/_4$ mg und Kombetin $^1/_8$ mg bestellt. Am 19.12. bestellte und erhielt die Intensivstation fünfzig Ampullen Lanitop. Am 20.12. forderte Reinhard B. noch einmal fünfzig Ampullen Lanitop, dreißig Ampullen Kombetin $^1/_4$ mg und zwanzig Ampullen Kombetin $^1/_8$ mg an, die allerdings nicht mehr ausgeliefert wurden. Am Vormittag des 21.12. waren die Vorräte nahezu verbraucht, obwohl in der Zwischenzeit weder Lanitop noch Kombetin verordnet worden war.

Auf der Intensivstation war jedes Mitglied des Pflegeteams berechtigt, Medikamentenbestellungen durchzuführen. Eine gesonderte Kontrolle durch die Stationsleitung oder einen Arzt erfolgte nicht. Die Lieferung wurde von der Pflegekraft, die die Medikamente einräumte, mit der Bestellung abgeglichen. Eine Krankenschwester gab bei ihrer Vernehmung an, daß ein überhöhter Verbrauch allenfalls zufällig entdeckt worden wäre. Nur der Einsatz von Betäubungsmitteln unterlag einer besonderen Kontrolle.

Bei der Durchsuchung des Mülls der Intensivstation, der zwischen dem 17. und 20.12.1975 anfiel, wurden 61 leere Ampullen Lanitop, zwanzig leere Ampullen Kombetin $^1/_4$ mg und neunzehn leere Ampullen Kombetin $^1/_8$ mg und 67 leere Spritzen sichergestellt.

In seiner ersten Vernehmung am 21.12. berichtete Reinhard B. u.a. ausführlich über die Art und Weise, wie im Krankenhaus Rheinfelden Medikamente bestellt wurden. Er erläuterte die Geschehnisse auf der Intensivstation in den letzten Tagen aus seiner Sicht. Er gab an, abgesehen von

einer Ausnahme, keinen Fall zu kennen, wo ein Mitglied des Pflegepersonals einem Patienten ein Medikament ohne ärztliche Anordnung gegeben habe. In diesem einen Fall hatte eine erfahrene Schwester einem Patienten ohne Anordnung ein Beruhigungsmittel verabreicht.
In der zweiten Vernehmung berichtete er, daß er während einer Nachtwache den Patienten Cz. stöhnend vorgefunden habe. Dieser habe sich an sein Herz gefaßt und anschließend erbrochen. In dieser Situation entschloß er sich, zunächst eine Ampulle Kombetin $^{1}/_{8}$ mg zu spritzen. Als es Herrn Cz. nicht besser ging und er erneut erbrach, spritzte er zwei weitere Ampullen Kombetin $^{1}/_{8}$ mg. 15 bis 30 Minuten später sei es dann zunächst zu einer Tachycardie und später dann zum Herz- und Atemstillstand gekommen. Auf seine Initiative sei der diensthabende Arzt benachrichtigt worden. Die sofort eingeleiteten Reanimationsmaßnahmen seien erfolglos geblieben.
Reinhard B. gab an, er sei er vom Internisten beauftragt worden, beim Patienten Dü. ein EKG abzuleiten Dies habe er aber nicht geschafft. Ein Arzt habe dann das EKG abgeleitet. Nachdem er mit Herrn Dü. allein gewesen sei, habe dieser eine Gesichtscyanose entwickelt. Reinhard B. gab an, daß er in dieser Situation auf jeden Fall den Einsatz technischer Geräte habe verhindern wollen. Aufgrund seiner Unsicherheit im Umgang mit den Geräten sei er auf die Idee gekommen, Herrn Dü. zwei Ampullen Lanitop in den liegenden Venenkatheter zu injizieren. Er habe niemanden verständigt, um zu vermeiden, daß irgendwelcher technischer Aufwand betrieben wurde. Eine Kollegin habe schließlich festgestellt, daß sich der Zustand des Patienten verschlechtert habe. Die herbeigerufenen Ärzte hätten erfolglose Reanimationsmaßnahmen eingeleitet. Bei den Wiederbelebungsversuchen sei ihm der Gedanke gekommen, daß er den Tod durch die Injektionen verursacht habe. Er habe daher versucht, sein Handeln zu vertuschen und deshalb ca. 10-15 Ampullen Kombetin beseitigt.
Reinhard B. berichtete weiter, daß er bei Dienstbeginn am späten Vormittag des 20.12.1975 beauftragt worden sei, Frau Me. die verordnete Ampulle Lanitop zu geben. Daraufhin sei sie mit der Pulsfrequenz ziemlich abgesunken und er habe erneut Sorge gehabt, daß wieder intensivmedizinische Geräte zur Anwendung kommen würden; darum habe er Frau Me. eine zweite Ampulle Lanitop gespritzt, ohne die von ihm erwartete Anregung der Herztätigkeit. Als das Überwachungsgerät Alarm auslöste, sei unverzüglich mit den - letztlich erfolglosen - Wiederbelebungsversuchen begonnen worden.
Reinhard B. gab an, sich sehr wohl Gedanken über die von ihm durchgeführte Injektion und den Eintritt des Todes gemacht zu haben. Er habe sich aber damals - und dies gelte auch heute noch - nicht vorstellen können, daß die zusätzliche Injektion zum Tode geführt habe. Auch nach die-

sem Todesfall habe er mehrere Ampullen Lanitop und Kombetin bei Seite geschafft.

Im Rahmen der nächsten Befragung am Nachmittag des 23.12.1975 wurde er noch einmal gefragt, ob er in der Nacht zuvor die Wahrheit gesagt habe. Er bejahte diese Frage: „*Dies kann man als gegeben ansehen.*"

Ferner räumte Reinhard B. an diesem Nachmittag ein, daß er auch bei Frau Ol. eigenmächtig Lanitop verabreicht habe. Er habe bei der Patientin eine Verschlechterung festgestellt und dann eigenmächtig eine Ampulle Lanitop gespritzt, weil er die bereitgestellten Geräte gesehen habe und er deren Einsatz habe verhindern wollen. Unmittelbar nach der Spritze habe Frau Ol. erbrochen. Er habe ihr dann noch einmal zwei Ampullen Lanitop gespritzt.

In seiner Vernehmung am 23.12.1975 gab Reinhard B. weiterhin an, daß am Abend des 18.12.1975 bei Herrn Gu. eine Ampulle Valium verordnet worden sei. Er habe aber statt dessen zwei Ampullen Lanitop aufgezogen, weil er der Überzeugung war, daß jetzt Lanitop notwendig sei. Er erklärte: „*Ich war auf Lanitop eingestellt.*"

Als Motiv gab Reinhard B. an, daß er den Patienten habe helfen wollen. Er habe deren aktuelle Schmerzen lindern wollen und habe die Erfahrung gemacht, daß von ihm eigenmächtig verabreichte Medikamente - zumindest kurzfristig - geholfen hätten. Außerdem schilderte Reinhard B. einen Fall, bei dem es zu einem Atemstillstand mit tödlichem Ausgang kam. Er sei der Überzeugung gewesen, daß der Tod mit einer rechtzeitigen Injektion zu verhindern gewesen wäre. Dies sei für ihn die Schlüsselsituation für Injektionen ohne Anordnung gewesen.

In einer weiteren Vernehmung am 25.12.1975 gab Reinhard B. an, schon seit Anfang November, während seines ersten Nachtdienstes, Patienten aus eigenem Ermessen Injektionen verabreicht zu haben. So räumte er ein, bei der einen oder anderen Gelegenheit schon einmal Psyquil oder auch Valium gegeben zu haben.

Dies habe er auch an seiner vorherigen Arbeitsstelle, einer Hautklinik, so gehalten. In der Hautklinik, so das Ergebnis von Ermittlungen, hatte es 1973 zwei Zwischenfälle gegeben, die in die Anwesenheitszeiten Reinhard B.'s fielen.

Am 31.12.1975 widerrief Reinhard B. dann seine Aussagen gegenüber den Beamten. Er habe nur auf Anordnung der Ärzte Injektionen gegeben. Er sei es nicht gewesen, der die Ampullen geleert und weggeworfen habe.

In den nachfolgenden Strafprozessen wird Reinhard B. bei dieser Position bleiben. Durchgängig wird er bestreiten, der Täter gewesen zu sein: „*Ich sehe nicht, wie ich das getan haben soll.*"

So werden die nachfolgenden Ermittlungen und auch die Prozesse ausschließlich auf Indizien gestützt. Er wird erklären, daß sein Teilgeständnis

in vier Fällen nur erfolgt sei, weil er bei seiner Vernehmung vom 22.12. bis zum 23.12.1975 übermüdet, von den Ermittlungsbeamten gequält und getäuscht worden sei. Er sei bei seiner ersten Vernehmung nicht hinreichend über seine Rechte aufgeklärt worden und habe sich am 21.12. zunächst als Zeuge gefühlt, der über die Zustände im Krankenhaus berichten solle. Es sei für ihn unverständlich gewesen, in die Justizvollzugsanstalt gebracht worden zu sein. Er habe unter starken Kopfschmerzen, Schlaflosigkeit und Übelkeit gelitten. Trotz seiner Müdigkeit sei er weiter massiv verhört worden, bis zum 23.12. um 3.00 Uhr. Zu diesem Zeitpunkt sei er etwa 41 Stunden ohne Schlaf gewesen. Man habe von seiten der Ermittlungsbeamten in diesem Verhör den Eindruck erweckt, als traue seine Mutter ihm diese Taten zu. Man habe ihn wiederholt als einen *„eiskalten Mörder“* bezeichnet. Er sei während der Vernehmung unter Druck gesetzt worden mit dem Vorhalt, daß ein hohes Suizidrisiko bestehe, wenn ein Beschuldigter sein belastetes Gewissen nicht durch ein Geständnis erleichtere. Außerdem sei ihm vorgehalten worden, daß bereits ein Gerichtsgutachten vorliege, daß eine Todesursache nachweise, die ihn belaste. Außerdem sei ihm angedroht worden, daß die Verhöre durch ältere, nicht so geduldige und verständnisvolle Beamte *„unter Lampen“* fortgesetzt würden, wenn er nicht ein Geständnis ablege. Schließlich habe es bei ihm ein starkes Bedrohungsgefühl ausgelöst, daß die Vernehmungsbeamten ihm im Verlauf der Verhöre immer näher gerückt seien. Unter diesen Umständen habe er schließlich gestanden.
Die vernehmenden Beamten werden später erklären, daß die Vernehmung am 22.12.1975 etwa von 14.00 Uhr bis gegen 18.00 Uhr dauerte und immer wieder durch längere Telefonate unterbrochen wurde. Außerdem sei Reinhard B. in dieser Zeit ärztlich untersucht und schließlich gegen 17.30 Uhr dem Haftrichter vorgeführt worden. Die vernehmenden Beamten hielten die Untersuchung für erforderlich, weil ihnen Reinhard B.'s Zittern und ein ständiges Fußwippen aufgefallen war. Ihnen sei der Verdacht gekommen, Reinhard B. könne eventuell ein Drogenproblem haben, das sich nicht bestätigte. Auf den Haftrichter wirkte Reinhard B. zu diesem Zeitpunkt ruhig und gefaßt. Es überraschte den Richter, wie wenig Reaktionen und Regungen der Haftbefehl bei Reinhard B. auslöste. Gegen 18.00 Uhr wurde Reinhard B. in die Justizvollzugsanstalt zurückgebracht und gegen 20.00 Uhr erneut zum Verhör abgeholt. Die Polizeibeamten werden später bezeugen, daß Reinhard B. zu keiner Zeit über Müdigkeit geklagt oder darum gebeten habe, ihn an diesem Tage nicht weiter zu verhören. Zu unterschiedlichen Zeitpunkten wurde Reinhard B. - nach Angaben der Ermittlungsbeamten - nach seinem Befinden befragt. Er soll daraufhin immer erklärt haben, daß er der Vernehmung durchaus folgen könne. Den Beamten seien lediglich fehlende Gemütsbewegungen aufge-

fallen. Sonst habe er präzise, sicher und in sich geschlossen auf Fragen geantwortet. Nach Abfassung des Vernehmungsprotokolls habe Reinhard B. jede Seite sorgfältig durchgelesen und sogar orthographische Fehler bemerkt. Am Ende des Verhörs am 23.12.1975 gegen 3.00 Uhr habe Reinhard B. von sich aus bemerkt, daß die Vernehmung von ihm aus fortgesetzt werden könne.

In der späteren Gerichtsverhandlung wird Reinhard B. diese Darstellung der Beamten bestätigen. Er wird erklärend anfügen, daß er von sich aus nicht um Beendigung des Verhörs gebeten habe, weil es sein ständiges Bemühen gewesen sei, vor anderen nicht als schwach zu erscheinen. Er habe den Anschein erwecken wollen, zu einer weiteren Vernehmung in der Lage zu sein. Seine Bemerkung bei Ende der Vernehmung, daß man nun auch weitermachen könne, erklärt Reinhard B. mit Euphorie infolge von Schlafentzug.

Die Vernehmungsbeamten bestritten später, daß Reinhard B. nicht ausreichend über seine Rechte aufgeklärt worden sei.

Bei ihrer späteren Vernehmung bestätigten die Polizeibeamten, daß sie in dem Verhör vom 22. auf den 23.12. Reinhard B. darüber berichteten, daß seine Mutter informiert worden sei. Es sei aber nicht der Eindruck erweckt worden, als traue seine Mutter ihm diese Taten zu.

Die vernehmenden Beamten werden später einräumen, daß die Bemerkung vom *„eiskalten Mörder“* gefallen sei. Zu diesem Ausspruch sei es gekommen, als Reinhard B. trotz massiver Vorhaltungen und bohrender Fragen keinerlei Gemütsbewegung habe erkennen lassen.

Es wurde Reinhard B. mitgeteilt, daß bei einem Geständnis seine psychiatrische Begutachtung in einem Krankenhaus beschleunigt werde. Es sei kein Zweifel daran gelassen worden, daß Reinhard B. wieder in die Vollzugsanstalt zurück müsse.

Die Suizidgefahr war ein Thema in dieser Vernehmung. Man habe Reinhard B. auf Fälle hingewiesen, in denen Beschuldigte, die kein reines Gewissen hatten, sich getötet hätten. Es sei ihm lediglich nahegelegt worden, sein Gewissen zu beruhigen. Bevor er selbst Hand an sich lege, solle er sich lieber entlasten. Die Einlassung Reinhard B.'s, ihm sei vorgehalten worden, daß bereits ein Gerichtsgutachten mit belastender Todesursache vorliege, trifft nach Darstellung der Polizeibeamten nicht zu. Man habe gegenüber Reinhard B. allerdings erwähnt, daß bereits mit mehreren Instituten Kontakt aufgenommen worden sei, um die Todesursachen klären zu lassen.

Die Androhung eines Verhörs durch ältere, nicht so geduldige und verständnisvolle Beamte *„unter Lampen“*, wurde von den Beamten später bestritten. Auch der Vorwurf, man sei Reinhard B. körperlich nahegekommen sei - so die Beamten - haltlos. Die Vernehmung der direkten Ar-

beitskollegen förderten einige Ungereimtheiten im Verhalten des Reinhard B. zu Tage. So verordnete am 18.12.1975 während der Notfallbehandlung von Herrn Gu. der anwesende Arzt eine Ampulle Valium, die Reinhard B. aufziehen sollte. Als Reinhard B. die Spritze anreichte, fiel der Krankenschwester auf, daß es sich nicht um Valium handeln konnte. Die Spritze wurde verworfen. Reinhard B. erklärte am 23.12.1975, daß er zwei Ampullen Lanitop aufgezogen habe und begründete sein Verhalten damit, durcheinander gewesen zu sein. Da schon eine Ampulle Valium gegeben worden sei, und er glaubte, daß jetzt Lanitop notwendig sei. In der Hauptverhandlung wird er erklären, daß eine Verwechslung mit einem anderen Patienten vorlag. Die mit Reinhard B. im Dienst befindliche Krankenschwester beschreibt in ihrer Vernehmung den folgenden Vorfall vom 20.12. Nachdem Frau Me. gegen 13.30 Uhr gestorben sei, habe Reinhard B. sie gefragt, ob sie den Fußzettel schon geschrieben habe. Sie habe verneint und Reinhard B. gebeten, dies zu tun. Er habe den Namen von Frau Ol. auf den Zettel geschrieben, die zu dieser Zeit noch gelebt habe. Darauf angesprochen sei Reinhard B. sehr erschrocken gewesen und habe zerfahren gewirkt. Kurz nachdem bei Frau Me. und Frau Lo. der Tod eingetreten war, beobachtete eine Kollegin, wie Reinhard B. in einer 10ml Spritze Insulin aufzog. Darauf angesprochen berichtete Reinhard B., er wolle das Insulin für Frau Ol. richten. Die Patientin hatte aber am Morgen des 20.12. einen zu niedrigen Blutzuckerwert; der Mittagswert war zu diesem Zeitpunkt noch nicht bekannt. Reinhard B. wurde angewiesen, dies zu unterlassen. Dieser Vorfall wiederholte sich kurze Zeit wieder. In dieser Situation am 20.12.1975, nachdem kurz hintereinander zwei Frauen gestorben waren, hielt die Stationsleiterin Reinhard B. für verwirrt und überfordert und schickte ihn um 16.00 Uhr in eine Pause. Um 18.00 Uhr kam Reinhard B. zurück. Sie faßte den Entschluß, Reinhard B. von der Intensivstation versetzen zu lassen. Bei ihrer Vernehmung berichtete die Krankenschwester, daß Reinhard B. an diesem Samstag Frühschicht gehabt habe, jedoch verschlafen habe. Telefonisch sei vereinbart worden, daß er um 11.00 Uhr zum Dienst kommen solle. Die Stationsleiterin erklärte, daß sie Reinhard B. auch deshalb angerufen habe, weil sie Sorge gehabt habe, Reinhard B. könne sich etwas angetan haben.
Im Rahmen der Ermittlungen wurden zehn Exhumierungen durchgeführt. Die Toten wurden obduziert und bei mehreren Instituten Blut- und Gewebeuntersuchungen durchgeführt.

Die Gerichtsverhandlung

Die erste Hauptverhandlung vor dem Freiburger Schwurgericht begann am 19.12.1977 und endete am 07.08.1978.

Die psychiatrischen und psychologischen Gutachter waren zu dem Ergebnis gekommen, daß bei Reinhard B. keine Geisteskrankheit vorliege, er sei eine besonders akzentuierte, vom Durchschnitt mehr oder minder stark abweichende Persönlichkeit. Zwei Gutachter bescheinigten Reinhard B. eine „*schizoide*" Persönlichkeit, während der dritte Gutachter die Auffälligkeiten bei Reinhard B. mit einer „*Wesensänderung*" als Folge eines frühkindlichen Hirnschadens erklärte. Die computertomographische Untersuchung des Gehirns hatte eine mäßige diffuse innere und äußere Hirnatrophie ergeben. Zu einer abschließenden Stellungnahme der Gutachter in der ersten Gerichtsverhandlung zu der Frage, ob Reinhard B. im Zeitraum der fraglichen Straftaten vermindert oder gänzlich schuldunfähig sei, kam es nicht.
Reinhard B. wurde freigesprochen. Die Richter hielten sein Teilgeständnis für nicht verwertbar, weil Reinhard B. durch die vernehmenden Beamten gequält und getäuscht worden sei. Somit sei seine freie Willensentscheidung unzulässig beeinflußt worden.
Trotz der Schwere der ihm angelasteten Taten seien die eingesetzten Vernehmungsmittel nach § 136a Strafprozeßordnung (StPO) verboten gewesen.[91]
Tatsächlich sei aber auch nicht mit hinreichender Sicherheit festzustellen gewesen, daß Reinhard B. der Täter gewesen sei und auch nur in einem der angelasteten Fälle eigenmächtig Herzglykoside verabreicht habe. Reinhard B. wurde am 7. 8. 1978 aus der Haft entlassen.
Im Februar 1979 begründete die Staatsanwaltschaft Freiburg die Revision gegen das Urteil. Der Schriftsatz wendete sich insbesondere dagegen, das Teilgeständnis für nicht verwertbar zu erklären, aber auch gegen die Bewertung der Beweise.
Im September 1979 hob der Bundesgerichtshof das Urteil vom 7. 8. 1978 auf und verwies die Angelegenheit zur erneuten Verhandlung und Entscheidung an eine andere Kammer des Gerichtes. Begründet wird diese Entscheidung damit, daß das Teilgeständnis zu Unrecht nicht gewertet worden sei und Reinhard B. während des fraglichen Verhörs nicht gequält oder getäuscht worden sei, somit sei seine freie Willensentscheidung nicht unzulässig beeinflußt worden.

---

[91] § 136a StPO: „*Die Freiheit der Willensentschließung und der Willensbetätigung des Beschuldigten darf nicht beeinträchtigt werden durch Mißhandlung, durch Ermüdung, durch körperlichen Eingriff, durch Verabreichung von Mitteln, durch Quälerei, durch Täuschung oder durch Hypnose. Zwang darf nur angewendet werden, soweit das Strafverfahrensrecht dies zuläßt. Die Drohung mit einer nach seinen Vorschriften unzulässigen Maßnahme und das Versprechen eines gesetzlich nicht vorgesehenen Vorteils sind verboten.*" In: Strafprozeßordnung (München [26]1994) (Beck-Texte im dtv) 56.

Reinhard B. wurde am 18. 9 1979 wieder in Haft genommen. Die Verteidigung des Reinhard B. legt daraufhin Verfassungsbeschwerde gegen das Urteil des Bundesgerichtshofes ein. Im Dezember 1979 verweigert das Bundesverfassungsgericht wegen mangelnder Erfolgsaussicht die Annahme der Verfassungsbeschwerde. Reinhard B. sei in seinen Grundrechten im bisherigen Verfahren nicht verletzt worden.
Ab dem 23.09.1980 wird erneut vor einer anderen Kammer des Landgerichtes Freiburg gegen Reinhard B. verhandelt. Reinhard B. wird beschuldigt, die 60jährige Frau Al., den 66jährigen Herrn Cz., den 72jährigen Herrn Dü., den 63jährigen Herrn Gu., die 84jährige Frau Lo., die 86jährige Frau Me. und die 75jährige Frau Ol. durch die eigenmächtige Gabe von nicht verordneten Herzglykosiden getötet zu haben.
Während der Gerichtsverhandlung wurden die Krankheitsverläufe der einzelnen Patienten eingehend erörtert und die Todesumstände bzw. Todesursachen dargestellt.

Die einzelnen Tötungen

Fall 1
Die 60jährige Frau Al. wurde am 09.12.1975 mit der Einweisungsdiagnose ‘Sigmapolypen’ ins Krankenhaus Rheinfelden aufgenommen. Die Rektoskopie ergab ein tiefsitzendes Sigmakarzinom am Übergang zum Rektum. Das Rektum wurde entfernt und ein Anus praeter angelegt. Die Operation am 16.12. verlief komplikationslos. Nach dem Eingriff wurde sie auf die Intensivstation verlegt. Am Tag der Operation wie auch am Folgetag blieben die stabilen Herz-Kreislauf-Verhältnisse zunächst bestehen, doch ging es der Patientin erwartungsgemäß schlecht. Der anwesenden Schwester fiel allerdings am frühen Nachmittag des 17. 12. auf, daß die Patientin forciert atmete und tachycard war. Ein gegen 18.00 Uhr abgeleitetes EKG zeigte keine Hinweise auf das, was dann geschah. Es entwickelte sich eine Dyspnoe, die Patientin wurde kalt-schweißig; es kam zum Atemstillstand sowie zu Kammerflimmern. Die unmittelbar eingeleiteten Reanimationsmaßnahmen blieben ohne Erfolg. Am 17.12. gegen 19.00 Uhr starb die Patientin. Nach Einschätzung der beteiligten Ärzte trat der Tod innerhalb kürzester Zeit und ohne erkennbaren Grund ein. Die Obduktion konnte keine sichere Todesursache nachweisen.
Nach dem klinisch-pharmakologischen Gutachten war der Tod weder Folge der Grunderkrankung, noch durch den operativen Eingriff zu erklären. Auffällig sei, daß die Maßnahmen zur Therapie der akut aufgetretenen Herzrhythmusstörungen erfolglos geblieben seien. Durch das verordnete Lanitop seien die ermittelten toxischen Digoxinkonzentrationen in Herz und Serum nicht zu erklären. Ferner sei bei der Patientin nicht

verordnetes Strophantin nachgewiesen worden. Der Tod sei als Folge einer schweren Glykosidintoxikation eingetreten. Aufgrund des Verteilungsquotienten der Glykoside sei zu schließen, daß die Patientin die zusätzliche Glykosiddosis weniger als eine Stunde vor Einsetzen der terminalen Herzrhythmusstörungen erhalten haben müsse.
Ein ehemaliger Patient der Intensivstation erinnerte sich in der Hauptverhandlung, daß Reinhard B. ungefähr 45 Minuten vor dem Tod eine Spritze aufgezogen habe und damit zu Frau Al. gegangen sei. Später sei Alarm zu hören gewesen und er habe gesehen, daß Ärzte und Schwestern zu Frau Al. gerannt seien. Später habe er gehört, daß Frau Al. verstorben sei. Reinhard B. erklärte im Prozeß, daß es sich bei der Spritze um Kochsalzlösung gehandelt habe. Er habe damit eventuell verstopfte Katheter durchspülen wollen.

Fall 2
Der 66jährige Herr Cz. wurde am 09.12.1975 mit Oberbauchbeschwerden in die Rheinfeldener Intensivstation aufgenommen. Die durchgeführte Magenspiegelung ergab einen inoperablen, bösartigen Tumor am Magenausgang. Daher wurde bei Herrn Cz. am 17.12.1975 eine palliative Operation durchgeführt, die problemlos verlief. Während des gesamten postoperativen Zeitraumes waren Atmung und Herz-Kreislaufverhältnisse unauffällig. Am Folgetag kam es gegen 15.45 Uhr plötzlich zu einem gänzlich unerwarteten tödlich Atem- und Herzstillstand. Kurz vorher hatte der Patient erbrochen. Die unverzüglich eingeleiteten und entsprechend den Regeln der Intensivmedizin durchgeführten Reanimationsmaßnahmen waren erfolglos. Das in dieser Phase abgeleitete EKG zeigte ein Kammerflimmern. In seiner Vernehmung am 23.12.1975 hatte Reinhard B. gestanden, Herrn Cz. zweimal Kombetin gespritzt zu haben.
Die klinisch-pharmakologischen Gutachter kommen zu dem Ergebnis, daß das therapierefraktäre Kammerflimmern Folge einer massiven Glykosidintoxikation gewesen sei. Obwohl keine Verordnung für Kombetin vorlag, wurde eine Extremmenge Strophantin im Herzmuskel nachgewiesen. Die festgestellten Digoxinkonzentrationen konnten mit dem verordneten Novodigal bzw. Lanitop nicht erreicht werden. Der Verteilungsquotient der Glykoside sprach eindeutig dafür, daß Herrn Cz. das Strophantin höchstens zwei Stunden vor Einsetzen der tödlichen Rhythmusstörungen gegeben worden sei.

Fall 3
Wegen Bluthochdruck, chronischer Bronchitis, beginnender Fettleber, Cerebralsklerose und einer reaktiven Depression kam am 16.12.1975 der 72jährige Herr Dü. in stationäre Behandlung des Krankenhauses Rhein-

felden. Bei normalem Blutdruck und einer Pulsfrequenz von 76/min wurde er zunächst auf eine internistische Station aufgenommen. Wegen starker Unruhezustände wurde eine sedierende Medikation erforderlich. Am späten Nachmittag des 18.12.1975 klagte Herr Dü. bei fortbestehender Unruhe über starke retrosternale Schmerzen, so daß er mit Verdacht auf Herzinfarkt auf die Intensivstation verlegt wurde. Hier traten tachycarde Herzrhythmusstörungen auf. Wegen der Unruhezustände wurden zusätzlich beruhigende Medikamente verabreicht. In der Folge kam es zu einem Blutdruckabfall, einer ausgeprägten Tachycardie und schließlich zu einem Atemstillstand. Herr Dü. wurde intubiert und maschinell beatmet. Die Rhythmusstörungen konnten mit den verabreichten Medikamenten beherrscht werden. Im Laufe der Nacht gelang es, den Blutdruck zu stabilisieren. Der Versuch, Herrn Dü. im Verlaufe des Vormittages am 19.12. zu extubieren, mußte wegen fortbestehender Ateminsuffizienz abgebrochen werden. Am Nachmittag kam es zu einem plötzlichen Herzstillstand. Trotz der sofort durchgeführten Reanimation verstarb Herr Dü. am 19. 12. um 16.30 Uhr.
Bei seiner Vernehmung am 23.12.1975 hatte Reinhard B. gestanden, Herrn Dü. zwei Ampullen Lanitop injiziert zu haben.
Frau Dü. erklärte im Prozeß, daß sie am 19.12. auf die Intensivstation gekommen sei, um ihren Mann zu besuchen. Reinhard B. habe sich bei ihrem Eintreffen allein in der Box ihres Mannes aufgehalten. Etwa eine halbe Stunde später habe ihr Mann sich plötzlich aufgebäumt und habe einen starren Blick bekommen. Das Alarmsignal sei ertönt und von allen Seiten seien Pflegekräfte und Ärzte herbeigelaufen.
Der Obduktionsbefund war mit einer natürlichen Todesursache vereinbar. Am Herzen und an der Aorta fanden sich deutliche pathologische Veränderungen. Eine Vergiftung mit Herzglykosiden konnte jedoch nicht ausgeschlossen werden.
Die klinisch-pharmakologischen Gutachter kamen zu dem Ergebnis, daß die therapierefraktären Herzrhythmusstörungen als Folge einer schweren Digitalisintoxikation aufgetreten seien. Das verordnete Lanitop könne die überhöhten Digoxinkonzentrationen nicht erklären. Auch in diesem Todesfall wurde nicht verordnetes Strophantin nachgewiesen. Aufgrund des Verteilungsquotienten schlossen die Gutachter, daß die zusätzlichen Herzglykoside maximal zwei Stunden vor Einsetzen des tödlichen Kammerflimmerns gegeben wurden.

Fall 4

Am 15.12.1975 wurde der 63jährige Herrn Gu. mit der Einweisungsdiagnose ‘Blutung bei Ulcus Duodeni und coronare Herzkrankheit’ in die Rheinfeldener Intensivstation aufgenommen. Die Gastroskopie ergab ein

Krebsgeschwür des Magens. Der Tumor war inoperabel, so daß nur eine Palliativoperation in Frage kam. Die Operation verlief ohne nennenswerte Zwischenfälle. Am Abend des Operationstages entwickelte Herr Gu. bei einer Tachycardie von 170/min eine Atemdepression. Er wurde mit Antiarrhythmika behandelt und mußte künstlich beatmet werden. Aufgrund charakteristischer EKG-Veränderungen entstand der Verdacht auf einen frischen Vorderwandinfarkt, der am Folgetag laborchemisch bestätigt wurde. Es gelang, den Zustand zu stabilisieren. Herr Gu. atmete spontan, so daß er extubiert werden konnte. Bei mehreren Kontrollen der Blutdruck- und Pulswerte zeigte sich in den Folgetagen eine unauffällige und stabile Herz-Kreislauf-Situation.
Am Abend des 19.12.1975 traten schwerste Herzrhythmusstörungen (Kammerflattern, Kammerflimmern und Asystolie) auf. Die direkt durchgeführte Reanimation blieb erfolglos. Der Patient starb gegen 20.10 Uhr.
Der Tod - so das Ergebnis der Obduktion - könne aufgrund eines Herzinfarktes eingetreten sein. Es sei aber nicht mit Sicherheit auszuschließen, daß der Tod durch eine Digitalisvergiftung verursacht sei.
Auch bei diesem Todesfall wurden toxische Digoxinkonzentrationen nachgewiesen, die jedoch nicht durch das verordnete Lanitop verursacht werden konnten.
Obwohl nicht verordnet, sei auch in diesem Fall Strophantin in erhöhter Konzentration nachgewiesen worden.
Der Herzinfarkt habe nicht zum Tode geführt, sondern die Glykosidvergiftung. Aufgrund des spezifischen Verteilungsquotienten sei auch hier davon auszugehen, daß die letale Glykosiddosis höchstens zwei Stunden vor dem therapierefraktären Kammerflimmern gegeben worden sei.
Am Abend des 18.12.1975 hatte Reinhard B. einer Kollegin eine verordnete Ampulle Valium angereicht. Der Krankenschwester fiel auf, daß es sich nicht um Valium handeln konnte.
Sie war der Auffassung, daß Reinhard B. in der Hektik der Situation ein Fehler unterlaufen sei. Allerdings habe er mit der fertigen Spritze auch eine leere Valiumampulle mitgebracht und auf Nachfrage erklärt, daß er tatsächlich Valium aufgezogen habe.

Fall 5
Am späten Nachmittag des 18.12.1975 wird die 84jährige Frau Lo. in das Rheinfeldener Krankenhaus aufgenommen. Sie kommt zunächst auf eine internistische Station.
Die Einweisungsdiagnosen lauten: 'Massive Diarrhoe, vermehrte Darmgeräusche, Verwirrtheitszustände, Lippencyanose, Tachycardie'. Seit der Entfernung der Gallenblase bestand eine Neigung zu Durchfällen.

Mindestens seit 1972 bestand eine kompensierte Niereninsuffizienz nach Entfernung einer Niere. Frau Lo. war zunächst sehr unruhig und nicht ansprechbar. Der Blutdruckwert betrug bei der Aufnahme 130/90mmHg bei einer Pulsfrequenz von 84/min. Die laborchemischen Untersuchungen ergaben eine hochgradig eingeschränkte Funktion der Niere mit einhergehenden Elektrolytverschiebungen.
Trotz eingeleiteter diuretischer Therapie war die Urinausscheidung unzureichend und Frau Lo. wurde am 20.12.1975 um 11.30 Uhr auf die Intensivstation verlegt. Bereits 45 Minuten später trat hier zunächst Kammerflimmern, dann eine Asystolie auf; sie wurde beatmet und erhielt eine externe Herzmassage. Auch alle zusätzlichen medikamentösen Behandlungsversuche konnten den eintretenden Tod am 20.12.1975 gegen 12.45 Uhr nicht verhindern.
Aufgrund des Obduktionsergebnisses hätte der Tod mit einem Herzversagen bei fortgeschrittener Niereninsuffizienz erklärt werden können. Eine Glykosidintoxikation konnte als Todesursache nicht ausgeschlossen werden.
Das verordnete Lanitop konnte die klinisch-pharmakologisch ermittelten hohen Digoxinkonzentrationen nicht erklären. Die Patientin hatte vor ihrem Krankenhausaufenthalt einmalig Kombetin $^1/_4$ mg erhalten. Dies war nach dem Urteil der Sachverständigen nicht für die hohe Strophantinkonzentration verantwortlich.
Die tödlichen, durch intensivmedizinische Maßnahmen nicht zu beeinflussenden Herzrhythmusstörungen seien durch eine Glykosidintoxikation verursacht worden. Der sehr niedrige Verteilungsquotient spreche dafür, daß die zusätzlichen Glykoside eine halbe bis eine Stunde vor Eintritt des Todes verabreicht worden seien.
Darauf deute auch hin, daß noch ca. 45 Minuten vor den tödlichen Herzrhythmusstörungen ein EKG einen regelmäßigen Sinusrhythmus ohne Rhythmusstörungen gezeigt habe.
Zum Zeitpunkt des Todes arbeitete Reinhard B. mit einer Krankenschwester gemeinsam auf der Intensivstation. Diese sagte im Prozeß aus, daß Reinhard B. die Patientin allein versorgt habe. Sie selbst habe die Beatmungsgeräte gereinigt. Sie sei erst zu der Patientin gelaufen, als das Alarmsignal zu hören gewesen sei.

Fall 6

Wegen eines dekompensierten Diabetes mellitus bei zusätzlich bestehender Herzinsuffizienz kam am 16.12.1975 die 86jährige Frau Me. zur stationären Behandlung auf die Intensivstation. Zusätzlich bestand eine Hypertonie. Abgesehen von einer vorübergehenden Tachycardie befand sich Frau Me. bis zum frühen Vormittag des 20.12.1975 in einem stabilen Zu-

stand, so daß sie über die bevorstehenden Weihnachtstage beurlaubt werden sollte. Gegen 13.00 Uhr erbrach Frau Me. und es entwickelte sich ein Kammerflimmern und ein Atemstillstand. Medikamente zeigten keinerlei Wirkung, mehrere Defibrillationen führten lediglich zu einem kompletten Herzstillstand. Frau Me. verstarb am 20.12.1975 gegen 13.30 Uhr.
In seiner Vernehmung hatte Reinhard B. gestanden, Frau Me. eine nicht verordnete Ampulle Lanitop gespritzt zu haben. Als Frau Me. starb, war Reinhard B. mit einer Krankenschwester gemeinsam im Dienst auf der Intensivstation. Diese sagte im Prozeß aus, daß Reinhard B. unmittelbar vor deren Tod in der Box der Frau Me. gewesen sei.
Durch die bei der Obduktion erhobenen Befunde war der Tod nicht zu erklären. Obwohl kein Kombetin verordnet war, wurden deutlich erhöhte Strophantin- und Digoxinkonzentrationen gefunden. Sie waren nicht mit der verordneten Lanitopdosis erklärbar. Nach Einschätzung der Sachverständigen trat das tödliche Kammerflimmern als Folge einer schweren Glykosidintoxikation auf. Aufgrund des Verteilungsquotienten wurde es als sicher erachtet, daß die zusätzlich verabreichten Herzglykoside höchstens zwei Stunden vor Eintritt der terminalen Rhythmusstörungen verabreicht wurden.

Fall 7

Bereits am 20.10.1975 war die damals 75jährige Frau Ol. unter der Einweisungsdiagnose ‘Hüftgelenksleiden, Diabetes mellitus’ in das Krankenhaus Rheinfelden aufgenommen worden. Am 19.12.1975 wurde der Hüftgelenkskopf prothetisch ersetzt.
Abgesehen von einem kurzzeitigen Blutdruckabfall verlief die Operation komplikationslos. Sie konnte am Vormittag des 20.12.1975 mobilisiert werden und ging einige Schritte. Gegen 20.30 Uhr erbrach Frau Ol. Unmittelbar danach setzte Kammerflimmern mit anschließendem Atem- und Herzstillstand ein. Alle Maßnahmen der Reanimation blieben erfolglos. Frau Ol. starb am 20.12.1975 gegen 21.30 Uhr.
Der internistische Oberarzt erklärte in der Gerichtsverhandlung, daß er sich den Mißerfolg der Reanimation zunächst nicht erklären konnte, daß das Herz auf ihn „*wie gelähmt*“ gewirkt habe.
Bei seiner Vernehmung am Nachmittag des 23.12.1975 hatte Reinhard B. erklärt, daß er Frau Ol. drei Ampullen Lanitop gespritzt habe.
Nach den Beobachtungen einer Kollegin hielt sich Reinhard B. gegen 20.30 Uhr längere Zeit in der Box von Frau Ol. auf.
Bei der durchgeführten Obduktion konnte eine sichere Todesursache nicht festgestellt werden. Die hochtoxischen Digoxinkonzentrationen im Serum und die toxischen Konzentrationen im Herzmuskel konnten nach dem Urteil der Sachverständigen mit den verordneten Glykosiden nicht

erreicht werden. Das nicht beeinflußbare Kammerflimmern sei daher als Folge einer schweren Digitalisvergiftung anzusehen. Auch hier sei aufgrund des Verteilungsquotienten davon auszugehen, daß die zusätzlichen Glykoside maximal zwei Stunden vor dem Einsetzen der terminalen Rhythmusstörungen verabreicht worden seien.
Die Hauptverhandlung ergab, daß die jeweiligen Reanimationen unverzüglich durchgeführt wurden und ohne technische Probleme verliefen. Nach Einschätzung der Sachverständigen hätten bei den sachgerecht durchgeführten Reanimationen sehr viel bessere Ergebnisse erzielt werden müssen. Nicht zuletzt die Vielzahl der erfolglosen Reanimationen, aber auch die in sieben Fällen relativ gleichförmige Symptomatik kurz vor Todeseintritt, sprachen für Digitalisvergiftungen. Der Tod war in allen sieben Fällen auf eine Glykosidvergiftung zurückzuführen. Diese Intoxikationen konnten nur verursacht werden durch zusätzliche Gabe von Digitalispräparaten. Diese zusätzliche Verabreichung geschah in jedem Einzelfall maximal zwei Stunden vor dem Eintritt des Todes.
Die Hauptverhandlung führte zu dem Ergebnis, daß Reinhard B. der einzige Mitarbeiter des Krankenhauses war, der bei allen sieben Todesfällen im Dienst war. Keiner der Ärzte hielt sich bei allen sieben Todesfällen auf der Intensivstation auf. Reinhard B. war auch der einzige, der bei allen sieben Patienten, die in der Zeit vom 17.12. bis zum 21.12.1975 auf der Intensivstation starben, zu der Zeit, als die zusätzlichen Glykoside verabreicht worden sein müssen, allein am jeweiligen Behandlungsplatz aufhielt.
Im Verfahren wurden die Todesursachen aller zwanzig auf der Intensivstation des Rheinfeldener Krankenhauses verstorbenen Patienten untersucht. Dabei ergab sich der dringende Verdacht, daß zwei weitere Menschen mit hoher Wahrscheinlichkeit an den Folgen einer Glykosidintoxikation verstorben waren. Bei beiden Todesfällen, am 8.12. und am 11.12.1975, war Reinhard B. ebenfalls im Dienst.
Gestützt auf zahlreiche Zeugenaussagen, zwei nervenärztliche und ein psychologisches Gutachten, verschaffte sich das Gericht einen umfassenden Eindruck von der Person, seiner Motive und der Schuldfähigkeit des Reinhard B. an. Das Gericht hatte die Gutachter beauftragt, die psychische Verfassung des Reinhard B. in der Zeit der ihm vorgeworfenen Tötungsdelikte zu untersuchen.

Psychiatrisch-psychologische Begutachtung

Reinhard B. wurde 1950 geboren und wuchs mit fünf Schwestern als einziger Sohn im Elternhaus auf. Seit der Flucht aus Ostpreußen lebte seine Familie seit Mitte der fünfziger Jahre in Rheinfelden.

Sein Vater war sehr stolz auf ihn und erzählte bei jeder Gelegenheit von ihm. Es muß eine tiefe Verbundenheit zwischen Vater und Sohn bestanden haben. Der Sohn besuchte den Vater während dessen Krankheit so oft wie möglich, obwohl er jeweils mehrere Stunden fahren mußte. Auch zur Mutter hatte Reinhard B. eine innige Beziehung. Sie schilderte, daß ihr Sohn eine normale Entwicklung durchlaufen habe. Er sei zwar der einzige Junge gewesen, wurde aber nicht bevorzugt. Er wurde katholisch erzogen. Die Mutter schildert ihn als einen folgsamen, gutmütigen Jungen, der einen altersentsprechenden Freundeskreis gehabt habe, gerne Fahrrad fuhr und viel gelesen habe. Schon während seiner Schulzeit hatte er die Absicht, Krankenpfleger zu werden. Während seiner Zeit in der Tübinger Hautklinik sei er etwa alle vier Wochen nach Hause gekommen und habe auch seinen Urlaub in der Familie verbracht. Nach seinem Weggang aus der Hautklinik und vor dem Umzug in das Personalwohnheim hat er etwa ein Jahr bei der Mutter gelebt. Gegenüber der Mutter habe sich Reinhard B. über das Rheinfeldener Krankenhaus und die Kollegen nur positiv geäußert. Sie habe gemerkt, daß ihr Sohn mit viel Interesse in seinem Beruf tätig gewesen sei.
Die Geschwister bestätigen im wesentlichen die Angaben der Mutter. Eine Schwester berichtete, daß sie sich besonders intensiv um den Bruder gekümmert und ihn versorgt hat, da die Mutter häufig krank gewesen ist. Er sei ein ruhiges Kind gewesen. Schon von klein auf habe er Spielkameraden mit nach Hause gebracht oder sei in deren Elternhäusern gewesen. Allerdings sei der Bruder schon jemand gewesen, der *„alles in sich hineingefressen habe.“* Er habe berichtet, daß ihm sein Beruf viel Spaß mache, aber Einzelheiten kaum erzählt. Auch in Rheinfelden habe es ihm gut gefallen.
Schon von früher Kindheit an hatte Reinhard B. eine tiefe religiöse Bindung; er war Ministrant und Sängerknabe. Er galt hier als sehr pünktlich und pflichtbewußt. An den Zeltlagern, die der Pfarrer veranstaltete, nahm Reinhard B. regelmäßig teil. Ein Mitschüler erinnerte sich, daß Reinhard B. zeitweilig erwogen habe, in ein Kloster einzutreten. Aber auch damals schon habe Reinhard B. daran gedacht, Krankenpfleger zu werden.
1957 wurde Reinhard B. in die örtliche Volksschule eingeschult. Hier galt er als *„still und brav.“* Ein ehemaliger Lehrer berichtete in der Hauptverhandlung, ihm wäre Reinhard B. *„zu artig“* gewesen. Nach Angaben der Mutter sei ihr Sohn ein guter Schüler gewesen und ein Lehrer habe zum Besuch einer Realschule geraten, die er seit 1961 besuchte. Wegen schlechter Leistungen in Mathematik und Englisch mußte er die dritte Realschulklasse wiederholen. Als er das Ziel der fünften Realschulklasse nicht erreichte, verließ er die Schule. Reinhard B. war nach Einschätzung seiner damaligen Lehrer fleißig und sehr bemüht, den gestellten Anforde-

rungen gerecht zu werden. Ein Lehrer äußerte Mitleid, weil Reinhard B. es trotz größter Anstrengungen nicht geschafft habe, ausreichende Leistungen zu erbringen. Reinhard B. galt hier als fleißig und korrekt. Insbesondere sein Äußeres wirkte immer gepflegt. Er wird als hilfsbereit beschrieben, als für sein Alter zu ernst, zu still und zu zurückgezogen. Nach Einschätzung eines Mitschülers war Reinhard B. kontaktarm. Man könne ihn als Einzelgänger bezeichnen. Er sei aber in der Klasse nicht unbeliebt gewesen. Er habe nie eine egoistische Einstellung gezeigt. Gegen Angriffe seiner Mitschüler habe er sich nicht gewehrt, habe sich nie auf einen Streit eingelassen. Reinhard B. muß ein sehr ehrlicher Junge gewesen sein. Ehemalige Schulkameraden berichten, daß er bei Klassenarbeiten lieber eine schlechte Note in Kauf genommen habe, als beim Nachbarn abzuschreiben. Für Jugendstreiche sei er nicht zu haben gewesen. Ein Mitschüler hat Reinhard B. als *„gehemmt“* in Erinnerung, er habe wenig gesprochen. Er sei ein Mensch gewesen, *„gegen den man nichts haben konnte.“* Keiner, *„mit dem man Pferde stehlen konnte“*, aber auch kein *„Petzer.“* Es sei schwierig gewesen - so ein weiterer Mitschüler - mit Reinhard B. Kontakt zu bekommen. Sei dies aber gelungen, so habe sich eine enge und dauerhafte Beziehung entwickeln können. Reinhard B. habe manchmal etwas abwesend gewirkt, nämlich wenn er Kopfschmerzen gehabt habe.

1966 begann Reinhard B. eine Lehre als Schriftsetzer. Schon nach wenigen Wochen wurde das Lehrverhältnis auf Anraten des Arbeitgebers aufgelöst, da es ihm an technischem Verständnis und manueller Geschicklichkeit mangelte.

Im Anschluß daran nahm Reinhard B. eine Tätigkeit beim Arbeitsamt als Hilfskraft für Karteiführung auf. Weil er offensichtlich überfordert war, entließ man ihn nach vier Monaten. Ein ehemaliger Vorgesetzter erinnert sich an Reinhard B.'s Schwerfälligkeit und seine eingeschränkte Auffassungsgabe. Häufig habe Reinhard B. verträumt und geistesabwesend gewirkt.

Nach einmonatiger Arbeitslosigkeit war Reinhard B. für ca. ein Jahr als ungelernter Magazinarbeiter tätig. 1967 begann Reinhard B. seine Ausbildung zum Krankenpfleger an einer süddeutschen Universitätsklinik. Im Rahmen seiner Ausbildung durchlief Reinhard B. alle Fachbereiche der Klinik und war auch für einige Wochen auf einer Intensivstation tätig. Einem Ausbilder erschien Reinhard B. als ein kontaktarmer und schwerfälliger, aber fleißiger Schüler. Er habe kaum Eigeninitiative entwickelt, die ihm übertragenen Aufgaben aber zuverlässig und einwandfrei erledigt. Während der Ausbildung seien Unsicherheiten mit medizinischer Technik, insbesondere mit Absaugapparaten sichtbar geworden. In überraschenden Situationen sei er häufig blockiert gewesen, habe stumm da gestanden.

Hemmungen seien auch in größeren Gruppen zu beobachten gewesen. Im kleinen Kreis dagegen habe Reinhard B. mitunter locker und witzig sein können. 1970 schloß Reinhard B. seine Krankenpflegeraus-bildung mit der Gesamtnote 'befriedigend' erfolgreich ab. Bei der Bundeswehr war Reinhard B. nicht. Er sei aus ihm nicht näher bekannten Gründen für untauglich erklärt worden. Schon vorher habe er einen Antrag auf Anerkennung als Wehrdienstverweigerer gestellt, diesen dann aber später zurückgezogen.
Nach Beendigung der Ausbildung war Reinhard B. als Krankenpfleger in der Universitätshautklinik tätig. Nach Einschätzung eines ehemaligen Kollegen sei Reinhard B. hier sehr verantwortungsbewußt gewesen, es habe ihm aber an Selbstbewußtsein und Durchsetzungsvermögen gefehlt. Es habe den Anschein gehabt, als würde er *„alles in sich hineinfressen.“* Es habe aber auch Situationen gegeben, in denen Reinhard B. recht entschieden und offensiv argumentiert habe. Bei aller Introversion habe Reinhard B. nicht unnahbar gewirkt, er sei kollegial gewesen, immer bereit, für ausgefallene Kollegen einzuspringen. Es sei im Kollegenkreis bekannt gewesen, daß Reinhard B. häufig unter Kopfschmerzen gelitten und ziemlich viele Schmerztabletten eingenommen habe. Nachdem Reinhard B. längere Zeit den Stationsleiter vertreten hatte, wurde ihm schließlich die Stelle des leitenden Stationspflegers angeboten. Er lehnte dies Angebot ab, da er sich mit der Leitung der Station überfordert sah. Er glaubte, die Verantwortung nicht tragen zu können, und meinte, es fehle ihm an Durchsetzungsvermögen. Einer der damaligen Ärzte an der Hautklinik erinnerte sich, daß Reinhard B. erst am Ende seiner Tätigkeit in der Hautklinik einen *„völligen Zusammenbruch“* erlitten habe. Das Pflegepersonal sei damals verdächtigt worden, unverordnete Arzneimittel verabreicht zu haben. Reinhard B. habe gemeinsam mit seinen Kollegen bei der Klinikleitung gegen diesen Verdacht protestiert.
Nach dem Tod des Vaters (1972) verstärkten sich bei Reinhard B. die gesundheitlichen Beschwerden. Vegetative Beschwerden, wie starkes Zittern der Hände, Schlafstörungen, Appetitmangel und Schweißausbrüche, traten auf.
Auch beruflich fühlte er sich stark belastet. So konsultierte er zahlreiche Ärzte, die ihn überwiegend mit Tranquilizern und Schmerzmitteln behandelten. Einen Arzt suchte Reinhard B. innerhalb von neun Monaten 40 mal auf.
1974 kam es wegen starker Kopfschmerzen zu einem viertägigen Aufenthalt in der medizinischen Universitätsklinik. Es bestand anfänglich der Verdacht auf eine Hirnhautentzündung, der sich aber nicht bestätigte. Anschließend wurde Reinhard B. für zehn Tage in die neurologische Klinik aufgenommen, ohne daß eine einschlägige Erkrankung festgestellt wurde.

Reinhard B. wurde weiterverlegt in die psychiatrische Klinik, wo er ca. fünf Wochen blieb. Reinhard B. wird als schizoide und neurasthenische Grundpersönlichkeit mit erheblichen affektiven und triebmäßigen Hemmungen beschrieben. Der behandelnde Arzt gab an, daß bei Reinhard B. keine psychotische Erkrankung vorgelegen habe. Reinhard B. habe einen starken Leidensdruck gehabt und es sei ihm schwergefallen, sich zusammenhängend zu äußern. Mitunter sei Reinhard B. mißtrauisch, gereizt und ängstlich gewesen, habe von sich aus gar nicht oder nur zögernd gesprochen. In vielen Gesprächssituationen sei der ausgeprägte Hand- und Gesichtsschweiß aufgefallen. Hinweise auf eine Medikamentenabhängigkeit hätten - so der damals behandelnde Klinikarzt - nicht vorgelegen. In den durchgeführten psychologischen Tests habe es gewisse Hinweise auf eine hirnorganische Schädigung bei Reinhard B. gegeben. Ohne diese Testergebnisse, also allein nach der körperlichen Untersuchung und dem klinischen Bild, sei er aber nie auf den Gedanken an eine hirnorganische Beeinträchtigung gekommen. Es wurde Reinhard B. empfohlen, sich eine weniger belastende Arbeit zu suchen und sich einer ambulanten Psychotherapie zu unterziehen. Seine Tätigkeit an der Hautklinik nahm Reinhard B. nicht wieder auf. Er selbst berichtete, daß seine Klinikaufenthalte bekannt geworden seien und er deshalb nicht zurückgekehrt sei. Er kehrte in die elterliche Wohnung zurück.
Im März 1975 bewarb sich Reinhard B. nach zwei vergeblichen Versuchen um eine Krankenpflegerstelle im Kreiskrankenhaus Rheinfelden. Im Vorstellungsgespräch berichtete Reinhard B. über seine Erkrankung. Daher bat die Rheinfeldener Pflegedienstleiterin einen der Chefärzte des Hauses, in der Hautklinik nachzufragen. Der damalige Leiter der Hautklinik empfahl Reinhard B. *„uneingeschränkt“*, so daß er zum 1. 9. 1975 in Rheinfelden für die Intensivstation angestellt wurde.
Insbesondere durch die Stationsschwester der Intensivstation und deren Stellvertreterin fühlte sich Reinhard B. angenommen. Beide gingen auf ihn zu, versuchten, ihn zu integrieren. Insofern war es für Reinhard B. von besonderer Bedeutung, als diese beiden Krankenschwestern, die im übrigen auch noch intensivmedizinisch vorerfahren waren, Ende November 1975 ausschieden.
Mit der neuen pflegerischen Leiterin der Intensivstation verstand sich Reinhard B. nicht gut. Aber auch andere Mitglieder des Pflegeteams hatten Schwierigkeiten mit ihr. Im Gegensatz zu ihrer Vorgängerin habe sie Hektik und Unruhe verbreitet; einzelne Ärzte berichteten von ihrer Eigenmächtigkeit. Nahezu alle vernommenen Krankenschwestern beschrieben eine mit dem Leitungswechsel verbundene Verschlechterung des Arbeitsklimas. Auch fachlich sei nicht alles in Ordnung gewesen. Von anderer Seite wird die neue Leitung zwar auch als hektisch, aber auch als tüchtig beurteilt. Das

Einzelvotum einer Krankenschwester geht dahin, daß das Klima lockerer geworden sei, man habe mehr gelacht.
Patienten und Angehörige beurteilten Reinhard B. überwiegend positiv. Er habe es verstanden, auf Kranke einzugehen. Keine Arbeit sei ihm zuviel gewesen, er habe sich durch eine große Hilfsbereitschaft ausgezeichnet. Es gab aber auch vereinzelt kritische Äußerungen über sein konfuses Handeln und über seine Unsichheit bei manchen Routinehandgriffen.
Von den Rheinfeldener Ärzten wird Reinhard B. als zuverlässig, sorgfältig und gewissenhaft geschildert. Einem Arzt fiel auf, daß Reinhard B. insbesondere im Umgang mit Apparaten ungeschickt war. Dieser Arzt hatte auch den Eindruck, daß Reinhard B. niemals richtig fröhlich wirkte. Von einem anderen Arzt wurde beschrieben, daß man sich auf Reinhard B. verlassen konnte. Er habe kleinste Veränderungen bei Patienten wahrgenommen und die Verantwortlichen umgehend informiert.
Ein Arzt berichtete, er habe immer ein gutes Gefühl gehabt, wenn Reinhard B. auf der Station gewesen sei. Von einem anderen Arzt wird Reinhard B. als sehr ruhiger, introvertierter und sehr kontaktschwacher Mensch beschrieben, der jedoch zuverlässig und bei den Patienten sehr beliebt gewesen sei.
Solange die Intensivstation von den im November ausgeschiedenen Schwestern geleitet worden sei, sei es im großen und ganzen recht gut gegangen. Unter der neuen Leitung, die Reinhard B. sehr kritisch begegnet sei, habe er verunsichert und nervös gewirkt. Die Schwierigkeiten, die er mit der Bedienung intensivmedizinischer Apparate hatte, habe Reinhard B. ihr eingestanden. Das Angebot, auf eine andere, weniger belastende Station zu wechseln, habe er aber abgelehnt mit der Erklärung, daß er so schnell nicht aufgebe.
Eine Kollegin beschreibt Reinhard B. als langsam. Sie habe den Eindruck gehabt, daß Reinhard B. manchmal abwesend gewirkt habe. Er sei intensivmedizinisch sehr unerfahren gewesen.
Eine Intensivschwester erinnert sich, daß Reinhard B. sich im privaten Umgang sehr distanziert verhalten habe. Er sei immer für die Patienten da gewesen und habe sich sehr um sie gekümmert. Er sei immer frühzeitig zur Arbeit gekommen und habe nach Dienstschluß meist seine begonnenen Arbeiten noch erledigt.
Eine andere Schwester meinte, er habe seine Arbeit *„sehr gut“* gemacht, er sei immer nett zu Patienten gewesen. Er habe aber nie ein persönliches Wort gesagt, sondern immer nur über dienstliche Sachen geredet.
Eine weitere pflegerische Kollegin äußerte, daß Reinhard B. ihm übertragene Arbeiten korrekt erledigte, ohne Anweisung allerdings nichts neues begonnen habe. Intensivpflegerisch sei Reinhard B. unerfahren gewesen, was ihm auch bewußt war. In ruhigeren Zeiten habe er sich jedoch

bemüht, dazuzulernen. Sein Bestreben war es, seine Arbeit korrekt zu erledigen. Die Kollegin habe den Eindruck gehabt, daß er vereinsamte, sich aber über Kontakte nach außen freute. Ihr sei aufgefallen, daß Reinhard B. oft stark mit den Händen gezittert habe und in hektischen Situationen nervös geworden sei.
Eine andere Intensivschwester empfand Reinhard B. ebenfalls als introvertiert. Ihr fiel auf, daß er immer gepflegt aussah. Sie habe aber den Eindruck gehabt, daß man sich bei der Arbeit nicht auf ihn verlassen könne. Von sich aus habe Reinhard B. nichts über das Befinden einzelner Patienten geäußert.
Gegenteilig äußert sich eine andere Kollegin. Reinhard B. habe sehr sorgfältig gearbeitet. Wenn sie Patienten von Reinhard B. übernommen habe, seien die Informationen umfassend und qualifiziert gewesen. Auch auf sie wirkte Reinhard B. sehr verschlossen, so daß sie gelegentlich über ihre eigenen Probleme sprach, um ihn merken zu lassen, daß er mit seinen Schwierigkeiten nicht allein war. Reinhard B. habe darauf kaum reagiert, schon eine knappe Antwort sei ein *„Erfolg“* gewesen. Ein Mitglied des Pflegeteams gab an, daß Reinhard B. häufig Selbstgespräche geführt habe. Er habe ihn mehrmals mit verweinten Augen in der Teeküche angetroffen, wo er sich dann über die neue Leiterin der Intensivstation beklagt habe. Reinhard B. habe äußerlich, auch als so viele Menschen gestorben seien, ruhig und gelassen gewirkt. Eine Krankenschwester berichtete, daß Reinhard B. nach der letzten erfolglosen Reanimation besonders niedergeschlagen gewesen sei und eine andere Kollegin erklärte, daß sie bei Reinhard B. - wie bei anderen auch - eine steigende Nervosität beobachtet habe. Eine andere Kollegin war dagegen der Auffassung, daß Reinhard B. auf der Intensivstation überfordert gewesen und es ihm schwergefallen ist, sich auf die rasch wechselnden Situationen einzustellen. Gerade in der Zeit, als sich die Todesfälle häuften, wirkte er auf sie fahrig und unkonzentriert. Er sei mit einem *„furchtbar sturen Blick“* herumgelaufen, und habe blaß, verstört und nervös gewirkt.
Reinhard B. selbst schilderte sich als zurückhaltend. Es falle ihm nicht leicht, sich zu äußern, er fühle sich aber auch nicht besonders isoliert. Außer zu seiner Familie habe er keine anderen Kontakte. Er gab an, noch nie eine Freundin gehabt zu haben, er vermisse in dieser Hinsicht aber auch nichts.
Seine Arbeit machte ihm Freude und er bemühte sich, sie möglichst gewissenhaft zu erledigen. Da er Mitleid mit Patienten hatte, nahm er es mit seiner Dienstzeiten nicht so genau. An seinem Vater hat er sehr gehangen, so daß ihn dessen Tod schwer traf. Zu Hause, wo man das größte Verständnis für ihn hatte, fühlte er sich geborgen. Er konnte aber auch von zu Hause weggehen, Heimweh habe er nicht empfunden.

Seit er sich erinnern könne, bekomme er anfallsweise Kopfschmerzen, zusammen mit Erbrechen und einem Flimmern vor den Augen, die sich unter Belastungen verstärkten, insbesondere während seiner Zeit als Vertreter des Stationsleiters. Wegen der Schmerzen und einem Händezittern habe er einen Internisten aufgesucht. Weil es ihm zunehmend schlechter gegangen sei, habe man ihn schließlich in die Medizinische Klinik mit Verdacht auf Encephalitis eingewiesen. Die Untersuchungen hätten aber keinen krankhaften Befund ergeben, so daß er in die Neurologische Klinik überwiesen worden sei, allerdings ohne Befund. So habe man ihn mit dem Verdacht auf eine Medikamentenabhängigkeit in die Psychiatrie verlegt. Dieser Verdacht sei nicht bestätigt worden. Außer in den letzten Wochen vor seiner Verhaftung habe er insgesamt ganz wenig Medikamente genommen. In seiner Freizeit habe er am liebsten gelesen, Wanderungen unternommen oder sei zum Schwimmen gegangen. Als Außenseiter oder Einzelgänger bezeichnete er sich nicht, denn er habe über längere Zeit hinweg Freunde gehabt. Sein Beruf habe ihm immer Spaß gemacht, nach seiner Meinung habe er sich schnell auf wechselnde Situationen umstellen können. In Rheinfelden sei er im Laufe der Zeit kontaktfähiger und aufgeschlossener geworden.

Die Persönlichkeits-Gutachten besagen, daß zwischen Reinhard B.'s Selbstbild und den Einschätzungen anderer über seine Person eine erhebliche Differenz besteht. Im Gegensatz zu seinen Mitschülern und Lehrern nahm Reinhard B. zwischen sich und Gleichaltigen keine deutlichen Unterschiede wahr. Er sah sich selbst sehr viel integrierter und kontaktfreudiger, als dies von seinen Beziehungspartnern empfunden wurde. Diese Diskrepanz zwischen Selbst- und Fremdeinschätzung zieht sich - so die Gutachter - durch sein ganzes Leben. *„Am häufigsten fallen Worte wie korrekt, peinlich genau, ordentlich, gewissenhaft, hilfsbereit, zuverlässig, ernsthaft, höflich, freundlich, distanziert, zurückhaltend.*" In diesen Charakterisierungen werde die große soziale Distanz deutlich, die Reinhard B. zu den meisten Menschen seiner Umwelt habe. Adjektive, die mehr emotionale Bereiche berühren, seien in diesen Beschreibungen kaum vorgekommen.

Anders dagegen werden seine Beziehungen zu Patienten beschrieben. Hier habe er nach Meinung von vielen Beobachtern sehr engagiert, Anteil und sich Zeit nehmend, gewirkt. Nun sei aber - so die Gutachter - die Beziehung zu Patienten durch eine vorgegebene Rollenverteilung eng umschrieben. In derartigen Beziehungen obliege es in erster Linie Reinhard B. selbst, das Ausmaß an Distanz oder Nähe zu bestimmen. Eine weitere Ursache für die andere Qualität seiner Beziehungen zu Patienten sei gewesen, daß das Helfen als *„Stütze des Selbstwertgefühls"* für das eigene Selbstwertgefühl bei Reinhard B. von großer Bedeutung sei. So lasse sich

seine ständige Dienstbarkeit erklären. In Arbeitsbeziehungen könne sich Reinhard B. *„auf einer vorwiegend sachlichen, rationalen, wenig gefühlshaften und damit vertrauten, ungefährlichen Ebene bewegen.“* In diesem Kontext werde er mit seinen eingeschränkten Kontaktmöglichkeiten kaum konfrontiert. Insofern stelle die Arbeit und die mit ihr verbundenen sozialen Kontakte für Reinhard B. eine wichtige Kompensationsmöglichkeit dar. In Zeiten beruflicher und privater Belastung traten vermehrt psychosomatische Beschwerden auf, die zu einer Aufnahme in die psychiatrische Klinik führten.
Am Ende seiner Behandlung in der Nervenklinik wurde Reinhard B. eine weniger strapaziöse Tätigkeit empfohlen, was er jedoch ablehnte und stattdessen die Arbeit auf einer Intensivstation wählte mit der Begründung, daß er gerne gefordert sei. Reinhard B. - so ein Gutachten - könne und wolle Dinge, die er als Schwäche erlebe, nicht wahrhaben. Schwächen bedeuten für ihn eine zu starke Kränkung seines Selbstwertgefühles.
Zum 01.09.1975 nahm Reinhard B. seine Tätigkeit am Kreiskrankenhaus Rheinfelden auf. Nahezu durchgängig wurde von den verschiedenen Mitarbeitern die hohe Arbeitsbelastung, die personelle Unterbesetzung und die aus Zeitgründen fehlende Möglichkeit der Stationsschwester, für Anleitung zu sorgen und organisatorische Aufgaben zu erledigen, beklagt. Der teilweise unzureichende Ausbildungsstand, das ‘Nicht-aufeinander-eingespielt-sein’ und das Fehlen eines eigenen Stationsarztes führten ebenfalls zu Spannungen. Reinhard B. hat dies scheinbar nicht so empfunden. Leistung stellte für ihn eine Möglichkeit dar, sein Selbstwertgefühl zu steigern, indem er z.B. gern bereit war, länger zu arbeiten.
Es fehlte Reinhard B. an manueller Geschicklichkeit. Doch waren die Eindrücke der Mitarbeiter zu diesem Punkt unterschiedlich.
Durch den Wechsel in der pflegerischen Stationsleitung während der Aufbauphase ist eine Beunruhigung eingetreten, die sich noch dadurch vergrößerte, daß mit der Leitungsänderung zwei intensivmedizinisch vorerfahrene Schwestern ausschieden. Mit der Stationsleiterin ist *„eine Art ruhender Pol“* gegangen. Ihre Nachfolgerin hat *„eher Hektik und Wirbel“* verbreitet und wurde vereinzelt als intrigant beschrieben. Reinhard B.’s Außenseiterposition hat sich unter der neuen Stationsleitung verfestigt. In der hektischen Atmosphäre fiel seine stillere Art noch mehr auf. Diese Schwierigkeiten wurden noch verstärkt durch die damalige Schichtpartnerin von Reinhard B., die von den meisten Kolleginnen als *„sehr schnell hilflos, nervös, hektisch, manchmal frech“* beschrieben wurde.
In dieser Situation geriet Reinhard B. in eine Verfassung, in der *„rationale Argumente vollkommen gegenüber affektiven Momenten, nämlich dem Wunsch, allen Anforderungen zu genügen und perfekt zu sein, in den*

Hintergrund traten.“ Zur Illustration dieser Verfassung weisen die Gutachter auf Reinhard B.’s Gewohnheit hin, ständig eine Spritze mit Kochsalz bei sich zu tragen, um bei Bedarf thrombosierte Katheter zu spülen. Er habe dabei weder die Sterilität beachtet, noch daran, daß an jedem Behandlungsplatz Kochsalzampullen und Spritzen vorhanden waren und es sich bei einem verstopften Katheter nicht um einen Notfall gehandelt habe. In einen ähnlichen Zusammenhang wird sein Verhalten am 20.12.1975 eingeordnet, als er zweimal Insulin in einer 10ml Spritze aufzog, „*um dann auf Anordnung die jeweils nötige Dosis verabreichen zu können.*“ Im Rahmen der Gerichtsverhandlung konnte Reinhard B. Insulin-Einheiten nicht in Milliliter umzurechnen. Neben seinem Hang zum Perfektionismus könne daher auch Reinhard B.’s „*extrem schlechtes räumliches Vorstellungsvermögen und metrisches Verständnis eine Rolle spielen.*“ Die Gutachter beschreiben Reinhard B. als einen „*psychomotorisch unbeweglichen und in seinen Aussagen sehr abwägenden*“ Menschen, der kaum in der Umgangssprache, sondern wie gedruckt redet. In den Gesprächen mit Reinhard B. war seine Stimmung nur schwer einzuschätzen. Diese vordergründige Unnahbarkeit dürfe aber nicht darüber hinwegtäuschen, daß bei Reinhard B. sehr wohl ein Bedürfnis nach emotionalem Kontakt bestehe.

Bei allen durchgeführten Untersuchungen und psychodiagnostischen Tests fiel immer wieder auf, daß er sich bemühte den gestellten Anforderungen zu genügen und versuchte eventuelle Zweifel an seinem guten Willen zu zerstreuen. Im Hamburg-Wechsler-Intelligenztest erreichte Reinhard B. einen Gesamt-IQ von 87, was einer unterdurchschnittlichen intellektuellen Leistungsfähigkeit entspricht. Der niedrige Gesamt-IQ sei zurückzuführen auf „*extrem niedrige Leistungen im Bereich praktisch-anschaulicher Fähigkeiten.*“ Der Handlungs-IQ betrage 72 und liegt damit an der Grenze zur Debilität, der Verbal-IQ mit 102 dagegen im Durchschnitt. Besonders gravierend sind Reinhard B.’s Schwächen beim räumlichen Vorstellungsvermögen, bei der Informationsaufnahme und -verarbeitung. Somit sei es für Reinhard B. schwer, in Situationen Wichtiges von Unwichtigem zu unterscheiden, erst recht unter Zeitdruck und bei Streß. Reinhard B. habe erhebliche Schwierigkeiten gehabt, theoretische Überlegungen praktisch anzuwenden und in Handeln umzusetzen. Dagegen liegen seine Abstraktionsfähigkeit und sein Allgemeinwissen im oberen Durchschnittsbereich, abgesehen vom rechnerischen Denken. Diese Testergebnisse sprächen - insbesondere in Verbindung mit dem computertomographischen Befund - für eine hirnorganisch bedingte Leistungsstörung.

Im Rorschach-Test ist ebenfalls Reinhard B.’s geringe Umstellungsfähigkeit aufgefallen. Er ist auf extern vorgegebene Strukturierung angewie-

sen, es fällt ihm schwer, seine Wahrnehmungen und sein Umfeld selbst zu gliedern. Dies läßt auf eine „*affektive Intelligenzhemmung*“ schließen. Darunter ist zu verstehen, daß emotional ansprechende und fordernde Situationen zu Blockierungen der Leistungsfähigkeit führen.
Reinhard B. habe nur geringe Möglichkeiten, Gefühlshaftes zum Ausdruck zu bringen. Es fehle an reifen Verarbeitungsmöglichkeiten. Reinhard B. lebe in der ständigen Angst, seine eigenen Impulse und Triebe nicht kontrollieren zu können. Daher versuche er emotionale Belastungen zu vermeiden, spalte eigene Emotionen ab und verdränge sie. Reinhard B. verberge sich hinter einer formalistisch-starren Haltung. Dieser Formalismus sei „*wichtiges Ordnungsprinzip und eine Art Charakterpanzer.*“ In seinem Arbeitsbereich habe er die Möglichkeit, emotionale Defizite zu kompensieren und gefühlshaften Konstellationen auszuweichen. Auch in anderen Bereichen sei Reinhard B.’s Kontaktverhalten dadurch gekennzeichnet, daß Begegnungen und Beziehungen auf einer „sachlichen“ Ebene verblieben. Aus seiner Struktur heraus müsse Reinhard B. Nähe als eine gefährliche, grenzauflösende Beengung erleben. Insbesondere durch nicht planbare Kontaktsituationen, die immer auch emotionale Momente beinhalten könnten, werde Reinhard B. verunsichert und verängstigt. Die Beziehungen zu Patienten mit dem festgelegten Rollenverständnis, der Einschränkung auf bestimmte Themen und den Ausweichmöglichkeiten sei ein Beispiel für einen berechenbaren und für Reinhard B. wenig ängstigenden Kontakt. Insofern biete Reinhard B. vordergründig das Bild eines sachlichen, ruhigen und belastbaren Menschen. Hinter dieser Fassade verberge sich aber starke innere Unruhe, leichte Verletzbarkeit, wechselnde, häufig dysphorische Stimmungen, Insuffizienzgefühle und Unsicherheit. Diese Empfindungen könne Reinhard B. mit seinen Idealvorstellungen von sich selbst, seinem ‘Ich-Ideal’, nicht vereinbaren. Durch Ausblenden und Verdrängen dieser für ihn negativen Gefühle erlebe Reinhard B. sich weit stabiler und belastbarer, als er tatsächlich sei. Diese Diskrepanz zwischen Minderwertigkeitsgefühlen und hohem ‘Ich-Ideal’ könne bei Reinhard B. zu „*Tagträumereien*“ führen, in denen er sich selbst überschätze.
Beim Freiburger Persönlichkeits-Inventar (FPI) sei deutlich geworden, daß Reinhard B. dazu neige, „*Gefühlshaftes am ehesten in körperlichen Befindlichkeiten*“ auszudrücken. Was Reinhard B. nicht direkt zu erleben und auszudrücken vermöge, werde auf der Ebene von körperlichen Symptomen deutlich.
In den psychodiagnostischen Befunden sei eine deutliche vegetative Labilität zu Tage getreten. Reinhard B. habe Symptome wie Kopfschmerzen, Zittern und Herzschmerzen angegeben. Der einzig wahrnehmbare Indikator für Reinhard B.’s Befindlichkeit seien daher diese vegetativen

Symptome. Aber auch diese Symptome versuche Reinhard B. häufig zu dissimulieren, da er sie als persönliche Schwäche erlebe.
Das Ergebnis der Untersuchungen sei, so die Gutachter, daß es sich bei Reinhard B. um eine *schizoide Persönlichkeit* mit ausgeprägten *zwanghaften Anteilen*, einer Tendenz zu psychosomatischen Reaktionen und einer *hirnorganisch bedingten Leistungsbeeinträchtigung* handele. Die hirnorganische Beeinträchtigung zeigte sich bei einer computertomographischen Untersuchung in einer Hirnrindenatrophie mit geringer Ventrikelerweiterung. Seine Einschränkungen im Leistungsbereich, z.B. räumliches Vorstellungsvermögen, rechnerisches Denken, metrisches Verständnis, seien mit hoher Wahrscheinlichkeit auf die organische Läsion zurückzuführen.
Reinhard B. sei als schizoider Mensch geradezu zwanghaft auf verläßliche, stabile und überschaubare Ordnungen angewiesen. Ein schizoider Mensch bemühe sich, nahe persönliche Kontakte zu vermeiden und menschliche Beziehungen zu versachlichen. Ein derartiges Beziehungsverhalten führe zwangsläufig zu geringen Rückmeldungen von anderen über das eigene Verhalten. So entwickle sich eine ausgeprägte Unsicherheit in der Einschätzung der eigenen Möglichkeiten. Daher schwanken schizoide Menschen häufig zwischen Minderwertigkeitsgefühlen und Selbstüberschätzung. Äußerlich erscheinen schizoide Menschen für ihre Umwelt häufig unauffällig. Die schizoide Persönlichkeit ist nur eingeschränkt in der Lage, zwischen intrapsychischen und externen Vorgängen zu unterscheiden. Die innere Welt, das seien die Wünsche, Phantasien, Gedanken, Gefühle und Bedürfnisse. Die äußere Welt, das seien die realen Gegebenheiten. Ein besonders wichtiges Defizit sei bei Reinhard B. im Bereich der Wahrnehmung vorhanden. Er könne nur eingeschränkt zwischen Anforderungen von außen und inneren Impulsen, Bedürfnissen und Wünschen unterscheiden. Eine Störung der Wahrnehmung könne daher eine verminderte Unterscheidungsfähigkeit von realen äußeren Gegebenheiten und inneren Vorstellungen und Wünschen bewirken. Aufgrund der Schwäche, von außen kommende Informationen zu erfassen, zu gewichten und richtig einzuordnen, sei es für Reinhard B. sehr schwer, *„zuverlässig zwischen innerem Erleben und Umwelt zu unterscheiden.“* Deshalb sei Reinhard B. in besonderer Weise auf eine stabile und geordnete Umwelt angewiesen. Unordnung bedroht *„seine mühsam durch zwanghafte Schutzmaßnahmen aufrecht erhaltene innere Ordnung.“* Bei einem Wegfall der äußeren Stabilität könne ein schizoider Mensch allein aufgrund innerer Impulse und Vorstellungen handeln. Diese Neigung wird noch verstärkt durch das bei schizoiden Menschen regelmäßig vorhandene hohe Ich-Ideal. Auf derartige idealisierte Vorstellungen von der eigenen Person sei Reinhard B. aufgrund seines geringen Selbstwertgefühls angewiesen. Gefühle von Leere und Minderwertigkeit hat er auf diese

Weise ferngehalten. Ausgelöst durch die Erfahrung, nicht mehr zurechtzukommen, wurde eine Spirale von sinkendem Selbstwertgefühl und Erhöhung des Ich-Ideals in Gang gesetzt. Vor dem Hintergrund zunehmender Schwierigkeiten wurde durch eine Erhöhung der Ansprüche an sich selbst die eigene Aufwertung ermöglicht. In diesem Zusammenhang habe Reinhard B. seine Fähigkeiten unrealistisch überbewertet. Von außen betrachtet sei daher sein Verhalten oft sinnlos, unvernünftig und unverständlich erschienen.

Für Reinhard B. sei die Arbeit auf der Intensivstation generell an der Grenze seiner Belastbarkeit gewesen. Eine solche Tätigkeit stelle Anforderungen auf Gebieten, auf denen Reinhard B.'s größte Schwächen, z.B. die praktisch-anschauliche Intelligenz, die schlechte Umstellungsfähigkeit, vorhanden seien. Hinzu sei die starke Arbeitsbelastung gekommen, die von nahezu allen Mitarbeitern angegeben wurde. Zudem fehlten Reinhard B. intensivmedizinische Vorkenntnisse, was seine Verunsicherung noch erhöht haben dürfte. So sei Reinhard B. weinend in der Teeküche angetroffen worden. Er habe sich über die neue Leiterin der Intensivstation beklagt. In einer solchen Konstellation habe die Möglichkeit bestanden, daß Reinhard B. seine Belastungsgrenze überschritten habe. Die Situation auf der Intensivstation habe Reinhard B. veranlaßt, ständig höhere, seine Fähigkeiten übersteigende Ansprüche an sich selbst zu stellen, *„um seiner Idealvorstellung von sich selbst zu genügen und sein Selbstwertgefühl zu heben.“* Die damit verbundene Tendenz zur Selbstüberschätzung in Verbindung mit Reinhard B.'s perfektionistischen Bestrebungen, der in der Persönlichkeit angelegte und von der Situation begünstigte abgeschwächte Realitätsbezug könne ein Verhalten bewirkt haben, mit dem er sich selbst in stabileren Zeiten nicht identifizieren könne. So könne auch die kompetenzüberschreitende, therapeutische Dosierungen übersteigende Gabe von Glykosiden durch Reinhard B. zu sehen sein. Losgelöst von der damaligen Situation sei dies von Reinhard B. nachträglich nicht mehr nachzuvollziehen. Derartige Dekompensationen seien gekennzeichnet durch eine Persönlichkeitsregression.

Eine solche Regression sei charakterisiert dadurch, daß magische Vorstellungen und naives Denken, beides einer sehr frühen kindlichen Entwicklungsstufe zugehörig, wieder aktualisiert werde und an Bedeutung gewinne. Die Regression lasse Rationalität, Intellekt und Wissen in den Hintergrund treten, das Erleben und Handeln entgleite der rationalen Kontrolle, werde durch kindlich-naive, magische Vorstellungen dominiert. So habe es möglich werden können, daß auf dem Boden naiver Selbstüberschätzung ein ansonsten eher überangepaßter und scheinbar rationaler Mensch wie Reinhard B. ungeachtet seines theoretisch vorhandenen, in diesen Situationen aber nicht präsenten Wissens, kompetenz-

überschreitend Medikamente in toxischen Dosierungen gespritzt habe. Um nicht aufgeben zu müssen, um seine Überforderung nicht offen eingestehen zu müssen, was seinem Selbstwertgefühl und seinem 'Ich-Ideal' zuwider gelaufen wäre, habe Reinhard B. sich mühsam aufrecht gehalten, unterstützt durch verschiedene Beruhigungs- und Schmerztabletten. Nach seiner Verhaftung, waren in Reinhard B.'s Appartement Medikamente gefunden worden: Temagin, Betadorm, Seda-Ildamen, Valium, Lefax und Novadral Retard.
In dieser Situation, in der es zu einer rasch zunehmenden emotionalen und sekundär auch intellektuellen Dekompensation gekommen sei, habe Reinhard B. zu *„eigenen Hilfsmaßnahmen“* gegriffen. Diese intrapsychischen Vorgänge und dieses Verhalten sei zu sehen vor dem Hintergrund einer hirnorganischen Beeinträchtigung - mit deutlich reduziertem Verständnis für Maß und Zahl - sowie erschwerter Umstellungsfähigkeit, der Medikamentenwirkungen und der schizoiden Persönlichkeit des Reinhard B. In diesen Situationen sei die Einsichtsfähigkeit bei Reinhard B. weitgehend erhalten gewesen, seine Fähigkeit, gemäß dieser Einsicht zu handeln, jedoch als erheblich vermindert anzusehen.
Das Gericht kam zu der Überzeugung, daß bei Reinhard B. weder eine schizophrene Erkrankung noch eine Gemütserkrankung oder eine körperlich begründbare Störung der Geistestätigkeit vorgelegen habe, etwa infolge erheblicher Drogenintoxikation oder infolge einer organischen Erkrankung. Die Kammer schloß auch eine nur flüchtige psychotische Dekompensation bei Reinhard B. zur Tatzeit aus. Dazu seien die Veränderungen im Verhalten von Reinhard B. in der Zeit vom 17. bis zum 20.12.1975, die zudem auch nur von einzelnen Kollegen beobachtet wurden, zu wenig gravierend gewesen.
Die Kammer ging nach Würdigung der Ermittlungsergebnisse, der Zeugenaussagen und der Gutachten, nach Reinhard B.'s eigenen Schilderungen und nach dem Eindruck, den er während des Prozesses gemacht hatte, nicht davon aus, daß Reinhard B. die Patienten auf der Intensivstation vorsätzlich getötet habe. Es habe sich kein Anhaltspunkt dafür ergeben, daß Reinhard B. den Patienten gegenüber ablehnend oder feindselig aufgetreten sei.
Es sei im Gegenteil von vielen ehemaligen Patienten, Angehörigen, Kollegen und Ärzten darauf hingewiesen worden, daß Reinhard B. in besonderem Maße um die Patienten besorgt gewesen sei.
Ebenso scheide Euthanasie als Motiv aus. Reinhard B. berichtete im Prozeß, daß er Euthanasie immer abgelehnt habe. Außerdem habe sich keiner der zwischen dem 17. bis 20. 12. 1975 verstorbenen Patienten in einem derartig qualvollen Zustand befunden, daß der Gedanke, *„sie von ihrem Leiden zu erlösen“*, nahegelegen hätte.

Reinhard B. habe bei seiner Tätigkeit auf der Intensivstation den Patienten helfen wollen, die Absicht gehabt, ihnen ihr Los zu erleichtern. Vor dem Hintergrund seiner spezifischen Persönlichkeitsstruktur und der besonderen Situation auf der Station habe er sich von dem Ziel leiten lassen, durch einen *„therapeutischen Kraftakt"* den Patienten Leiden zu ersparen und den Tod zu verhindern. Schon in seiner polizeilichen Vernehmung vom 23. 12. 1975 habe Reinhard B. als Motiv angegeben, daß er den Patienten helfen wolle. Er habe momentane Schmerzen lindern wollen und die Erfahrung gemacht, daß von ihm eigenmächtig verabreichte Medikamente zumindest kurzfristig eine Linderung bewirkt hätten. In allen Fällen habe Reinhard B. geschildert, daß er immer dann zu Spritzen gegriffen habe, wenn sich im Befinden des Patienten eine Verschlechterung abgezeichnet habe. Auslösende Momente seien Erbrechen oder gravierende Herzthythmusstörungen gewesen. Auch hieraus - so das Gericht - sei erkennbar, daß Reinhard B. den Patienten habe helfen wollen. Dies werde auch belegt durch Reinhard B.'s Schilderung gegenüber der Polizei am 23. 12. 1975, als er über einen Fall berichtet habe, bei dem es zu einem Atemstillstand mit tödlichem Ausgang kam. Er sei der Überzeugung gewesen, daß der Tod mit einer rechtzeitigen Injektion zu verhindern gewesen wäre.
In diesem Sinne verstärkend seien eine Reihe von Vorfällen im Krankenhaus zu bewerten, die bei Reinhard B. erhebliche Zweifel an einer fachgerechten Behandlung und Pflege der Patienten haben entstehen lassen. Bei der Reanimation eines besonders jungen Patienten, dessen Tod Reinhard B. besonders nahe gegangen sei, habe es erhebliche Schwierigkeiten mit dem Beatmungsgerät gegeben. Weder er noch die mit ihm im Dienst befindliche Schwester haben das Gerät bedienen können. Reinhard B.'s Zweifel und Unsicherheiten seien noch verstärkt worden, als am Tag nach dem Tod dieses jungen Mannes eine leitende Mitarbeiterin des Krankenhauses geäußert habe, daß dieser Tod möglicherweise hätte verhindert werden können, wenn das Haus über eine eigene Anästhesieabteilung verfügen würde.
Auch in einem weiteren Fall seien die Umstände der Reanimation dramatisch gewesen. Wieder habe weder seine Kollegin noch er selbst das Beatmungsgerät bedienen können. Der passende Beatmungsbeutel sei nicht sofort auffindbar gewesen, der diensthabende Assistenzarzt habe nicht intubieren können. Bis zum Eintreffen eines Arztes, der intubieren konnte, habe eine mühsame Mund-zu-Mund Beatmung durchgeführt werden müssen.
Von mehreren Seiten wurden während des Prozesses erhebliche Zweifel an der Qualität der chirurgischen Versorgung geäußert. Eine der Rheinfeldener Intensivschwestern erklärte als Zeugin, sie habe Zweifel an einer

ausreichenden, chirurgischen Versorgung der Patienten gehabt. Diese Zweifel - so das Gericht - seien auch bei Reinhard B. entstanden. Dadurch sei bei ihm die Vorstellung herangereift, durch eine eigene – vermeintlich bessere - Therapie anderen Patienten ein derartiges Schicksal zu ersparen und die Behandlung selbst in die Hand zu nehmen.
Das Gericht bewertete Reinhard B.'s Erklärungen, er habe mit seiner Gabe von Herzglykosiden den Einsatz technischer Geräte verhindern wollen, nicht als Tötungsabsicht. Reinhard B. habe das Ziel verfolgt, durch die Gabe von Herzglykosiden zu verhindern, daß Patienten in eine Krise gerieten, die Reanimationsmaßnahmen erforderlich machten. In seinem persönlichen Erleben waren diese ohnehin nicht effektiv. Durch die Verabreichung der Medikamente habe Reinhard B. vielmehr versucht, den Eintritt des Todes zu verhindern.
Daneben habe Reinhard B. den Eindruck gewonnen, daß auch seine Kollegin, mit der er sehr häufig seinen Dienst versah, den Anforderungen der Intensivstation und erst recht den Anforderungen in der Notfallbehandlung nicht gewachsen gewesen sei. So habe sich Reinhard B. besonders hilflos gefühlt, wenn er mit dieser Schwester im Dienst gewesen sei.
Daher habe er einigen Patienten Herzglykoside in hoher Dosierung verabreicht, in *„der - irrigen - Vorstellung, dadurch schon den Eintritt eines Zustandes zu verhindern, der den Einsatz von medizinisch-technischen Geräten erfordern würde.“*
Nach Überzeugung des Gerichtes stand fest, daß Reinhard B. zum Zeitpunkt der Straftaten allenfalls *„schemenhafte“* Kenntnisse über Digitalispräparate hatte. In seiner Vernehmung am 28. 12. 1975 habe er angegeben, daß er wenig über Lanitop wisse. Er wisse aber, daß schon zwei Ampullen eines Herzmittels gefährlich werden könnten. Ihm sei bewußt gewesen, daß als Folge einer Überdigitalisierung Erbrechen und Herzrhythmusstörungen auftreten könnten. Reinhard B. habe nicht gewußt, bei welcher Dosierung eine tödliche Wirkung eintrete. So habe er diese toxischen Nebenwirkungen in Kauf genommen, um den Eintritt eines Notfalls, die damit verbundene Anwendung medizin-technischer Geräte und letztlich den Eintritt des Todes zu verhindern. Er habe zwar den Todeseintritt infolge dieser Medikamente für möglich gehalten, dies aber nicht ernsthaft in Betracht gezogen. Er habe vielmehr darauf vertraut, daß die von ihm verabreichte Dosis den Tod nicht verursachen würde. Von den Ärzten seien ja auch gegenüber Angehörigen und dem Pflegepersonal bis zuletzt erklärt worden, daß die Todesfälle auf eine Verschlimmerung der jeweiligen Grunderkrankung zurückzuführen sei. Es sei - so die Kammer - nicht zu widerlegen, daß Reinhard B. bis zuletzt der Auffassung gewesen sei, daß die Todesfälle nicht durch die von ihm verabreichten Herzglykoside eingetreten seien.

Das Urteil

Die Kammer kam abschließend zu dem Ergebnis, daß Reinhard B. nicht in Tötungsabsicht gehandelt habe. Er habe *„in Überschätzung seiner Möglichkeiten die Therapie selbst in die Hand genommen.“* Die Richter waren überzeugt, daß bei Reinhard B. eine krankhafte seelische Störung vorgelegen habe. Seine Einsichtsfähigkeit sei weitgehend erhalten gewesen, seine Fähigkeit, nach dieser Einsicht zu handeln jedoch erheblich vermindert. Reinhard B.'s Einsichtsfähigkeit habe jedenfalls so keine Injektionen habe verabreichen dürfen. Ihm sei auch bewußt gewesen, daß er überhöhte Dosen der Herzglykoside verabreicht habe. Reinhard B. habe mit dem Eintreten toxischer Nebenwirkungen gerechnet und diese billigend in Kauf genommen. Seine Einsichtsfähigkeit habe soweit gereicht, daß er den Todeseintritt als Folge seiner Medikamentengabe als Möglichkeit gesehen habe.

Reinhard B. habe in sieben Fällen Patienten Gesundheitsschäden zugefügt und durch diese Körperverletzung deren Tod verursacht. Reinhard B. habe diese Straftaten im Zustand erheblich verminderter Schuldfähigkeit begangen. Daher sei die Strafe gemildert worden. Minderschwere Fälle von Körperverletzung mit Todesfolge hätten indes nicht vorgelegen.

Reinhard B. wurde am 8. 5. 1981 wegen Körperverletzung mit Todesfolge in sieben Fällen, begangen im Zustand erheblich verminderter Schuldfähigkeit, zu einer Gesamtfreiheitsstrafe von sieben Jahren verurteilt. Ihm wurde ein lebenslanges Berufsverbot auferlegt.

Nachdem die Staatsanwaltschaft die zunächst eingelegte Revision zurückgezogen hatte, erlangte das Urteil im April 1982 Rechtskraft.

NORWEGEN, 1980 (FALL 25)

Von der Staatsanwaltschaft Trondheim (Norwegen) wurde der 45 Jahre alte Krankenpfleger Arnfinn N. im August 1982 wegen vorsätzlicher Tötungen angeklagt.[92] Ihm wurde zur Last gelegt, in seiner Eigenschaft als leitender Krankenpfleger im Kranken- und Pflegeheim Orkdahl insgesamt 25 Patienten umgebracht zu haben, indem er tödliche Dosen eines Curapräparates intravenös injizierte. Arnfinn N. wurde beschuldigt, in der Zeit von Mai 1977 bis November 1980 15 Frauen und 10 Männer mit ei-

---

[92] Die nachfolgende Darstellung des Falles Arnfinn N. beruht auf dem schriftlichen Urteil des Frostating Lagmannsrett, Trondheim vom 18.03.1983, Strafsache Nr. 39/82. Die nicht eigens ausgewiesenen Zitate entstammen der Urteilsbegründung.

nem Durchschnittsalter von 81 Jahren getötet zu haben. Ferner wurde ihm vorgeworfen, Geld von Bewohnern des Altenheimes veruntreut zu haben. Die Hauptverhandlung gegen Arnfinn N. dauerte von Oktober 1982 bis März 1983.
Über die Biographie des Täters wurde bekannt, daß er seine Kindheit auf einem kleinen, etwas abgelegenen Bauernhof in Grandalen in Stjorna zusammen mit seiner Mutter und deren Eltern verbracht hat. Er hatte weder zu der Zeit noch später Kontakt zu seinem leiblichen Vater. Nach der Hauptschule, die er mit relativ schwachen Noten abschloß, half er auf einem Bauernhof oder machte Gelegenheitsarbeiten. Arnfinn N.'s Mutter heiratete 1951. Das Verhältnis zu ihr und seinem Stiefvater sei gut gewesen. Nachdem diese 1955 aus dem Heimatort wegzogen, wohnte Arnnfinn N. für eine kurze Zeit allein auf dem Bauernhof und kümmerte sich um die Tiere, bis er ab Februar 1956 zum Militärdienst eingezogen wurde. Im Sommer 1958 war er in einem psychiatrischen Krankenhaus in Skien tätig und absolvierte bis 1961 eine Ausbildung zum Krankenpfleger in Telemark.
Im Herbst 1962 fand er eine Anstellung am Zentralkrankenhaus in Trondheim. Er absolvierte Zusatzausbildungen zum Anästhesiepfleger, bei denen er das Medikament Curare kennenlernte. Hier lernte er seine spätere Frau, eine Operationsschwester kennen. Dieser Ehe entstammen zwei Kinder.
Ab Januar 1966 wurde Arnfinn N. als Abteilungsleiter in der chirurgischen Abteilung eines Orkdahler Krankenhauses angestellt. Hier war er bis August 1976 tätig. Danach erhielt er eine Anstellung als Leiter des Orkdahler Kranken- und Altersheimes. Während seiner verschiedenen Tätigkeiten wurde er durchgängig als sehr netter und sehr hilfsbereiter Pfleger beschrieben. Er sei tüchtig gewesen und habe Interesse für seine Arbeit gezeigt, sowohl als Krankenpfleger als auch als Abteilungsleiter und später als Leiter.
Andererseits wurde er als etwas absonderlich bezeichnet, feminin und mit speziell weiblichen Interessen, z.B. Handarbeiten. Viele, die seine positiven Seiten gesehen haben, erzählten auch von seiner groben Sprechweise bei Gelegenheiten, die sie als unpassend empfanden. Arnfinn N. war zeitweilig Mitglied der Heilsarmee und wurde von anderen Kollegen als sehr temperamentvoll und nicht immer wahrheitsliebend beschrieben. Im Herbst 1977 bemerkten einige Krankenpfleger und Abteilungsleiter des Orkdahler Kranken- und Altersheimes plötzliche und merkwürdige Todesfälle. Aufgefallen war, daß mehrere dieser Patienten von Arnfinn N. tot aufgefunden wurden oder aber von Kollegen, kurz nachdem er im Raum oder in der Nähe gewesen war. Mehrere der Patienten wiesen Einstichstellen auf, ohne daß dies in der Krankengeschichte dokumentiert war.

Von einigen erfahrenen Krankenpflegern wurde diskutiert, was passiert sein könnte, ohne zu einer schlüssigen Erklärung zu gelangen. Man habe es nicht gewagt, den Gedanken zu Ende zu führen - nämlich daß der eigene Chef Patienten tötete. Dießenbacher berichtet, daß Arnfinn N. die Spritzen auch in Anwesenheit von Kolleginnen oder Kollegen verabreichte. Gesprochen wurde im Kollegenkreis über eine Heimbewohnerin, die noch kurz vorher mit gutem Appetit gegessen und mit einer Krankenschwester gesprochen habe. Arnfinn N. habe daraufhin gesagt: „*Das war schade, einem so gesunden Menschen das Leben zu nehmen.*“[93]
Wahrscheinlich im November/Dezember 1977 fanden zwei Krankenpfleger die Situation so ernst, daß sie sich an ihre Vertrauensärztin wandten, die sich sofort mit dem zweiten und älteren Vertrauensarzt in Verbindung setzte. Dieser aber hatte volles Vertrauen zu Arnfinn N. und sah keinen Grund, Recherchen zu veranlassen. Nach einer von der Vertrauensärztin durchgeführten Fortbildung, einem sog. Spritzenkurs, wurde die Spritzenordnung sehr viel restriktiver gestaltet. Gleichzeitig ordnete die Ärztin an, daß Arnfinn N. während des Dienstes verstärkt beobachtet werden sollte. Dennoch traten plötzliche und unerwartete Todesfälle ein, ohne daß dafür eine Erklärung gefunden werden konnte. Einige, denen dies verdächtig vorkam, wagten nicht, den Verdacht, den sie gegen ihren Chef hegten, weiterzuleiten.
Im November 1980 kam zufällig heraus, daß Arnfinn N. größere Mengen Curare bestellt hatte. Die meisten Kollegen von Arnfinn N. wußten, daß Curare, ein Medikament mit atemlähmender Wirkung, keine Verwendung in einem Kranken- und Altenheim hatte, sondern zur künstlichen Beatmung eingesetzt wird. Arnfinn N.'s Curare-Bestellungen führten dazu, daß die Leitung des Hauses informiert wurde.
Im Februar 1981 bekam der Amtsarzt in Sor-Trondelag zufällig Kenntnis von dem Curare-Verbrauch im Orkdahler Kranken- und Altersheim. Er veranlaßte, daß eine Konfer-enz zusammengerufen wurde und danach die Vertreter des öffentlichen Gesundheitswesens und die Polizei informiert wurden.
Arnfinn N. war zu diesem Zeitpunkt krankgeschrieben. Nach seiner Rückkehr aus einer Kur wurde er im März 1981 verhaftet.
Arnfinn N. hat bei der Polizei, bei Gericht, im Gefängnis und in einigen Schreiben an seine Gutachter „*Barmherzigkeit*“ als ein Motiv angegeben. Er habe den Patienten über die letzte Hürde helfen wollen. Darüber hinaus sei er durch einen inneren Zwang, verbunden mit einem Lustgefühl zu den Tötungen getrieben worden. Er habe durch seine Handlungen freie Plätze im Kranken- und Altenheim schaffen wollen, da von vielen Seiten

---

93 Dießenbacher / Ueberschär 1985, 217.

(Patienten, Angehörige, Leitung) immer wieder nach freien Plätzen gefragt worden sei.
Ab März 1981 wurde Arnfinn N. von zwei Psychiater-Teams untersucht. Ein Team ging davon aus, daß sein innerer Zwang auf verdrängte und eingeschlossene aggressive Triebimpulse zurückzuführen sei. Diese könnten in einer Reizsituation durchbrechen. Das zweite Team war der Überzeugung, daß die Tötungsdelikte Ausdruck aggressiver Impulshandlungen seien. Indem sich Arnfinn N. zum Herrn über Leben und Tod aufgeschwungen habe, könne er - wahrscheinlich unbewußte - Selbstbehauptungs- und Rachebedürfnisse befriedigen. Diese forensisch-psychiatrischen Sachverständigen zeigten sich nicht davon überzeugt, daß das „Barmherzigkeitsmotiv“ eine entscheidende Rolle gespielt habe. Diese aggressiven Impulshandlungen seien darauf zurückzuführen, daß Arnfinn N. ein unerwünschtes Kind gewesen sei. Er habe seinen leiblichen Vater gehaßt, ohne für diesen Haß eine Ausdrucksmöglichkeit zu finden und daher seine Haßgefühle sublimiert. So sei seine Fürsorglichkeit und seine Hilfsbereitschaft zu erklären.
Das Gericht konnte ein Hauptmotiv für die Taten von Arnfinn N. nicht erkennen. Es war der Überzeugung, daß wahrscheinlich mehrere Motive vorhanden waren, und daß unter anderem „Barmherzigkeit“ eine Rolle gespielt hatte.
Alle psychiatrischen Sachverständigen stellten fest, daß bei Arnfinn N. ein unzureichend entwickelter seelisch-geistiger Zustand vorliege. Er wurde als eine Person mit großen inneren Gegensätzen charaktierisiert. Auf der einen Seite unterwürfig und selbstunsicher, andererseits aber auch willensstark, herrisch und dominant. Im Gefühlsbereich sei N. mal unberührt und kalt mal gefühlvoll. Die forensisch-psychiatrischen Sachverständigen stellten fest, daß Arnfinn N. moralische Mängel mit mangelhafter Selbstkontrolle aufweise. Er besitze ein reduziertes Einfühlungsvermögen.
Arnfinn N. wurde eine verminderte Schuldfähigkeit und ein Mangel an intellektuellem Verständnis für seine Taten attestiert. Die Sachverständigen wiesen darauf hin, daß seine Taten situationsbedingt waren und prognostizierten, daß er in Zukunft kaum in ähnliche Situation kommen werde. Die Wiederholungsgefahr wurde von den Sachverständigen als nicht besonders groß angesehen.
Das Gericht kam zu dem Schluß, bei Arnfinn N. eine krankhafte Störung des Geisteszustandes vorhanden sei und daß aufgrund dieses Zustandes die Gefahr bestehe, daß er erneut rechtswidrige Taten begehen könnte. Strafverschärfend wertete das Gericht, daß Arnfinn N. seine Verantwortung für Pflege und Wohlergehen von alten und kranken Menschen grob mißachtete.

Seine Taten wurden nicht nur als Gefahr für die Patienten gesehen, sondern auch als Belastung des notwendigen Vertrauens zwischen Mitarbeitern im Gesundheitswesen und Patienten und Angehörigen.
Dies könne - nach Auffassung des Gerichtes - zu unnötiger Furcht und dauerhaften Schäden in der Altenpflege führen. Weiter sei erschwerend, daß Arnfinn N. zu keiner Zeit Reue oder Schuldgefühle gezeigt habe. Die möglicherweise vorliegenden mildernden Umstände seien darin zu sehen, daß Arnfinn N. als Krankenpfleger und Leiter auch viele positive Seiten gegenüber Kollegen und Patienten gezeigt habe.
Arnfinn N. wurde im März 1983 wegen Mordes in 22 Fällen und Unterschlagung sowie Urkundenfälschung verurteilt. Die restlichen drei angeklagten Tötungen konnten ihm nicht nachgewiesen werden.
Das Gericht verhängte die Höchststrafe von 21 Jahren. Aufgrund der eingeschränkten Schuldfähigkeit und der Wiederholungsgefahr bevollmächtigte das Gericht den Staatsanwalt, im Anschluß an die Freiheitsstrafe Sicherungsverwahrung von bis zu 10 Jahren anzuordnen.

Wuppertal II, 1986 (Fall 26)

Am 7. 2. 1986 suspendierte die Chefärztin der Abteilung für Anästhesie und Intensivmedizin des Wuppertaler St. Petrus Krankenhauses die langjährige, damals 27 Jahre alte Stationsschwester Michaela R. vom Dienst. Sie war in Verdacht geraten, auf der Intensivstation Patienten ärztlich nicht verordnete Medikamente gegeben zu haben.[94]
Seit 1978 war Michaela R. zunächst als Krankenschwester, später dann als Stationsschwester und Stellvertreterin des Pflegedienstleiters auf der Intensivstation des St. Petrus Krankenhauses tätig.

Die Situation am Arbeitsplatz und die Ermittlungen

Die ärztliche Besetzung der Intensivstation bestand aus einer Chefärztin, zwei Oberärztinnen bzw. Oberärzten und sechs Assistenzärzten. Mit dieser personellen Ausstattung war noch eine weitere Klinik, das Marienheim, zu versorgen. Alle ärztlichen Mitarbeiter wurden neben der Betreuung der Intensivstation auch in den Operationssälen für die Anästhesie eingesetzt. Auf der Intensivstation war - außerhalb der regulären Arbeitszeiten - kein Arzt anwesend. Es gab eine Rufbereitschaft und die Mög-

[94] Nicht gesondert ausgewiesene Zitate entstammen den Ermittlungsunterlagen und der Urteilsbegründung des Landgerichtes Wuppertal vom 11.09.1989. Az.: 25 Ks 26 Js 233/86 (21/88 V).

lichkeit, anwesende Dienstärzte anderer Krankenhausabteilungen in Anspruch zu nehmen.
In der Zentrale der Station liefen von sechs der sieben Behandlungsplätzen kontinuierliche Informationen über die Vitalfunktionen der Patienten ein. Die Chefärztin konnte in ihrem Arbeitszimmer diese Informationen über einen Monitor abrufen.
Die pflegerischen Mitarbeiter waren der Meinung, daß, von vereinzelten Situationen am Wochenende abgesehen, die Arbeitsbelastung geringer als auf anderen Intensivstationen sei.
In pflegerischer Hinsicht verantwortlich war die jeweilige Schichtführerin, die die Arbeit nach dem Funktionspflegeprinzip einteilte. Es bestand die Anweisung, die notwendigen Eintragungen in die Behandlungsbögen möglichst sofort vorzunehmen. Daneben existierte für die pflegerisch relevanten Informationen ein sogenanntes Übergabebuch. Das Übergabebuch mußte von den Ärzten in regelmäßigen Abständen überprüft und abgezeichnet werden. Medikamente mit Ausnahme der sogenannten Bedarfsmedikation durfte das Pflegepersonal grundsätzlich nur gemäß ärztlicher Anordnung verabreichen. Bei der Bedarfsmedikation handelte es sich z.B. um Schmerz- oder Beruhigungsmittel, deren Dosierung und Vergabehäufigkeit mit einem Arzt vorher abgesprochen worden war. Auch die unter diesen Umständen verabreichten Medikamente mußten dokumentiert werden. Lediglich Patienten mit bereits liegendem Venenkatheter durften examinierte Schwestern und Pfleger Medikamente über den Katheter intravenös verabreichen. Es kam vor, daß pflegerische Mitarbeiter verordnete Medikamente ohne Rücksprache absetzten, wenn sie nach ihrer Meinung nicht gut vertragen wurden, oder die weitere Gabe des Medikamentes den Schwestern und Pflegern nicht mehr erforderlich schien.
1970 hatte die Chefärztin in Wuppertal mit dem Aufbau der Anästhesieabteilung begonnen, ab 1973 folgte die Intensivstation. Sie bevorzugte einen streng hierarchischen Führungsstil, weil sie auf diese Weise am ehesten einen reibungslosen Informationsfluß und ein effektives Funktionieren ihrer Abteilung gewährleistet sah. Sie setzte es durch, daß die Behandlung der Patienten auf der Intensivstation ausschließlich durch Ärzte ihrer Abteilung erfolgte. Die Anordnungen der Chefärztin waren umgehend und unhinterfragt zu befolgen. Sie duldete, auch von ihren Oberärzten, keinen Widerspruch und wählte ihre Mitarbeiter entsprechend aus. Ein ehemaliger Chefarztkollege schilderte sie als „*schwierig*“ und „*bestimmend.*“ Eine Krankenschwester erklärte, daß die Chefärztin mit einer ihrer Oberärztinnen „*unmenschlich*“ umgegangen sei, bei einer Gelegenheit soll sie zu ihr gesagt haben: „*Sie sind Ca* [Krebs] *an meinen Füßen.*“

Sie setzte ihre Vorstellungen restriktiv durch, diagnostische oder therapeutische Erwägungen wurden nicht gemeinsam angestellt, sondern die Entscheidungen wurden dem Pflegepersonal mitgeteilt. Kritische Äußerungen waren prinzipiell unerwünscht. Es war dem Pflegepersonal nicht möglich, berufliche Wünsche an die Chefärztin heranzutragen. Mit Beginn der 80er Jahre ging die Chefin zunehmend dazu über, pflegerische Angelegenheiten nur noch mit der von ihr sogenannten „*Ansprechpartnerin*" zu bereden.
In diese Rolle wuchs zunehmend Michaela R. hinein, die der Ärztin schon in ihrer Ausbildung positiv aufgefallen war und die sie selbst für ihre Station angefordert hatte. Rasch stieg Michaela R. hier zur Schichtleiterin auf, entwickelte sich zur „*Ansprechpartnerin*" für die Chefärztin, die pflegerischen und organisatorischen Belange der Station betreffend. Die Chefärztin bestand darauf, daß Michaela R. sie bei den Visiten begleitete, obwohl andere Schwestern oder Pfleger sehr viel genauer über einzelne Patienten Auskunft geben konnten.
Es muß die offene, fröhliche, spontane und couragierte Wesensart der Schwester gewesen sein, die der Chefin imponierte. Aber wohl auch die große Einsatzbereitschaft, der unbedingte Wille, an sie gestellte Erwartungen zu erfüllen. Eine Kollegin beschrieb dies später so: „*Die brauchten von der Station nur anzurufen, immer sagte Michaela sofort 'ja', sogar dann, wenn wir zum Essen verabredet waren.*"
Michaela R. ihrerseits brachte der Chefärztin uneingeschränkte Wertschätzung entgegen. Eine andere Kollegin wird das später so formulieren: „*Sie sah die Chefin als Übermensch an. Es galt nur, was die sagte, sie schwärmte von ihr mit glänzenden Augen. Sie betrachtete sie, auch menschlich, als Heilige und verteidigte sie auch gegen berechtigte Kritik.*"
So geschah es, daß sich im Laufe der Zeit der Verantwortungsbereich von Michaela R. ausweitete. Sie wurde nicht nur Schichtleiterin und Ansprechpartnerin der Chefärztin, sondern auch Vertreterin des Pflegedienstleiters und absolvierte „nebenbei" noch eine Weiterbildung zur Fachschwester für Anästhesie und Intensivpflege. Michaela R. selbst brachte das Gerücht auf, daß sie zur Chefin auch privat guten Kontakt hatte, was ihre Kollegen noch zusätzlich irritierte und verärgerte.
Anfang der 80er Jahre hatte ein neuer Chefarzt die Leitung der chirurgischen Abteilung des Krankenhauses übernommen, der sich schnell große Achtung und Respekt bei Kollegen und in der Umgebung erwarb. In der Folge stieg die Anzahl der zugewiesenen Patienten, der durchgeführten Operationen und damit auch die Belegung der Intensivstation. Er hatte allerdings den Anspruch, über die Behandlung der von ihm operierten Patienten auch auf der Intensivstation mitbestimmen zu wollen. Damit

stieß er aber auf den erbitterten Widerstand der Chefärztin der Abteilung für Anästhesie und Intensivmedizin. Diese bestand darauf, die Behandlung für die auf „*ihrer*" Intensivstation befindlichen Patienten allein festzulegen. Der Streit eskalierte bis hin zur Androhung gerichtlicher Schritte, ein Vermittlungsversuch des Ärztlichen Direktors der Klinik scheiterte. Schließlich befahl die Chefärztin den ihr nachgeordneten Mitarbeitern der Abteilung für Anästhesie und Intensivmedizin, sie bei „*unerlaubten Anordnungen*" des Chirurgen unverzüglich - auch nachts - zu informieren und ausschließlich nach ihren Anweisungen zu verfahren.
Über den Konflikt mit dem Chirurgen und durch einige Gerüchte kam es zu einem gewissen Verfall des Ansehens der Chefärztin - auch innerhalb ihrer Abteilung. Nicht zuletzt aus ihrer Bevorzugung von Michaela R. entstand unter den Kollegen das Gerücht, sie und ihr „*Liebling*" hätten ein Verhältnis. Erst sehr viel später stellte sich zweifelsfrei heraus, daß dieses Gerücht falsch war. Weiterhin schien es, daß die Chefärztin wohl Alkoholprobleme hatte; bei ihren spätabendlichen Kontrollanrufen auf der Station fiel ihre verwirrte Rede und lallende Stimme auf. Auf Dauer konnte es Michaela R. nicht verborgen bleiben, daß auch im Pflegeteam deutliche Spannungen vorhanden waren, und sie selbst in eine zunehmende Isolation geriet. Sie klagte hier und da bei Kolleginnen, ihr sei es gar nicht recht, so häufig und so lange zur Chefin gerufen zu werden. Im Kollegenkreis herrschte längst die Meinung vor, Michaela R. sei die „*Zuträgerin*" der Chefin. Michaela R. versuchte der Mißstimmung durch größeres Engagement zu begegnen. So meldete sie sich freiwillig für die unbeliebten Wochenenddienste und äußerte sich im Kollegenkreis zunehmend kritischer bis abfällig über die Chefin. Dies führte aber nicht zu einer Verbesserung der Arbeitsatmosphäre, zumal der Konflikt der Chefärzte nach wie vor bestand.
Auch Versuche, Freundschaften zu Kolleginnen zu entwickeln, gestalteten sich schwierig, nicht zuletzt, weil Michaela R. „*zu wie eine Auster*" gewesen sei, wie eine der Freundinnen es später erklärte. Andererseits habe sie immer die „*starke Löwin*" gespielt, obwohl unübersehbar gewesen sei, daß sie labil gewesen sei und unter starken Stimmungsschwankungen gelitten habe. Im privaten Bereich war ihre einzige ernsthafte Liebesbeziehung zu einem Mann gescheitert, weil der Mann verheiratet war. Im Kollegenkreis verschleierte Michaela R. diese Probleme mit seltsamen Geschichten über den plötzlichen Tod ihres Geliebten, die nicht glaubhaft waren. Seither hatte es keine Liebesbeziehungen zu Männern mehr gegeben.
Nicht zuletzt das Gefühl, die Chefin ziehe sich immer mehr von ihr zurück, trinke vermehrt und der Eindruck, im Pflegeteam weitgehend isoliert zu sein, veränderten Michaela R. Wurde sie zuvor von Kollegen als

umgänglich, nett, lustig und fröhlich geschildert, empfand man sie zunehmend als unausgeglichen, mürrisch und launisch. In dieser Zeit - so werden sich Kollegen später erinnern - begann Michaela R. von eigenen gesundheitlichen Beschwerden und deren Überwindung zu erzählen. Sie wollte sich gut darstellen, weil sie trotz dieser Erkrankungen weiterhin zum Dienst kam. Auch erzählte sie von Patienten, die trotz schlechtester Prognose dank ihres pflegerischen Engagements genesen seien. Geglaubt wurde ihr nicht.

Auf der Station war außerdem aufgefallen, daß während Michaela R.'s Dienstzeiten häufig Patienten starben. Überwiegend herrschte bei den Kollegen die Meinung vor, dies sei ein Zufall, der Michaela R. sehr belaste. Ihr selbst war natürlich nicht entgangen, daß die Häufung von Todesfällen in ihrer Anwesenheit auch den Kollegen aufgefallen war. Wenn das Gespräch darauf kam, pflegte Michaela R. vereinzelt zu sagen: „*Der stirbt wohl, ich bin ja jetzt da.*“ Jedenfalls kam es vor, daß im Verlaufe des Jahres 1985 von Michaela R. im Kollegenkreis als dem „*Todesengel*“ die Rede war.

Am 23.9.1985 versorgte Michaela R. mit einem Kollegen Herrn Bi., einen Patienten, der aufgrund eines inoperablen Kehlkopfkarzinoms nicht mehr sprechen konnte. Dieser Kollege hatte den Eindruck - man verständigte sich mit Gesten und Mimik - daß der Patient an diesem Morgen verhältnismäßig guter Dinge war, auch der Blutdruck war normal. Ungläubig hörte er eine halbe Stunde später, daß Michaela R. dem Patienten einen Ampulle Baralgin geben wollte, weil - wie sie meinte - es dem Patienten nicht so gut gehe. Da seine Kollegin weitaus mehr Berufserfahrung hatte, wagte er nicht zu protestieren. Allerdings hörte er daraufhin das mehrfache Abrechen von Ampullen und sah Michaela R. mit einer Schachtel Catapresan in den Händen. Auf seinen Blick erwiderte sie „*das müssen wir auch wieder bestellen*“ und verließ den Zentralraum, um Herrn Bi. die Spritze zu verabreichen. Nach kurzer Zeit teilte sie mit, daß der Blutdruck des Patienten sehr niedrig sei, sie habe ja gesagt, daß es um Herrn Bi. nicht gut stehe. Auf die Frage des Pflegers, ob sie nicht etwas unternehmen wolle, antwortete sie: „*Wieso, der stirbt doch.*“ Schließlich wurde aber doch ein Arzt verständigt, der einen Plasmaexpander anordnete. Als Michaela R. den Kollegen aufforderte, den Zentralraum zu verlassen, in dem die Medikamente vorbereitet wurden, wurde dieser mißtrauisch und beobachtete heimlich durch die Glastür, wie Michaela R. zwei Kaliumchlorid-Ampullen aufzog und Herrn Bi. injizierte. Bald darauf kam es zum Herzstillstand.

Als auf einmal wieder die normale Herztätigkeit einsetzte, meinte Michalea R. sinngemäß: „ Mein Gott, jetzt hatte es der arme Herr Bi. bald geschafft“! Wieder schickte sie den Pfleger hinaus und verabreichte dem

Patienten schnell eine weitere Ampulle Kaliumchlorid; daraufhin kam es zum endgültigen Herzstillstand.
Stundenlang quälte sich der Pfleger Za. mit dem was er gesehen hatte - es schien ihm völlig unglaubwürdig. Er mißtraute seinen eigenen Wahrnehmungen, litt aber auch unter Gewissensbissen bei dem Gedanken, dies alles einfach auf sich beruhen zu lassen. So vertraute er sich schließlich am Folgetag einem Kollegen an. Er erzählte, daß er im Ampullencontainer leere Catapresan-Ampullen gefunden habe. Beide Pfleger wußten, daß niemandem auf der Station ein solches Medikament verordnet worden war. Der ins Vertrauen gezogene Pfleger hatte zwar keine Zweifel an der Ehrlichkeit seines Arbeitskollegen, fand die Geschichte aber zu unglaublich; erst recht bei dem Gedanken, die allseits hochgelobte, ihm vorgesetzte Michaela R. könne so etwas getan haben. Beide waren überzeugt, daß ihnen von niemandem geglaubt würde. Schließlich verständigten sich die beiden Pfleger darauf, Michaela R. zu beobachten und zunächst nichts zu unternehmen.
Am 6. Dezember machte Michalea R. gemeinsam mit einer Kollegin Nachtdienst auf der Intensivstation. Eine der Patientinnen, Frau Fu., die an diesem Tag eine Operation wegen eines Oberschenkelhalsbruches hinter sich hatte, klagte am Nachmittag über Brustschmerzen.
Bei der Dienstübergabe am Abend wies ein Kollege, der vorher schon einmal Unregelmäßigkeiten registriert hatte, Michaela R. auf diesen Umstand hin, die dazu bemerkte: „*Bis Mitternacht wird sie es wohl geschafft haben.*“
Die betreffende Patientin verstarb im Laufe der Nacht, ohne daß der ebenfalls anwesenden Kollegin etwas Verdächtiges aufgefallen wäre. Auch der hinzugezogene Oberarzt schöpfte keinen Verdacht.
In dieser Nacht trug Michaela R. ins Übergabebuch folgendes ein: „*Kreislauf mäßig - bis saumäßig - Diurese mies bis ganz mies - AZ* [Allgemeinzustand] *nicht unbedingt der beste - führt nicht mehr flüssig ab - bitte öfter mal in LH* [Leichenhalle] *nachsehen, ob Pat. noch ruhig liegt - war unruhig - Pat. wurde auf eigenen Wunsch um 22.18 Uhr dorthin verlegt. Ansonsten ruhigen Dienst, schönes Wochenende, wenig Maloche.*“
Am nächsten Tag rief Michaela R.'s Eintragung hier und da Gelächter hervor. Dies veranlaßte die beiden Pfleger, sich die Eintragung anzusehen. Erschrocken fiel dem Kollegen Michaela R.'s Ausspruch vom Vorabend wieder ein und seine, wie er später sagen wird, „*fast schon verdrängten*“ Beobachtungen vom September im Falle des Herrn Bi. Im Ampullencontainer der Intensivstation entdeckte er zwei oder drei leere Catapresan-Ampullen. Keiner der Patienten wurde zu dieser Zeit mit Catapresan behandelt. Für den Pfleger und einen zu Rate gezogenen Kolle-

gen stand fest, daß sie sich nicht an die Chefin wenden konnten. Nach langen Beratungen beschlossen sie, sich am nächsten Tag einem der Oberärzte anzuvertrauen, der ihnen nicht zu glauben schien. Dennoch ließ er sich auf den Vorschlag ein, der verstorbenen Frau Fu. zwei Röhrchen Blut abzunehmen. Unter einem Vorwand ließen die Pfleger einen Teil des Blutes im krankenhauseigenen Labor untersuchen, den Rest lagerten sie bei sich zu Hause. Der Kaliumwert war extrem hoch, der Oberarzt berichtete ihnen aber, daß nach Auskunft eines Pathologen die Höhe des Kaliumwertes nach dem Todeseintritt bedeutungslos sei. Daher lag kein sicheres Beweismittel vor.

Am 7. 1. 1986 verstarb im Hinblick auf den Zeitpunkt des Todes erneut überraschend eine Patientin, Frau Gl., ohne daß die unmittelbar Beteiligten Ungereimtheiten oder gar Verdächtiges bemerkten. Am nächsten Morgen erfuhren die beiden Pfleger vom überraschenden Tod der Patientin. Es fanden sich im Ampullencontainer zwei oder drei leere Catapresan-Ampullen. Nach kurzer Rücksprache mit seinem Kollegen informierten sie den Oberarzt von ihrem Fund. Dieser sagte zu, die Chefin zu unterrichten.

Etwa eine Woche später wurden die beiden Pfleger zur Chefärztin gerufen, der sie ihre Beobachtungen genauestens referierten. Ob sie vielleicht „*den Posten von Michaela R. erhaschen*“ wollten, oder „*sexuell bei ihr nicht angekommen*“ seien - so die Reaktion der Chefärztin. Mit der Anordnung, „*strengstes Stillschweigen*“ zu bewahren, konnten sie schließlich gehen. Wenige Tage später mußten die beiden Pfleger einzeln zur Chefärztin und dem Justitiar des Krankenhauses. Es wurde ihnen eröffnet, daß zuvor Michaela R. mit ihren Angaben konfrontiert worden sei. Michaela R. habe die Vorwürfe dementiert und angegeben, daß sie wegen einer Feuchtstelle im Medikamentenschrank zwei Ampullen Catapresan verworfen habe. Er mußte erneut seine Wahrnehmungen ausführlich und detailliert schildern. Sein Einwand, daß er im Frühdienst die Catapresan-Ampullen entdeckt habe, während Michaela R. Spätdienst hatte, überzeugte nicht; im Gegenteil er fühlte sich durch die kritische Befragung schließlich als Beschuldigter. Noch einmal wurde er gefragt, ob es ihm in Wahrheit um die Stelle der Michaela R. gehe, die Chefärztin und der Justitiar fanden seine Darstellung „*sehr fadenscheinig.*“ Mit der Bemerkung „*die Verantwortung liegt bei Ihnen*“ verließ der Pfleger schließlich den Raum. Auch der Darstellung des zweiten Kollegen war offenbar nicht geglaubt worden.

Noch in der gleichen Woche forderte die Chefärztin die beiden Pfleger auf, das zu Hause gelagerte Leichenblut für eine Untersuchung mitzubringen. Weil die Pfleger meinten, Beweismittel gegen „*Chefins Liebling*“ sollten beseitigt werden, lieferten sie nur einen Teil des Blutes ab.

Ungefähr vier Wochen später, am 5. 2. 1986, trat Michaela R. gemeinsam mit einer Kollegin und einer Schwesternschülerin um 13.00 Uhr ihren Spätdienst an. Am Vormittag war nach einer Bauchoperation Frau Im. auf die Intensivstation verlegt worden. Besagter Kollege hatte am Vormittag Dienst und erwähnte, im Verlaufe des Übergabegespräches, daß es der Patientin überraschend gut gehe, daß es aber besser sei, wenn Frau Im. ohne Schmerzen stürbe. Darauf Michaela R.: „*Na, bis zum Fußballspiel um 14.30 Uhr wird sie es wohl geschafft haben. Das ist für mich kein Auftrag. Das Häppchen mach ich schon.*" Die beiden Pfleger zählten jedoch, bevor sie die Station verließen, die Catapresan- und Kaliumchlorid-Ampullen.
Gegen 14.00 Uhr kam es zum Herzstillstand bei Frau Im., der hinzugezogene Oberarzt versuchte vergeblich eine Reanimation. Als der Pfleger am Nachmittag den Oberarzt anrief, um ihm zu sagen, daß er zusammen mit seinem vertrauten Pflegerkollegen kurz vor der Dienstübergabe die Catapresan- und Kaliumchlorid-Ampullen gezählt habe, berichtete der Oberarzt vom Tod der Patientin. Der Pfleger bat den Oberarzt, die Catapresan-Ampullen zu zählen: es fehlten drei Ampullen Catapresan. Der Arzt entnahm der Leiche Blut und ließ es untersuchen.
Am nächsten Morgen fand der Pfleger im Ampullencontainer zwei Ampullenköpfe des Medikamentes Catapresan, die er sicherstellte. Im Vergleich zum Vortage fehlten aber vier Ampullen Kaliumchlorid. Nachdem die Chefärztin von ihrem Oberarzt informiert worden war, suspendierte sie Michaela R. am 7. 2. 1986 vom Dienst.
Michaela R. erfuhr einige Tage später, daß in dem Leichnam der am 5. 2. 1986 gestorbenen Frau Im. Catapresan nachgewiesen wurde und die Polizei ermittelte. Mit deren Einverständnis verreiste sie.
Als Michaela R. am 13.3. 1987 nach ihrer Rückkehr der Haftbefehl ausgehändigt wurde, verlor sie kurzzeitig die Fassung. Sechs Morde wurden ihr vorgeworfen. Sie habe geweint, sich dann gefaßt und erklärt, daß sie nun reden wolle, um „*diese fürchterliche Belastung*" loszuwerden. Die Zeit seit ihrer Suspendierung vom Dienst habe sie als quälend empfunden, insbesondere seit dem Telefonat mit dem Justitiar des Krankenhauses. Für sie sei das ein „*unerhörter Schock*" gewesen, „*weil ich jetzt wußte, daß man mir etwas nachweisen konnte.*" In ihrer ersten Vernehmung konnte sich Michaela R. nur sehr eingeschränkt an Namen, Alter und Sterbedaten erinnern. Schließlich erinnerte sie sich, teilweise unter zu Hilfenahme der Stationsunterlagen mit Namen an sechs, eventuell auch sieben Patientinnen oder Patienten, die sie „*aus Mitleid*" getötet habe. Spontan erinnerte sich Michaela R. nur an Frau Im. Deren Leiden habe sie nicht mehr ertragen können, so daß sie Frau Im. drei Ampullen Catapresan und anschließend eine Ampulle Kaliumchlorid intravenös gespritzt habe.

Es sei ihr bewußt gewesen, daß Frau Im. an diesen Injektionen sterben werde, zumal das Kaliumchlorid verdünnt werden müsse. Es sei ihr auch klar gewesen, daß zu diesem Zeitpunkt bereits Fehlbestände von Catapresan-Ampullen aufgefallen seien. So habe sie die leeren Ampullen eingesteckt und später außerhalb des Krankenhauses weggeworfen. An die Ampullenköpfe habe sie nicht gedacht. Ende 1984 oder Anfang 1985 sei sie zum ersten Mal auf die Idee gekommen, *„schwerkranke Menschen von ihrem Leiden zu erlösen.“* Insgesamt waren es etwa 7 Patienten, denen sie *„so geholfen“* habe.

Bei Herrn He. habe sie zweimal 20 ml Kaliumchlorid schnell gespritzt. Sie habe gemerkt, daß bei ihm der Tod bevorgestanden habe. Um keinen Verdacht aufkommen zu lassen, habe sie selbst die Reanimationsmaßnahmen begonnen.

Michaela R. schilderte, daß sie bei Frau Gl. das Leiden nicht mehr habe mit ansehen können. Frau Gl. habe sie an eine Patientin erinnert, die qualvoll gestorben sei. Sie habe darum drei Ampullen Catapresan schnell intravenös gespritzt. Der Blutdruck sei daraufhin *„in kürzester Zeit in den Keller“* gegangen. Während der laufenden Reanimation habe sie statt Natriumbicarbonat Kaliumchlorid aufgezogen.

Michaela R. gab in ihren ersten Vernehmungen an, daß sie glaube, Frau Fu. zwei bis drei Ampullen Catapresan gespritzt zu haben. Sie könne nicht mehr sagen, ob sie dieser Patientin auch Kaliumchlorid gegeben habe. Als Motiv gab Michaela R. an, sie habe ihr *„die ganze Reanimation“* ersparen wollen.

Herrn Er. habe sie zweimal 20 ml Kaliumchlorid injiziert, da er wieder tachycard geworden sei. Sie habe erwartet, daß er diese Medikamentengabe nicht überlebe. Bei der Reanimation habe sie dann 40 ml Natriumbikarbonat mit 40 ml Kaliumchlorid vertauscht.

An die Namen Za. und Bi. konnte sich Michaela R. - auch nach Einsicht in die Stationsbücher - nicht erinnern. Immer wieder befragt nach den Motiven für ihr Handeln gab sie durchgängig an, *„sie habe sich allein von Mitleid leiten lassen.“*

An Herrn Ol., der am 13. 1. 1985 gestorben war, erinnerte sich Michaela R. nur undeutlich. Nach Vorlage des Übergabebuches und nach der Aussage einer Kollegin erinnerte sich Michaela R., daß sie Herrn Ol. wohl zwei Ampullen Catapresan intravenös gespritzt habe. Ob sie auch Kaliumchlorid gegeben habe, könne sie nicht mehr sagen.

Am Folgetag wurde Michaela R. dem Haftrichter vorgeführt. Sie war uneingeschränkt in der Lage, zu folgen und wiederholte ihre Aussagen vom Vortag bei der Kriminalpolizei. Dem Richter schien es, als begreife Michaela R. die Schwere der gegen sie erhobenen Vorwürfe nicht. Nach seinem Eindruck habe Michaela R. ihre Handlungen eher als *„Sterbehilfe“*

oder „*Tötung auf Verlangen*“ interpretiert. Am 17. 3. 1986 suchte Michaela R. den Gefängnisarzt auf, weil sie sich bei der polizeilichen Vernehmung und auch beim Haftrichter nicht wohl gefühlt hatte. Gegenüber ihrem Rechtsanwalt erklärte Michaela R. wenige Tage später, daß sie sich an ihre Vernehmung nur lückenhaft erinnere. Ihre Schilderungen würden so nicht zutreffen. Sie habe bei der Vernehmung teilweise „*neben den Schuhen gestanden.*“

Erst auf massiven Druck ihres Vaters hin hatte sich Michaela R. überhaupt bereit erklärt, mit einem Rechtsanwalt zu sprechen.

Im Juni 1988 wurde Michaela R. angeklagt, auf der Intensivstation des Wuppertaler Krankenhauses 17 Patientinnen oder Patienten ohne ärztliche Verordnung Catapresan und - in einzelnen Fällen - zusätzlich Kaliumchlorid intravenös gespritzt zu haben.

Damit habe sie sich des Mordes in siebzehn Fällen schuldig gemacht - so die Anklage. Sie habe so gehandelt, um ihr Selbstwertgefühl darzustellen und zu befriedigen. Sie habe damit zum einen ihre Macht demonstrieren wollen, zum anderen aber auch „*lästige Patienten*“ loswerden wollen, „*teils sogar nach zusätzlicher Vorankündigung.*“

Sie habe sich über „*jegliche ärztliche Kunst*“ hinweggesetzt und sich so zur „*Herrin über Leben und Tod*“ gemacht, um „*von Fall zu Fall zu entscheiden, wer weiterleben durfte oder nicht.*“ Schon durch ihre Einwilligung zur Operation hätten die Opfer ihren Lebenswillen zum Ausdruck gebracht. Die Patienten seien gestorben, kurz nachdem Michaela R. ihnen die Medikamente verabreicht habe.

Die Gerichtsverhandlung

Vom 10. 1. bis zum 11. 9. 1989 fand vor dem Landgericht Wuppertal der Prozeß gegen Michaela R. statt. Das Gericht hatte mehrere Sachverständige mit der Klärung der Todesursachen beauftragt.

Um eine differenzierte Beurteilung der Persönlichkeit von Michaela R. zu ermöglichen und deren Schuldfähigkeit im Zeitraum der Straftaten beurteilen zu können, beauftragte das Gericht einen psychiatrischen und einen psychologischen Sachverständigen. Mit Prozeßbeginn beantragte die Staatsanwaltschaft, einen weiteren forensisch-psychiatrischen Sachverständigen zu berufen.

Diesem Antrag gab das Gericht nicht statt. In der Folge wurde von der Staatsanwaltschaft ein dritter psychiatrischer Sachverständiger als „*präsentes Beweismittel*“ in den Prozeß eingeführt. Dieser Sachverständige nahm über weite Strecken an der Hauptverhandlung teil, konnte Michaela R. im Gerichtssaal beobachten. Einem persönlichen Gespräch oder einer Untersuchung mit diesem Gutachter verweigerte sich Michaela R. Im Rahmen der Gerichtsverhandlung konnte nicht geklärt werden, wann Michaela R. auf der Intensivstation erstmalig getötet hatte. In der Hauptverhandlung wie schon zuvor bei ihren psychiatrischen Gutachtern gab Michaela R. an, erstmals bei Herrn Wo. im Sommer 1985 „*eingegriffen*“ zu haben. Zuvor hatte sie bei der Polizei in ihren ersten Vernehmungen die Tötung von Herrn Ol. im Januar 1985 als ihre erste Tat eingestanden.

Die einzelnen Tötungen

Fall 1
Am 16. September 1985 wurde der 68jährige Herr Am. auf die Intensivstation verlegt. Er litt seit vielen Jahren an einem Morbus Parkinson und einem damit einhergehendem Kräfteverfall. Wegen des dringenden Verdachtes auf einen Darmverschluß war Herr Am. am 16. 9. 1985 operiert worden. Bei relativ niedrigem Blutdruck waren die Kreislaufverhältnisse bei Herrn Am. zunächst stabil. Michaela R., die an diesem Nachmittag Spätdienst hatte, beschrieb seinen Zustand am Abend des 16. 9. mit „*den Umständen entsprechend.*“ Als sie am 17. 9. zum Dienst gekommen sei, so Michaela R., sei der Blutdruck von Herrn Am. abgefallen. Sie habe gesehen, „*daß das nichts mehr wurde*“ und sich spontan entschlossen, Herrn Am., der ihr leid getan habe, weiteres Leiden zu ersparen. Sie kam auf den Ge-danken, Caratapresan zu spritzen, weil der dadurch verursachte zusätzliche Blutdruckabfall als weitere Verschlimmerung erscheinen und somit nicht auffallen würde. Sie habe keinen Zweifel daran gehabt, im Sinne des Herrn Am. zu handeln, es sei ihr aber bewußt gewesen, daß ihr Tun gesetzwidrig gewesen sei.
Gegen 13.00 Uhr habe sie Herrn Am. ein bis zwei Catapresan-Ampullen zu jeweils 1 ml gespritzt. Bei dem folgenden weiteren Blutdruckabfall habe sich Michaela R. spätestens jetzt - so das Gericht - erinnert, daß bei unerwarteten Verschlechterungen ein Arzt zum Sterbebett dazuzurufen sei, wenn nicht durch sie selbst, dann sicher durch Kollegen. Die Folge wäre, daß dann eventuell eine Reanimation eingeleitet und das Leiden des Herrn Am. möglicherweise sogar noch verlängert werden würde.
Aus diesem Grund habe Michaela R. gegen 14.00 Uhr noch zusätzlich ein bis zwei Ampullen Kaliumchlorid aufgezogen und sie Herrn Am. unverdünnt und schnell gespritzt. Unmittelbar danach sei bei Herrn Am. der Tod eingetreten. Wiederbelebungsversuche seien nicht eingeleitet worden. Die vom Gericht bestellten sachverständigen Anästhesisten zeigten sich überzeugt, daß den Ärzten „*die Gleichförmigkeit des Abfalls* [von Blutdruck und Herzfrequenz] *unbedingt hätte auffallen*“ müssen. Dies hätte ein „*Anlaß sein müssen nachzuhaken.*“

Außerdem wurde festgestellt, daß die Ein- und Ausfuhrbilanzierung, Blutgasanalysen und EKG-Ableitungen nur unzureichend erfolgt, oder nicht ausreichend dokumentiert worden seien.
Das Gericht befand Michaela R. schuldig, den Tod von Herrn Am. vorsätzlich herbeigeführt zu haben.

Fall 2
Am 19. 9. 1985 war der 70jährige Herr Bi. ins Wuppertaler St. Petrus Krankenhauses aufgenommen worden. Er litt seit etwa einem Jahr an einem inoperablen Kehlkopfkrebs. Nach einer Tracheotomie wurde er auf die Intensivstation verlegt. Am 23. 9. 1985 hatte Michaela R. mit einem Kollegen gemeinsam Frühdienst, der Herrn Bi. am Morgen betreute.
Der Patient, der wegen seiner Erkrankung nicht mehr sprechen konnte, verständigte sich mit dem Pfleger über Gesten oder Kopfschütteln. Dieser hatte den Eindruck, daß Herr Bi. versuchte, seine Späße mitzumachen und daß er *„recht guter Dinge*" sei. Um so überraschter war er, als Michaela R. ihm kurze Zeit später sagte, daß es Herrn Bi. *„nicht so gut*" gehe. Er beobachtete, wie Michaela R. drei oder vier Ampullen Catapresan aufzog und sie anschließend Herrn Bi. spritzte, so daß etwa zehn Minuten später der Blutdruck des Patienten abfiel und Michaela R. äußerte, sie habe ja gesagt, *„daß es schlecht um den*" bestellt sei. Auf die Frage des Kollegen, ob sie denn nicht einen Arzt benachrichtigen wolle, bemerkte sie „W*ieso? Der stirbt doch*", und schickte ihn aus der Zentrale fort. Michaela R. verständigte dann doch den zuständigen Arzt, der einen Plasmaexpander infundieren ließ. Sie forderte aber ihren Kollegen auf, die Infusion *„nicht so schnell laufen*" zu lassen.
Im Vertrauen auf Michaela R.' s größere Erfahrung kam er dieser Aufforderung nach, obwohl er wußte, daß unter diesen Umständen der Plasmaexpander schnell einlaufen mußte. Kurze Zeit später beobachtete er, wie Michaela R. zwei Ampullen Kaliumchlorid aufzog, an ihm vorbeiging und Herrn Bi. das Medikament injizierte. Danach kam es zum Herzstillstand. Der Pfleger rannte zum Bett des Patienten und er konnte feststellen, daß die Herztätigkeit *„wiederkam bis zur vollen Leistung.*" In dieser Situation habe Michaela R. geäußert: *„Mein Gott, jetzt hatte es der arme Herr Bi. bald geschafft.*"
Der mißtrauisch gewordene Pfleger beobachtete, wie sie eine weitere Ampulle Kaliumchlorid aufzog und Herrn Bi. schnell intravenös spritzte. Daraufhin kam es am 23. 9. 1985 gegen 10.00 Uhr zum endgültigen Herzstillstand.
Eine Reanimation wurde - wegen der Schwere der Grunderkrankung - nicht versucht. Michaela R. habe zu ihm gesagt: „S*iehste, 'ne erfahrene Schwester weiß doch, was passiert.*"

Nach Einschätzung der Sachverständigen hätte die „*Monotonie des Abfalls von Blutdruck und Herzfrequenz*“ unbedingt den Verdacht auf Fremdeinwirkung entstehen lassen müssen. Außerdem sei Herr Bi. zu Lebzeiten „*völlig unzureichend*“ beatmet worden. Daß der Tod bei Herrn Bi. durch die Clonidin- bzw. Kaliumchlorid-Gaben verursacht worden sei, stand für die Sachverständigen fest.
Das Gericht sah es als erwiesen an, daß Michaela R. Herrn Bi. vorsätzlich getötet hatte.

Fall 3
Am 28. 10. 1985 wurde die 79 Jahre alte Frau Da. als Notfall wegen einer nicht zu stillenden Blutung im Bereich ihres Anus praeter eingeliefert. Sie wurde sofort operiert und es gelang, die Blutung zu stillen.
Der Blutdruck war auf niedrigem Niveau stabil und Frau Da. wurde nach der Operation auf die Intensivstation verlegt. Sie befand sich in einem sehr ernsten Zustand, der nur eine „*äußerst schlechte Prognose*“ erlaubte.
Als Michaela R. am 29. 10. 1985 zum Nachmittagsdienst auf die Station kam, waren Herzfrequenz und Blutdruck bei Frau Da. abgefallen. Sie sei überzeugt gewesen - so Michaela R. - daß die Patientin dem Tod geweiht sei und am Anfang eines langen Todeskampfes stehe. Daher habe sie sich aus Mitleid entschlossen, „*mit der üblichen Mischung*“ einzugreifen. Zunächst spritzte sie ein bis zwei Ampullen Catapresan, kurze Zeit später injizierte sie im Bolus Kaliumchlorid. Am 29. 10. 1985 gegen 14.15 Uhr starb Frau Da.
Erneut weckte das monotone Absinken von Blutdruck und Puls nicht den Verdacht der Wuppertaler Ärzte. Bei der gerichtsmedizinischen Untersuchung der Leiche von Frau Da. wurden erhebliche Mengen Catapresan im Myokard, in Muskel-, Gehirn- und Lebergewebe sowie im Herzblut nachgewiesen. Die Kammer sprach Michaela R. schuldig, Frau Da. vorsätzlich getötet zu haben.

Fall 4
Nach einem Verkehrsunfall war der 67jährige Herr Er. am 24. 10. 1985 ins St. Petrus Krankenhaus auf die Intensivstation aufgenommen worden. Etwa ein Jahr zuvor war Herrn Er. nach einem Herzinfarkt ein Schrittmacher implantiert worden, der bei dem Unfall allerdings nicht beschädigt wurde. Herr Er. hatte sich bei dem Unglück Rippenbrüche und ein Schädel-Hirn-Trauma zugezogen. Er mußte kontrolliert beatmet werden, war ansprechbar, zeitlich und örtlich aber desorientiert.
Bei zunächst unauffälligem Verlauf kam es am 29. 10. 1985, am gleichen Tag, als Frau Da. gestorben war, bei Herrn Er. zu einem plötzlichen Herz-Kreislauf-Versagen.

Es konnte im Verlaufe der Ermittlungen und des Gerichtsverfahrens nicht festgestellt werden, ob Michaela R. dieses Herz-Kreislauf-Versagen verursacht hatte. Der zuständige Arzt wurde sofort verständigt. Gemeinsam mit einer Kollegin hatte Michaela R. mit der Reanimation begonnen, die der Arzt fortsetzte.
Im Rahmen dieser Notfallbehandlung forderte der Arzt Natriumbicarbonat an, Michaela R. zog statt dessen zwei, eventuell sogar vier Ampullen Kaliumchlorid auf und gab sie an den Arzt weiter. Ohne den Unterschied bemerken zu können, verabreichte er es. Unmittelbar danach trat bei Herrn Er. ein Herzstillstand ein. Der Arzt brach die Reanimation ab. Gegen 17.00 Uhr war Herr Er. gestorben.
Weil für den Arzt der Tod bei Herrn Er. überraschend eingetreten war, wurde eine Obduktion veranlaßt, die aber keine Aufschlüsse erbrachte. In der nach der Exhumierung durchgeführten gerichtsmedizinischen Untersuchung wurden geringe Mengen von Clonidin, der in Catapresan enthaltenen Substanz, nachgewiesen. Aus Sachverständigensicht war es daher nicht auszuschließen, daß das Herz-Kreislauf-Versagen bei dem kardial vorgeschädigten Patienten im Zusammenhang mit dem Unfall aufgetreten sei. Weil die Patientendokumentation in diesem Fall nach Einschätzung der Sachverständigen *„beispielhaft genau*" geführt worden sei, könne festgestellt werden, daß der Tod von Herrn Er. mit dem Krankheitsverlauf nicht erklärbar sei. Auch seien aus dem Verlauf keine Hinweise auf eine Intoxikation mit Catapresan erkennbar gewesen. Die Verabreichung von 40 ml Kaliumchlorid könne ursächlich für das Sterben bei Herrn Er. gewesen sein.
Die Kammer sprach Michaela R. schuldig, Herrn Er. vorsätzlich getötet zu haben.

Fall 5
Nach einer Operation aufgrund einer Komplikation nach einem Oberschenkelhalsbruch wurde die 82 Jahre alte Frau Fu. am 4. 12. 1985 auf die Intensivstation gelegt. Nachdem sie den Eingriff gut überstanden hatte und kreislaufstabil war, stand für den 6. 12. 1985 ihre Verlegung auf eine Normalstation an.
Am Nachmittag bekam Frau Fu. - wie jeden Tag - Besuch von ihrer Tochter. Die Tochter schilderte, daß in einem bewegenden, ruhigen und sehr ernsthaften Gespräch ihr die Mutter gesagt habe, *„Kind ich sterbe*", sie anschließend umarmte und an sich drückte. Nach diesem Gespräch habe die Mutter über Schmerzen im Brustbereich geklagt, so daß die Tochter die Pfleger verständigt habe. Bei diesen und dem hinzugezogenen Oberarzt entstand die Sorge, bei Frau Fu. habe sich eine Embolie entwickelt.

Aber schon das verordnete Baralgin führte zum Abklingen der Beschwerden. Die Tochter verließ am Abend das Krankenhaus in der Gewißheit, daß ihre Mutter keine Angst vor dem Tod hatte und „*mit sich und dem Schöpfer im Reinen*“ war. Die Tochter bezeichnete es als „*abwegig*“, ihre tiefreligiöse Mutter könne um „*Sterbehilfe*“ gebeten haben.
Als gegen 20.00 Uhr am 6. 12. 1985 Michaela R. mit einer Kollegin den Nachtdienst begann und sie über den Zustand der Patientin informiert wurden, bemerkte Michaela R.: „*Bis Mitternacht wird sie es wohl geschafft haben*“, oder „*Bis Mitternacht gebe ich ihr noch.*“
Michaela R.'s Kollegin nahm die Informationen zum Anlaß, Frau Fu.'s Blutdruck zu messen, der normal war und teilte dies dem Oberarzt mit. Zu dieser Zeit sprach auch Michaela R. mit Frau Fu, die sich fragte, warum sie nicht auf eine normale Station verlegt worden sei. Michaela R. antwortete ihr, daß noch eine Infusionstherapie durchzuführen sei. Frau Fu. glaubte viel kränker zu sein, als man ihr sagte und fragte: „*Würden Sie ihre Angehörigen auch so auf der Intensivstation liegen lassen?*“
Michaela R. schilderte, daß sie das Gespräch sehr belastet habe. Sie habe darunter gelitten, „*Patienten etwas vorlügen zu müssen.*“ und fühlte sich „*in die Ecke getrieben.*“ Gegen 21.30 Uhr spritzte Michaela R. Frau Fu. zwei Ampullen Catapresan. Anschließend stellte sich ein monotoner Abfall des Blutdruckes und der Herzfrequenz ein. Kurze Zeit später erklärte Michaela R. ihrer Kollegin „*lachend*“, der Blutdruck von Frau Fu. liege jetzt nur noch bei 60 mmHg. Diese glaubte sich zunächst „*verkohlt*“, überprüfte aber die Messung und stellte den gleichen Wert fest. Auf ihre Frage an Michaela R., ob denn jetzt nicht der Oberarzt gerufen werden solle, habe diese entgegnet: „*Wozu das noch, die stirbt sowieso.*“ Trotzdem verständigte die Kollegin den Oberarzt, der sich über die plötzliche Verschlechterung wunderte. Nach etwa 10 Minuten traf der Arzt ein und ging mit Michaela R. zu Frau Fu. Nach Überzeugung des Gerichtes injizierte Michaela R. Frau Fu. kurz vor der Ankunft des Oberarztes Kaliumchlorid. Die durch den Arzt sofort eingeleiteten Reanimationsmaßnahmen scheiterten, Frau Fu. starb am 6. 12. 1985 gegen 22.30 Uhr. In das sogenannte Übergabebuch, das für gewöhnlich der Information über lebende Patienten an die Dienstnachfolger diente, trug Michaela R. dann den oben zitierten Satz, „*Kreislauf mäßig - bis saumäßig ....*“ usw. ein. Auf ihre Kollegin wirkte Michaela R. nach dem Tod von Frau Fu. „*komisch und muffelig.*“ Die nach der Exhumierung durchgeführte Obduktion der Leiche lieferte keinen Hinweis auf eine natürliche Todesursache. Im Leichenblut und in den Körpergeweben wurde Clonidin nachgewiesen.
Die Sachverständigen für Anästhesie und Intensivmedizin sahen in der Krankengeschichte erhebliche Dokumentationsmängel und unzureichende Überwachung der Körperfunktionen. Der monotone Blutdruck-

und Herzfrequenzabfall sei aufgrund der Catapresan-Gabe nachvollziehbar. Auch hier hätten die klinischen Zeichen, unter denen Frau Fu. verstarb, den behandelnden Ärzten „*unbedingt*" auffallen müssen.
Die Kammer sah es als erwiesen an, daß Michaela R. Frau Fu. vorsätzlich getötet hatte.

Fall 6
Die 75 Jahre alte Frau Gl. wurde am 7. 1. 1986 nach ihrer Operation gegen 14.00 Uhr auf die Intensivstation verlegt. Sie litt an Magenkrebs, so daß der Magen operativ entfernt wurde. Frau Gl. hatte den Eingriff gut überstanden, der Blutdruck war stabil.
Gegen 14.30 Uhr fiel der systolische Wert innerhalb einer Stunde von 170 auf 90mm Hg. Auch durch eine Infusion konnte dieser Blutdruckabfall nicht gestoppt werden. Parallel trat eine Steigerung der Herzfrequenz auf 140 Schläge pro Minute auf.
Weil der Blutdruckabfall weiterbestand, versuchte Michaela R. mit ihren Kolleginnen eine Auto-Transfusion, indem sie die Füße von Frau Gl. hochlagerten - allerdings ohne Erfolg. Gegen 17.00 Uhr entstand ein plötzliches Herz-Kreislauf-Versagen. Michaela R. begann mit einer Kollegin sofort mit der Reanimation. Eine weitere Kollegin verständigte die Ärzte, u.a. den chirurgischen Chefarzt, die höchstens fünf Minuten später vor Ort waren. Es war kaum möglich, noch einen venösen Zugang zu finden, weil die Gefäße schon kollabiert waren. Die Herztätigkeit setzte auch nach 30 minütiger externer Stimulation nicht wieder ein.
Wiederbelebungsmaßnahmen mit dieser Dauer seien für Michaela R. - so das Gericht - eine große Belastung gewesen. Wut und Verzweiflung hätten sie gepackt, als sie gesehen habe, daß die Ärzte trotz allem die Versuche nicht eingestellt hätten, ohne ihre Handlungen zu erklären. Michaela R. habe gewußt, daß eine Reanimation für den Menschen eine extreme Belastung sei. Michaela R. sei, nach Einschätzung des Gerichtes, überzeugt gewesen, daß das Verhalten der Ärzte, aus Michaela R.'s Sicht, Frau Gl. nicht mehr in ein lebenswertes Leben würde zurückholen können. So habe Michaela R., als die Ärzte gegen 17.30 Uhr erneut zwei Ampullen Natriumbicarbonat anforderten, das Geschehen nicht mehr ertragen können. Sie habe statt des angeordneten Natriumbicarbonats zwei Ampullen Kaliumchlorid, gemischt mit ein bis zwei Ampullen Catapresan, aufgezogen. Auf die Spritzen habe sie eine leere Ampulle Natriumbicarbonat gelegt. Am Bett von Frau Gl. habe sie die angerichteten Medikamente vorgezeigt und einer der Ärzte habe Frau Gl. die Medikamente gespritzt. Michaela R. habe Kaliumchlorid und Catapresan gemischt, weil sie völlig sicher habe gehen wollen, daß Frau Gl. „*unter gar keinen Umständen wieder zum Bewußtsein kam.*"

Das Gericht vermochte nicht festzustellen, ob zum Zeitpunkt der Verabreichung des Spritzeninhalts *„der vollständige und irreversible Zusammenbruch der Gesamtfunktion des Gehirns bei noch unterhaltener Kreislauffunktion"* gemäß der Resolution des Wissenschaftlichen Beirats der Bundesärztekammer von 1982 bereits eingetreten war.
Gegen 17.50 Uhr erschien die Chefärztin der Abteilung für Anästhesie und Intensivmedizin. Sie hatte über ihren Schreibtischmonitor gesehen, daß in den letzten zehn Minuten nur noch die Nullinie, unterbrochen durch extern stimulierte Herzaktionen, erschien. Nach Rücksprache mit ihren Oberärzten ordnete sie, sehr zur Verärgerung des chirurgischen Chefarztes, den Abbruch der Reanimation an.
Am 7. 1. 1986 gegen 17.45 Uhr war Frau Gl. tot. Michaela R. äußerte gegenüber dem chirurgischen Chefarzt, daß er *„durch die ganzen Aktivitäten nur eines erreicht - ihr das Bett mit Blut verschmiert"* habe. In ihrem Tagebuch notierte Michaela R.: *„17.^{00} Rean.* [Reanimation] *Gl. bis 18.^{00} - grausam."*
Nach Exhumierung, Obduktion und pharmakologisch-toxischen Untersuchungen wurde im Leichenblut der Frau Gl. Clonidin nachgewiesen. Dieses sei zweifelsfrei todesursächlich gewesen, so einer der Sachverständigen. Andere Sachverständige vertraten dagegen die Auffassung, daß der konstante Blutdruckabfall ab dem Nachmittag kaum durch Clonidin verursacht worden sei. Der Anstieg der Herzfrequenz sei durch die Catapresan-Gabe nicht erklärbar. Für die Verteilung von Clonidin im Körper müsse der Kreislauf zumindest noch eine minimale Funktion gehabt haben. Es könne daher die Frage nicht beantwortet werden, ob ein natürlicher oder ein unnatürlicher Tod eingetreten sei.
Die Handlungen von Michaela R. in diesem Fall wurden vom Gericht als versuchter Totschlag gewertet, da Frau Gl. zum Zeitpunkt der Injektionen möglicherweise schon tot gewesen sei.

Fall 7

Am 7. 1. 1986 war der 94jährige Herr He. wegen eines Oberschenkelhalsbruches in das St. Petrus Krankenhaus eingeliefert worden. Vor Jahren war ihm ein Herzschrittmacher implantiert worden, der bis zu seinem Tod störungsfrei funktionierte. Am 8. 1. wurde Herr He. operiert. Der postoperative Verlauf gestaltete sich komplikationslos, Herr He. hatte einen etwas niedrigen Blutdruck und war desorientiert. Er wurde aus Selbstschutzgründen an sein Bett geschnallt.
Am Nachmittag des 8. 1. 1986 nahm Michaela R. gemeinsam mit einer Krankenschwester und einer Schwesternschülerin den Dienst auf. Die Kollegin verließ an diesem Tag vorzeitig die Station, so daß Michaela R. mit der Schülerin allein war. Gegen Ende des Dienstes, nachdem die Pa-

tienten für die Nacht versorgt waren, schrieb Michaela R. zu Herrn He. ins Übergabebuch: „*Kreislaufkontrollen - Überwachung wie üblich - Pat. fast blind und taub - etwas unruhig zeitweise, daher Fixierung - sonst alles o. B. - Diurese gut spont. z. Na. 1ml Thalamonal.*“
Kurze Zeit später war Michaela R. gerade dabei, in der Zentrale eine Kaliumchlorid-Spritze aufzuziehen, um Infusionen vorzubereiten, als sie auf dem Monitor Auffälligkeiten bei Herrn He. entdeckte. Sie habe die Kaliumchlorid-Spritze hingelegt und sei zum Bett des Patienten gegangen. Da habe sie gesehen, „*daß das Herz nicht mehr richtig kam.*“ Michaela R. beauftragte die Schülerin, sofort den Oberarzt zu verständigen und ging selbst in die Zentrale und zog zwei Ampullen Natriumbicarbonat auf. Es sei nicht auszuschließen, so das Gericht, daß während dieser Tätigkeit die Schwesternschülerin gefragt habe, wo sie denn die Telefonnummer des Oberarztes finde. Möglicherweise habe Michaela R. die Natriumbicarbonat-Spritze aus der Hand gelegt, der Schwesternschülerin Antwort gegeben und anschließend irrtümlich die vorher abgelegte Kaliumchlorid-Spritze genommen. Gegen 19.30 Uhr, am 8. 1. 1986, einen Tag nach dem Tod von Frau Gl., injizierte Michaela R. Herrn He. das Kaliumchlorid.
Als der Oberarzt kurze Zeit später eintraf, setzte er die bereits begonnene Reanimation fort. Für ein Medikament schickte er Michaela R. in die Zentrale, die hier ihren Irrtum bemerkte und erkannte, daß sie den jetzigen Zustand des Herrn He. verursacht habe. Michaela R. habe nicht den Mut gefunden, dem Oberarzt ihren Fehler zu gestehen, so das Gericht. Der Oberarzt brach die Intubation ab. Er lobte Michaela R. noch, weil ihr die Intubation so gut gelungen sei. In ihr Tagebuch schrieb Michaela R.: „*Ex von 95 J. Hüfte - He. - Rea. - Intub. - ich super geklappt.*“ Die direkt veranlaßte Obduktion lieferte ebensowenig Hinweise auf die Todesursache bei Herrn He. wie die später gerichtlich angeordnete Untersuchung. Im Muskelgewebe und im Blut aus der Oberschenkelvene konnten „*eventuell Spuren von Clonidin*“ nachgewiesen werden. Von den Sachverständigen für Anästhesie und Intensivmedizin wurde kritisiert, daß postoperative Untersuchungen, Elektrolyt-, Ausscheidungs- und Temperaturkontrollen, die Überwachung des Venendrucks und Blutgasanalysen entweder nicht dokumentiert oder gar nicht durchgeführt wurden.
Bei Herr He. hielt das Gericht den Tatbestand der fahrlässigen Tötung für gegeben.

Fall 8

Im September 1985 war die 79jährige Frau Im. in das St. Petrus Krankenhaus aufgenommen worden. Sie litt an einem perforierten Blinddarm. Zweimal war sie bereits wegen dieser Erkrankung operiert worden, postoperativ war Frau Im. jeweils auf die Intensivstation gekommen. Bei diesen Behandlungen hatte Michaela R. Frau Im. kennengelernt. Sie empfand Frau Im. als einen „*sehr lieben Menschen.*“ Auch nach den Verlegungen auf eine normale Krankenhausstation besuchte Michaela R. die Patientin. Nach ihrer Entlassung sollte sie in ein Altenheim in der Nähe von Verwandten in Süddeutschland ziehen, worauf sich Frau Im. sehr freute.

Gegenüber ihren Angehörigen äußerte sie aber auch die Sorge, daß die Blinddarmwunde nicht verheilen wolle, daß ihr dies Kummer mache. Von solchen Sorgen habe sie, so das Gericht, auch Michaela R. bei einem Besuch nach der zweiten Operation auf der Normalstation erzählt. Frau Im. habe zunehmend schlechter ausgesehen. Michaela R. schilderte, daß es ihr schwergefallen sei, Frau Im. „*anzulügen.*“ Sie habe der Patientin gesagt, „*daß es mit ihr von Tag zu Tag sichtlich aufwärts gehe.*“ Frau Im. berichtet, daß sie Angst habe, wieder auf die Intensivstation verlegt zu werden. Für diesen Fall „*bitte ich, mir dann zu helfen. Es wird sowieso nichts mehr aus mir*“, so schilderte Michaela R. die Äußerung von Frau Im.

Anfang Februar habe ihr Frau Im. bei einem Besuch erzählt, daß sie noch einmal operiert werden solle. Erneut habe Frau Im. gebeten, ihr „*zu helfen*“, wenn sie wieder auf die Intensivstation müsse. Zu ihren Angehörigen wolle sie nicht mehr, sie werde doch zu einem Pflegefall. Michaela R. schilderte, daß sie Frau Im. zugesagt habe, in diesem Fall auf sie aufzupassen und ihr zu helfen.

Am Vormittag des 5. 2. 1986 wurde Frau Im. erneut operiert. Während der Operation, die eigentlich nur wegen einer Abszeßbildung erfolgte, stellte sich heraus, daß bei Frau Im. ein ausgedehntes Dickdarmkarzinom vorlag. Ein vorübergehender Blutdruckabfall während der Operation konnte behoben werden. Frau Im. überstand die schwere Operation erstaunlich gut.

Michaela R. hatte an diesem Tag gemeinsam mit einer Krankenschwester und einer Schwesternschülerin ab 13.00 Uhr Spätdienst.

Als Michaela R. zum Bett von Frau Im. gegangen sei, habe diese bittend geschaut vielleicht auch sinngemäß gesagt: „*Sie denken doch an ihr Versprechen ...*“ Michaela R. sei überzeugt gewesen, so das Gericht, daß Frau Im. nicht mehr geheilt werden könne. Sie habe daher beschlossen, Frau Im. „*zu töten, um ihr weiteres Leiden zu ersparen.*“ Michaela R. sei zur Zentrale gegangen, habe mindestens eine Ampulle Kaliumchlorid und drei Ampullen Catapresan aufgezogen und Frau Im. die Medikamente im Bolus gespritzt. Es sei sofort zum Herz-Kreislauf-Stillstand gekommen. Der verständigte Oberarzt leitete sofort, letztlich erfolglos, Reanimationsmaßnahmen ein. Die im Blut des Leichnams gefundenen Clonidinmengen hätten - so die Sachverständigen - den Tod von Frau Im. bewirkt.

Ohne äußere Einwirkung sei der Tod bei Frau Im. zu diesem Zeitpunkt nicht erklärbar. Bei Frau Im. erkannte das Gericht auf Tötung *„durch deren ausdrückliches und ernsthaftes Verlangen.“*

Angeklagt, aber nicht nachweisbar, so das Gericht, seien weitere neun Todesfälle auf der Intensivstation des St. Petrus Krankenhauses gewesen. Michaela R. habe in diesen Fällen die Taten bestritten. Diese neun Patienten starben in der Zeit zwischen dem 6. 2. 1984 und dem 26. 10. 1985. Nicht zuletzt wegen erheblicher Dokumentationsmängel und wegen gravierender Behandlungsfehler konnten diese Tötungen nicht nachgewiesen werden. So starb, z.B. die 76jährige Frau La. 8. 8. 1985 auf der Intensivstation. Wegen eines Darmkrebsleidens war sie zuletzt am 7. 8. 1985, operiert worden. Am Nachmittag des 8. 8. fielen Blutdruck und Puls bei Frau La. ab. Es kam schließlich zum Herzstillstand. Die pharmakologisch-toxikologischen Untersuchungen des Leichnams lieferten nur *„Hinweise auf Spuren von Clonidin“*, aber keinen wissenschaftlich exakten Nachweis dieser Substanz. Aus Sicht der Sachverständigen war eine Todesursache nicht erkennbar. Der Blutdruckabfall sei mit einer Catapresan-Gabe vereinbar. Für die Stunden unmittelbar vor dem Tod der Frau La. seien aufgrund der *„erheblichen Dokumentationsmängel“* aber sichere Aussagen nicht möglich.

Zusammenfassend bewerteten die Sachverständigen für Anästhesie und Intensivmedizin die Zustände auf der Intensivstation so: *„Die hohe Zahl der Todesfälle (auf der Station) findet in der Medizinischen Fehlleistung auch ihre Erklärung.“*

Psychiatrisch-psychologische Begutachtung

Gestützt auf die forensisch-psychiatrischen Gutachten traf das Gericht zur Persönlichkeitsentwicklung bei Michaela R. die folgenden Feststellungen. 1958 wurde Michaela R. in Wuppertal geboren. Die Mutter, zum Zeitpunkt der Geburt 19 Jahre alt, sei Hausfrau gewesen, der Vater Kaufmann. In den ersten Monaten nach der Geburt habe Michaela R. unter einem ‘Pylorospasmus’ gelitten was bedeutete, daß das Kind kurz nach oder auch während der Mahlzeiten erbrach, so daß diese Zeit, insbesondere für die Mutter, zu einer besonderen Belastung wurde.

Auch in der Folge sei die Beziehung zur Mutter problematisch gewesen. Die Mutter habe sich ein liebes und zurückhaltendes Mädchen gewünscht. Sie sei aber lebhaft, temperamentvoll und unruhig gewesen, habe sich geweigert, Röcke zu tragen und mit Puppen zu spielen. Sie habe überwiegend mit Jungen gespielt und sei keinem Streit aus dem Weg gegangen. Michaela R. selbst berichtete, daß sie sehr wild und kein einfaches Kind gewesen sei: *„Die Mutter ist schnell auf der Palme gewesen und ich*

hab's auch oft ausgetestet." Michaela R. schilderte, daß sie wütend und trotzig reagiert habe, wenn der Mutter, was öfter vorgekommen sei, „*die Hand ausrutschte.*" Sie habe es der Mutter übel genommen, daß sie die Strafen - anders als der Vater - nicht begründet habe. Auch wegen ihres Nägelkauens sei es zu ständigen Streitereien mit der Mutter gekommen. Lob und Anerkennung von der Mutter habe sie nur dann erfahren, wenn sie dem Bild, das die Mutter von einem Mädchen gehabt habe, entsprach.
Ihren Vater dagegen erlebte Michaela R. als „*ruhig, ausgeglichen und leichter zu warmherzigen Reaktionen befähigt.*" Er habe sie angenommen, so wie sie war. Von ihm habe sie das Interesse für sportliche Dinge, insbesondere Fußball, übernommen. Sie habe auch selbst Fußball gespielt, was damals für ein Mädchen ziemlich ungewöhnlich gewesen sei. Wegen der Probleme mit der Mutter habe sie oft andere Kinder um ihr Elternhaus beneidet. Schon als Kind habe sie es gelernt, Gefühle hinter Aktivität und Fröhlichkeit zu verbergen.
Nach dem Kindergarten kam sie 1965 in die Grundschule, ab Sommer 1968 in die Hauptschule. Ihre Leistungen seien nicht „*berauschend*" gewesen, „*ich hätte mehr leisten können.*" Schon ab der Grundschule habe sie „*den Klassenclown*" gespielt, was ihr vordergründig die Anerkennung der Mitschüler eingebracht habe. Auch als sie von den Lehrern bestraft worden sei, habe sie die Rolle des Klassenclowns nicht aufgegeben. Immer wieder habe es deswegen Streit mit der Mutter gegeben. Mehr noch als ihr Vater habe ihre Mutter gehofft, das sie ein Gymnasium besuchen werde. Michaela R. erinnerte sich: „*Ich hatte das vielleicht unrichtige Gefühl, die Mutter erkenne mich nicht an, ich sei dumm. Sie machte mich, sicher unbeabsichtigt, oft nieder.*"
Wegen ihrer Schulprobleme und der häufigen Streitereien mit der Mutter hätten die Eltern erwogen, die Tochter in ein Internat zu geben. Sie habe es so aufgefaßt, als solle sie „*aus dem Elternhaus abgeschoben werden.*" Jahre später, während ihrer Zeit als Schwesternschülerin erzählte sie einmal deprimiert, als sie sechs bis acht Jahre alt gewesen sei, habe ihr die Mutter aus Zorn darüber, daß sie sich verbotswidrig in einem benachbarten Garten aufgehalten hatte, entgegengehalten: „*Der Tag deiner Geburt war der schwärzeste Tag in meinem Leben.*"
Michaela R. schilderte, daß sie ihre Kindheit nicht in guter Erinnerung habe. Die Mutter sei kühl gewesen und sie habe nie eine innige Beziehung zu ihr gehabt. 1968 wurde Michaela R.'s einziger Bruder geboren. Sie schilderte, daß sie sich gern um das kleine Kind gekümmert hätte, dies sei ihr aber von der Mutter verweigert worden; und dies, obwohl sie während der Kindheit häufiger einen geistig behinderten Nachbarjungen betreut habe. Eifersüchtig habe sie registriert, daß zwischen Mutter und Sohn eine innige Beziehung entstanden sei, der Bruder sei ruhig, fleißig

und gehorsam gewesen. Es habe oft geheißen, sie solle sich an ihm ein Beispiel nehmen. Sie werde noch als „*Klofrau*“ enden, wenn sie in der Schule nicht fleißiger und konzentrierter werde. Der Vater hingegen habe gesagt, „*Michaela macht das schon.*“

1973 wurde Michaela R. aus der Hauptschule entlassen. Schon während ihrer Schulzeit habe sie im Rahmen einer „*berufspraktischen Woche*“ in einem Krankenhaus gearbeitet; das habe ihr so gut gefallen, daß sie Krankenschwester habe werden wollen. Sie habe sich beim St. Petrus Krankenhaus in Wuppertal beworben und sei auch angenommen worden.

Von 1973 bis 1975 besuchte Michaela R. die Pflegevorschule des St. Petrus Krankenhauses. Hier habe sie erstmalig viel Interesse am Unterrichtsstoff gehabt und ihre Leistungen steigern können, so daß sie die Pflegevorschule als Klassenbeste beendete. Sie habe sich daraufhin zum Oktober 1975 für einen Ausbildungsplatz zur Schwester an der Krankenpflegeschule des St. Petrus Krankenhauses beworben. Wegen einer Lungenentzündung habe sie mehrere grundlegende Unterrichtsinhalte versäumt und konnte trotz erheblicher Bemühungen den Stoff nicht nachholen, zumal ihre Mitschülerinnen überwiegend Abiturientinnen gewesen seien und der Unterricht sich an deren Ausbildungsniveau orientiert habe. Nur wegen ihrer überdurchschnittlichen Einsatzbereitschaft und ihrer „*sehr guten*“ praktischen Leistungen habe sie die Versetzung in die zweite Klasse geschafft. In der Zeit der Krankenpflegeausbildung sei sie in den theoretischen Fächern nie über ein ‘ausreichend’ hinausgekommen. Im August 1978 bestand Michaela R. das Krankenpflegeexamen mit ‘ausreichend’.

Befragt durch die Schulleitung hatte Michaela R. angegeben, am liebsten auf der Intensivstation oder der internistischen Frauenstation im Anschluß an ihre Ausbildung arbeiten zu wollen. Von Michaela R.’s Wünschen habe die Chefärztin der Abteilung für Anästhesie und Intensivmedizin erfahren, die Michaela R. schon aus der Pflegevorschule gekannt habe. Ihr sei der außergewöhnliche Einsatz und die Tatkraft der Schülerin aufgefallen und so habe sie sich dafür eingesetzt, daß Michaela R. auf die Intensivstation des St. Petrus Krankenhauses in Wuppertal kam. Zunächst befristet bis Januar 1979 begann Michaela R. ab Oktober 1978 auf der Intensivstation zu arbeiten. Nach Ablauf dieser Frist habe Michaela R. ein eher unterdurchschnittliches Zeugnis erhalten, indem ihr aber im Verhalten zu Patienten äußerste Hilfsbereitschaft und Höflichkeit bescheinigt wurde.

Michaela R. wurde in ein unbefristetes Arbeitsverhältnis übernommen. Auf dringendes Anraten der Chefärztin habe Michaela R. berufsbegleitend von Mai 1979 bis April 1981 eine Ausbildung zur Fachschwester für Anästhesie und Intensivpflege mit der Abschlußnote ‘gut’ absolviert. Sie

bekam eine Gehaltserhöhung und stieg 1982 oder 1983 zur Schichtleiterin auf. An der Krankenpflegeschule sei sie als Unterrichtsschwester eingesetzt worden, und für die Intensivstation zur Vertreterin des Pflegedienstleiters ernannt worden.
Die parallel zum beruflichen Aufstieg vollzogene persönliche Entwicklung habe bei Michaela R., so das Gericht, „*teilweise zu einer weitergehenden Verarmung*“ geführt.
Mit Beginn der Pflegevorschule, also im Alter von 15 Jahren, sei Michaela R. mit Erlaubnis der Eltern zu Hause ausgezogen. Sie habe im Personalwohnheim der Schule ein Zimmer bezogen, das sie mit ein oder zwei Mitschülerinnen habe teilen müssen. Sie habe bald, wegen ihres offenen und fröhlichen Wesens, Kontakt zu ihren Mitschülerinnen gefunden. Der Umgang mit Patienten sei ihr von Anfang an leicht gefallen und habe ihr Freude gemacht. Sie habe hier Leistungen erbracht, die sie selbst nicht für möglich gehalten habe. Die Eltern, insbesondere die Mutter, hätten sich darüber sehr gefreut.
Es habe ihr Selbstvertrauen gegeben, daß ihr eine Lehrerin mit offener Sympathie begegnet sei. Michaela R.: „*Sie hat akzeptiert, wie ich war, ohne Versuche, an mir Veränderungen vorzunehmen.*“ Die kinderlose Lehrerin sei für Michaela R. zu einem Ideal geworden, wofür sie ihr alles Mögliche getan habe, „*um sich das beglückende Gefühl zu erhalten, angenommen zu sein und geschätzt zu werden.*“ „*Geschockt und traurig*“, so Michaela R., habe sie erkennen müssen, daß die Frau ihrem Idealbild nicht entsprach. Mehrfach habe sie die betrunkene Lehrerin davon abhalten müssen, über die Balkonbrüstung zu balancieren oder gewalttätig zu werden. Sie habe das Verhalten der Lehrerin erst viel später verstehen können.
Das in der Pflegevorschule bei Michaela R. gestärkte Selbstvertrauen sei während der Ausbildung zur Krankenschwester, wegen ihrer allenfalls ausreichenden Leistungen in den theoretischen Fächern, wieder geschmälert worden. Darunter habe sie sehr gelitten, weil sie zum einen besonders leistungsbezogen gewesen sei und zum anderen schon früh - so das Gericht - unbewußt in der ständigen Angst gelebt habe, etwas falsch zu machen. Darüber hinaus habe sie die Erfahrung gemacht, daß allein Leistung und Erfolg den Wert eines Menschen ausmachen. Äußerlich habe sie sich optimistisch und lustig gegeben, als machten ihr ihre Schulprobleme nichts aus. Der Vater habe ihr gesagt, daß Patienten andere Sorgen hätten und nicht auch noch wissen wollten, was in einer Krankenschwester vorgehe. An diesen Rat habe sie sich gehalten. Auch in anderen Zusammenhängen sei Michaela R. immer bemüht gewesen, sich nicht durch Schwächen, Fehler oder Ängste bloßzustellen. Vor Mißempfindungen und wohl auch vor Menschen, die an ihr interessiert gewesen seien,

sei sie in die praktische Arbeit auf der Station ausgewichen. Sie sei immer bereit gewesen, im Bedarfsfall bei Personalnot eine zusätzliche Schicht zu übernehmen.
So kam der erwähnte Eindruck einer befreundeten Mitschülerin zustande, die berichtet hatte, daß Michaela R. sogar gemeinsame Verabredungen abgesagt hätte, wenn aus dem Krankenhaus angerufen worden sei. Bei Michaela R. sei es immer so gewesen, daß Privates den beruflichen Belangen untergeordnet gewesen sei. Diese Freundin schilderte, daß Michaela R. in beruflichen Dingen immer für Sonderaufgaben bereitgestanden habe, „*um keinen mit einem 'Nein' zu enttäuschen; sie versuchte stets, den Erwartungen an sie zu entsprechen.*“ Das habe sie in der Freundschaft zu Michaela R. immer gestört, genauso wie deren Neigung, „*Kulissen aufzubauen*“, hinter die sie niemanden habe schauen lassen:
„*Wenn sie etwas betroffen machte, ist sie sehr empfindlich gewesen und zu wie eine Auster. Wenn sie zu war, blieb sie zu. Ich hab dann aber auch nie gebohrt. [...] Wenn man fühlte, da ist was bei ihr und sie sagte es nicht, war das schon kränkend. Wenn es ihr nicht besonders gut ging war sie eher so: Hallo, was kostet die Welt. Ihre Traurigkeit war manchmal gar nicht zu bemerken.*“
Später dann - so die ehemalige Freundin - habe sie bemerkt, daß ihre Augen nicht mitgelacht hätten: „*Sie übertrieb dann ihre Flapsigkeit, war dann sehr aufgedreht, sehr aktiv. Wenn die anderen nicht merken sollten, daß sie was verbergen wollte, dann kriegten die das auch nicht mit.*“
Nach Auffassung des Gerichtes war das Bemühen der Chefärztin, sie auf die Intensivstation zu holen, nach Michaela R.'s Empfinden eine besondere Auszeichnung. Das Personal einer Intensivstation sei, so einer der Sachverständigen für Anästhesie und Intensivmedizin während des Gerichtsverfahrens, „*Elitepersonal*“ und werde auch allgemein als solches angesehen. Michaela R. sei daher besonders bemüht gewesen, die Anforderungen auf der Station zu erfüllen. Dies sei ihr so gut gelungen, daß die Chefärztin beschlossen habe, Michaela R. zu fördern. Überall sei bald die Rede davon gewesen, daß Michaela R. „*Chefins Liebling*“ sei.
Michaela R. schilderte, daß sie selbst nicht daran gedacht habe, eine Weiterbildung zur 'Fachschwester für Anästhesie und Intensivpflege' mitzumachen. Sie habe nach der Ausbildung „*von Schulbüchern die Nase voll*“ gehabt. Wegen ihrer tiefverwurzelten Angst, Anforderungen nicht zu genügen, an sie gerichtete Wünsche nicht zu erfüllen, habe sie es nicht gewagt zu widersprechen, als die Chefärztin diese Weiterbildung von ihr verlangt habe. So habe sich Michaela R. bei der Zusatzausbildung viel Mühe gegeben, nicht zuletzt deswegen, um die von ihr verehrte Chefärztin nicht zu enttäuschen. Auch die theoretischen Leistungen seien nun besser geworden und die Fortbildung habe ihr Spaß gemacht. Zu den

Mitgliedern der Prüfungskommission gehörte auch die Chefärztin, die später im Prozeß erklärte: „*Wir wollten sie auf '2' bringen.*"
Weil Michaela R. davon geprägt gewesen sei, daß ihr Anerkennung und Wertschätzung nur über Leistungen zuteil werden, habe sie versucht, den Erwartungen der Chefärztin zu entsprechen. Deren Lob habe sie gebraucht, „*wie's tägliche Brot.*" Mit dem Aufstieg zur Schichtleiterin, zur Stellvertreterin des Pflegedienstleiters und der Ernennung zur „*Ansprechpartnerin*" der Chefärztin sei der Einsatz von Michaela R. belohnt worden. Zu dieser Zeit sei das Verhältnis zu ihren Eltern, „*wunderbar*" gewesen. Vater und Mutter hätten sich über ihren Erfolg gefreut, Probleme aus der Kindheit seien nicht mehr besprochen worden.
Die Beziehungen zu Männern haben sich schwierig gestaltet. Zum Tanzen sei sie nicht gern gegangen, sie habe sich hier unsicher und linkisch gefühlt und versucht, alle Situationen zu vermeiden, wo dies sichtbar geworden wäre.
Mit 19 Jahren sei sie zum ersten Mal verliebt gewesen. Als sie erfahren habe, daß der Mann verlobt gewesen sei, sei die Beziehung zu Ende gewesen. Eines Abends habe sie bei einem Fest einen Mann kennengelernt, mit dem sie anschließend nach Hause gegangen sei. Man habe vorher Alkohol getrunken und sie habe sich nichts dabei gedacht. Der Mann sei aber zudringlich geworden, habe versucht, sie zu vergewaltigen. Dieses Erlebnis habe Michaela R. tief verletzt und beschämt. Über Jahre habe sie sich mit keinem Mann mehr eingelassen. 1980 habe Michaela R. eine kleine Wohnung angemietet. Zwei bis drei Jahre später habe sie ihre einzige intensivere Liebesbeziehung gehabt. Aber auch diese Verbindung habe Michaela R. abrupt abgebrochen, als sie entdeckt habe, wie der Mann vor einer Verabredung mit ihr seinen Ehering abgestreift habe. Diese Erfahrung habe sie tief gekränkt und verletzt. Eine damalige Freundin schilderte, daß sie danach „*gegenüber neuen Bekanntschaften übervorsichtig*" geworden sei. Um keine Erklärungen abgeben zu müssen, erzählte sie die unglaubhaften Geschichten: „*Ich habe das gemacht, weil er für mich wirklich gestorben war*", so schilderte Michaela R. ihre Beweggründe für diese Geschichte in der Gerichtsverhandlung. Geglaubt habe man ihr im Kollegenkreis die Erzählungen schon damals nicht. Michaela R. habe ohnehin zu Übertreibungen geneigt, und so habe man ihr noch weniger geglaubt.
Ihre herausgehobene Stellung auf der Intensivstation habe Michaela R. lange geschmeichelt. Von ihren Kollegen wurde berichtet, daß ihr die Rolle des Lieblings der Chefin auf der einen Seite unangenehm gewesen sei, sie es andererseits aber auch genossen habe. Von seiten der Kolleginnen sei man ihr mit einer gewissen Reserviertheit begegnet, habe sie für die „*Zuträgerin*" der Chefärztin gehalten. Aufgrund der erwähnten Ge-

rüchte über eine angebliche Beziehung der Chefärztin zu Michaela R., des jahrelang andauernden Streites der Chefärzte und der abnehmenden Präsenz der Chefärztin im Operationssaal sowie auf der Station sei Michaela R. zunehmend in eine isolierte Stellung im Team geraten. Sie habe darauf reagiert, indem sie freiwillig vermehrt Dienste übernommen habe. Unter dieser Belastung habe sich ihre Art verändert. Im Gegensatz zu früher sei sie zunehmend als mürrisch und unausgeglichen erlebt worden. Überwiegend sei Michaela R.'s Umgang mit Patienten freundlich und umgänglich gewesen, es habe aber auch Situationen gegeben, in denen sie barsch reagiert habe. Wie andere Mitglieder des Teams auch habe sie mitunter ältere Patienten mit 'Oma' und 'Opa' angeredet. Überhaupt habe sich Michaela R. einer Sprache bedient, die grober und derber gewesen sei als bei anderen Kolleginnen oder Kollegen. So habe sie vom Sterben häufiger als *„abkratzen"* gesprochen oder davon, daß *„die/der jetzt den Löffel abgegeben"* habe.
Auch von *„Eigenmächtigkeiten"* bei Michaela R. wurde von einzelnen Kolleginnen berichtet. 1980 sei es gewesen, als Michaela R. einem Patienten zwei vom Arzt verordnete Medikamente nicht verabreicht habe mit der Bemerkung, dem Patienten gehe es nicht gut, der brauche das nicht mehr. Als die Kollegin Michaela R. einmal wegen einer zu schnell verabreichten Calcium-Spritze kritisierte, habe diese geäußert, daß sie jetzt auch Examen habe und so schnell spritzen könne, wie sie wolle. Einzelne Kolleginnen beobachteten, daß Michaela R. Patienten, die nach ihrer Einschätzung nicht hinreichend ausgeschieden hatten, ohne ärztliche Anordnung Diuretika verabreichte, ohne dies zu dokumentieren.
Michaela R. selbst schilderte, daß ihr der Umgang mit Patienten, die für ihre Pflege nicht zugänglich gewesen seien, zunehmend schwer gefallen sei. Insbesondere bei *„alkoholabhängigen Deliranten oder Suizidpatienten"* sei dies so gewesen. Über alkoholkranke Menschen habe sie geschimpft, so schilderte ein Wuppertaler Arzt. Ihm sei aufgefallen, daß sich Michaela R. einigen Patienten nur kurz zugewandt habe, andere, insbesondere Schwerkranke, dagegen *„betüttelt"* habe. Eine Kollegin schilderte ihren Eindruck, daß Michaela R. bei einzelnen Patienten *„zu sehr mitgelitten hat, manches nur schwer verarbeitet hat."* Mitunter sei Michaela R. *„zu mitfühlend"* gewesen.
In der Urteilsbegründung wird beschrieben, daß Michaela R. im Pflegeteam auf der Wuppertaler Intensivstation zunehmend isoliert worden sei. Aus dem Gefühl heraus, daß persönliche Anerkennung und persönliche Wertschätzung nur über Leistung erfolge und daß ein Eingeständnis von Gefühlen, Befindlichkeitsstörungen und Stimmungen mit Schwäche gleichzusetzen sei, habe sie mit Menschen, die sich für sie interessierten, eine wirkliche Beziehung nicht zugelassen. Zunehmend sei es für Mi-

chaela R. schwieriger geworden, diese Konstellation in gewohnter Weise zu kompensieren: nämlich durch vermehrte berufliche Aktivitäten. Darüber sei Michaela R. nicht depressiv geworden, dies habe ihre hyperthyme Charakterstruktur verhindert, vielmehr habe sich ihre Stimmungslabilität verstärkt. Vor dem Hintergrund der Einsicht, daß die Chefärztin der Abteilung für Anästhesie und Intensivmedizin Michaela R.'s Idealvorstellungen nicht entsprach, Alkoholprobleme gehabt, sich zurückgezogen habe und in einen ständigen Streit mit dem chirurgischen Chefarztkollegen verwickelt gewesen sei, habe ihr Selbstwertgefühl, das von äußerer Anerkennung gefährlich abhängig sei, eine wesentliche Schwächung erfahren.
Vorher habe an der Richtigkeit ärztlicher Vorgaben bei Michaela R. kein Zweifel bestanden. Aufgrund des Konfliktes der Chefärzte untereinander sei bei Michaela R. zunehmend der Eindruck entstanden, auf der chirurgischen Abteilung werde solange operiert, *„bis es auch der jüngste Assistenzarzt gelernt hat.“*
Parallel zu dieser Entwicklung sei es Michaela R. zunehmend schwerer gefallen, zuverlässig zwischen fremdem Leiden und den eigenen Gefühlen und Empfindungen zu unterscheiden, es sei zu einem 'symbiotischen Grenzverlust' gekommen. Dieser 'symbiotische Grenzverlust' sei auch entstanden aufgrund eines perönlichkeitspezifischen, unbewußten Abwehrmechanismus: Michaela R. neige zur Projektion und Delegation ihrer Gefühle.
Das Team einer Intensivstation laufe ohnehin ständig Gefahr, über permanenten Konfrontationen mit schwerem Leiden und dem Tod, aber auch aufgrund der sonstigen Belastungen in die Krise zu geraten.
Ein häufiger Weg, diese Schwierigkeiten in Grenzen zu halten, sei die Ausbildung eines Gefühles der Selbstüberschätzung, der *„kollektiven Grandiosität“*; eines Gefühls, gekennzeichnet dadurch, daß man als Mitarbeiter einer Intensivstation zur Elite gehöre, außergewöhnliche Leist-ungen erbringe und dem Tod trotzen, wenn nicht sogar besiegen könne. Bei Michaela R. habe sich das so ausgedrückt: *„[...] tolles Gefühl, was man da* [auf der Intensivstation] *alles machen konnte, unbeschreiblich [...].“*
Als sie den Rückhalt im Team verloren habe, das Verhältnis zur Chefärztin distanzierter geworden und damit ihr Selbstwertgefühl labilisiert worden sei, habe sie schließlich nicht mehr ausreichend unterscheiden können zwischen ihrem eigenen und dem fremden Leiden der Patienten. Das Gefühl der kollektiven Grandiosität habe sich von da an verändert. Michaela R. habe in dieser Konstellation das Gefühl entwickelt, *„im wesentlichen laste die Station auf ihren Schultern.“* Dies habe sie zwar belastet, aber auch das eigene Selbstwertgefühl erhöht. So sei bei ihr um den Jahreswechsel 1984/85 das Gefühl entstanden, sie sei es, die sterbenden Men-

schen unnötige Operationen, unnötiges Leiden und vermeidbare Schmerzen durch eigenes Handeln ersparen müsse.
In der Hauptverhandlung erklärten die forensisch-psychiatrischen Gutachter, daß zu Beginn des stationären Beobachtungszeitraumes Michaela R. sich überraschend unbelastet gegeben habe: „*Sie wirkte auf Anhieb erstaunlich unbefangen, geradezu munter, agil, lebhaft, war voller Aktivität und von einer fast gehoben anmutenden Stimmung.*" Zu dieser Zeit habe sie berichtet, ihre Kindheit sei glücklich gewesen, sie habe ein wunderbares Elternhaus gehabt. Konflikte habe es nicht gegeben. Ihre Taten habe sie mit „*den Grundsätzen einer humanen Sterbehilfe*" gerechtfertigt. Bemühungen eines Sachverständigen, in den ersten drei Monaten „*etwas zu problematisieren, Risse in der Porzellanglätte ihrer Persönlichkeit aufzuspüren, scheiterten vollständig.*" Ab April sei es zu deutlichen Veränderungen gekommen. Michaela R., „*die bislang von ungebrochener Munterkeit war, die, immer ein Lächeln auf den Lippen, viel von sich aus redete, ohne inhaltlich viel über sich zu sagen, die keine Gesprächspausen entstehen ließ und die Leerlauf und Schweigen nicht gut ertragen konnte, die bei aller Freundlichkeit und vordergründigen Zugewandtheit letztlich wenig zugänglich war, die immer zum Ausdruck brachte, daß sie mit sich im Reinen sei - sie wurde zunehmend unsicher, nachdenklich und stiller.*"
Danach erst sei es möglich gewesen, mit Michaela R. über ihre Ängste, ihre inneren Nöte, ihre „*Konfliktvermeidungs- und Verleugnungsstrategien*" zu reden.
In der Urteilsbegründung heißt es: „*Ihr fröhlicher, extrovertierter, burschikoser Aktivismus habe, wie sie dem Sachverständigen erklärte, auch immer die Funktion gehabt, nicht nur andere, sondern auch sich selbst von Ängsten, Schwächen, wirklichen Bedürfnissen und Befindlichkeiten abzulenken.*"
In diesem Zusammenhang habe sie gegenüber dem Sachverständigen davon gesprochen, daß es gleichsam zwei Personen in ihr gäbe. „*Je schlechter es dem 'einen Ich' gegangen sei, je verzagter, ängstlicher, unsicherer, bedürftiger und angewiesener sie sich gefühlt habe, desto aktiver, heiterer, scheinbar autonomer, stabiler und unbeeindruckbarer habe 'die andere Person' agiert.*"
Im Laufe dieser Entwicklung habe Michaela R. differenziertere und selbstkritischere Einsichten in ihre Persönlichkeitsstruktur gewonnen. Die anfänglich geschilderte Konfliktfreiheit und „*Porzellanglätte*" sei nicht nur bewußte „*Abwehrstrategie*" gewesen, sondern Ausdruck weitgehend fehlender Selbsterfahrung und Unkenntnis über die eigene Persönlichkeit. In dieser Phase der Begutachtung sei es Michaela R. erstmals möglich gewesen, „*anders als apologetisch rational*" die Straftaten zu besprechen. Michaela R. sei vorübergehend aufgewühlt und labilisiert gewesen. Aber

auch in dieser Phase sei sie überwiegend aktiv geblieben und mit sich selbst und anderen burschikos umgegangen.
Sie schilderte, daß sie erstmals in zeitlicher Nähe zu ihrem Geburtstag 1985 „*eingegriffen*“ habe, um einem Patienten das Sterben zu erleichtern. Es sei ein Patient, Herr He., mit einem Kehlkopfkarzinom gewesen. Sie habe sich spontan entschlossen, „*ihm zu helfen.*“ Sie habe eine Kaliumchlorid-Spritze mit einer Natriumbicarbonat-Spritze verwechselt und nicht den Mut gehabt, ihren Irrtum einzugestehen.
Auch im Rahmen der psychiatrischen Begutachtung sei Michaela R. sehr schnell beliebt gewesen. Sie habe rasch eine Sonderstellung gehabt. Reibungslos habe sie sich in den Betrieb eingefügt. Sie habe im Kirchenchor mitgesungen und soviel Vertrauen genossen, daß sie sich - unüblicher Weise - über zwei Flure habe frei bewegen dürfen. Nie seien in der gesamten Beobachtungszeit „*Gefühlsausbrüche*“ oder „*Aggressionen*“ aufgefallen. Schon zuvor habe sie in der Untersuchungshaft zur Anlage und Pflege eines Gartengrundstückes einen maßgeblichen Beitrag geleistet.
Auffälligstes Charakteristikum bei Michaela R. sei deren hyperthyme Temperamentsstruktur verbunden mit einer Disposition zur Stimmungslabilität, so die Ausführungen eines Sachverständigen. Ihre für gewöhnlich ausgeprägte Aktivität, ihr Optimismus und ihre Vitalität könne plötzlich in eine gereizte oder depressive Verstimmung umschlagen. Diese Stimmungslabilität sei nicht nur angeborenes Temperament, sie habe auch „*Abwehrcharakter*“, diene vor allem der Depressionsabwehr. Michaela R. lebe in der „*tiefverwurzelte Angst vor dem, was im Zustand der Ruhe in ihr aufsteigen könnte.*“ Parallel dazu sei bei Michaela R. nur ein schwaches Selbstwertgefühl vorhanden und sie sei daher in besonderem Maße von äußerer Bestätigung, von Lob und von Anerkennung abhängig. Diese fehlende Selbstsicherheit sei nachvollziehbar aufgrund ihrer Lebensgeschichte.
Im Zusammenhang mit frühkindlichen Einflüssen habe sich bei ihr das Gefühl, nicht akzeptiert und wertlos zu sein, verfestigt. Sie lebe in der ständigen Angst, Fehler zu machen und den Ansprüchen nicht zu genügen; sie habe wenig Vertrauen in die eigenen Fähigkeiten. Michaela R. sei darüber hinaus sehr verletzlich und sehr empfindlich. Deshalb und wegen des brüchigen Selbstwertgefühls habe sie versucht, sich als ein Mensch zu geben, der keine Schwächen habe, belastbar und immer gut gelaunt sei. „*Einen Optimismus und eine Lebensfreude zu zeigen, woran alles abprallte*“, sei ihre Absicht. Hilflosigkeit und Verzweiflung habe sie auf diese Art abgewehrt und nicht zugelassen. Diese leichte Verletzbarkeit und ihr brüchiges Selbstwertgefühl habe sie als Schwäche empfunden und fest etablierte Abwehrhaltungen entwickelt. Diese hätten zum einen darin bestanden, aktiv zu sein, Leistungsbereitschaft zu zeigen und den Erwar-

tungen anderer zu entsprechen und sich zum anderen optimistisch und vital, flapsig zu geben bis hin zum *„Clown.*“

Diese Abwehrmechanismen hätten die von Michaela R. selbst als solche erlebten Schwächen vor der Umwelt, aber auch vor ihr selbst verborgen. Diese Abwehr habe eine Schutzfunktion nach außen und nach innen gehabt; sie seien für Michaela R. der bewußten und selbstkritischen Reflexion nicht zugänglich gewesen. So habe sie keine Einsichten und angemessenen Verarbeitungsmechanismen entwickeln können.

Ein weiteres Charakteristikum der Persönlichkeit sei Michaela R.'s unreife und unrealistische Art gewesen, Beziehungen zu leben und zu gestalten. Im zwischenmenschlichen Kontakt bleibe sie emotional distanziert, habe Hemmungen, ihre Wünsche und Bedürfnisse zu artikulieren. Ihre Idealisierung von Leitbildern und die Identifizierung mit diesen ziehen sich durch ihre ganze Biographie. Vom Vater über den Mann in ihrer einzigen Liebesbeziehung bis hin zu den Leitbildern im Beruf: zunächst die Lehrerin und später dann die Chefärztin der Wuppertaler Intensivstation. Selbst mit wenig Selbstvertrauen und wenig innerer Sicherheit ausgestattet, habe sie durch die Idealisierung und die Identifizierung teilgehabt an der vermeintlichen Stärke anderer Menschen.

Michaela R. habe die Neigung, eigene Gefühle auf andere zu projizieren und sich mit den Gefühlen anderer zu identifizieren. So werde die Abgrenzung zwischen den eigenen Gefühlen, den eigenen Wünschen, Spannungen und der eigenen Befindlichkeit und denen des idealisierten Gegenüber schwierig. So lange die Beziehung in dieser Weise intakt sei, könnten eigene Defizite ausgeglichen werden, das eigene defizitäre Selbstwertgefühl stabilisiert werden bis hin zu einem Umschlagen in Gefühle grandioser Überwertigkeit. Identifikatorische Teilhabe sei für Michaela R. so wichtig gewesen, *„wie eine innere Prothese.*“ Bei 'Ent-Idealisierung' und Enttäuschung hätten sich tiefe Selbstwertkrisen und ein Orientierungsverlust eingestellt.

Die identifikatorische Teilhabe beziehe sich auch auf schwächere, kranke und leidende Menschen. Michaela R. vermeide so die Wahrnehmung und Konfrontation mit eigenen Schwächen und eigenem Leiden, indem eigene Defizite in den anderen hinein projiziert werden, um sich der eigenen Defizite gleichsam zu entledigen. Auch hier bestehe das Risiko, daß Grenzverwischungen stattfänden. Sei die identifikatorische Teilhabe nicht herstellbar, oder werde die Grenze des Erträglichen überschritten, dann neige Michaela R. zu plötzlicher, ironisierend-burschikoser Distanzierung.

Der von der Staatsanwaltschaft bestellte forensisch-psychiatrische Sachverständige beschrieb Michaela R. als einen hyperthymen Menschen, sie sei aber in besonderer Weise 'flapsig'. Hyperthym-flapsige Menschen sind weniger nachdenklich, weniger empfindungsfähig und oberflächli-

cher als andere Menschen. So strukturierte Personen zeigten eine 'unernstere' Einstellung zu den Aufgaben des Lebens und verfügten über weniger tragfähige Beziehungen als andere. Wie eine so charakterisierte Persönlichkeit entstehe, könne die psychiatrische Wissenschaft bis jetzt nicht erklären. Die 'Flapsigkeit' eines Menschen lasse sich in viele Richtungen deuten: als Tarnung von innerer Unsicherheit, Traurigkeit und Kontaktproblemen. Wenn aber die Tarnung, die Fassade 'flapsig' ausgestaltet werde, dann sei dies das Spezifikum eines bestimmten Menschen, gekennzeichnet durch ein Defizit an innerem Ernst. Aus all dem, was in der Hauptverhandlung über Michaela R.'s Persönlichkeitsbild bekannt geworden sei, müsse bei ihr auf eine relativ oberflächliche Art der Erlebnisverarbeitung geschlossen werden. Nur so sei es zu erklären, daß Michaela R. - vom Dienst suspendiert - in Kenntnis des Verdachtes gegen sie und von den polizeilichen Ermittlungen wissend, vergnügt und unbekümmert mit ihrer Freundin in den Urlaub gefahren sei, ohne ihr von den Anschuldigungen zu erzählen. Wie sonst sei es erklärbar, daß Michaela R. sich zunächst geweigert habe, den von den Eltern engagierten Rechtsanwalt zu empfangen? Auch die diversen Eintrag-ungen ins Schwesternübergabebuch könnten „*nur als makabre Dokumentation der zugespitzt flapsigen Art der Angeklagten betrachtet werden.*"
Für die Hypothese einer 'Flucht' in Aktivität und Betriebsamkeit seien wissenschaftliche Anhaltspunkte nicht vorhanden. Ebenso wie fehlende Nachdenklichkeit gehöre Betriebsamkeit zu Michaela R.'s Wesen, das durch eine „*Unreife und Nähe zur Kindlichkeit*" charakterisiert sei. Sie könne nicht als stimmungslabil bezeichnet werden, eine hyperthyme Charakterstruktur gehe sehr häufig mit einer gehobenen Stimmungslage einher. Der Sachverständige hat vor wissenschaftlich nicht überprüfbaren Überinterpretationen gewarnt. So sei aus der Aussage der mit Michaela R. befreundeten Kollegin, daß Michaela R.'s Augen manchmal nicht mitgelacht hätten, nicht auf deren Unglück oder Verzweiflung zu schließen. Eine solche Folgerung wurde von dem Sachverständigen als abwegig bezeichnet. Die einzig mögliche Argumentation sei: „*Die Angeklagte sei nicht lustig, sondern flapsig und wenn jemand flapsig sei, dann lachten eben dessen Augen auch nicht mit.*"
Auch Michaela R.'s Ausspruch von der „*starken Löwin*" sei überinterpretiert worden. Dahinter verberge sich nur eine Anspielung auf ihr Sternzeichen. In der Urteilsbegründung heißt es: „*Von der Kammer dazu befragt, hat die Angeklagte dieser Annahme mit erkennbarer Verblüffung widersprochen.*"
Über die Tatmotiv-Hintergründe von Michaela R.'s Handeln äußerten sich die gerichtlich bestellten Sachverständigen, die Michaela R. über einen längeren Zeitraum begutachteten konnten, daß sie sich über die ihr

zugänglichen, bewußten Motive konstant und durchgängig in immer gleicher Weise geäußert habe. Der Beweggrund, *„Patienten zu erlösen, die Sinnlosigkeit deren Leidens, das Menschenunwürdige ihrer Situation zu beenden*“, habe sie als für ihr Handeln bestimmend geschildert. Diese Begründung sei subjektiv in sich stimmig, selbst wenn sie sich in Zeiten der Überbelastung auf der Intensivstation gegenüber Patienten im Ton vergriffen habe, ihr in solchen Momenten Patienten wohl auch *„lästig*“ gewesen seien. Gegen das Motiv, sie habe sich *„lästiger Patienten*“ entledigen wollen, sprächen die Schilderungen vieler Kollegen, aber auch der Vorgesetzten über Michaela R.'s hohes Engagement, ihre Hinwendung zu Patienten und ihre Anteilnahme an den Schicksalen. Nach Auffassung eines Sachverständigen sei es naheliegender, Michaela R.'s einschlägige Äußerungen einer *„zynisch klingenden Schnoddrigkeit zuzuordnen*“ und als Abwehrmechanismus zu verstehen.
Von Beginn an gebe es auch Hinweise auf andere Beweggründe für die Taten, die der unmittelbaren und bewußten Reflexion für Michaela R. nicht zugänglich gewesen seien. So habe sie schon in ihren ersten Vernehmungen erklärt, sie sei in diesen Situationen *„mehr vom Gefühl gesteuert worden als vom Verstand.*“ Auch die Bemerkung gegenüber der Polizei, daß sie nun reden wolle, um *„diese fürchterliche Belastung*“ loszuwerden, mache keinen Sinn, wenn man unterstelle, daß Michaela R. nur aus rationalen Gründen, aus ihrer Überzeugung heraus gehandelt habe. Es sei bei Michaela R. vielmehr zu einer *„abnormen psychischen Entwicklung*“ gekommen, in der sie, im Team isoliert und emotional labilisiert, enttäuscht von der Chefärztin, sich selbst überschätzend zu der Gewißheit gelangt sei, nur sie könne leidenden und sterbenden Menschen *„helfen*“, sie müsse *„einschreiten.*“
Untrennbar seien bei Michaela R. Gefühle des Mitleids verbunden mit *„aktiver Leidenslinderung und aktiver Abhilfe.*“ Michaela R. ertrage es nicht, Leidenszustände passiv-hinnehmend zu ertragen. Daneben sei das Mitleid mit anderen bei Michaela R. auch ein *„Leiden an sich selbst.*“ Wesentlicher Bestandteil dieses vorbewußten Motivbündels sei bei Michaela R. die *„identifikatorische Grenzverwischung*“ zwischen ihr und den Patienten gewesen, die Schwierigkeit zu unterscheiden, was das eigene, in den Patienten hineinprojizierte Leiden und was das individuelle Leiden der Patienten sei.
Hier manifestiere sich ein weiterer zentraler Aspekt von Michaela R.'s Persönlichkeit, nämlich deren unreife Beziehungsstruktur, deren Neigung zur *„grenzverwischenden Identifikation und Überidentifikation.*“ Eine solche Entwicklung sei nur denkbar, wenn man ein weiteres Charakteristikum der Persönlichkeit bei Michaela R. berücksichtige, nämlich deren *„Unfähigkeit, innere Konflikte erlebend zu reflektieren und angemessene*

Problemlösungen zu finden." Michaela R.'s Tötungshandlungen hingen zusammen mit deren eigener Befindlichkeit. So werde es vielleicht erklärbar, daß Michaela R. an einem Tag zwei Patienten getötet habe und bei Frau Gl. das Natriumbicarbonat mit Kaliumchlorid vertauscht habe, obwohl diese schon bewußtlos gewesen sei und deswegen nicht mehr gelitten habe.

Auch die Arbeitsbedingungen und die Atmosphäre auf der Wuppertaler Intensivstation haben bei der Entstehung von Michaela R.'s Tatbereitschaft eine Rolle gespielt. Das Klima sei geprägt gewesen durch ein „*hohes Konfliktpotential*", massive und langandauernde Kompetenzstreitigkeiten sowie daraus resultierende unklare oder gar widersprüchliche Handlungsanweisungen. So seien „*Grauzonen unkontrollierbaren Handelns*" entstanden. Insbesondere Michaela R. sei durch diese Umstände in ihrer Sonderrolle in besonderer Weise belastet und gefährdet gewesen. Isoliert von den übrigen Mitarbeitern, enttäuscht vom Rückzug der Chefärztin, selbst nicht in der Lage, innere Konflikte zu reflektieren, sei es bei Michaela R. zu einer Verstärkung der Stimmungslabilität gekommen.

Infolgedessen habe sie depressive Verstimmungen und Selbstzweifel „*überkompensatorisch*" „*durch Größenideen, Gefühle von Einzigartigkeit, Unersetzlichkeit und Grandiosität*" abgewehrt. Unter dem Einfluß dieser Gefühle, verstärkt durch Michaela R.'s emotionale Verschlossenheit, aber auch „*unter dem Einfluß der Freiräume ihrer Sonderstellung auf der Station*" sei eine solche Entwicklung begünstigt worden.

Für den von der Staatsanwaltschaft bestellten Sachverständigen war die Deutung der hyperthymen Charakterstruktur Michaela R.'s als Fassade für eine andere innere Haltung, wissenschaftlich nicht nachvollziehbar. Michaela R. habe nicht „*im Sinne reflektierter Sterbehilfe gehandelt.*" Wenn überhaupt, dann könne Michaela R.'s „*Eingreifen*" nur mit „*ihrer oberflächlichen, unbekümmerten Wesensart*" erklärt werden, „*die ein Handeln aus Augenblicksregungen heraus nicht ausschließe.*" Nach Ansicht dieses Gutachters waren „*für ein hohes Potential an innerer Konflikthaftigkeit*" keine sicheren Hinweise vorhanden. Michaela R. habe zum einen die Möglichkeit eines Gesprächs mit der Chefärztin gehabt. Zum anderen könne ein Mensch, der so 'flapsig' wie Michaela R. sei, „*von Konflikten nicht so belastet werden, wie von den Mitgutachtern angenommen.*" Die Annahme, Michaela R. habe sich wegen „*irgendwelcher Abwehrmechanismen in Konflikten befunden*" sei unbegründet.

Gegenüber der Chefärztin habe Michaela R. durch ihre Taten einen „*groben Vertrauensbruch begangen.*" Es könne ja sein, daß die Chefärztin die Veränderung der Beziehung von Michaela R.'s Seite bemerkt habe und daß Michaela R. dies zum Anlaß genommen habe, das Vertrauen zu brechen. Wenn aber die Chefärztin von der Änderung der Beziehung nichts

gemerkt habe, dann sei die von Michaela R. behauptete Beziehungsveränderung *„objektiv nicht feststellbar.“*
Die Ausführungen des von der Staatsanwaltschaft benannten Sachverständigen überzeugten die Kammer nicht. Das in den schriftlichen Gutachten der beiden anderen Sachverständigen gezeichnete Bild von Michaela R. und die Überlegungen zur Motivation hätten sich im Verlauf der Hauptverhandlung *„in selten erlebtem Umfang bestätigt und erhärtet.“*
Aus Sicht der Sachverständigen war Michaela R. für ihre Taten strafrechtlich voll verantwortlich. Das Gericht schloß sich dieser Wertung an. Michaela R. sei mit einem Intelligenzquotienten von 112 intellektuell gut begabt und eine *„tiefgreifende Bewußtseinsstörung“* sei nicht erkennbar gewesen. Die festgestellten Auffälligkeiten in Michaela R.'s Persönlichkeit hätten nicht das Ausmaß einer *„schweren anderen seelischen Abartigkeit“* erreicht. Auch die Annahme einer *„krankhaften seelischen Störung“* sei nicht gerechtfertigt.

Das Urteil

Am 11. 9. 1989 wurde Michaela R. wegen Totschlags in fünf Fällen, Tötung auf Verlangen in einem Fall, wegen fahrlässiger Tötung und versuchten Totschlags in je einem Fall zu einer Freiheitsstrafe von elf Jahren verurteilt.
Michaela R. habe nicht aufgrund einer *„feindseligen Gesinnung“* gegenüber ihren Opfern gehandelt. Sie sei vielmehr von der *„irrigen Annahme“* ausgegangen, *„ihr Tun sei für die Patienten Hilfe und Erlösung.“* Sie habe weder *„heimtückisch“* noch *„aus niedrigen Beweggründen“* gehandelt. Daher sei bei Herrn Am., Herrn Bi., Frau Da., Herrn Er. und Frau Fu. der Tatbestand des Totschlages erfüllt, im Falle von Frau Gl. der des versuchten Totschlags.
Bei Herrn He. habe sich Michaela R. der fahrlässigen Tötung, bei Frau Im. der Tötung auf Verlangen schuldig gemacht.
Das von der Staatsanwaltschaft beantragte lebenslange Berufsverbot für Michaela R. verhängte die Kammer nicht. Sie begründete dies nicht mit dem überwältigenden Medieninteresse an dem Prozeß und dem Umstand, daß bei Michaela R.'s Bekanntheitsgrad die Wahrscheinlichkeit gering sei, daß sie von einem Krankenhausträger erneut angestellt werde. Die Kammer gehe vielmehr davon aus, daß bei Michaela R. keine Gefahr bestehe, daß sie erneut rechtswidrige Taten begehe, wenn sie wieder als Krankenschwester arbeite.
Michaela R.'s Taten seien *„wesentlich aus einer Verkettung unglücklicher Umstände“* zu erklären.

WIEN, 1989 (FALL 27)

Im Laufe des 7. 4. 1989 wurden in Wien vier Frauen verhaftet. Sie waren alle am Lainzer Krankenhaus tätig.
Die Verhaftungen kamen zustande, weil am 15. 3. 1989 bei einem Patienten der 1. Medizinischen Abteilung des Krankenhauses Lainz eine unerklärliche Hypoglykämie aufgetreten war. Als sich am 1. 4. 1989 ein solcher Vorfall bei einem anderen Patienten wiederholte und laborchemische Untersuchungen den Verdacht auf exogene Insulinzufuhr nahelegten, erstattete der Chefarzt am 5. 4. 1989 Strafanzeige. Am gleichen Tage nahm die Polizei die Ermittlungen auf. [95]
In einem Gespräch äußerte der Chefarzt den Verdacht, daß in seiner Abteilung vom Pflegepersonal unverordnete Medikamente gegeben würden. Dieser Verdacht - so der Chefarzt - bestehe bereits seit einem Jahr.
Zuerst wurde die Stationsgehilfin Stephanie M. zur Vernehmung auf das Sicherheitsbüro gebracht. Sie belastete mit ihrer Aussage weitere Kolleginnen, so daß noch am gleichen Tag die Stationsgehilfinnen Waltraud W., Irene L. und Maria G. festgenommen wurden.

Die Situation am Arbeitsplatz und die Ermittlungen

Das Krankenhaus Wien-Lainz besteht aus verschiedenen Gebäuden. Im Pavillon V ist die 1. Medizinische Abteilung untergebracht. Hier waren die verhafteten Stationsgehilfinnen tätig.
Durch einen Umbau entstand 1987 eine Abteilung mit 95 Betten auf vier Stationen und kleineren Patientenzimmern.
Für jede Station war ein Stationsarzt verantwortlich. Die Diensteinteilung für das ärztliche Personal sah Montags bis Freitags von 8.00 bis 13.00 Uhr Anwesenheitspflicht vor. Jeder Arzt mußte pro Monat mindestens vier Dauerdienste (13.00 Uhr bis 10.00 Uhr des folgenden Tages) leisten. Während von Montags bis Freitags in der Zeit von 8.00 bis 13.00 Uhr alle Ärzte auf der Station anwesend waren, standen danach für die gesamte Abteilung ein Oberarzt, der nicht in jedem Fall Facharzt sein mußte, und zwei Assistenzärzte zur Verfügung. Die gleiche Regelung galt auch an Wochenenden und Feiertagen.
Es gab 63 pflegerische Planstellen für die 1. Medizinische Abteilung. Die Relation zwischen diplomiertem und nicht diplomiertem Pflegepersonal

[95] Nicht gesondert ausgewiesene Zitate entstammen den Ermittlungsunterlagen und dem Urteil des Landesgerichtes für Strafsachen Wien vom 29.03.1991. Az.: 20 K Vr 3624/89 Hv 6524/90.

war 1989 mit 39 diplomierten und 25 nicht diplomierten Schwestern bzw. Pflegern ungünstig. Im Krankenhaus Lainz lag der Anteil der Stationsgehilfen insgesamt bei 21%, in der 1. Medizinischen Abteilung bei 39%. Auch die Altersstruktur bei den Patienten der 1. Medizinischen Abteilung wich mit einem Anteil von 42,1% im Jahre 1983 und 44,9% im Jahre 1988 bei den über 75jährigen Patienten von anderen Abteilungen und Krankenhäusern deutlich nach oben ab. Der Auslastungsgrad der Abteilung betrug 93,9% im Jahr 1983, 95,4% im Jahr 1986 und 103% im Jahr 1988.

Im Pflegedienst bestanden sogenannte „*Fünferradln.*" Darunter ist zu verstehen, daß eine konstante Gruppe am ersten Tag den sogenannten Beidienst von 7.00 - 17.00 Uhr verrichtet. Am zweiten Tag hat die gleiche Gruppe Hauptdienst von 6.45 - 19.00 Uhr. Am dritten Tag versieht die Gruppe von 18.45 - 7.00 Uhr den Nachtdienst. Am vierten und fünften Tag ist für diese Gruppe dienstfrei. Solche „*Fünferradln*" waren in einfacher Besetzung auf den Stationen B und C vorhanden. Auf den Stationen A, D und auf der Überwachungsstation waren jeweils zwei solcher „*Radln*" vorhanden. Darüber hinaus waren noch die Stationsschwestern oder deren Vertretungen anwesend, und einzelne Schwestern oder Pfleger, die ausschließlich im Tagdienst tätig waren. In der Nacht, in der Zeit von 19.00 bis 6.45 Uhr, waren für die fünf Stationen acht Pflegepersonen im Dienst.

Der relativ hohe Prozentsatz an nicht diplomiertem Pflegepersonal führte dazu, daß für den sogenannten Hauptdienst und den Nachtdienst Stationsgehilfinnen eingesetzt wurden. Für letztere gilt nach österreichischem Recht, daß sie ausschließlich einfache Hilfsdienste in den Krankenhäusern verrichten dürfen. Immer wieder kam es in Lainz vor, daß auf einer Station ausschließlich Stationsgehilfinnen im Dienst waren. Auf der Station B gab es nur eine voll ausgebildete Krankenschwester. Der Chefarzt hatte die Pflegedienstleitung und auch den Krankenhausträger, die Stadt Wien, mehrfach darauf hingewiesen. Auch gemeinsame Versuche des Chefarztes, der Pflegedienstleitung und des Personalrates beim Krankenhausträger eine Änderung zu erreichen, hatte es gegeben. Alle wußten, daß es eigentlich nicht gestattet war, Stationsgehilfinnen allein den Haupt- oder den Nachtdienst verrichten zu lassen. Dennoch wurden sie immer wieder zu diesen Diensten eingeteilt und führten alle anfallenden Arbeiten durch. So war es eine Selbstverständlichkeit, daß Stationsgehilfinnen, insbesondere im Nachtdienst auch Injektionen verabreichten, was für gewöhnlich, und auch das noch mit Einschränkungen, nur voll ausgebildeten Krankenschwestern gestattet ist. Selbst den in der 1. Medizinischen Abteilung tätigen Ärzten war dieser Unterschied nur zum Teil bekannt. Die Versuche, diese ungünstige Personalkonstellation zu ändern, scheiterten allerdings auch am Verhalten der Stationsgehilfinnen selbst, die ihr Privileg, den Krankenpflegefachdienst selbständig durchzuführen, verteidigten. Gerade diplomierte Schwestern hatten es schwer, sich in die Gemeinschaft zu integrieren. Es kam häufig vor, daß neues und diplomiertes Personal nach kurzer Zeit die Abteilung wieder verließ. Der Versuch, ein differenziertes Dokumentationssystem einzuführen, scheiterte am Widerstand von seiten der Ärzte und des Pflegepersonals.

In den letzten Jahren waren beim Ombudsmann des Krankenhauses vermehrt Beschwerden über die mangelhafte pflegerische Patientenbetreuung in der 1. Medizinischen Abteilung eingegangen, insbesondere über unzureichende Körperpflege und -reinigung. Auch die Essensausgabe wurde kritisiert. Besonders alte und bewegungsunfähige Patienten erhoben den Vorwurf, daß sie nicht ausreichend mit Getränken versorgt worden seien. Von mehreren wurde geklagt, daß in der Abteilung ein rauher Umgangston geherrscht habe und die Patienten geduzt worden seien.

Waltraud W. war in der Abteilung beliebt und galt als besonders tüchtig. Mit den Ärzten hat sie sich gut verstanden. Sie wird als eine engagierte Schwester beschrieben, die in unaufdringlicher Weise geholfen habe. Sie war praktisch sehr versiert und hilfsbereit, sehr geschickt und geschwind, wenn ein Notfall aufgetreten sei. Eine Ärztin der Abteilung sagte über Waltraud W., daß aus ihrer Tätigkeit keinesfalls erkennbar gewesen sei, daß sie keine examinerte Schwester gewesen sei. Sie habe Waltraud W. nie grob im Umgang mit Patienten erlebt, sie sei eher fürsorglich gewesen. Eine Schwester berichtete über Waltraud W., daß sie immer lustig gewesen sei.

Einer Kollegin und einem Arzt sei zwar aufgefallen, daß bei Waltraud W. mehr Todesfälle aufgetreten seien, es habe sie aber nicht weiter interessiert. Waltraud W. sagte einmal von sich, daß sie wohl eine Hexe sein müsse, wenn so viele Menschen bei ihr sterben würden. Spätestens seit Mitte der 80er Jahre kursierten Gerüchte in der 1. Medizinischen Abteilung, daß bei Waltraud W. mehr Todesfälle auftraten als bei anderen Schwestern und Pflegern. Mitleid habe man mit ihr gehabt, weil sie offensichtlich immer Pech gehabt habe. Andererseits habe man aber auch bei den häufigeren Todesfällen auf der Station D nichts besonderes gefunden, da es die größte Station mit den kränksten Patienten und den höchsten Aufnahmezahlen gewesen ist. Es sei tatsächlich auch vorgekommen, daß ein Arzt gefragt habe, ob denn Waltraud W. Dienst gemacht habe, als er vom Tod eines Patienten erfuhr. Bei diesen Gesprächen habe sich niemand etwas gedacht, da es sich immer um multimorbide Patienten gehandelt hat. Im Scherz ist Waltraud W. einmal von einer Kollegin aufgefordert worden, zu einem Sterbenden zu gehen mit der Bemerkung, „*geh mit, vielleicht geht es dann schneller.*“ Als im Kollegenkreis über einen ster-

benden Patienten gesprochen wurde, habe ein Mitarbeiter bemerkt, *„den einen Dienst hat er noch überlebt, der stirbt bei der Waltraud W..“* Oder, wenn die Waltraud W. nicht im Dienst gewesen sei, habe es geheißen, *„er kann nicht sterben, weil die Waltraud W. nicht da ist.“* Als ein Arzt das Pflegepersonal über einen schwerkranken, sterbenden Patienten unterrichtete, habe eine der anwesenden Schwestern im Beisein von Waltraud W. bemerkt, *„die Waltraud W. wird's schon richten.“* Waltraud W. habe auf solche Bemerkungen nicht auffällig reagiert. Mitunter sagte sie, daß sie sich wegen der vielen Todesfälle schon fürchte, zum Dienst zu gehen.
Irene L. wird als unauffällig, beliebt, nett und sympathisch auch gegenüber Patienten beschrieben. Ihre Arbeit hat sie pflichtgemäß erledigt, sich darüber hinaus aber nicht weiter angestrengt oder engagiert den Patienten gewidmet. Von seiten einer Angehörigen habe es einmal eine Beschwerde über sie gegeben. Gegenüber Ärzten sei sie *„etwas provozierend und aufmüpfig“* gewesen und habe nur die unbedingt notwendigen Tätigkeiten ausgeführt.
Bei einer Gelegenheit hat Irene L. erzählt, daß sie einen Patienten gehabt habe, der *„ex“* gegangen sei. Seinem Bettnachbarn hat sie gesagt: *„Schauen sie sich den 'Ex' an, wenn's weiter so lästig sind, dann sind Sie der nächste.“* Nach Angaben dieser Schwester starb dieser Patient tatsächlich dann als nächster.
Maria G. hatte keine Probleme mit Patienten und erledigte ihre Arbeit ordentlich. Von einer Ärztin wird Maria G. als zurückgezogen beschrieben.
Als eher zurückgezogen wird auch Stephanie M. beschrieben. Sie soll sich aber häufiger im Ton vergriffen haben.
In der Nacht zum Pfingstsamstag 1987, während des Umbaues der 1. Medizinischen Abteilung, versahen Irene L. und Waltraud W. Nachtdienst. Obwohl beide auf unterschiedlichen Stationen eingesetzt waren, verbrachte Irene L. ihre Zeit zum Teil auf der Station D. Waltraud W. berichtete, daß sie beide die auf den zwei Stationen anfallenden Arbeiten gemeinsam erledigt hätten. Nachdem sie gegen 2.45 Uhr den letzten Rundgang über beide Stationen gemacht hätten, seien sie im Schwesternzimmer der Station D gewesen. Kurze Zeit später hätten beide ein lautes Geräusch gehört. Ein älterer, verwirrter Patient habe das Steckgitter seines Bettes offensichtlich auf den Boden geworfen. Nachdem Waltraud W. und Irene L. den Schaden behoben hatten, gingen sie zurück ins Schwesternzimmer der Station D. Beim morgendlichen Waschen habe Irene L. festgestellt, daß einer ihrer Patienten, Herr Sa., fehle. Waltraud W. schilderte, daß sie sofort nach Herrn Sa. gesucht hätten. Sie habe ihn schließlich gegenüber des V. Pavillons auf einer Baustelle gefunden. Er habe auf dem Rücken gelegen, auf seinem Körper und dem Hals lagen Eisenrohre eines Gerüsts.Waltraud W. berichtete, daß sie das Gerüst wieder aufge-

stellt und sofort gesehen habe, daß Herr Sa. tot war. Anschließend sei der Dienstarzt verständigt worden. Dieser informierte gegen 5.00 Uhr den diensthabenden Oberarzt. Letzterer wollte später nicht ausschließen, daß er nach dem Telefonat wieder eingeschlafen sei. Er habe jedenfalls den Toten gegen 7.00 Uhr untersucht. Eine genaue Todesursache war für den Oberarzt nicht erkennbar, so daß er sich bei seinem Chef erkundigte, wie er zu verfahren habe. Dieser teilte kurze Zeit später mit, daß er mit einem Staatsanwalt gesprochen habe und ordnete die gerichtsmedizinische Untersuchung der Leiche an. Der Leichnam des Herrn Sa. wurde zurück in sein Bett gelegt. Der Oberarzt sprach noch mit dem Sohn des Herrn Sa. Er teilte ihm mit, wie sein Vater aufgefunden wurde; und er vermute, daß Herr Sa. an Herzversagen gestorben sei. Der Chefarzt berichtete später, daß er am Pfingstsamstag mit dem Journalstaatsanwalt telefoniert habe, der ihm geraten habe, Anzeige gegen die Krankenhausleitung zu erstatten. Diese Aufforderung habe er an seinen Oberarzt weitergeleitet. Als er am Dienstag nach Pfingsten gehört habe, daß ohnehin die Polizei dagewesen sei, habe er es nicht für erforderlich gehalten, weitere Schritte zu unternehmen.
Im April 1988 berichtete eine Stationsgehilfin aus der 1. Medizinischen Abteilung einem befreundeten Arzt, der früher dort gearbeitet hatte, daß sie gerüchteweise davon gehört habe, unruhige Patienten würden im „*Fünferradl*" von Waltraud W. mit Rohypnol ruhiggestellt. Obwohl der Arzt diese Schilderung zuerst nicht glaubte, informierte er doch eine Oberärztin der 1. Medizinischen Abteilung. Er erklärte ihr, daß er nicht damit leben könne, einen solch ungeheuerlichen Verdacht zu verschweigen. Am 11. 4. 1988 gab die Oberärztin den Verdacht an den Chefarzt weiter. Nach interner Diskussion im Kreise der Oberärzte gab er die Anordnung, in Verdachtsfällen Harn- und Blutuntersuchungen auf Benzodiazepine, möglichst ohne Wissen des Pflegepersonals, zu veranlassen.
Am 18. 4. 1988 wurde die 84jährige Frau Ra. mit einem M. Parkinson und Herzrhythmusstörungen bei Cardiomyopathie in die 1. Medizinische Abteilung des Lainzer Krankenhauses aufgenommen. Am Morgen des Folgetages war die Patientin nicht weckbar, ohne daß sedierende Medikamente verordnet worden waren. Auch am Mittag bestand die Bewußtseinstrübung fort, ohne daß die Zuordnung zu einem neurologischen Krankheitsbild möglich gewesen wäre. Die Laboruntersuchungen lieferten unauffällige Ergebnisse. Um die Mittagszeit bestand bei Frau Ra. eine stabile Stoffwechsellage und ein normaler Blutdruck, doch am Nachmittag entwickelte sich ein nicht beherrschbares Lungenödem, so daß sie am 19. 4. 1988 um 15.30 Uhr starb. Bei der anschließend durchgeführten Blutuntersuchung ließen sich Abbauprodukte des Medikamentes Rohypnol nachweisen. Nach einem telefonischen Beratungsgespräch mit einem

Gerichtsmediziner erstattete der Chefarzt Strafanzeige. Die Obduktion ergab, daß Frau Ra. an den Folgen einer Lungenembolie bei bestehender Beinvenenthrombose eines natürlichen Todes gestorben war. Bei der chemisch-toxikologischen Untersuchung waren Rückstände von Bromazepam, nicht aber von Flunitrazepam, wie es in Rohypnol enthalten ist, nachgewiesen worden. Mit Lexotanil, das Bromazepam enthält, war Frau Ra. vor ihrem Krankenhausaufenthalt behandelt worden. Der Verdacht einer strafbaren Handlung schien demnach gegenstandslos, die Polizei stellte ihre Ermittlungen ein. Die Anordnung, bei Verdachtsfällen Harn- und Blutuntersuchungen durchzuführen, blieb aber bestehen. Außerdem wurde das Medikament Anexate, ein Gegenmittel bei Benzodiazepinvergiftungen, auf den Stationen deponiert. Die auch nach April 1988 durchgeführten Untersuchungen auf Benzodiazepine verliefen alle negativ.
Aufgrund zweier unerklärlicher Hypoglykämie-Fälle wurden umfangreiche Blutuntersuchungen durchgeführt. Als sich dabei der Verdacht auf exogene Insulinzufuhr erhärtete, erstattete der Chefarzt am 5. 4. 1989 erneut Strafanzeige, die dann am 7. 4. 1989 zu den Verhaftungen der vier Stationsgehilfinnen führte.
Von einem ehemaligen ärztlichen Mitarbeiter wird der damals 51jährige Chefarzt als ein Vorgesetzter beschrieben, der seine „*Leitungsfunktionen vorbildlich*" erfüllt habe. Er sei ein Chef gewesen, der versucht habe, „*allen alles recht zu machen*" - so eine Krankenschwester. Als „*liebenswert und fachlich äußerst kompetent*", aber mit Schwächen „*im Durchsetzungsvermögen und in der Menschenführung*", so beschreibt ein anderer Arzt den Chef. In der Abteilung sei es ein offenes Geheimnis gewesen, daß der Chefarzt ein „*Frauenfreund*" gewesen sei. So hätten viele Mitarbeiter gewußt, daß er über mehrere Jahre ein Verhältnis zu einer der Ärztinnen der 1. Medizinischen Abteilung unterhalten habe. Vielen sei das Suchtproblem dieser Ärztin bekannt gewesen, die während ihrer Tätigkeit im Krankenhaus 1985 zusammengebrochen und im Anschluß daran für längere Zeit ausgefallen sei. In Gegenwart anderer hätten die beiden sich immer mit 'Sie' angesprochen. Es habe aber auch „*Situationen*" gegeben, „*durch welche die Verbindung allgemein bekannt geworden*" sei. So sei es vorgekommen, daß sich der Chefarzt während des Nachtdienstes der Ärztin mit ihr im Dienstzimmer aufgehalten habe. Bei Anrufen der Ehefrau des Chefarztes, die sich nach dem Verbleiben ihres Mannes erkundigt habe, seien die Krankenschwestern in Verlegenheit geraten, schließlich habe man den Chef „*nicht unterbrechen*" wollen. Es wurde im Krankenhaus darüber gesprochen, daß der Chefarzt nach Beendigung dieses Verhältnisses eine Beziehung zu einer anderen, ebenfalls in der Abteilung tätigen Ärztin aufgenommen hatte. Spannungen seien spürbar gewesen zwischen dem Chef und seiner ehemaligen Freundin, aber auch zwischen

den beiden Ärztinnen. Ferner sei in der Abteilung hinter vorgehaltener Hand erzählt worden, daß der Chefarzt seinem Bruder Sterbehilfe mit Morphiumspritzen geleistet habe, der 1985 als Patient auf der 1. Medizinischen Abteilung mit einer unheilbaren Krankheit gelegen habe. Dieses Gerücht wurde erst später als ein solches entlarvt. Der Bruder hatte - in Absprache mit Konsiliarärzten - im Endstadium seiner Krankheit ärztlich verordnetes Morphium bekommen.
Der Chefarzt wurde am 12. 4. 1989 vom Magistrat der Stadt Wien vom Dienst suspendiert.
Ab 1982 habe sie sich - so berichtete Waltraud W. bei ihren Vernehmungen - mit der sogenannten 'Sterbehilfe' beschäftigt. Sie berichtete, daß auch im Kollegenkreis darüber gesprochen worden sei, wie man alten und sterbenden Patienten die Schmerzen lindern, „*sozusagen Sterbehilfe*" leisten könne. Wahrscheinlich Ende 1982 oder Anfang 1983 ereignete sich in der 1. Medizinischen Abteilung in Anwesenheit von Waltraud W. ein Vorfall, der bei ihr die Idee entstehen ließ, den Sterbeprozeß bei alten Menschen mit dem Medikament Rohypnol zu verkürzen. Eine Patientin erhielt wegen eines bevorstehenden Eingriffes eine Ampulle Rohypnol in der vorgeschriebenen Verdünnung intravenös gespritzt. Darunter kam es zu einem Atemstillstand. Die sofort eingeleiteten Reanimationsmaßnahmen verliefen erfolgreich, die Patientin überlebte. Waltraud W. zog daraus den Schluß, daß bei alten und schwerkranken Menschen eine Überdosis von zwei bis drei Ampullen unverdünnten Rohypnols zum Tode führen müsse. Später habe sie dann auch die Medikamente Valium und Dominal verwendet. Bei der Gabe von Rohypnol seien die Patienten nach etwa einer bis eineinhalb Stunden, bei Valium und Dominal nach zwei bis drei Stunden gestorben.
Die Abteilungsapotheke für die gesamte 1. Medizinischen Abteilung befand sich auf der Station D. Darüber hinaus verfügte jede der fünf Stationen über einen eigenen Medikamentenvorrat. In einem sogenannten Medikamentenbuch wurde vermerkt, wenn ein Präparat auf der Station zur Neige ging. Der Stationsvorrat wurde zunächst aus der Abteilungsapotheke ergänzt. Die Abteilungsapotheke wurde von der Zentralapotheke des Lainzer Krankenhauses beliefert. Weder die Entnahmen aus der Stationsnoch aus der Abteilungsapotheke wurden schriftlich dokumentiert. Bestellungen bei der Zentralapotheke waren der Stationsschwester der Station D vorbehalten und waren von einem Oberarzt gegenzuzeichnen. Das Medikamentendepot auf der Station D für die gesamte Abteilung war verschlossen, der Schlüssel stand jedoch der Nachtschwester und während des Tages dem Hauptdienst zur Verfügung. Waltraud W. schilderte, daß eine Überprüfung des Apothekenbuches, insbesondere durch Ärzte, nicht erfolgt sei. Das Insulin habe in größeren Mengen zum Gebrauch im Kühl-

schrank gestanden. Stephanie M. schilderte, daß für alle Schwestern der Zugang zur Abteilungsapotheke möglich gewesen sei.
Waltraud W. berichtete, daß sie spätestens ab 1987 „*schlechte Patienten*" durch die sogenannte „*Mundpflege*" von ihrem „*Leiden befreit*" habe, teilweise gemeinsam mit Stephanie M. Bei komatösen Patienten und solchen, die aufgrund ihrer Erkrankungen nicht durch die Nase atmen können, kann es leicht zu einer Austrocknung der Mundschleimhäute kommen. Um dies zu verhindern, werden die Schleimhäute mit einem flüssigkeitsgetränkten Mundspatel gesäubert und befeuchtet.
Waltraud W. erklärte, daß sie mit einem Spatel auf den Zungengrund gedrückt habe und den Patienten gleichzeitig Wasser aus einem Joghurtbecher eingeflößt habe. So hätten die Patienten das Wasser nicht schlucken können, sondern es aspirieren müssen. Sie habe diese „*Methode*" ausschließlich bei Patienten mit einem Lungenödem angewendet, weil bei denen das eingeflößte Wasser nicht nachweisbar gewesen sei. Man habe die Behinderung der Atmung an einem Gurgeln oder Glucksen erkennen können. Die Patienten seien nicht sofort, sondern erst nach Stunden erstickt. Mitunter wurden dem Wasser noch eine oder mehrere aufgelöste Rohypnol-Tabletten hinzugefügt.
Im Verlauf ihrer ersten Vernehmungen fertigte die Angeklagte unter Zuhilfenahme des „*Sterbebuches*" der Station D eine Liste aller 39 von ihr getöteten Patienten an. Allein ab April 1987 habe sie, zum Teil allein, zum Teil mit anderen, 22 Patienten durch die sogenannte „*Mundpflege*" getötet. Früher von ihr verursachte Todesfälle könne sie, auch bei Vorlage des entsprechenden „*Sterbebuches*", weder zahlenmäßig noch namentlich angeben.
Waltraud W. gab bei ihrer Vernehmung am 7. 4. 1989 an, daß sie irgendwann mit Kolleginnen darüber gesprochen habe, wie man Sterbehilfe leisten könnte. Dabei kam das Medikament Rohypnol zur Sprache, das bei der Verabreichung von zwei bis drei Ampullen eine Atemlähmung verbunden mit einem gleichzeitigen Herzstillstand verursacht. Üblicherweise sei bei einer ärztlichen Anordnung höchstens eine Ampulle Rohypnol mit der in der Packung beigefügten Verdünnungsflüssigkeit verabreicht worden. Sie habe das Medikament jedoch unverdünnt injiziert.
Einige Wochen nach dem Gespräch hat Waltraud W. erstmalig auf diese Weise 'Sterbehilfe' an einem alten Patienten verübt.
Sie habe das Rohypnol immer gespritzt, wenn „*schlechte Patienten*", d.h. sterbende, auf der Station gewesen seien. Sie habe das Rohypnol immer alleine injiziert und glaube nicht, daß dies jemand gesehen oder habe merken können. Zuerst hat sie immer die Injektion hergerichtet und ist mit dem Vorwand, eine Mundpflege durchzuführen, zu dem jeweiligen Patienten gegangen. Während sie die Mundpflege durchgeführt har, ver-

abreichte sie gleichzeitig das Rohypnol durch den Venenkatheter. Jedoch wurde nicht jedem „*Schlechten*“ Rohypnol verabreicht, aus Angst, daß die häufigen Todesfälle während ihrer Dienstzeit auffallen könnten.
Etwa zur gleichen Zeit hat sich die auf Station B tätige Schwester Irene L. beklagt, daß sie einen „*Schlechten*“ habe und von ihr Rohypnol verlangt. Dies hat Waltraud W. im Beisein von Irene L. aufgezogen. Nachdem Irene L. auf ihre Station zurückgegangen ist, hieß es, daß „*er*“ gestorben sei. In der Folgezeit ist Waltraud W. häufig auf der Station von Irene L. gewesen, wenn diese einem 'schlechten' Patienten Rohypnol injizierte.
Waltraud W. schätzte, daß sie selbst auf diese Art „*sicherlich 20 Patienten*“ Sterbehilfe geleistet habe. Etwa fünf Patienten haben überlebt, nachdem sie in die Überwachungsstation verlegt worden seien.
Waltraud W. erinnerte sich z.B. an Frau Ra., die sehr „*schlecht*“ und in einem „*bemitleidenswerten Zustand*“ gewesen sei. Über einen liegenden Venenkatheter hat sie zwei bis drei Ampullen Rohypnol verabreicht, worauf Frau Ra. gestorben ist. In einem weiteren Fall habe sie einer zuckerkranken, aber nicht „*schlechten*“ Patientin Traubenzucker injiziert. Die Patientin sei „*äußerst ungut*“ gewesen, habe immer geschimpft und bei jeder Gelegenheit nach den Schwestern geschlagen, insbesondere nach Stephanie M. und ihr selbst, Waltraud W. Sie habe mit ihrer Kollegin besprochen, sich dieser Patientin zu entledigen. In der Hoffnung, daß aufgrund des erhöhten Blutzuckergehaltes die Patientin in die Stoffwechselabteilung verlegt werden würde, habe sie kurz vor Beendigung des Nachtdienstes 20 ml Traubenzucker injiziert. Sie habe „*dies sozusagen vorbeugend*“ getan.
Waltraud W. wußte davon, daß seit längerer Zeit an „*schlechten Patienten*“ Blutuntersuchungen vorgenommen wurden, hat sich aber darüber keine Gedanken gemacht und nicht deshalb plötzlich Insulin verwendet, zumal ihr klar war, daß man injiziertes Insulin von körpereigenem unterscheiden könne.
Waltraud W. bekräftigte, es sei ihr bewußt gewesen, daß die verabreichten Dosen Rohypnol tödlich gewesen seien.
Ab dem Frühjahr 1989 kam Waltraud W. auf die Idee, Patienten durch das Spritzen von Insulin zu töten. Sie, auch Irene L. und Stephanie M. vermuteten, daß das Insulin in den Leichen nicht nachweisbar sein würde, übersahen aber, daß eine vor dem Tod durchgeführte Blutzuckeruntersuchung sofort den Verdacht auf eine exogene Insulin-Gabe lenken würde. Schließlich führten die überraschenden und unerklärlichen Hypoglykämien zu den Verhaftungen.
Der überwiegende Teil der Tötungen geschah vor dem Umbau im Saal 65 und später dann auf der Station D. Es erstaunte zunächst niemanden, daß

hier die meisten Sterbefälle auftraten, da es sich überwiegend um hochbetagte und schwerkranke Menschen handelte.
Die Leichenschau ließ zu wünschen übrig. Insbesondere während des Nachtdienstes wurden die Leichen von den Ärzten oft nur oberflächlich, z.T. überhaupt nicht untersucht. Auch die Gerüchte, daß im Dienst von Waltraud W. besonders viele Patienten starben, führten nicht zu Recherchen. Es schien geradezu undenkbar, daß jemand vorsätzlich Patienten tötete. Waltraud W. erklärte, daß im Laufe der Zeit die Sterbehilfe für sie „*zur Gewohnheit*" geworden sei. Allein in den Jahren 1987 bis 1989 lag die Zahl der Todesfälle im „*Dienstradl*" der Waltraud W. fünf- bis sechsfach höher, als in anderen „*Radln*" auf der Station D. In der Zeit von 1983 bis 1987 wurden von der 1. Medizinischen Abteilung 2495 Ampullen Rohypnol angefordert. Die 2. Medizinische Abteilung forderte im gleichen Zeitraum 285 Ampullen an. Aufgrund der unterschiedlichen Patientenstruktur sei ein solcher Vergleich zwar nur eingeschränkt möglich, aber vor dem Hintergrund der Berichte von Ärzten und Schwestern, Rohypnol-Ampullen seien nur sehr selten verwendet worden, liegt ein auffälliges Mißverhältnis vor.
Als Motive gaben die Täterinnen an, daß die Patienten „*von ihrem Leiden erlöst*" werden sollten. Der Tod sollte früher herbeigeführt werden, als er bei natürlichem Verlauf zu erwarten gewesen wäre. Die Anklage betonte, daß die sogenannte „*Sterbehilfe*" aus Mitleid als Motiv nicht nachvollziehbar sei. Dem stünden die geschilderten Pflegemängel entgegen, die von einer menschenverachtenden Gefühllosigkeit zeugten. Gerade indem die Patienten bei der sogenannten „*Mundpflege*" erstickt wurden, sei nichts schwerer vorstellbar als ein Handeln aus Mitleid. Diese Tötungsart beweise vielmehr die rohe Brutalität und Gefühlskälte der Täterinnen. Waltraud W. hatte selbst angegeben, daß sie einer Patientin Traubenzukker injiziert habe, weil sie „*lästig*" geworden sei. Stephanie M. beschuldigte Waltraud W., daß sie wiederholt bei Infusionstherapien die verordneten Medikamente weggelassen habe und nur die Trägerlösung infundiert habe, weil Waltraud W. der Meinung gewesen sei, die Patienten bräuchten die Medikamente nicht mehr. Auch ärztlich verordnete Medikamente habe Waltraud W. durch entsprechende Manipulationen im Krankenblatt einfach abgesetzt.
Irene L. gab an, daß Waltraud W. ihr berichtet habe, daß ein Patient „*frech*" gewesen sei und sie geschlagen habe. Dann habe „*der liebe Gott für ihn ein Zimmer*" frei gehabt.
Es war der Staatsanwaltschaft nicht möglich, alle Opfer zu ermitteln. Die Täterinnen konnten sich nur eingeschränkt an Namen erinnern, so daß 'nur' 16 Fälle angeklagt wurden. Zwei Patienten überlebten und vier Leichen waren feuerbestattet worden.

Die verbleibenden zehn Leichen wurden obduziert und gerichtsmedizinisch untersucht. In vier Fällen konnten Rückstände der Medikamente Rohypnol und Dominal nachgewiesen werden. Der negative Befund bei den übrigen sechs Verstorbenen schloß aber nach den gerichtsmedizinischen Gutachten nicht aus, daß nicht dennoch Rohypnol, Valium oder Dominal verabreicht wurden, da mit dem Austritt von Fäulnisflüssigkeit die chemischen Substanzen ausgeschwemmt sein könnten und außerdem eine mikrobiologische Zersetzung dieser Substanzen durch Bakterien und Pilze möglich sei. Ähnlich verhalte es sich beim Insulin. Auch hier sage das Fehlen des chemisch-toxikologischen Nachweises nichts darüber aus, ob tatsächlich Insulin verabreicht wurde oder nicht.
Auch der gerichtsmedizinische Nachweis der Tötung durch Einflößen von Wasser in die Luftwege sei bei bereits beerdigten Menschen nicht möglich. Deshalb verzichtete die Anklage auf den Versuch, weitere Opfer namentlich zu ermitteln und durch Obduktionen den Nachweis zu erbringen, daß es sich um unnatürliche Todesursachen handelte.

Die Gerichtsverhandlung

Vom 28. 2. bis zum 29. 3. 1991 fand beim Landesgericht für Strafsachen in Wien an 19 Verhandlungstagen der Prozeß gegen die vier Stationsgehilfinnen statt.
Waltraud W. hatte gestanden, in der Zeit von 1983 bis zum Beginn des Umbaues der 1. Medizinischen Abteilung Ende 1986 mindestens vier alte und schwerkranke Patientinnen durch Injektionen von jeweils zwei bis drei Ampullen Rohypnol über einen bereits liegenden Venenkatheter getötet zu haben.
Zu diesen vier Tötungen seien aber mindestens zwei weitere hinzuzurechnen. Irene L. und Maria G. schilderten, daß Waltraud W. 1983 bei jeweils einer Patientin in ihrer Anwesenheit Rohypnol gespritzt habe. Die Ermittlung dieser beiden Opfer war nicht möglich.
In der Zeit von 1983 bis 1986 starben 157 Patienten während des Dienstes von Waltraud W. oder bis zu 24 Stunden nach ihrem Dienstende. In dieser Zeit versahen Irene L. und Maria G. teilweise zusammen mit Waltraud W. den Dienst auf der Station D.
Waltraud W. wurde verurteilt, in der Zeit von 1983 bis Ende 1986 zwei namentlich nicht mehr feststellbare Patienten im Saal 65 der 1. Medizinischen Abteilung des Krankenhauses in Lainz durch Injektion von zwei bis drei Ampullen Rohypnol getötet zu haben.
Das Gericht befand sie ferner für schuldig, im gleichen Zeitraum versucht zu haben, vier namentlich nicht mehr feststellbare Patienten des Saales 65 zu töten.

Waltraud W. hatte gestanden, im Verlaufe des Jahres 1987 mindestens drei Patienten durch das Einflößen von Wasser in die Luftwege („*Mundpflege*") getötet zu haben. Irene L. hatte gestanden, daß sie bei diesen Tötungen dabei gewesen sei; allerdings hatte sie die Zahl der Opfer mit zehn angegeben. Sie habe Waltraud W. beim Umbetten der Patienten geholfen. Irene L. berichtete, daß sie im voraus nie gewußt habe, ob Waltraud W. beabsichtigte, eine patientengerechte Mundpflege durchzuführen, oder ob sie eine Tötungsabsicht gehabt habe. In den beiden angeklagten Fällen habe sie Waltraud W. bei der tödlichen „*Mundpflege*" beobachtet. Auch die Namen dieser Opfer konnten nicht ermittelt werden.
Im Verlauf des Jahres 1987 starben während der gemeinsamen Dienste von Waltraud W. und Irene L. und bis zu 24 Stunden nach deren Dienstende 12 Patienten auf der Station D.
Das Gericht sprach Waltraud W. schuldig, während des Jahres 1987 zwei Patienten des Saales 65 bzw. der Station D getötet und versucht zu haben, einen weiteren Patienten zu töten. Sie habe diese Patienten erstickt oder versucht zu ersticken, indem sie ihnen Wasser in die Luftwege eingeflößt habe.
Im Verlauf der polizeilichen Vernehmungen revidierte Waltraud W. die Liste, auf der sie 39 Patientennamen dokumentiert hatte. Sie erklärte nunmehr, die Zahl ihrer Opfer sei zu hoch. Sie unterschied elf sogenannte „*sichere*" von elf „*zweifelhaften*" Tötungen. Von diesen „*zweifelhaften*" Fällen habe sie zwar in fünf Fällen den Tod verursacht, sie erinnere sich aber nicht mehr an die Namen.
Sie behauptete nun, mit den restlichen 17 Tötungen nichts zu tun zu haben. Gleichzeitig schränkte Waltraud W. ein, daß sie sich an die Tötungsarten nicht mehr erinnern könne.
Die Anklage beschränkte sich zu Gunsten von Waltraud W. auf die von ihr selbst angegebenen elf „*sicheren*" Fälle und auf die fünf Tötungen, die sie nicht genauer angab. Die Verstorbenen wurden, sofern sie nicht feuerbestattet wurden, exhumiert, obduziert und gerichtsmedizinisch untersucht.
Das Gericht befand Waltraud W. für schuldig, in der Zeit vom 1. 4. 1987 bis zum 14. 3. 1989 drei namentlich nicht zu ermittelnde Patientinnen oder Patienten der 1. Medizinischen Abteilung des Krankenhauses Lainz, Station D, getötet zu haben.
Sie habe bei diesen Personen entweder durch das Einflößen von Wasser in die Luftröhre oder durch die intravenöse Verabreichung von unverdünntem Rohypnol den Tod herbeigeführt.
Bei einer weiteren Patientin bzw. einem weiteren Patienten habe sie versucht, die Person mit der sogenannten „*Mundpflege*" oder durch Rohypnol zu töten.

Die einzelnen Tötungen: Waltraud W.

Fall 1
Der 81jährige Herr Af. wurde am 21. 4. 1987 aufgenommen. Er litt an einer Bauchspeicheldrüsenentzündung, war deutlich kachektisch und bei der Aufnahme nicht bei Bewußtsein.
Waltraud W. gestand, Herrn Af. am 24. 4. 1987 während ihres Dienstes drei Ampullen Dominal forte intravenös gespritzt zu haben. Die unmittelbar nach seinem Tod in der Lainzer Prosektur durchgeführte Obduktion zeigte neben der bekannten Pankreatitis eine Lungenentzündung, die nach Ansicht des Obduzenten zu einem tödlichen Herz-Kreislauf-Versagen führte. Herr Af. wurde feuerbestattet. Nach dem Urteil der gerichtsmedizinischen Sachverständigen reichte bei diesem Patienten die Verabreichung der drei- bis sechsfachen Dosis von Dominal forte aus, um ihn zu töten.
Das Gericht war der Überzeugung, daß Waltraud W. Herrn Af. am 24. 4. 1987 durch die intravenöse Gabe von drei Ampullen Dominal vorsätzlich getötet hatte.

Fall 2
Die 89jährige Frau Kl. wurde am 19. 9. 1987 aufgenommen. Nachdem sich ihr Zustand zunächst verschlechterte, trat in den Folgetagen eine Besserung ein, so daß Mobilisierungsversuche durchgeführt werden konnten. Nach einer erneuten Verschlechterung verstarb Frau Kl. am 10. 10. 1987.
Waltraud W. gestand, Frau Kl. am 10. 10. 1987 während ihres Dienstes durch die sogenannte „*Mundpflege*“ getötet zu haben.
Eine Obduktion fand nicht statt. Frau Kl. wurde feuerbestattet. Das Gericht wertete Waltraud W.’s Handlungen in diesem Fall als Tötungsversuch.

Fall 3
Die 80jährige Frau Bu. wurde am 15. 10. 1987 aufgenommen und starb auf der Station D am 18. 10. 1987. Waltraud W. gestand, Frau Bu. am 18. 10. zwei bis drei Ampullen Rohypnol intravenös gespritzt zu haben. Die Obduktion ergab keinen Hinweis auf eine unnatürliche Todesursache. Die etwa zwei Jahre später durchgeführte Exhumierung und anschließende gerichtsmedizinische Untersuchung konnten keine Abbauprodukte von Rohypnol, Valium oder Dominal nachweisen. Nach Auffassung der Sachverständigen erlaubte dieses Ergebnis nach der langen Liegezeit des Leichnams nicht den Schluß, daß tatsächlich kein unverordnetes Medikament verabreicht worden sei. Sollten die Angaben von Waltraud W.

stimmen, so habe die Gabe von zwei bis drei Ampullen Rohypnol den Todeseintritt zweifellos beschleunigt.
Das Gericht befand Waltraud W. schuldig, bei Frau Bu. einen Tötungsversuch unternommen zu haben.

Fall 4
Der 89jährige Herr Cr. wurde am 8. 1. 1988 mt einem Lungenödem aufgenommen. Er war verwirrt, verlangsamt und schläfrig. Herr Cr. starb am 9. 1. 1988.
Waltraud W. gestand, Herrn Cr. am 9. 1. 1988 durch die sogenannte „*Mundpflege*" getötet zu haben.
Da der Leichnam feuerbestattet wurde, war keine Exhumierung möglich. Der gerichtsmedizinische Sachverständige war der Auffassung, daß bei bestehendem Lungenödem die „*Mundpflege*" tödlich gewesen sei. Das Gericht hielt Waltraud W. für schuldig, Herrn Cr. durch Einflößen von Wasser in die Luftwege („*Mundpflege*") vorsätzlich getötet zu haben.

Fall 5
Der 82jährige Herr Di. wurde am 27. 3. 1988 mit einer Cerebralsklerose aufgenommen. Er starb am 30. 3. 1988.
Waltraud W. gestand, Herrn Di. am 30. 3. 1988 während ihres Dienstes durch die sogenannte „*Mundpflege*" getötet zu haben.
Eine Obduktion im Krankenhaus erfolgte nicht. Die gerichtliche Obduktion, etwa eineinhalb Jahre nach dem Tod, konnte keine sichere Todesursache mehr nachweisen. Es war für die gerichtsmedizinischen Sachverständigen aber sicher, daß Herr Di. an seinem Todestag nicht in der Lage war, der „*Mundpflege*" Widerstand entgegenzusetzen. Das Gericht beurteilte das Handeln der Waltraud W. als Tötungsversuch.

Fall 6
Am 27. 4. 1988 wurde der 90jährige Herr El. auf die Überwachungsstation wegen einer Darmblutung aufgenommen. Sein Zustand besserte sich, so daß er auf die Station D verlegt werden konnte, wo er am 8. 5. 1988 verstarb.
Waltraud W. gestand zunächst, Herrn El. am 8. 5. 1988 durch das Einflößen von Wasser erstickt, also mit der sogenannten „*Mundpflege*", getötet zu haben. Später korrigierte sie sich und gab an, Herrn El. Rohypnol intravenös gespritzt zu haben.
Seine Leiche wurde im Mai 1988 im pathologischen Institut des Lainzer Krankenhauses obduziert, ohne daß sich Hinweise auf eine nicht natürliche Todesursache ergaben. Bei den nach der Exhumierung durchgeführten gerichtsmedizinischen Untersuchungen konnte das nicht verord-

nete Medikament Dominal forte nachgewiesen werden. Dadurch - so die Anklage - sei der Nachweis erbracht, daß Waltraud W. tatsächlich ein Medikament gespritzt habe. Bei der vorliegenden Multimorbidität des Herrn El. habe die Dominal-Gabe zum Tode geführt.
Das Gericht sah es als erwiesen an, daß Waltraud W. Herrn El. durch die intravenöse Verabreichung von drei Ampullen Dominal forte vorsätzlich getötet hatte.

Fall 7
Der 82jährige Herr Fr. wurde am 15. 11. 1988 wegen einer Herzinsuffizienz aufgenommen. Während der Behandlung stellte sich eine deutliche Besserung ein, doch am 20. 11. 1988 starb er plötzlich und überraschend.
Waltraud W. gestand, Herrn Fr. kurz vor seinem Tod während ihres Dienstes zwei bis drei Ampullen Rohypnol intravenös gespritzt zu haben. Der zunächst nicht obduzierte Leichnam wurde im Mai 1989 exhumiert und gerichtsmedizinisch untersucht.
Medikamentenrückstände konnten nicht nachgewiesen werden. Dennoch war es nach Überzeugung der gerichtsmedizinischen Sachverständigen nicht ausgeschlossen, daß Rohypnol in toxischer Dosierung verabreicht wurde.
Das Gericht hielt Waltraud W. für schuldig, Herrn Fr. durch die intravenöse Verabreichung von zwei bis drei Ampullen Rohypnol vorsätzlich getötet zu haben.

Fall 8
Am 27. 11. 1988 wurde der 81jährige Herr Ga. wegen Herzrhythmusstörungen aufgenommen. Obwohl sein Zustand sich besserte, verstarb er am 1. 12. 1988 mit den Symptomen einer akuten Atemnot. Waltraud W. gestand, Herrn Ga. am 1. 12. 1988 während ihres Dienstes durch das Einflößen von Wasser in die Luftwege („*Mundpflege*“) erstickt zu haben. Eine Obduktion erfolgte nicht.
Da der Leichnam feuerbestattet wurde, waren eine Exhumierung und weitere Untersuchungen nicht mehr möglich.
Das Gericht hielt Waltraud W. für schuldig, Herrn Ga. durch Einflößen von Wasser in die Luftwege vorsätzlich getötet zu haben.

Fall 9
Der 86jährige Herr Hu. wurde am 13. 12. 1988 aufgenommen. Am Abend des 22.12.1988 wurde er als komatös beschrieben und starb wenige Stunden später. Waltraud W. gestand, Herrn Hu. durch „*Mundpflege*“ erstickt zu haben.

Nach dem Tod wurde die Leiche im pathologischen Institut des Lainzer Krankenhauses obduziert, ohne daß sich Hinweise auf eine unnatürliche Todesursache ergaben. Bei den nach der Exhumierung durchgeführten gerichtsmedizinischen Untersuchungen wurde festgestellt, daß Herr Hu. an seinem Todestag mehrere kleinere Lungenembolien erlitten hatte.
Diese seien zwar nicht ursächlich für seinen Tod gewesen, hätten aber seinen Allgemeinzustand soweit verschlechtert, daß er sich gegen die „*Mundpflege*“ nicht habe wehren können. Darüber hinaus wurden Veränderungen des Lungengewebes festgestellt, wie sie für den Ertrinkungstod typisch sind.
Bei den gerichtsmedizinischen Untersuchungen konnten Rückstände der Medikamente Rohypnol, Valium oder Dominal forte nicht festgestellt werden.
Das Gericht sprach Waltraud W. schuldig, Herrn Hu. durch die „*Mundpflege*“ vorsätzlich getötet zu haben.

Fall 10
Die 80jährige Frau Im. wurde am 20. 2. 1989 in die Station D aufgenommen. Sie litt an einem Magentumor. Sie starb am 11. 3. 1989 überraschend. Waltraud W. gestand, in ihrem Dienst Frau Im. durch das Einflößen von Wasser erstickt zu haben.
Ein Sektion unmittelbar nach dem Tod fand nicht statt. Der Leichnam wurde im Juni 1989 exhumiert, obduziert und gerichtsmedizinisch untersucht. Neben einer Lungenblähung wurde eine rötliche Verfärbung der Pleura gefunden, die von den Sachverständigen als Hinweis auf einen Erstickungstod bei Flüssigkeitsaspiration gewertet wurde.
Für das Gericht stand fest, daß Waltraud W. Frau Im. am 11. 3. 1989 durch „*Mundpflege*“ vorsätzlich getötet hatte.

Die einzelnen Tötungen: Irene L.

Irene L. berichtete bei ihren ersten Vernehmungen, daß Waltraud W. ihr 1982 erzählt habe, Sterbehilfe mit Rohypnol-Injektionen zu leisten. Sie selbst sei darüber verwundert gewesen und habe gesagt: „*Ah, so geht das.*“ Waltraud W. erinnerte sich, daß ihre Kollegin dies „*super*“ gefunden und erklärt habe, nun mit ihren „*schlechten*“ Patienten auch so zu verfahren. Irene L. dagegen sagte aus, daß Waltraud W. es ihr kurze Zeit später bei einer alten Frau gezeigt habe, indem eine Spritze in eine Dauernadel verabreicht wurde. Die Frau sei darauf verstorben. Ab diesem Zeitpunkt habe sie registriert, daß die meisten Todesfälle in Waltraud W.'s Dienstzeit aufgetreten seien.

Auf der Station - so Irene L. - wurde ein Sterbebuch geführt. Dort, wo die Waltraud W. unterschrieben habe, sei auch diese am Tod schuld gewesen, sagte Irene L. aus. Fast immer, wenn Waltraud W. im Dienst gewesen sei, sind ein oder zwei Patienten durch ihre Sterbehilfe verstorben. Seit Jahren wandte sie ihre Methoden auch an Patienten an, die nicht im Koma lagen und noch gut ansprechbar waren. Irene L. berichtete von Gesprächen mit Waltraud W. und Stephanie M., die beide von einem schwierigen Patienten erzählten, der dann noch am selben Tag starb.
Etwa 1987 hat Waltraud W. Irene L. aufgefordert mitzugehen und bei der „*Mundpflege*" zuzuschauen. Waltraud W. sei sich sicher gewesen, daß man diese Tötungsart nicht nachweisen könne, weil sich bei einem Lungenödem Wasser in der Lunge befinde.
Irene L. berichtete, daß sie diese qualvolle Art des Sterbens nicht habe mit ansehen können und meist gleich nach der „*Mundpflege*" aus dem Zimmer gegangen sei, während Waltraud W. meist noch eine Weile blieb; teilweise habe sie die Prozedur wiederholt, bis der Tod eingetreten sei. Irene L. schätzte, daß Waltraud W. in den letzten beiden Jahren mindestens hundert Patienten pro Jahr auf diese Weise tötete. Diese Zahlen seien keinesfalls übertrieben. Nach solchen Taten sei Waltraud W. „*eher fröhlich*" gewesen.
Irene L. behauptete, auch die Schwester Maria G. und zwei weitere Kolleginnen hätten von den Tötungen der Waltraud W. gewußt. Aus Gesprächen wisse sie, daß Maria G. auch auf diese Art getötet hat.
Irene L. berichtete, daß sie etwa ein Jahr zuvor selbst auf diese Weise schuldig geworden sei, indem sie einem Patienten Rohypnol über einen Venenkatheter injizierte. Sie betonte aber, nur aus der Sicht der Sterbehilfe gehandelt zu haben getan. Irene L. schätzte in ihren ersten Vernehmungen die Anzahl ihrer Opfer auf etwa fünf bis zehn Patienten.
Waltraud W. hat die Entnahme des Rohypnol aus der Stationsapotheke immer in das dafür ausliegende Buch geschrieben. An wen dies verabreicht wurde, ist nicht kontrolliert worden.
Irene L. gestand, daß sie im Jahre 1983, nachdem ihr Waltraud W. die „*Methode*" demonstriert habe, eine alte und schwerkranke Patientin getötet habe.
Sie habe ihr zwei bis drei Ampullen Rohypnol injiziert. Weil sich Irene L. nicht mehr erinnerte und weil während oder bis zu 24 Stunden nach ihrem Dienst im Jahr 1983 im Saal 65 vierunddreißig Patienten starben, ließ sich der Name der Opfer und der Todeszeitpunkte nicht mehr feststellen.

Fall 1

Am 8. 12. 1988 wurde Frau La. aufgenommen. Sie hatte eine Carotisthrombose mit Halbseitenlähmung. Ihr Gesundheitszustand verschlech-

terte sich zunehmend. Irene L. gestand, während ihres Dienstes am 18. 12. Frau La. drei Ampullen Rohypnol verdünnt mit vier Millilitern Kochsalz intravenös über einen bereits liegenden Venenkatheter gespritzt zu haben, woran sie ca. 18 Stunden später starb.
Der Leichnam wurde obduziert. Es wurden Reste von Flunitrazepam nachgewiesen.
Nach Auffassung der Sachverständigen ist durch die Verabreichung des kontraindizierten Medikamentes Rohypnol eine Lebensverkürzung eingetreten. Sie führten aber zudem aus, daß Frau La. ohne diese Medikamentengabe zu einem späteren Zeitpunkt, möglicherweise aus einem anderen Grund gestorben wäre.
Das Gericht sah es als erwiesen an, daß Irene L. Frau La. auf diese Weise vorsätzlich getötet hatte.

Fall 2
Am 16. 11. 1988 wird der 83jährige Herr Ma. aufgenommen. Er befand sich in einem schlechten Allgemeinzustand und litt unter einer Niereninsuffizienz sowie einer Lungenentzündung.
Irene L. gestand, Herrn Ma. am 21. 12. 1988 zwei bis drei Ampullen Rohypnol unverdünnt intravenös über einen bereits liegenden Venenkatheter injiziert zu haben. Er starb am 22. 12. 1988 ebenfalls etwa 18 Stunden nach der Injektion.
Sein Leichnam wurde primär nicht obduziert. Erst im Mai 1989 fand die Exhumierung und eine gerichtsmedizinische Untersuchung statt, wobei Reste des Medikamentes Rohypnol nachgewiesen wurden. Nach Auffassung der gerichtsmedizinischen Sachverständigen hat die Überdosis des kontraindizierten Medikamentes Stunden nach der Tat zum Tode geführt.
Das Gericht befand Irene L. für schuldig, Herrn Ma. mit der Injektion von Rohypnol vorsätzlich getötet zu haben.

Fall 3
Der 79jährige Herr Ni. wurde am 22. 3. 1989 nach einem Schlaganfall aufgenommen. Irene L. beschrieb Herrn Ni. als einen unangenehmen Patienten, der sie und andere Krankenschwestern mehrfach geschlagen hatte. Während des Krankenhausaufenthaltes erlitt Herr Ni. einen zweiten Schlaganfall und starb am 1. 4. 1989.
Zum Zeitpunkt des Todes hatten Waltraud W. und Irene L. gemeinsam Nachtdienst auf ihren jeweiligen Stationen. Waltraud W. gab später an, daß sie Irene L. während dieses Dienstes am Kühlschrank habe hantieren sehen, in dem das Insulin aufbewahrt wurde. Irene L. sagte ihr, daß sie einen „*schlechten*“ Patienten habe, dem sie Insulin spritzen wolle. Noch vor Mitternacht sei der Patient verstorben. Als die beiden am Morgen

nach der Nachtwache gemeinsam nach Hause fuhren, habe Irene L. erzählt, daß sie dem Patienten auch ein Schlafmittel gespritzt habe. Irene L. bestritt, Herrn Ni. eine Injektion gegeben zu haben. Sie habe allerdings von Waltraud W. erfahren, daß man Patienten mit Insulin töten könne. Einer Krankenschwester, die mit Irene L. in der Todesnacht Dienst hatte, kam der Tod von Herrn Ni. merkwürdig vor. In ihrer polizeilichen Vernehmung berichtete sie, daß Irene L. in einem *„für sie unerklärlichen Ton“* geäußert habe, *„auch Direktoren müßten sterben.“* Eine Obduktion unmittelbar nach dem Tod des Patienten erfolgte nicht. Bei den nach der Exhumierung durchgeführten chemisch-toxikologischen Untersuchung konnten Reste des Medikamentes Dominal forte nachgewiesen werden. Dieses Medikament war ärztlich nicht verordnet worden. Seine Anwendung bei dem multimorbiden Mann sei kontraindiziert gewesen, so die Sachverständigen. Insulin wurde nicht gefunden. Irene L. wurde vom Gericht für schuldig befunden, Herrn Ni. durch das Spritzen einer unbekannten Menge Insulin und von zwei bis drei Ampullen Dominal forte vorsätzlich getötet zu haben.
In den Jahren 1982 und 1983 hatten Waltraud W. und Irene L. zunächst nur sporadisch gemeinsam Dienst. Von September 1984 bis September 1987 waren die beiden in einer gemeinsamen Diensteinteilung. Irene L. gestand, im Zeitraum von 1984 bis 1987 während der gemein-samen Dienste für Waltraud W. mindestens viermal bis zu fünf Ampullen Rohypnol in einer Spritze aufgezogen zu haben. Sie wußte, daß die Spritzen von Waltraud W. verwendet worden seien, um Patienten zu töten. Beide Stationspflegerinnen gaben an, daß die jeweiligen Patienten kurze Zeit später starben.
Das Gericht sah es als erwiesen an, daß Irene L. in zwei Fällen damit zur Ausführung der vorsätzlichen Tötung durch Waltraud W. beigetragen habe. In zwei weiteren Fällen befand das Gericht, Irene L. habe zur Ausführung der Tötungsversuche von Waltraud W. beigetragen.

Die einzelnen Tötungen: Maria G.

Anfang 1983 berichtete Waltraud W. ihrer Kollegin Maria G. von der Möglichkeit, Patienten durch Rohypnol-Injektionen zu töten. Waltraud W. gab an, daß Maria G. erklärt habe, es auch versuchen zu wollen. Zu einem nicht genau feststellbaren Zeitpunkt Anfang 1983 zog Waltraud W. - nach ihrer eigenen Schilderung - auf Bitten von Maria G. drei Ampullen Rohypnol auf. Waltraud W. habe die Spritze an Maria G. übergeben, die diese einem Patienten injiziert haben soll.
Maria G. berichtete, Anfang 1983 von Waltraud W. über das Töten mittels Rohypnol informiert worden zu sein, indem sie ihr dies an einem Pa-

tienten mit Lungenödem „*demonstriert*“ hat. Mitte 1983 habe sie erneut einem alten Schlaganfall-Patienten, der sich in einem schlechten Allgemeinzustand befand, mehrere Ampullen Rohypnol gespritzt.
Beide Patienten sind am nächsten Tag verstorben. Maria G. konnte keine weiteren Angaben machen, wußte aber, daß die Injektionen tödlich wirkten. Nachdem sie diese Umstände zunächst in mehreren Geständnissen bestätigte, widerrief Maria G. Sie habe diese Darstellung nur gegeben, weil sie verwirrt gewesen sei. Sie gab nunmehr an, die Wirkung des Medikamentes Rohypnol nicht gekannt zu haben; Waltraud W. habe ihr auch nicht gezeigt, wie das Medikament wirke. Erst nachdem sie die beiden Rohypnol-Injektionen gegeben habe, sei es zu einem Gespräch zwischen Waltraud W. und ihr über dieses Medikament gekommen. Sie bestritt, mit Tötungsvorsatz gehandelt zu haben, da sie lediglich die Schmerzen der Patienten habe lindern wollen. Beim ersten Mal sei es so gewesen, daß eine Patientin, die keinerlei Schmerzmittel bekommen hat, den ganzen Tag geschrien und gestöhnt habe. Maria G. sei verzweifelt gewesen. Von Waltraud W. wurde sie aufgefordert, etwas zu unternehmen, worauf Waltraud W. dann eine Spritze aufzog. Diese wurde über einen liegenden Venenkatheter verabreicht.
Dem zweiten Patienten habe sie Rohypnol gespritzt, weil es beim ersten Mal so gut gewirkt habe. Im Rahmen der Ermittlungen gelang es nicht, die Opfer zu ermitteln. Maria G. konnte sich nicht erinnern. Im fraglichen Zeitraum starben während ihres Dienstes oder unmittelbar danach 44 Patienten.
Nach Ansicht des Gerichts hat Maria G. zu einem nicht näher feststellbaren Zeitpunkt ab Februar 1983 an einem namentlich nicht zu ermittelnden, etwa 80jährigen Patienten mit einem Lungenödem, und an einem namentlich nicht zu ermittelnden Patienten mit einem Schlaganfall Tötungsversuche unternommen, indem sie ihnen drei Ampullen Rohypnol spritzte.

Die einzelnen Tötungen: Stephanie M.

Stephanie M. gab bei ihren ersten Vernehmungen an, daß sie etwa 1987 von dem Gerücht über die vielen Sterbefälle während der Dienstzeiten von Waltraud W. gehört hat. Dies ist auch anderen Schwestern und Ärzten aufgefallen. Offen wurde hierüber nicht gesprochen, aber jeder habe sich „*darüber gewundert.*“ Seit 1987 war sie mit Waltraud W. gemeinsam im Dienst. Die „*plötzlichen Sterbefälle*“ sind auch in den gemeinsamen Diensten weitergegangen. Stephanie M. sagte einmal zu Waltraud W.: „*Du gehst mir auf die Nerven, jedesmal wenn ich im Dienst bin, fahr ich in den Keller.*“

Einige Wochen vor den Verhaftungen sah sie, wie Waltraud W. einem zuckerkranken Patienten Traubenzucker gespritzt hat. Zur Begründung gab Waltraud W. an, damit die Verlegung des Patienten auf eine andere Station erreichen zu wollen.

In einem weiteren Fall hat Stephanie M. ihre Kollegin Waltraud W. davon abgehalten, einem Patienten Traubenzucker zu spritzen. Nachdem sie etwa 1987 Waltraud W. bei der „*Mundpflege*" beobachtet hatte, zeigte ihr diese den Vorgang bei einer Patientin. Stephanie M. konnte dies aber nicht mit ansehen und bat Waltraud W., damit aufzuhören. Stephanie M. konnte nicht sagen, wie häufig und bei wem Waltraud W. „*Mundpflege*" angewendet hat, aber „*einige*" Patienten seien daran verstorben. Stephanie M. berichtete, daß sie aus Angst vor dienstrechtlichen Maßnahmen geschwiegen habe, denn Waltraud W. stand mit „*mehreren Ärzten unserer Abteilung auf sehr gutem Fuß.*"

Stephanie M. gestand zunächst, zwischen Frühjahr und Herbst 1988 mehrere Patienten durch „*Mundpflege*" getötet zu haben. Später widerrief sie ihr Geständnis und sagte aus, nie allein „*Mundpflege*" durchgeführt zu haben, sondern nur gemeinsam mit Waltraud W. Sie sei jedoch in 18 bis 24 Fällen dabei gewesen, als Waltraud W. Patienten durch „*Mundpflege*" getötet hat. Sie half und assistierte beim Umbetten, reichte den Spatel und brachte Wasser. Außerdem habe sie Wache gestanden, damit andere Patienten oder Kollegen und Ärzte nichts bemerken konnten. Stephanie M. erklärte, daß sie diese Taten nicht habe verhindern können, denn Waltraud W. sei wie eine Furie gewesen, „*nicht wegzubringen*" und habe sie in der Hand gehabt, „*mitgegangen - mitgefangen.*"

Am 12. 1. 1989 wurde die 74jährige Frau Or. kurz nach Mitternacht aufgenommen. Bei ihr bestand eine Lungenfunktionsstörung und eine Halbseitenlähmung. Außerdem roch sie stark nach Alkohol und wirkte insgesamt verwahrlost.

Stephanie M. und Waltraud W. leisteten gemeinsam Nachtdienst, als Frau Or. etwa zweieinhalb Stunden später starb. Waltraud W. schilderte, daß Stephanie M. Frau Or. durch „*Mundpflege*" getötet habe. Stephanie M. habe, nach Waltraud W.'s Darstellung, Frau Or. das Kinn auf die Brust gedrückt, um ein Abhusten des Wassers zu verhindern.

Stephanie M. gestand zunächst, Frau Or. aus Mitleid getötet zu haben, da aufgrund ihres schlechten Allgemeinzustands keine Besserung in Aussicht stand. Später bezeichnete Stephanie M. den Tod der Frau Or. als „*Unglücksfall.*" Sie habe der Patientin nur weisungsgemäß die Hände angebunden, da die Sorge bestanden habe, daß sich Frau Or. die Infusion herausreiße. Erst dann habe sie gesehen, daß Frau Or. Schaum vor dem Mund hatte. Damit die Patientin besser Luft bekäme, habe sie die Rükkenlehne des Bettes hochgezogen, aber wohl zu schnell, wobei der Kopf

der bewußtlosen Frau nach vorn und hinten gefallen sei. Sie habe den Kopf der Frau Or. nicht angefaßt, könne aber nicht ausschließen, daß Frau Or. durch ihre Schuld verstorben sei.
Das Gericht befand Stephanie M. schuldig, fahrlässig den Tod der Frau Or. herbeigeführt zu haben. Sie habe infolge unsachgemäßer Bedienung der Rückenlehne des Krankenhausbettes ein Kompression des Brustkorbes und damit eine zusätzliche Beeinträchtigung der Atmung bei Frau Or. bewirkt.
Von der Anklage, zwischen Frühjahr und Herbst 1988 vier Patienten durch „*Mundpflege*“ getötet oder zu töten versucht zu haben, sprach das Gericht Stephanie M. frei.
Waltraud W. hatte gestanden, gemeinsam mit Stephanie M. in der Zeit von Ende 1986 bis zum 15. 3. 1989 mindestens sieben alte und schwerkranke Menschen durch „*Mundpflege*“ getötet zu haben. Stephanie M. dagegen schilderte, daß sie Waltraud W. in diesen Fällen lediglich „*beim Umbetten*“ geholfen und ihr assistiert habe. Bei der eigentlichen „*Mundpflege*“ habe sie Waltraud W. nicht unterstützt, sondern lediglich daneben gestanden und aufgepaßt. Es seien aber nicht sieben, sondern 18 bis 24 Patienten gewesen, die Waltraud W. in ihrem Beisein durch „*Mundpflege*“ getötet habe.
Eine nähere Eingrenzung des Kreises der Getöteten war nicht möglich. Stephanie M. und Waltraud W. erinnerten sich nicht mehr. Während der gemeinsamen Dienstzeit der beiden ereigneten sich weit überwiegend die meisten Todesfälle auf der Station. In ihrer beider Abwesenheit gab es dagegen nur vereinzelte oder gar keine Todesfälle.
Die Staatsanwaltschaft klagte Stephanie M. sieben Fälle mit gleichwertigem Tatbeitrag an. Das Gericht befand, daß Stephanie M. in der Zeit von Ende 1986 bis zum 15. 3. 1989 im bewußten und gewollten Zusammenwirken mit Waltraud W. sieben Patientinnen oder Patienten durch das Einflößen von Wasser in die Luftwege zu töten versucht habe.

Psychiatrisch-psychologische Begutachtung: Waltraud W.

Waltraud W. wurde 1958 als drittes von sechs Geschwistern in Österreich geboren. Zum Zeitpunkt der Begutachtungen im Sommer 1989 war sie 31 Jahre alt. Sie war ledig und lebte mit einer Schwester in einer gemeinsamen Wohnung in Wien. Der Vater starb 1984 infolge eines Schlaganfalls; die Mutter lebte noch.
Ernsthafte Vorerkrankungen waren nicht festzustellen, manchmal litt sie an Kopfschmerzen. Nach dem Abschluß der Hauptschule begann Waltraud W. die Ausbildung ihres Wunschberufes zur Krankenschwester. Aufgrund einer nicht bestandenen Prüfung schloß sie die Schwesternschule aller-

dings nicht ab. Diese Ausbildungszeit beschrieb Waltraud W. als schrecklich und empfand die Atmosphäre auf der Schwesternschule als *„Klosterklausur.“* Waltraud W. erinnerte sich, daß sie in der Schwesternschule voller Begeisterung für die Pflegetätigkeit gewesen sei. Trotz des fehlenden Pflege-Diploms fand sie 1975 in Lainz eine Anstellung als Hilfsschwester.

Einem Gutachter schilderte Waltraud W. das lange und qualvolle Sterben ihrer sehr geliebten Großmutter, deren schreckliches Ende sie innerlich sehr aufgewühlt habe. Wenn sie daher damals schon die Möglichkeit gehabt hätte, das Sterben zu erleichtern, hätte sie dies getan. Damit der Großmutter das Sterben leichter falle, wurde Morphium verabreicht. Dadurch wurde ihr zum erstenmal bewußt, wie erlösend eine solche Injektion sein könne. Grundsätzlich aber ist sie der Meinung, daß man derartiges nicht tun dürfe; Euthanasie sei etwas, was mit großer Verantwortung belastet sei. Auf der anderen Seite halte man ja nicht aus, *„einen Menschen den man liebt, und dem man eigentlich die schrecklichen Qualen ersparen will, so leiden zu sehen.“*

Während ihrer Tätigkeit in der Klinik erfuhr sie durch manche Ärzte, daß bestimmte Injektionen Erleichterung für den Sterbenden bedeuten können. Unverständnis hatte sie gegenüber Ärzten, die Patienten diese Möglichkeit verwehrten.

Personelle Engpässe und ein ehrgeiziger und für die pflegerischen Mitarbeiter unnahbarer Chef erschwerte patientengerechtes Arbeiten auf der Station. So wurden Arbeitszeiten verlängert, wenn kurzfristig jemand vom Pflegepersonal am Vormittag ausgefallen war. Eine andere Schwester hatte dann bis 13 Uhr weiterzuarbeiten, obwohl diese ebenfalls für den Nachtdienst eingeteilt war. Insbesondere nach dem Umbau, und nachdem eine neue Oberschwester kam, habe man sich immer weniger um die Überbelastung des Personals gekümmert. Beschwerden bei der Personalvertretung wurden allerdings von den leitenden Schwestern nicht gerne gesehen und unterblieben.

Die Entwicklung der Zustände auf der Station und die Tathergänge schilderte Waltraud W. folgendermaßen:

„[...] Das Ganze begann 1984, die anderen waren nicht immer mit mir beieinander, die Stephanie M. schon. [...] Ich kann es gar nicht sagen, wie viele Fälle das waren. Ich hab' bei der Polizei ausgesagt, die sagten [...], wir wissen, daß es mehr waren, mir war das dann alles egal. [...] ich weiß nicht, ich kann keinen genaueren Fall sagen. Ich weiß auch gar nicht, ob die Leute an der Spritze gestorben sind, [...] manche haben ja länger gelebt. [...] Rohypnol war immer im Spiel und auch die „Mundpflege.“ [...] Ich weiß, daß es sicher nicht richtig war, ich wollte den Leuten wirklich helfen. Ich bin mir bewußt, daß das ganz einfach nicht

geht. Ich weiß, daß die Ärzte den Moribunden Heptadon und Morphium gespritzt haben, damit sie ruhiger werden. [...] Manche Ärzte haben es aber nicht gemacht. Die Leute haben immer so gekämpft. Ich war damals, als ich es gemacht habe, der Meinung, daß es vielleicht richtig war, jetzt weiß ich, es war nicht richtig. Das Arbeitsklima war an und für sich nicht sehr gut. [...] Man hat sich unter Kolleginnen besser verstanden, wenn man ein Problem hatte. Die Ärzte haben sich das angehorcht und sagten, das geht mich nichts an, das ist Chefsache. An den ist man jedoch nicht herangekommen. [...] Er hat mit „Radl"-Schwestern nicht gesprochen, vielleicht mit einer Stationsschwester. Wie wir zum Chef wollten, hatte er keine Zeit. Wir waren bei 40 Patienten oft zu zweit. [...] Es hat sich keiner gekümmert, wie wir es machen und wie wir fertig werden, es hat nur immer alles geschehen müssen,[...] keiner fragte wie wir's schaffen. Zu den anderen drei Schwestern hatte ich ein gutes Verhältnis. Mit der Irene L. war ich auch privat sehr gut. [...] Ich hab' Alpträume, ich hab' sehr starke Alpträume und werde oft schweißgebadet munter, auch schon früher. [...] Ich träumte, daß ich irgendwo gefangen bin, ganz einfach schlechte Träume."

Wenig später ergänzte Waltraud W.: „*Es geht mir nicht gut. Es geht mir psychisch nicht gut, die Depression hat zugenommen, ich nehme keine Medikamente, ich will auch keine. [...] Wissen Sie, ich hab' das sicher aus Mitleid getan, aber nur bei Moribunden. Es wurde von Ärzten gemacht. [...] Ich weiß, es war falsch. Manche von den Patienten haben sich vor Schmerzen gekrümmt, und die Ärzte haben nichts gespritzt, nicht bei allen zumindestens. Wenn man gesagt hat, z.B. beim Umbetten usw., die schreien, das war ihnen egal [...], es war nicht richtig. Ich hab' im Sicherheitsbüro alles gestanden, weil die sagten zu mir, sag ruhig mehr [...], aber jetzt , wenn ich so nachdenke, weiß ich, es waren nicht mehr als 11. [...] Ich kann mir diese „Gedächtnisstörungen" nicht erklären. Wenn Sie mich jetzt fragen, kann ich mich überhaupt an nichts mehr erinnern, so genaues zumindest, präzise an gar nichts. Wenn es nicht irgend etwas ganz Gravierendes ist, merkt man es sich nicht. [...] Derzeit sicher kein Gravierendes in meinem Gedächtnis, wie gesagt, [...] warum das so ist, so kann ich es nicht erklären. [...] Daß ich etwas gespritzt habe, sicher, aber nicht mehr genau an wen, global, natürlich [...] daß es nicht richtig war, ja eben, ich weiß nicht ganz. Es ist nicht richtig gewesen. Jetzt ist alles zu spät. Ich würde es sicher nicht mehr machen. Es gibt keine Entschuldigung, das ist ganz klar. Schaun Sie, die haben mir so leid getan, sie waren nicht lästig, uns zumindestens nicht lästig gefallen, das ist es nicht. Das mit der „Mundpflege", daß ich es becherweise hineingeschüttet hätte, das stimmt nicht, die waren ja meistens schon im Lungenkoma, nein Ödem. Kein Arzt hat sie abgesaugt. Wir haben oft genug ab-*

gesaugt, obwohl dies dem Arzt zusteht. [...] Ich habe Leute abgesaugt, wo ich noch Chancen gesehen habe, und wo die Ärzte nichts gemacht haben, da hab' ich dann auch nichts gemacht. [...] Warum das Wasser, mein Gott, ich weiß es nicht. Ich hab' ihnen wirklich alles gesagt, ich hätt' ihnen gerne mehr gesagt, aber ich weiß es jetzt nicht mehr. [...]Die Frau Doktor, [...] sie hat viel getrunken und hat in diesem Zustand dann oft Menschen betreut, sie hat oft Fehler gemacht, das haben die Oberärzte erzählt. Wissen Sie, wenn schon etwas aufgedeckt wird, dann muß alles aufgedeckt werden, warum komm' ich allein dran. [...] Ich mach' das sicherlich nicht aus Rache, sondern ich wollte das alles aufdecken. [...] Ich hab das, was ich wußte, aufgedeckt. Das ist bis heute alles, sonst weiß ich nichts. Ich will jetzt nichts mehr wissen [...]."

Zur „*Mundpflege*" gab Waltraud W. gegenüber den Gutachtern nur wortkarg und widerstrebend Auskunft. Dieses Thema war bei ihr emotional hochbesetzt. Nach wenigen Worten begann sie hemmungslos zu weinen und hat immer wieder hervorgestoßen:„*Es war ja nur ein kleines Schlukkerl, es war ja nur ein kleines Schluckerl.*" Die Patienten seien so verschleimt gewesen. Als Waltraud W. von einem Gutachter vorgehalten wird, daß sie doch die Erfahrung gemacht haben müßte, daß der Patient erstickt, erwidert Waltraud W., das verstehe sie nicht, zwischen dem Wasser und der Flüssigkeit in der Lunge sei doch kein Unterschied. Zu einem anderen Zeitpunkt erklärte Waltraud W., daß sie das Wasser nur zum Befeuchten der Lippen und des Rachens genommen und das Vorbeugen des Kopfes Stephanie M. überlassen habe.

„*Ich war es aber nicht immer, ich war es nicht, wir haben da in der Gruppe so darüber geredet. Der Hauptsinn war der, wir wollten sie erlösen.*" Gemeint seien damit sowohl die „*Mundpflege*", als auch die Injektionen. Sie behauptete, nicht aus Gründen der Arbeitsüberlastung gehandelt zu haben. Insulin oder Zucker habe sie gespritzt, um die Verlegung der Patienten auf eine andere Station zu erreichen.

Morphium kam als Mittel deswegen nicht in Frage, weil es einer ärztlicher Unterschrift bedurfte, während Rohypnol freizugänglich war.

Über die Zusammenarbeit mit den Ärzten in Lainz äußerte Waltraud W.: „*Die haben uns im Regen stehen lassen. Die Ärzte sind stundenlang nicht gekommen und wir hatten die schreienden, verwirrten und sich vor Schmerzen krümmenden Menschen vor uns und konnten nichts dagegen tun.*" Immer wieder ist es vorgekommen, daß die Ärzte im Nachtdienst dem Pflegepersonal das Vorbereiten und Setzen von Spritzen überlassen haben. Gelegentlich gab es auch mit den Ärzten gemeinsame Kaffepausen oder Betriebsfeste. Aber trotz allem kam zwischen dem ärztlichen und dem pflegerischen Personal kein intensiver Kontakt und kein gegenseitiges Vertrauen zustande.

Unter den Kolleginnen war es nur Irene L., zu der Waltraud W. eine sehr gute Beziehung hatte, während das Verhältnis zu den anderen distanzierter war.
Ein Gutachter beschreibt Waltraud W. als kooperationsbereite Persönlichkeit, die *„ängstlich, verzweifelt und deprimiert“* wirkte. Sie lächelte selten, war freundlich, folgte dem Gespräch und versuchte, sich stets zu erinnern. Kognitive Störungen oder intellektuelle Reduziertheit lagen nicht vor. Die Intelligenzprüfung bescheinigte Waltraud W. eine intellektuell knapp durchschnittliche Begabung mit einem formalen Intelligenzquotienten von 97.
Im Rorschach-Test lag die Stimmungslage deutlich, im neurotisch-psychogenen Sinn, im depressiven Skalenbereich. Eine Fülle von Angst- und Affektverdrängungsmechanismen als sekundäre Abwehrzeichen bestanden bei Waltraud W. Mit zunehmender Gesprächsdauer sprach Waltraud W. - so ein Gutachter - ausschließlich von *„Sterbehilfe.“* Das Wort *„Tötungen“* oder gar *„Mord“* vermied sie, da sie auf die Vorstellung fixiert gewesen ist, daß ihre Opfer moribund gewesen seien und nur noch wenige Stunden hätten leben können.
Sie leide im Sinne einer 'Identitätsstörung' (nach Erikson) an einer nicht angepaßten Vorstellung der Zuordnung ihrer eigenen Person zu Bezugspersonen und zur Umgebung. Die allgemeinen Brems-, Kontroll- und Steuerungsmechanismen seien reduziert, jedoch in einem Ausmaß, das die Willenstätigkeit nicht entscheidend beeinflußte. Anhaltspunkte für ein sogenanntes organisches Psychosyndrom seien nicht gefunden worden. Die von Waltraud W. beklagten *„Gedächtnislücken“* seien als Verdrängungen zu bewerten. Affektiv sei bei Waltraud W. die *„Response“* als normal zu bewerten; sie wehre nicht ab, ihre Erklärungen, die wie Schutzbehauptungen wirkten, seien eher aus ihrer *„Verzweiflung oder einem gewissen Unverstand“* zu erklären.
Ein Gutachter wies darauf hin, daß Waltraud W. sich zwischen den beiden Gesprächsterminen, die etwa einen Monat auseinander lagen, völlig verändert habe. Redebereitschaft und Aufgeschlossenheit waren die Kennzeichen bei der Erstuntersuchung, starke Zurückhaltung bei der Zweituntersuchung. Es hatte den Anschein, Waltraud W. hätte sich in der Haft sehr stark mit ihren Problemen auseinandergesetzt.
Bei den mehrstündigen Unterredungen fanden sich keine Hinweise auf ein psychopathologisches Symptom, alle Befunde waren im Rahmen der Norm. Waltraud W. sei nicht affektiv gestört, sehe man von der jetzt erkennbaren deprimierten Stimmung einmal ab, die sich aber aus den Umständen erklären lasse und die nicht als krankhaft zu bewerten sei. Waltraud W.'s Gesprächsbereitschaft sei zwar reduziert, der Gedankenablauf aber ungestört.

Das einzige, was bei Waltraud W. zu finden war, bestand in ihrer Betroffenheit über das lange und quälende Siechtum ihrer Großmutter, vergleichbar den Pflegefällen auf der Station D. In der Zeit Ausbildung ist Waltraud W. mit dem Problem der Morphiumgabe und des Todeskampfes konfrontiert worden. Aus dieser Erfahrung heraus und auch dadurch, daß sie mit großer Begeisterung Krankenschwester habe werden wollen, ließen sich - so ein Gutachter - natürlich gewisse Vorstellungen konstruieren, wie diese junge Frau mit dem hoffnungslosen Zustand und ihrer Betroffenheit darüber nicht umzugehen gelernt habe.
Immerhin sei dieser Vorfall aus Waltraud W.'s Jugend gerade während dieser Berufsausbildung zweifelsohne bedenkenswert in der Beurteilung ihrer Persönlichkeit, stelle aber in keiner Weise eine kausale Bedingung oder gar den Anstoß zu einer bestimmten Entwicklung dar. Im Zusammenhang damit, daß Waltraud W. mit dieser schwierigen Situation, viele Sterbende um sich zu haben, nicht fertig geworden sei, habe das Erlebnis der jungen Heranwachsenden zweifellos seine Bedeutung. Das alles ist aber kein Grund zur Exkulpation. Waltraud W. sei für ihre Taten voll und ganz verantwortlich, es liege keine Geisteskrankheit vor, keine intellektuelle Reduziertheit und kein so schweres psychisches Trauma, das die vernunftgesteuerte und realitätsangepaßte Verhaltensweise, die Zurechnungsfähigkeit in Frage gestellt habe. Waltraud W. sei daher in der Lage gewesen, das Unrechtmäßige ihres Handelns einzusehen und sich gemäß dieser Einsicht zu verhalten.

Psychiatrisch-psychologische Begutachtung: Irene L.

Irene L. wurde 1961 in Wien geboren und war zum Zeitpunkt der psychiatrisch-psychologischen Begutachtungen im Sommer 1989 29 Jahre alt. Der Vater starb 1982 mit 47 Jahren. Er litt an einem Parotissarkom. Nach einer Tracheotomie pflegte Irene L. den Vater zu Hause.
Nach Absprache mit dem Arzt entfernte sie sogar die abgestorbenen oberflächlichen Teile dieses Tumors, obwohl es sie furchtbar 'angeekelt' habe. Sie hat mit dem Vater seelisch sehr mitgelitten und alles ertragen, indem sie *„einfach abgeschaltet“* habe.
Die Mutter war zur Zeit der Begutachtung 50 Jahre alt. Irene L. hat eine jüngere Schwester. Seit 1982 ist Irene L. verheiratet. Mit 19 Jahren bekam Irene L. ein Kind, das sie jedoch zur Adoption freigab, da sie sich der Verantwortung nicht gewachsen fühlte. Eine seelische Belastung sei dies für sie nicht gewesen. Nach der Schulzeit und einem Polytechnischen Jahr begann sie eine dreijährige Ausbildung zur Krankenschwester. Bei den Nachprüfungen im dritten Lehrjahr fiel sie allerdings durch, so daß sie die Krankenpflegeschule ohne Abschluß verlassen hat und Stationsge-

hilfin geworden ist. Auch Irene L.'s Wunsch war es, Krankenschwester zu werden. Schon als Kind hatte sie *„einen gewissen Pflegeinstinkt.“* Neben dem Vater pflegte sie später ihre Großmutter und einen Onkel.
Seit 1979, unmittelbar nach Abbruch ihrer Ausbildung, ist sie im Lainzer Krankenhauses im Pavillon V als Stationshilfe tätig. Die Zustände auf dieser Abteilung waren katastrophal: alte Räume, alte Betten, die man nicht habe verschieben können. Die Patienten mußten auf dem Bett sitzend ihr Essen einnehmen, so daß häufig etwas verschüttet wurde.
In den Jahren danach hat sich dann vieles geändert. Nicht immer zum Positiven, denn die Patienten lagen nun teilweise auf dem Gang. Dies erregte besonders Irene L.'s Mitleid. Die Überbelegung auf der Station mit mindestens fünf bis zehn zusätzlichen Betten hat das Arbeitsklima negativ beeinflußt. An die Personalvertretung konnte man sich nicht wenden, denn dafür habe man bei den Vorgesetzten 'büßen' müssen. Außerdem habe sich das auf die Diensteinteilung ausgewirkt, wenn es zum Beispiel darum gegangen sei, einen Freitag frei zu bekommen. Irene L. berichtete, daß die Oberschwester nicht einmal auf Mütter mit Kindern Rücksicht genommen habe.
Irene L. sei dann auf die Chefstation gekommen. Diese habe fünfzehn Betten, so daß die äußeren Pflegebedingungen wesentlich angenehmer gewesen seien.
Irene L. erfuhr von Waltraud W., daß sie manchen Patienten Rohypnol gab, um ihnen das Sterben zu erleichtern. Sie seien einig gewesen, daß man bei diesen Patienten lediglich den Sterbevorgang beschleunige.
Einem der Gutachter schilderte Irene L. die Entwicklung so: *„[...] Schon im Jahre 1982 hörte ich von Waltraud W., daß sie Sterbehilfe leistet mit Rohypnol. Ein paar Mal war ich dabei. Vom Insulin wußte ich nichts. Von der „Mundpflege“ wußte ich seit 1987. [...] Ich war auch dabei. [...] Selbst habe ich keine „Mundpflege“ gemacht. [...] Mit Rohypnol war ich schon in drei Fällen mit. [...] Über die Wirkung dieses Medikaments war ich informiert, über die Dosierung eigentlich nicht. [...] Die drei Ampullen gab ich ohne zu überlegen, [...] die Wirkung war mir bewußt. [...] Mit der Waltraud W. hat sich in den Jahren ein relativ gutes Freundschaftsverhältnis entwickelt. [...] In der ersten Zeit hatte ich in Lainz eine gute Freundin, die sich jedoch umgebracht hat. [...] Dann begann die Beziehung, die freundschaftliche meine ich, zu Waltraud W. [...] Wenn mein Mann gerade Nachtdienst hatte, schlief ich auch manchmal dort. [...] Auch mit der Stephanie M. war ich befreundet, [...] mit der Maria G. weniger, sie war nur eine Kollegin. [...] Mir tut es leid, was ich getan habe, aber wissen Sie, mein Vater hat mit seinem Parotissarkom so gelitten, ich wußte das alles aus eigener Erfahrung, wie die Menschen leiden, und mir haben die Patienten leid getan. Mein Vater hat ja sehr viel mitgemacht*

.[...] Die Tracheotomie brach auf. [...] Ich hab' ihn einmal in der Woche gesehen, ich war schon verheiratet, [...] das Gewächs wurde immer größer, er hat auch die Mutter gebeten sie soll ihm das nekrotische Gewebe wegschneiden, ich hab's ihm dann weggeschnitten, weil die Mutter es nicht konnte, [...] da hab' ich aber vorher einen Arzt gefragt. Ich glaubte, mein Vater wird wieder gesund, glaubte ich damals. [...] Er wollte in kein Spital mehr.[...] Ich bereue das alles, es war unrichtig was ich getan habe, aber was soll ich sagen, ich hab' nichts Böses im Sinn gehabt, ich wollte nur ganz einfach Schmerzen lindern und niemandem was Schlechtes tun. Ich bin da so hineingekommen. Ich bin überhaupt ein Mensch, der sehr viel auf andere hört. Ich laß' mir leicht was einreden, das war privat so und auch im Dienst. Vielleicht denk ich von anderen Menschen immer nur das Gute. [...] Nachträglich ist mir das alles klargeworden und ich hätte nicht so viel auf die anderen hören sollen. [...] Ich werde mit der Tatsache, daß ich jetzt hier bin, nicht fertig oder zumindestens schlecht fertig. Es ist alles sicher berechtigt, aber [...] nein, da gibt es kein aber. Ich kann nicht sagen, ich sitz' hier unschuldig da, wie das Leben weitergeht, weiß ich nicht. Gedanken mach ich mir viele, [...] ich rechne mit einer langen Strafe. Nachher werde ich einen Beruf ergreifen müssen, ich werde arbeiten, aber was, das weiß ich jetzt noch nicht. [...] Ich schlaf hier auch sehr schlecht, in der letzten Zeit schlaf ich keine Nacht durch, ich bin immer um zwei Uhr munter, ich habe auch seit letzter Woche Magenschmerzen , ich eß' zu wenig, kaum eß' ich etwas' hab' ich so Schmerzen."

Von Patienten, aber auch von den Angehörigen ist den Schwestern der 1. Medizinischen Abteilung oft Anerkennung zuteil geworden, weil sie sich sehr um die Patienten bemüht hätten. Insbesondere Waltraud W. sei gelobt worden. Sie seien alle begeisterte Schwestern gewesen. Im Gespräch mit einem Gutachter gab Irene L. offen zu, daß sie im Dezember 1988 zwei Patienten Rohypnol gespritzt hat. In dem einen Fall handelte es sich um einen Patienten mit schwerem Schlaganfall, bei dem ein solcher Decubitus bestanden habe, daß die Knochen bereits zu sehen waren. Dieser hat ständig vor lauter Schmerzen gewimmert. Nach Irene L. ist dies kein Mord gewesen, „*nur eine Sterbehilfe.*" Es war ihr klar, daß Sterbehilfe in Österreich verboten ist. Sie zeigte sich dennoch überzeugt, menschlich gehandelt zu haben. Ihr sei es nur darum gegangen, das Leben um ein paar Stunden zu verkürzen: „*Also, ich wollte sie nicht umbringen, und ich habe mir gedacht, ich kann ihnen das irgendwie erleichtern. Ich weiß ja nicht, wieweit ein Mensch Schmerzen spürt, wenn er schon im Sterben liegt, aber ich kann mir vorstellen, daß er es trotzdem spürt. Jedes Umdrehen und jedes Umlagern, [...] da habe ich den Patienten das gegeben. Sie sind nicht gestorben daran, sie sind erst Stunden später gestorben.*"

Das Unrecht ihres Handelns war ihr bewußt. Da es aber in der Abteilung nicht üblich gewesen ist, gegen die Schmerzen etwas zu tun, haben die Schwestern selbständig gehandelt.
Den Chefarzt habe sie fachlich sehr respektiert. Menschlich aber war er vollkommen unnahbar, habe nie ein persönliches Wort an die Schwestern gerichtet. Die Probleme der Patienten habe er selbstverständlich sofort wahrgenommen. Irene L. meinte, daß er ein überaus tüchtiger Arzt gewesen sei, ganz im Gegensatz zu einer anderen Ärztin der Abteilung. Diese sei sehr lieb zu den Schwestern gewesen, „*leider hat sie viel getrunken.*" Häufig ist es vorgekommen, daß die Ärzte bei Telefonaten mit dem Pflegepersonal erklärt hätten, sie könnten nicht kommen, die Schwestern sollten selber etwas tun. Irene L. schilderte, daß die Stationsapotheke kaum überwacht wurde. Von den „*Mundspülungen*" hat sie gewußt, selbst aber so etwas nie gemacht, sondern immer nur regelgerechte Mundpflege durchgeführt. Waltraud W. hat sie bei den „*Mundspülungen*" beobachtet, dies aber aus freundschaftlichen Beweggründen nicht gemeldet. Daß dies ein Fehler war, wisse sie jetzt.
Es bestand eine enge Beziehung und echte Freundschaft zu Waltraud W. Irene L. meinte, daß Waltraud W. kein böser Mensch gewesen sei. Sie habe sich sehr aufopfernd um die Patienten bemüht: „*Und wenn eben diese Aufopferung zu nix geführt hat, dann hat sie geglaubt, mit einer Sterbehilfe den Patienten etwas Gutes zu tun.*" Auf die Frage des Gutachters, warum Waltraud W. von den anderen als „*Hexe*" bezeichnet worden sei, schildert Irene L. erstaunt, „*na deshalb, weil immer dann, wenn Waltraud W. Dienst gehabt hat, am nächsten Tag einige Tote zu verzeichnen waren.*" Jetzt wisse sie, was man hätte tun sollen, aber damals habe man Waltraud W. als „*eine Art Todesengel betrachtet.*"
Mit Stephanie M. und Maria G. verband sie eigentlich nur eine kollegiale Beziehung. Ansonsten sei es so gewesen, daß man gelegentlich Geburtstage oder Jubiläen gefeiert habe. Es habe auch kurzfristige Liebesverhältnisse untereinander - auch zwischen dem ärztlichen und dem Pflegepersonal - in der Klinik gegeben, von denen alle gewußt haben.
Über Herrn Sa. berichtet Irene L., daß der vom Gerüst erschlagen worden sei. Als man ihr deswegen Vorwürfe gemacht habe, habe sie erklärt, daß sie zuständig sei für die Patienten auf der Station und nicht außerhalb. Herr Sa. sei einfach so „*hinausgewischt*", und sie habe gar nicht gewußt, daß er nicht da gewesen sei. Ihrem Gutachter schilderte Irene L. lächelnd, daß dieser Vorfall in der Umbauzeit passiert sei. Es habe ja schließlich auch keine polizeilichen Ermittlungen gegeben, die ganze Angelegenheit sei vertuscht worden.
Nach Einschätzung der Gutachter handelt es sich bei Irene L „*um eine psychisch völlig unauffällige Persönlichkeit*" mit einem gut durchschnitt-

lichen formalen Intelligenzquotienten von 104. Sie folge einem längeren Gespräch gut, gibt freimütig Auskunft, verhält sich stimmig, ist gut kontaktfähig und emotional ausgeglichen. Der Gedankenablauf ist ebenfalls unauffällig. Die kognitiven Funktionen sind ungestört. Ein dementieller Prozeß oder eine Hirnleistungsschwäche sind nicht vorhanden.
Ihre Gemütslage ist ausgeglichen, die Stimmungslage dagegen depressiv. Irene L. ist ein primär zielstrebiger, oft impulsiver Mensch, extrovertiert und etwas egozentrisch. Es bestehen deutliche Zeichen einer Angst- und Affektverdrängung. Zum Zeitpunkt der Untersuchung war Irene L. nur eingeschränkt in der Lage, mit eigenen Spannungen fertig zu werden. Es hat sich kein Symptom irgendeiner neurologischen oder psychiatrischen Erkrankung oder Störung gefunden. Für die Zeiträume der Straftaten sind keine Gedächtnislücken vorhanden gewesen.
Hinsichtlich ihres Charakters ist Irene L. geartet wie Tausende andere Menschen, eine *„aufgeweckte, zielstrebige junge Frau, aufgeschlossen, interessiert, sicher eine gute Partnerin“* - so der Gutachter. Das einzige, was ausdrücklich festgehalten werden muß, ist ihr schweres schockierendes psychisches Erlebnis mit dem schwerkranken und sterbenden Vater. Irene L. behauptete zwar, dieses Erlebnis, *„weggesteckt zu haben“*, es hat aber zweifelsohne ihr ganzes weiteres Leben belastet.
In forensischer Hinsicht ist Irene L. für ihre Taten voll verantwortlich. Irene L. sei in der Lage gewesen, das Unrechtmäßige ihres Handelns einzusehen und sich gemäß dieser Einsicht zu verhalten.

Psychiatrisch-psychologische Begutachtung: Maria G.

Im Sommer 1989, dem Zeitpunkt der psychiatrisch-psychologischen Begutachtung, war die 1963 in Österreich geborene Maria G. 26 Jahre alt. Der Vater war Polizist starb mit 49 Jahren an einem Krebsleiden. Die Mutter lebt noch. Sie ist das zweite von fünf Geschwistern. Bis zu ihrer Verhaftung lebte Maria G. mit ihrem Lebensgefährten zusammen, mit dem sie einen damals zweijährigen Sohn hatte.
Nach dem Besuch der Hauptschule absolvierte sie eine einjährige Haushaltsschule und wechselte dann auf die Krankenpflegeschule nach Lainz. Es war ihr eigener Wunsch, Krankenschwester zu werden. Es war in ihren Augen ein hohes Ideal, kranken Menschen zu helfen.
An die Krankenpflegeschule hat sie keine angenehmen Erinnerungen. Nach zwei Jahren brach sie aus persönlichen Gründen und wegen großer Lernschwierigkeiten die Ausbildung ab. Man gab ihr den Rat, jetzt abzubrechen und es dann über den zweiten Bildungsweg noch einmal zu versuchen. Diesem Ratschlag sei sie gefolgt und habe neun Monate lang einen Stationsgehilfinnenkurs absolviert.

Nach ihrer Ausbildung arbeitete sie in einem Sanatorium. Mit dem Sterben sei sie dort nicht konfrontiert worden, obwohl in diesem Sanatorium sehr viele alte Leute waren. Nach einem Jahr kehrte sie wieder nach Lainz zurück und begann in der 1. Medizinischen Abteilung als Stationsgehilfin. Überwiegend war sie mit pflegerischen Arbeiten wie Umbetten, Säubern, Füttern und Waschen beschäftigt und teilte gelegentlich auch Tabletten aus. Mehr und mehr habe sie dann, vor allem im Nachtdienst, auch Injektionen gegeben und sogar intravenös gespritzt. Wenn sie darauf hingewiesen habe, daß der Chefarzt das eindeutig verboten habe, sei sie nur ausgelacht worden. Sehr oft hätten die Ärzte in der Nacht die Schwestern aufgefordert, die Injektionen - meist Heparin und Insulin - selbst vorzunehmen. Schließlich ist sie als Stationsgehilfin sogar zum Hauptdienst eingeteilt worden, obwohl das eigentlich gegen die Vorschrift gewesen ist. Sie stand unter einer Art Druck und habe diese Tätigkeiten ausgeführt, um nicht in eine Außenseiterposition zu kommen. Zum Chefarzt bestand keinerlei Beziehung, da er kaum mit den Mitarbeitern sprach. Er sei zwar sehr höflich und auch hilfsbereit gewesen, aber an ein direktes Gespräch mit den Schwestern kann sich Maria G. nicht erinnern. Auch zu den anderen Ärzten war ihre Beziehung distanziert. An den Betriebsfesten habe sie nie teilgenommen, weil sie sich aus dem Spitalsleben heraushalten wollte.
Maria G. schilderte einem Gutachter einen Vorfall aus dem Jahr 1983 im Saal 64. Dort lag ein alter Mann, der den ganzen Tag hindurch vor Schmerzen furchtbar geschrien hat. Waltraud W. sagte ihr: „*Gibs't ihm halt du was*.“ Als sie entgegnete habe, daß so etwas verboten sei, habe Waltraud W. eine Spritze aufgezogen, deren Inhalt Maria G. nicht gekannt habet. Sie selbst habe aber diesem Patienten die Spritze verabreicht, worauf der Patient tatsächlich ruhig geworden sei. Da er erst drei Tage später gestorben ist, könne die Injektion sicher nicht tödlich gewesen sein. Beim zweiten Mal habe sie sich zuerst aus dem Beipackzettel informiert, um welches Medikament es sich handelte: ein Schlaf- und Beruhigungsmittel. Auch in diesem Fall sei es so gewesen, daß sie erst am übernächsten Tag erfahren habe, daß dieser Patient verstorben sei.
Eigentlich habe sie nicht töten wollen, sondern nur Schmerzen lindern. Sie habe es einfach mit diesen schreienden und sich vor Schmerzen krümmenden Menschen nicht ausgehalten. Mit Waltraud W. war sie der Meinung, daß die Ärzte viel zu wenig gegen die Schmerzen spritzen würden. Wenn Waltraud W. ihr gesagt hätte, „*gib ihm das, damit er stirbt, dann hätte ich nie mein Einverständnis gegeben*.“ Maria G. erzählte, daß Waltraud W. die Dominierende in der Gruppe war, die „*eingeteilt*“ und Ratschläge gegeben habe. In der Gruppe bestand eine „*große Solidarität*.“ Sie wußte, daß Waltraud W. Medikamente verabreichte, aber genaueres habe sie gar nicht wissen wollen. Maria G. schilderte, daß sie selbst

„*zweimal so eine Art Grenze überschritten*“ habe, bei zwei Vorfällen im Jahr 1983.
Von Februar 1987 bis Oktober 1988 war sie im Schwangerschaftsurlaub. Zwischenzeitlich wurde die 1. Medizinische Abteilung umgebaut. Das ganze Haus und auch der Betriebsablauf habe sich dadurch sehr verändert. Früher sei es zwar weniger sauber und schön gewesen, doch mit den äußerlichen Veränderungen verschlechterte sich deutlich die Kollegialität. Mit der sogenannten „*Mundpflege*“ habe sie nichts zu tun. Sie habe so etwas nie gesehen und auch nie geglaubt, daß so etwas überhaupt möglich sei. Zu dieser Zeit habe sie sich wegen ihrer familiären Situation von den Kollegen zurückgezogen und gewisse Dinge nicht mehr mitbekommen.
Natürlich wurde unter den Schwestern immer wieder über diese Vorfälle geredet. Maria G. schilderte, daß sie sich nicht getraut habe, zu diesen Dingen Stellung zu nehmen, da sie ja selbst 1983 „*unter der Anleitung von Waltraud W.*“ etwas gemacht habe. So habe sie geschwiegen.
Unter Tränen erklärte sie, daß das Ganze ein Alptraum sei. Sie habe nie gedacht, in einem Gefängnis sitzen zu müssen. Sie sorge sich um die Zukunft ihres Kindes. Bei der Polizei habe sie die Dinge verschiedentlich anders geschildert, weil sie unter Schock gestanden habe. Vor allem die ersten Vernehmungen seien die schlimmsten gewesen.
Gegenüber einem Gutachter schilderte Maria G. die Entwicklung bis zu den Vorfällen so: „*[...] Es war ein Fünferradl, [...] eine persönliche Beziehung hatte ich eigentlich nur im Arbeitsmäßigen. Mit der Irene L. hatte ich den wenigsten Kontakt. [...] Mit der Stephanie M. war ich immer am ersten Tag als Beidienst [...]. Es war ein zweifaches Fünferradl. [...] 1983 hörte ich zum ersten Mal von der Waltraud W., daß sie Spritzen verabreicht. [...] Sie sagte, sie wolle Schmerzen mildern, von sonst weiß ich nichts. [...] Es war ein bißchen später, da erfuhr ich von Waltraud W. durch Erzählung, wie sie die „Mundpflege“ macht. [...] Vom Gerüst weiß ich nichts, weil ich zuerst vom Februar 1986 bis Ende 1987 auf Karenz war. [...] Im April bin ich verhaftet worden. Ab dem Zeitpunkt, als die Waltraud W. mir erzählt hat, wie sie das macht sagte ich: 'Ich will damit nichts zu tun haben'. Ich war momentan schockiert, und ich sagte sinngemäß, wie gesagt, daß ich damit nichts zu tun haben wolle. [...] Ich hab' Beschlüsse gezogen. [...] Wenn sie „Mundpflege“ machte, und der Patient lag dann so dort, [...] hab' ich mir gedacht, daß da wieder etwas geschehen ist. Beim Rohypnol war ich nicht dabei. [...] Das heißt, ich hab' schon in zwei Fällen Rohypnol gespritzt. Einmal hat Waltraud W. aufgezogen, zu dem Zeitpunkt* [1983] *wußte ich über die genaue Wirkung von Rohypnol nicht sehr viel, [...] daß es ein Beruhigungsmittel war, wußte ich, über die Dosierung wußte ich weniger. [...] Ich war vor dem Umbau auf der Station, dann wegen des Kindes nicht, erst wie der Umbau fertig*

war, war ich wieder dort. [...] Ich glaube vor dem Umbau [ca. 1986] *war der Zusammenhalt unter uns besser. [...] Ich weiß nicht, wie ich mich ausdrücken soll, [...] vor dem Umbau war ein großer Sozialraum für die Schwestern und nachher konnte man sich nicht entspannen, [...] weil immer was los war, Stationsschwester, Ärzte und Schwestern alles durcheinander und miteinander, es war halt hektisch . [...] Wenn etwas nicht gleich 'hingehaut' hat, war gleich eine gereizte Stimmung. [...] Es ist furchtbar, ich kann das alles nicht fassen, ich habe ja den Menschen helfen wollen, und auf einmal heißt's, ich hab' diese Menschen umgebracht. [...] Ich hab' immer gerne mit alten Leuten gearbeitet und hab' mich auch gut mit ihnen verstanden. [...] Mir ist später bewußt geworden, daß ich das Leben verkürzt habe, und das belastet mich sehr. Ich hab's überhaupt niemandem erzählt, ich hab' auch ein Jahr meinen schwerkranken Vater gepflegt, da ist es mir bewußt geworden, was ich gemacht habe. [...] Ich kann nicht glauben, daß ich da bin* [sie meint die Haft]. *Es ist ein Alptraum, [...] ich wach' auf und glaub' ich bin daheim. Ich kann mir es nicht vorstellen, daß die Waltraud W. so was macht. [...] Eine Tötung wäre mir nie eingefallen, das geht mir nicht ein, [...] ich hab' Rohypnol gespritzt, ich wollte den Leuten das erleichtern, [...] ich wußte, daß ich nicht einmal spritzen selbst dürfte [...]. Damals wußte ich nicht genau, wie das Mittel wirkt. Die erste Spritze hat mir die Waltraud W. aufgezogen, nachdem sie mir erzählt hat von der Sterbehilfe, hab' ich den Beipackzettel dann gelesen und ich hab' nicht geglaubt, [...] daß ich die Leute umgebracht habe [...].*
Ich hab' gewußt, daß es Konsequenzen hat, wenn man einen erwischt. [...] Meine Arbeit war mir alles. Es ist so furchtbar, daß die sagen, ich hab' zwei umgebracht, so was geht in mich nicht hinein [...] und jetzt die Mordanklage. [...] Wenn ich wieder einmal herauskomme, möchte ich einen Kurs machen, ich möchte mit Menschen arbeiten, vielleicht massieren oder so was. Ich möchte, wenn's überhaupt geht, meinen Beruf ausüben, und ich möchte auch noch ein Kind, das hätt' ich auch noch gerne [...] gerade jetzt, er ist zwei Jahre alt, ist die schönste Zeit, wo er zu Reden beginnt. Es ist schlimm, daß ich nicht bei ihm bin. [...] Die Familie ist für mich das Wichtigste. Ich weiß nicht, wie das geht: finanziell und mit der Wohnung. Heiraten haben wir sowieso vorgehabt. [...] Nachts werd' ich oft munter, wir sind zu siebt auf einer Zelle, ich nehme keinerlei Medikamente. [...] Das Kind ist beim Vater, gesehen hab' ich ihn auch schon, drei-, viermal [...] hier herinnen. [...] Das gibt mir Kraft, daß ich das alles durchstehe, [...] die ganze Familie hält zu mir. [...] Sie hält zu mir, weil sie wissen, wie ich bin, wir haben ein Jahr den Papa gepflegt, wie er so krank war, kein Mensch wollte ihm was geben, daß er sterben kann, nein, niemals. [...] Von der Sterbehilfe halt ich überhaupt nichts,

das ist [...] entscheiden ob einer lebt oder nicht, [...] manchmal sagen die Patienten, ich will nicht mehr leben, und in der nächsten Minute sagen sie, im nächsten Moment, helft's mir doch um Gottes Willen. [...] Die haben mir alle so leid getan gerade in dieser Situation bin ich mit der Waltraud W. zusammengekommen, [...] ich hab' mich halt beeinflussen lassen. [...] Wenn die Waltraud W. nicht gewesen wäre, ich weiß nicht, ich wäre nie auf eine solche Idee gekommen. [...] Ich schieb' ihr nicht die Schuld zu, das müssen Sie bitte verstehen, ich hätte auch nein sagen können, aber leider hab' ich es nicht gemacht."

Die Gutachter kamen zu dem Ergebnis, daß Maria G. in psychiatrischer Hinsicht unauffällig sei. Sie weist mit einem Intelligenzquotienten von 104 eine durchschnittliche Begabung auf. Hinweise für eine Hirnleistungsschwäche sind nicht vorhanden. Für die in Frage kommenden Zeiträume habe Maria G. keine Gedächtnislücken angegeben, ihre Wahrnehmungen waren ungestört und sie konnte sich entsprechend dieser Wahrnehmungen verhalten. Somit war die Bewußtseinskontinuität in diesen Zeiträumen vorhanden. Maria G. ist ein aktiver, umgänglicher, leicht ansprechbarer Mensch, der durch Anerkennung gut zu motivieren sei. Sie sei leicht beeinflußbar (negative Suggestibilität), eher unreif, verdränge und entwickle in Streßsituationen körperliche Syndrome.

Maria G. wird als ängstlich, aber auch als ernsthaft, pflichtbewußt, gründlich und mitunter leicht gespannt beschrieben. In manchen Bereichen tritt sie energisch, temperamentvoll, impulsiv und aggressiv auf. Sie wird mit Kritik und Frustration schlecht fertig. Zum Zeitpunkt der Untersuchung bestand bei Maria G. eine schwernehmende, pessimistische Grundhaltung mit Stimmungsschwankungen, einem Mangel an Selbstvertrauen und Initiative. Im Aktivbereich sei sie enthusiastisch, leicht zu stimulieren, in Konfliktsituationen unbeherrscht. Sie ist - so ein Gutachter - im Prinzip introvertiert, zurückhaltend, bescheiden, schüchtern und distanziert. Bei Maria G. bestehe eine Leistungsminderung durch Ängste. Die eigene Person werde als mißmutig, selbstunsicher, reizbar und gehemmt erlebt. Maria G. neige zu erhöhter Selbstkritik. Als Angstabwehrmechanismen kämen bei ihr Isolierung, Intellektualisierung, Kompensation, Depression mit möglicher Selbstaggression, Projektion von Phantasien, Tagträume und leichte zwangsneurotische Reaktionen vor.

Sie ist kontaktfähig, geht im Gespräch mit, versucht sich an alles zu erinnern und zeigt sich kooperativ. Ihr Verhalten ist stimmig, der Gedankenablauf geordnet. Von ihrer ganzen Wesensart her ist Maria G. ein völlig normaler Mensch.

Sie ist ein einfach strukturierter Mensch aus einfachem Milieu. Ihr Hang zum Schwesternberuf ist sicher bestimmt gewesen durch die Wünsche in der nächsten Verwandtschaft und von seiten der Mutter. In der Beurtei-

lung anderer Menschen sei sie etwas leichtfertig und ungeschickt, in ihrer ganzen Lebensart einfach. Maria G. werde von anderen geführt, da sie keine starke Persönlichkeit sei. Ein Mensch wie Zehntausende andere auch, lediglich in ihrem Selbstvertrauen und ihrer Autonomie sei sie schwach begabt.
Maria G. ist daher - aus Gutachtersicht - für alle ihre Handlungen voll verantwortlich. Zeichen einer psychischen Krankheit, eines psychischen Defektes oder ein Hinweis auf schwere seelische Komplexe und Krisen waren nicht vorhanden. Maria G. sei in der Lage gewesen, das Unrechtmäßige ihres Handelns einzusehen und sich gemäß dieser Einsicht zu verhalten.

Psychiatrisch-psychologische Begutachtung: Stephanie M.

Die 49jährige Stephanie M. wurde im Sommer 1989 psychiatrisch/psychologisch begutachtet. Sie wurde in Slowenien geboren und wuchs dort auf. Außer einem Medikament gegen Bluthochdruck und einem Herzmittel nehme sie keine Medikamente.
Vater und Mutter starben beide mit 52 Jahren. Sie hat zwei Brüder und eine Schwester.
Stephanie M. erinnerte sich, daß sie etwa 5 Jahre alt war, als sie gemeinsam mit ihrer Mutter bei einem Partisaneneinsatz einer Scheinerschießung ausgesetzt war. Sie könne sich nur noch schemenhaft an diese Szene erinnern, ihre Mutter habe mit ihr nicht mehr darüber gesprochen. Die Mutter habe lange an Asthma gelitten.
Dies sei auch ein Grund dafür gewesen, daß sie Krankenschwester habe werden wollen. Die Mutter sei an einem Schlaganfall verstorben und habe neun Monate vor ihrem Tod nicht sprechen können. Ihr Siechtum sei schrecklich gewesen. Stephanie M. habe mit dem Vater am Bett der Mutter gesessen und sie röcheln gehört.
Stephanie M. besuchte die Volksschule und vier Jahre das Gymnasium. Nach einem Umzug arbeitete sie für etwa ein Jahr in einer slowenischen Dosenfabrik, anschließend als Kindermädchen in einem Lehrerhaushalt. Da sie der Pflegeberuf interessierte, besuchte sie auf Anregung einer Freundin einen Schwestern-Kurs. Von 1959 bis 1962 arbeitete sie in der Chirurgie. In dieser Zeit wurde sie zufällig Zeugin einer Obduktion. Dieses Erlebnis habe sie sehr schockiert.
1961 kam ihre Tochter zur Welt. Als sie bereits schwanger war, heiratete sie den Vater des Kindes. Nach der Geburt blieb sie zwei Jahre zu Hause. Die Ehe war sehr unbefriedigend, da ihr Ehemann extrem eifersüchtig war. Er habe sie geradezu verfolgt, sie durch die verschiedensten Bekannten und Freunde beobachten lassen. Schließlich habe sie sich ge-

trennt und sei 1967 nach Wien gegegangen, ohne ein Wort Deutsch zu sprechen. Das Kind lebte während dieser Zeit bei einem ihrer Brüder. Zunächst arbeitete Stephanie M. in einem Heim für behinderte und kranke Kinder.

1969 und 1970 lernte sie dann in Kursen den Schwesternberuf. Bei den Prüfungen habe sie allerdings immer noch Sprachschwierigkeiten gehabt, so daß sie nicht diplomiert worden sei, sondern als Stationsgehilfin abgeschlossen hat. Ihrer Arbeit im Kinderheim ging sie weiter nach.

1969/1970 lernte sie ihren jetzigen Mann kennen, den sie 1970 heiratete. Ihre Tochter aus erster Ehe habe sich gut entwickelt. Sie sei jetzt 28 Jahre alt und selbst Mutter von zwei Kindern.

1972 habe sie auf der Chirurgie in Lainz begonnen und 1978 in den Pavillon V auf die 1. Medizinische Abteilung gewechselt, wo sie bis zu ihrer Verhaftung arbeitete. Einem Gutachter schilderte Stephanie M. die Verhältnisse und Vorfälle: *„Dann bin ich 1978 auf 1. Medizinische Abteilung gekommen, und seither bin ich auf dieser Station, [...] ich war Stationsgehilfin. [...] Die Waltraud W. hab' ich kennengelernt, nachdem sie ungefähr ca. ein Jahr später kam. Die Irene L. auch ungefähr in dieser Zeit. Die Maria G. kam wahrscheinlich noch später, aber es war immer ein großer Wechsel. Die Irene L. war lange Zeit mit mir im Dienst, damals auf Saal 65. Es war damals gerade der Umbau. Mit der Waltraud W. war ich erst im Herbst 1988 zusammen. [...] Die Maria G. war im Saal 64 ständig. [...] Die Irene L. war im jetzigen C. Die Waltraud W. war mit anderen Schwestern, wir waren selten zusammen, oft beim Dienstwechsel, aber nicht in der Tour* [Fünferradl]. *Zuletzt war es acht Jahre lang dieses Radl, zuletzt ein doppeltes Fünferradl. Keine von uns ist diplomierte Schwester, alle sind Stationsgehilfinnen [...].*“

Als Stationsgehilfin habe sie sich gefühlt, so erklärte Stephanie M. Wenn aber angeordnet worden sei, daß sie Hauptdienst machen müsse, dann habe sie sich dagegen nicht wehren können. Die Oberschwester habe das so eingeteilt. *„Einerseits hat sie gesagt, es dürfen nur die Diplomierten Dienst machen, und die Stationsgehilfin ist ein Beidienst, in Wirklichkeit aber war manchmal der Hauptdienst gar nicht da, und so mußten wir Hauptdienst machen.*“ Gegen diese Arbeitseinteilung habe man nichts machen können. Waltraud W. habe eine Gewerkschaftsschwester gekannt, mit der über die Mißstände in der Abteilung geredet wurde. Sie gab den Rat, daß alle *„gemeinsam auftreten und die Dinge sagen*“ müßten. Aber schon ein zaghafter Versuch in dieser Richtung sei von der Oberschwester und der Stationsschwester abgeschmettert worden: *„Ihr kommt's schon wieder mit der Gewerkschaft.*“

Die Arbeit sei anstrengend gewesen, die Station ständig überbelegt. Selbst Brandschutzvorschriften wurden mißachtet, um zusätzliche Betten aufzu-

stellen. Stephanie M. verglich die Situation auf der Station mit dem Flüchtlingsheim, in dem sie einmal gewesen ist. Personelle Engpässe führten zu Mehrarbeit und verkürzter Freizeit.
Mit deutlichem Affekt schilderte Stephanie M. einem Gutachter, wie zwei Schwestern 37 Patienten versorgen mußten. „*Wir waren arbeitsmäßig sehr überlastet. [...] Wir sind oft nicht zum Essen gekommen, oft konnten wir nur mit Mühe aufs Klo gehn.*"
Eine Fortbildung, wie man sich gegenüber einem Patienten verhalte, der verwirrt sei oder der vor Schmerzen schreie, habe es nie gegeben.
Auch Stephanie M. berichtete, daß nach dem Umbau eine deutliche Veränderung eingetreten sei. Sie habe sich in der alten Abteilung richtig wohlgefühlt. Besonders schlecht sei das Klima mit der neuen Oberschwester geworden. Die Beziehung zu ihren Kolleginnen sei distanziert gewesen. An anderer Stelle schilderte Stephanie M.die Beziehung zu den Mitschwestern als gut: „*Wir haben im wesentlichen nicht gestritten. Die Waltraud W. war meiner Meinung nach die Tüchtigste von uns. Sie hat sich in der Arbeit sehr gut ausgekannt. Ich bin im großen und ganzen mit den Ärzten gut ausgekommen [...] wir haben nie gestritten.*"
In dieser Zeit hatte Stephanie W. auch ihr erstes Erlebnis mit Waltraud W., als diese sie aufforderte, einem Patienten ein feuchtes Zelt zu errichten. Sie selbst habe am Bettende gestanden, während Waltraud W. die Mundspülung vornahm. Der Patient begann zu gurgeln. Sie sei zwar sehr schockiert gewesen, wisse allerdings nicht, ob das schon die „*Mundpflege*" gewesen sei. Sie selbst habe so etwas nie gemacht. Sie werfe sich jetzt vor, daß sie nicht öfter darüber geredet habe, aber die Solidaritätsgefühle seien viel zu groß gewesen. Stephanie M. meinte, daß eigentlich alle es gewußt hätten, niemand habe sich aber getraut, etwas zu sagen.
Stephanie M. schilderte, daß sie gegen diese „*Mundspülungen*" gewesen sei. Sie sei nämlich in ihrer Kindheit fast einmal ertrunken und erinnere sich noch an die panische Angst, als sie unterging und Wasser eingeatmete. „*So ein Erlebnis hat mich gegen diese Mundspülung aufgebracht.*"
Aus diesem Grund sprach sie Waltraud W. auch einmal an, woraufhin es zwischen ihnen beiden zu einem Streit kam.
„*Ich bin Mitwisserin. [...] Ich war im Saal 65 vor dem Umbau, da hab' ich erst gesehen, was die Waltraud W. kann. [...] Ich hab' noch nie in meinem Leben so etwas gesehen, wie sie das Wasser hineinschüttet. [...] Mit der philippinischen Schwester, sie war lange mit der Waltraud W. im Dienst, wir waren zu viert. [...] Wo so viele Frauen sind, Sie wissen ja, da gibt es immer Tratsch. [...] Sie sagte auch, daß die Waltraud W. falsch sei, ins Gesicht sehen und lachen und hinterher, Sie wissen, was ich meine. [...] Mein ganz entsetzlicher Fehler war, daß ich es nicht gemeldet habe. [...] Ich hab' fast 10 Jahre mitgehalten. Ich wollte Streit vermeiden,*

ich habe Angst, ich wäre von der Station weggekommen, ich hab' mich wohlgefühlt, hab' mich mit der Stationsschwester verstanden. Es war Ordnung und Disziplin. Alles war geordnet und hat alles funktioniert. Sie war immer hinter allem her, das gehört aber so. Überhaupt in einem Spital muß die Stationsschwester respektiert werden, ein bißerl Distanz zwischen den Ärzten und den Schwestern sollte auch sein. Man kann nicht durch den Gang schrein 'Hallo, Fritz' - Sie wissen, was ich meine. Ich habe im Dienst diesen Unterschied befolgt. [...] Ich weiß nicht, was ich sagen soll, es ist schrecklich. Ich bin schuldig, weil ich das Ganze nicht gemeldet habe. Ich hatte auch Angst vor der Waltraud W., sie war so explosiv, [...] ich hätt's ganz einfach melden sollen. Ich weiß nicht, was passiert wäre, wenn ich es gesagt hätte; entweder hätten sie's geglaubt oder nicht. [...] Sie hätten vielleicht noch jemanden gefragt. [...] Beim ersten Verhör wußte ich ganz deutlich, warum hab' ich es nicht gesagt. Ich habe befürchtet, dann komm' ich auf eine andere Station. [...] Ich hab' mich immer gefreut, zum Arbeiten zu gehen. Schlafen tu ich jetzt schlecht. Seit einer Woche hab' ich Kopfschmerzen, und ich nehme auch zweimal Myocardon. Wir sind zu sechst auf der Zelle, es funktioniert so einigermaßen. Ich halt mich halt überall heraus. [...] Ich hab' noch weiter abgenommen, weil ich überhaupt keinen Appetit habe [...]."
Stephanie M. berichtete einem Gutachter, daß Waltraud W. einen sehr großen Einfluß auf alle gehabt habe: „*Sie beherrschte alles, auch die Stationsschwester, die sie ja manchmal vertreten hat. Gottseidank war ich gut verheiratet, denn das Klima war schrecklich, ich konnte mich daher nur zu Hause erholen.*"
Während der vielen Jahre in dieser Abteilung habe sie sich an den Betrieb gewöhnt. Der Professor war ihr freundlich gesonnen, habe aber in diesen vielen Jahren „*höchstens 30 Worte*" mit ihr gewechselt. Mit den Ärzten habe man eigentlich private Gespräche nur außerhalb des Dienstes geführt, z.B. bei einer Stationsfeier beim Heurigen, an der sie selbst nie teilgenommen habe. Daher könne sie auch nicht sagen, ob dort über die Vorfälle gesprochen wurde. Sie selbst hörte gerüchteweise, daß mit Rohypnol und mit Insulin „*etwas gemacht worden sein soll.*"
Ihre Geständnisse bei der Polizei erklärte Stephanie M. damit, daß sie bei der ersten Vernehmung so rüde behandelt worden sei; man habe sie angeschrien, und sie habe in ihrer Angst eigentlich alles zuerst einmal gestanden. „*Ich bin verhaftet worden, ich weiß jetzt nicht mehr genau, was ich alles gesprochen habe, es war ein Schock. Ich bin vom Nachtdienst nach Hause gekommen, und die Polizei war da. Ich bin Mitwisserin, aber ich habe keinen einzigen Menschen umgebracht [...].*" Von Waltraud W. werde sie zwar beschuldigt, auch „*Mundpflege*" durchgeführt zu haben. Dies sei aber nicht wahr. Waltraud W. sei eben von ihnen allen die Ge-

scheiteste, die Geschickteste und die Ausgebildetste gewesen, die immer groß getan und den Kleinkram in der Pflege an andere delegiert habe.
Den Zwischenfall mit Frau Or. und der Bettrückenlehne kann sie sich nicht erklären. Stephanie M. schilderte, daß sie die Rückenlehne des Bettes nach vorne geschoben habe, damit die Patientin sitzen konnte. Plötzlich sei ihr der Kopf nach vorne gefallen, es sei Schaum aus dem Mund gekommen und wenige Sekunden später sei sie gestorben.
Im Gespräch ist Stephanie M. korrespondierend, sie geht mit und bemüht sich, Fragen möglichst detailgerecht zu beantworten. Ihr Gedankenablauf ist absolut geordnet, ihr formaler Intelligenzquotient beträgt 103. In den Bereichen 'Aufmerksamkeit', 'Merkfähigkeit', 'Konzentration' und 'rechnerisches Denken' hat Stephanie M. regelrechte Leistungen erbracht. Anzeichen einer Hirnleistungsschwäche fanden sich nicht.
Im Rorschach-Test hat es bei Stephanie M. eine deutliche Bereitschaft zu Stimmungsschwankungen gegeben. Die Stimmung lag zur Zeit der Untersuchung stark im depressiven Skalenbereich, jedoch nicht im endogenen Sinn. Stephanie M. bietet zahlreiche sekundäre Abwehrmechanismen, überwiegend im Sinne einer Angstverdrängung. Die allgemeinen Brems-, Kontroll- und Steuerungsmechanismen seien nicht entscheidend beeinträchtigt.
Stephanie M. besitzt eine nicht ganz regelgerechte Vorstellung von der Zuordnung ihrer eigenen Person zu Bezugspersonen bzw. zur Umgebung (geringfügige Zeichen einer 'Identitätsstörung' nach Erikson). Stephanie M. ist eine depressiv-ängstliche Persönlichkeit mit Neigung zu Selbstvorwürfen. Sie ist etwas mißtrauisch, beobachtet sich selbst und überbewertet vorhandene Körpersymptome.
Für den Tatzeitraum seien von Stephanie M. keine entscheidenden und echten Gedächtnislücken angegeben worden. Stephanie M. habe jeweils über eine ungestörte Wahrnehmungsfähigkeit verfügt und sich entsprechend verhalten können. Die Bewußtseinskontinuität sei also in diesen Zeiträumen vorhanden gewesen.
Es habe sich kein psychopathologisches oder neurologisches Symptom gefunden. Stephanie M. sei ein Mensch wie jeder andere auch mit einem sie kennzeichnenden Charakter. Sie ist ein Mensch, der dazu neigt, „*überall kritisches zu bemerken.*" Aufgrund dieser Art könne man verstehen, daß sie im Umgang mit ihren Kolleginnen eine relative Außenseiterstellung hatte. Stephanie M. wurde in ihrer Kindheit und auch später mit Tod und schwerer Krankheit konfrontiert.
In forensischer Hinsicht seien bei Stephanie M. alle Befunde im Normbereich, es sei daher die volle Zurechnungsfähigkeit gegeben. Stephanie M. sei in der Lage gewesen, das Unrechtmäßige ihres Handelns einzusehen und sich gemäß dieser Einsicht zu verhalten.

Das Urteil

Am 29.03.1991 fällte das Geschworenengericht beim Landesgericht für Strafsachen in Wien das Urteil über die vier Frauen.
Waltraud W. erhielt für fünfzehn vollendete Morde, sechzehn Mordversuche, Beihilfe zum Mordversuch in einem Fall und zweifacher absichtlicher, schwerer Körperverletzungen eine lebenslange Freiheitsstrafe.
Irene L. wurde für drei vollendete Morde, zweifache Beihilfe zum vollendeten Mord und wegen Beihilfe zum Mordversuch in zwei Fällen zu einer lebenslangen Freiheitsstrafe verurteilt.
Von der Anklage, sie habe vermutlich 1983 eine namentlich nicht mehr feststellbare Patientin im Saal 65 durch intravenöse Gabe von zwei bis drei unverdünnten Ampullen Rohypnol über einen Dauervenenkatheter getötet, wurde Irene L. freigesprochen. Maria G. wurde für schuldig befunden, zwei Mordversuche begangen zu haben. Sie wurde zur Verbüßung einer Freiheitsstrafe von fünfzehn Jahren verurteilt.
Stephanie M. erhielt wegen siebenfachen Mordversuchs eine Freiheitsstrafe von zwanzig Jahren. Sie wurde von dem Vorwurf freigesprochen, in der Zeit von Frühjahr bis Herbst 1988 vier namentlich nicht mehr feststellbare Patienten oder Patientinnen der Station D durch die sogenannte „*Mundpflege*“ getötet zu haben.
Stephanie M. war ferner angeklagt, am 01.04.1989 gemeinsam mit Waltraud W. als Mittäterin bei Herrn Pa. durch intravenöse Verabreichung von mehreren hundert Einheiten Insulin einen Tötungsversuch unternommen zu haben. Von diesem Vorwurf wurde sie freigesprochen.
Gegen das Urteil legten Irene L., Maria G. und Stephanie M. „*Nichtigkeitsbeschwerden*“ ein.
Wegen der Strafmaße legten alle vier verurteilten Frauen Berufung ein. Außerdem legte die Staatsanwaltschaft wegen der Strafzumessung im Fall von Maria G. und Stephanie M. Berufung ein.
Der Oberste Gerichtshof der Republik Österreich wies am 15.05.1992 die „*Nichtigkeitsbeschwerden*“ ebenso zurück wie die Berufung der Staatsanwaltschaft.
Der Berufung von Maria G. wurde dagegen stattgegeben. Die verhängte Freiheitsstrafe wurde von fünfzehn auf zwölf Jahre herabgesetzt. Der Oberste Gerichtshof begründete diese Entscheidung damit, daß es das Erstgericht übersehen habe, daß Maria G. bei den beiden verübten Mordversuchen das 21. Lebensjahr noch nicht vollendet hatte. Darüber hinaus sei zu Gunsten von Maria G. zu berücksichtigen, daß es ihr nach den zwei Mordversuchen gelungen sei, sich von Waltraud W.'s Einfluß zu lösen. Außerdem werde ihr keiner der besonders grausamen Fälle der „*Mundpflege*“ zur Last gelegt. Damit erlangte das Urteil Rechtskraft.

GÜTERSLOH, 1990 (FALL 28)

Am 19.12.1990 wurde der 33jährige Krankenpfleger Wolfgang L. bei seinem Dienstantritt in der Westfälischen Klinik für Psychiatrie, Psychosomatik und Neurologie in Gütersloh von Polizeibeamten erwartet, die ihn zur Vernehmung mitnahmen.[96] Wolfgang L. wurde mitgeteilt, daß er unter dem Verdacht stehe, am 14.12.1990 eine 86jährige Patientin getötet zu haben. Nachdem er den Vorwurf zunächst bestritt, gestand Wolfgang L. am Abend des gleichen Tages nach einer längeren Vernehmung, die Frau getötet zu haben. Wolfgang L. weinte, als er das Geständnis ablegte.

Die Situation am Arbeitsplatz und die Ermittlungen

Wolfgang L. war in der Station Innere I der Klinik beschäftigt. Die Abteilung war mit unterschiedlichen Patienten belegt. Sie kamen z. B. aus der psychiatrischen Klinik wegen internistischer Begleiterkrankungen bei verschiedenen psychiatrischen Grunderkrankungen oder wurden wegen internistischer oder psychosomatischer Erkrankungen von niedergelassenen Ärzten eingewiesen. Auch drogen- und alkoholabhängige Menschen kamen zur Behandlung. Allein aus der gerontopsychiatrischen Abteilung der Klinik kamen im Jahr 1990 einunddreißig Patientinnen oder Patienten auf diese Station. Seit Mitte der 80er Jahre wurde ein zunehmender Anstieg des Alters der aufgenommenen Patienten beobachtet.
Seit dem Sommer 1990 war der langjährige Oberarzt kommissarischer Leiter der Inneren Abteilung, die aus drei Stationen, der sog. Inneren I (22 Betten), der Inneren II (30 Betten) und der Intensivstation (8 Plätze) bestand.
Mit dem Ausscheiden des Chefarztes aus Altersgründen entstand für den Oberarzt eine deutliche Mehrbelastung.
Auf der Station Innere I waren eineinhalb Stellen für Stationsärzte vorgesehen, die jeweils mehrere Monate blieben und dann wechselten. Für die Betreuung der Patienten standen außerdem anteilig Mitarbeiter des Sozialdienstes zur Verfügung. Insbesondere für die Behandlung psychosomatisch erkrankter Menschen war auf der Inneren I eine Psychologin tätig.
Die dreizehn Schwestern und Pfleger und die drei bis vier Krankenpflegeschüler der Inneren I arbeiteten in zwei Schichten. Im sog. ‘späten Spätdienst’ war ein Mitarbeiter bis zur Übergabe an die Nachtwache meist al-

---

[96] Nicht gesondert ausgewiesene Zitate entstammen den Ermittlungsunterlagen und der Urteilsbegründung des Landgerichtes Bielefeld vom 22.07.1993. Az.: 10 Ks 46 Js 572/90 StA Bielefeld - L 1/92 X.

lein auf der Station. An den Wochenenden und an Feiertagen versah jeweils die Nachmittagsschicht der Vorwoche allein den Dienst. Es war sichergestellt, daß auch zu diesen Zeiten mindestens eine examinierte Pflegekraft auf der Station war. Jeden Tag fand von 12.00 bis 13.00 Uhr die sogenannte 'Übergabe' zwischen den Schichten statt. Es wurde über einzelne Patienten, Aufnahmen und Dinge von allgemeinem Interesse gesprochen. Nahezu regelmäßig beteiligten sich auch die Vertreter der anderen Berufsgruppen an diesen 'Übergaben'.
Auf der Inneren I wurde nach dem Prinzip der Zimmerpflege gearbeitet, d.h. alle bei den Patienten eines Zimmers anfallenden Arbeiten wurden von einer Pflegekraft übernommen. Man versprach sich davon, daß vertrauensvollere Beziehungen zwischen dem einzelnen Patienten und 'seiner' Schwester oder 'seinem' Pfleger entstanden. Im 'späten Spätdienst', während der Nachtwache, an Wochenenden und an Feiertagen ließ sich wegen der dann reduzierten personellen Besetzung das Prinzip der Zimmerpflege jedoch nicht aufrechterhalten. Insbesondere die Leiterin der Schicht 1 legte großen Wert auf dieses Arbeitsprinzip und die psychische Betreuung der Patienten. In der Schicht 2 arbeiteten vorwiegend Pfleger, sie wurde deshalb auch als 'Männerschicht' bezeichnet. Hier wurde mehr Wert auf die Sorge um die körperlichen Bedürfnisse der Patienten gelegt. Dies trug dazu bei, daß es in den Arbeitsweisen der beiden Schichten auf der Station Innere I Unterschiede gab.
Für alle Mitarbeiter der Inneren Abteilung gab es eine extern geleitete Balint-Gruppe, die alle drei Wochen stattfand. Neben Ärzten, Sozialarbeitern und Psychologen nahmen vom Pflegedienst die Leiterin der Schicht 1 und Wolfgang L. regelmäßig teil. Gelegentlich kam auch der Leiter von Schicht 2 und ein weiterer Pfleger seiner Gruppe hinzu.
Die Arbeitsbelastung wurde von den Mitarbeitern unterschiedlich beurteilt. Weit überwiegend bestand die Einschätzung, daß die Belastung nicht zu groß war, nur phasenweise hätte eine Überlastung bestanden.
Den Schwestern und Pflegern der Station Innere I mißfiel die Art und Weise, wie Patienten von psychiatrischen Stationen verlegt wurden. Es war das Gefühl entstanden, die Abschiebestation, der „*Mülleimer*" der Klinik zu sein. Aufgrund der häufigen Verlegungen kurz vor dem Wochenende war der Spruch vom „*Morbus Freitag*" entstanden. Medizinische Gründe für diese Verlegungen - so die Ansicht des Pflegepersonals - lagen dafür in vielen Fällen nicht vor. Man wolle sich auf der vorherigen Station Arbeit ersparen. Außerdem waren die Pflegekräfte über die ihrer Meinung nach verzögerten konsiliarischen Untersuchungen durch die Ärzte aus der Psychiatrie verstimmt. Insbesondere bei unruhigen und aggressiven Patienten führte dies zu Spannungen. Mitunter habe es Tage gedauert, bis der angeforderte Psychiater kam. In dieser Zeit sei es haupt-

sächlich dem Pflegepersonal überlassen gewesen, mit diesen schwierigen Patienten umzugehen.
Als Stationsärzte kamen häufig Anfänger auf die Innere I, so daß Einarbeitungsschwierigkeiten immer wieder vorkamen. Die neuen Ärzte wurden nach Meinung des Pflegepersonals einfach „*ins Wasser geworfen*“, und es sei dem Pflegepersonal überlassen gewesen, sie einzuarbeiten. Insbesondere durch die häufigen Wechsel der Stationsärzte in den Jahren 1989 und 1990 hätten diese Probleme zugenommen. Zu einer Zuspitzung dieser Schwierigkeiten kam es Anfang 1990, als ein neuer Assistenzarzt auf die Station kam. Zwar wurde ihm von den Schwestern und Pflegern ein gutes Wissen über Medikamente bescheinigt, aber seine Verordnungen wurden kritisiert. So kam es dazu, daß ein Pfleger die von diesem Assistenzarzt verordnete Medikamentenänderung nicht durchführte, sondern das zuvor verordnete Medikament weitergab. Auch andere Ärzte - selbst der leitende Oberarzt - beklagten, daß sie ihre Anordnungen - insbesondere in der Schicht 1 - erst erklären mußten, bevor sie ausgeführt wurden. Der Oberarzt traf daher seine Anordnungen vorwiegend in der Dienstzeit der Schicht 2. Er schätzte das Klima auf der Station insgesamt als wenig kooperativ ein.
Darüber hinaus war das Verhältnis zwischen den Pflegekräften der beiden Stationen der Inneren deutlich gestört, bis zur Weigerung einzelner, auch nur vertretungsweise auf der Inneren I auszuhelfen. Dauerkonflikt war das Thema Arbeitsbelastung. Jede Station war für sich der festen Überzeugung, daß sie mehr schwer pflegebedürftige Patienten zu betreuen habe als die andere. Auch zu den Schwestern und Pflegern der Intensivstation war das Verhältnis getrübt. Aus Sicht des Pflegepersonals der Intensivstation war besonders die Schicht 1 wenig kompetent und man hielt deren Bemühungen um die psychische Betreuung der Patienten für übertrieben. Die Schicht 1 kritisierte dagegen, daß Patienten der Intensivstation zu früh verlegt wurden. Auch zwischen den beiden Schichten auf der Inneren I gab es Spannungen. So war die Schicht 2 der Auffassung, daß ihr die andere Schicht aufgrund der zeitaufwendigen Gespräche mit Patienten und Angehörigen zu häufig Arbeiten überließ, die sie selbst hätte erledigen müssen. Umgekehrt war die Schicht 1 der Meinung, daß von der zweiten Schicht zuviel unerledigte Arbeiten liegengelassen würden. Die Differenzen zwischen den beiden Schichten gingen soweit, daß von der Schicht 2 die Versetzung der Leiterin der Schicht 1 betrieben wurde.
Es ärgerte das Pflegepersonal auf der Station Innere I, daß bei Verlegungen aus psychiatrischen Stationen regelmäßig wichtige Informationen über Patientenbedürfnisse, besondere Vorlieben und spezielle pflegerische Informationen nicht mitgeliefert wurden, zumal häufig von den Patienten selbst keine Angaben zu bekommen waren. Außerdem wurde be-

klagt, daß aus der Psychiatrie häufig Patienten zur Inneren I verlegt wurden, die für eine offene Station nicht geeignet waren. Vorwiegend verwirrte, aber dennoch bewegliche Patienten waren problematisch. Sie liefen wiederholt in unbeobachteten Momenten von der Station weg und mußten vom Pflegepersonal auf dem weitläufigen Klinikgelände gesucht werden. Es bestand bei den Mitarbeitern die Sorge, daß man ihnen eine Vernachlässigung der Aufsichtspflicht vorwerfen würde, wenn diesen Patienten draußen etwas zustoße oder sie einen Schaden anrichteten.
Außerdem glaubte man, daß in vielen Fällen Patienten zur Inneren I verlegt würden, bei denen eine internistische Behandlungsmöglichkeit nicht mehr bestand. Früher seien solche Patienten, bei denen alle Therapiemöglichkeiten ausgeschöpft waren, auf den psychiatrischen Stationen geblieben, man habe sie dort sterben lassen. Zunehmend hatte man auf der Inneren I den Eindruck, daß die Psychiatrie auf Kosten der Inneren I nach der Devise verfahre, *„auf der psychiatrischen Abteilung stirbt niemand.*“ Auch vor diesem Hintergrund war das Gefühl von der Abschiebestation entstanden. Verstärkt wurde es noch dadurch, daß man sich als ungeliebtes Anhängsel der psychiatrischen Klinik fühlte, weil man mutmaßte, daß der leitende Arzt der Gesamtklinik sich für die Innere Abteilung nicht interessiere und daß zwischen ihm und dem ärztlichen Leiter der Inneren Abteilung Spannungen vorhanden seien.
Seit Oktober 1988 war Wolfgang L. auf der Station Innere I in der Schicht 1 tätig. Am Anfang hatte er gewisse Schwierigkeiten mit den Anforderungen, die an ihn gestellt wurden, weil er bisher ausschließlich auf psychiatrischen Stationen gearbeitet hatte. Zudem war einigen Kollegen aufgefallen, daß sein Umgang mit geistig behinderten Menschen zu wünschen übrig ließ. Bei diesen Patienten wurde er schnell ungeduldig, reagierte mitunter aggressiv. Die Kollegen redeten mit ihm über ihre Beobachtungen, und Wolfgang L. schien sein Verhalten zu ändern. Gegenüber Patienten, die ihre Bedürfnisse äußern konnten, war er ohnehin sehr hilfsbereit. Nachdem die Anfangsschwierigkeiten überwunden waren, fühlte sich Wolfgang L. eine zeitlang in seiner Arbeit auf der Station ganz wohl. Zwar war er selbst der Meinung, daß einige seiner Kolleginnen zu wenig Wert auf die körperliche Pflege legten und die Patienten zu wenig zur Selbständigkeit anhielten, aber er hielt die Zimmerpflege grundsätzlich für richtig und ging manchmal etwas energischer vor. Auch in der Zusammenarbeit mit den Ärzten gab es keine besonderen Schwierigkeiten, mit einigen verstand er sich sogar recht gut. Wie die meisten hatte Wolfgang L. Kritik an der Arbeitsweise seiner Kollegen aus der anderen Schicht, persönlich kam er aber mit den Kollegen gut aus. Wie alle Kollegen ärgerte er sich über die Art und Weise, wie Verlegungen vor den Wochenenden und an Feiertagen zur Inneren I durchgeführt wurden, z.T.

sei er - so die Kollegen - „*richtig sauer*“ geworden und dann recht barsch mit diesen Patienten umgegangen. Als Wolfgang L. im Frühsommer des Jahres 1989 der Wechsel auf eine psychiatrische Station angeboten wurde, lehnte er dies ab. Später im Jahr jedoch sah er sich zunehmend in einer Außenseiterrolle. Er wurde z.B. nicht mehr zu privaten Treffen eingeladen. Auch sein gewerkschaftliches Engagement im Personalrat sah er nicht recht anerkannt; als Vertrauensmann in der Klinik beriet er seine Kollegen in arbeits- und tarifrechtlichen Fragen und versuchte Verbesserungen, z.B. bei der Dienstplangestaltung zu erreichen. Wolfgang L. hatte zunehmend den Eindruck, daß man seinen Rat zwar gern in Anspruch nehme, sich ansonsten aber für die mit gewerkschaftlichem Engagement verbundenen Schwierigkeiten und für die Gewerkschaftsarbeit überhaupt nicht interessiere oder sie gar ablehne. Mehr als andere bevorzugte Wolfgang L. Schreibtischarbeiten und organ-isatorische Tätigkeiten. Einige Kollegen waren der Meinung, daß er zuviel Zeit und Engagement für organisatorische Belange verwende und andere damit überfordere. Wolfgang L. sei mitunter so eindringlich und vehement gewesen, daß einige ihm kaum noch zuhören konnten. Seine eigenen Kenntnisse und seine eigenen Anteile an den Geschehnissen habe er immer in den Vordergrund gestellt.
Mehrere Kollegen waren der Meinung, daß Wolfgang L. die Betreuung von Patienten, die ihre Bedürfnisse nicht artikulieren konnten, nicht lag. Wolfgang L. selbst empfand, daß ihm der Umgang mit schwer leidenden und mit sterbenden Menschen zunehmend schwerer falle und er zu schnell ungeduldig würde. Auch für „*verkommene Alkoholiker*“ fehlte ihm das Verständnis: wie könne man sich so „*zusaufen.*“ Im Umgang mit aggressiven Patienten stellte sich bei Wolfgang L. die Angst ein, daß er selbst einmal zuschlagen könne. Einigen Kollegen fiel die recht grobe Art auf, in der er mit verstorbenen Menschen umging. Andere bemerkten, daß Wolfgang L. besonders rauh und makaber über Patienten oder Verstorbene redete. Als er einer Kollegin bei deren Dienstbeginn die Station übergab, bemerkte er über einen zwischenzeitlich verstorbenen Patienten, „*der ist schon in der Kiste, den brauchst Du nicht mehr zu waschen.*“ Hin und wieder kam es vor, daß Wolfgang L. vereinzelt geistig behinderte oder verwirrte Menschen barsch abfertigte oder anschrie. Bei Kritik von Kollegen wehrte er sich aber nicht. Eine Mitarbeiterin berichtete, daß Wolfgang L. nie „*Dampf abgelassen habe.*“ Wenn er kritisiert worden sei, habe er sich bemüht, freundlich zu bleiben, habe aber „*mit Schweißperlen auf der Stirn*“ und mit „*zusammengebissenen Zähnen*“ dagesessen und aggressiv gewirkt. Andere Kollegen meinten, er habe zwar mitunter der Kritik an ihm widersprochen, die offene Auseinandersetzung aber vermieden. Wolfgang L. empfand auch selbst, daß er nicht angemessen mit

Kritik umgehen könne. Gegenüber einer Kollegin hatte Wolfgang L. geschildert, daß es ihm schwerfalle, *„sich selbst im Zaum zu halten."* Er könne *„schnell ausrasten."*
Zwischenzeitlich war Wolfgang L. angeboten worden, auf eine gerontopsychiatrische Station zu wechseln. Er zeigte sich an einem Wechsel sehr interessiert, weil er hoffte, mit seiner Arbeit dort etwas bewirken zu können und glaubte, daß es dort mehr Erfolgserlebnisse gebe. Außerdem war dieser Wechsel mit einem beruflichen Aufstieg verbunden. Dieser geplante Arbeitsplatzwechsel kam nicht zustande.
Zunehmend übernahm Wolfgang L. „späte Spätdienste" und Nachtwachen. Einem befreundeten Kollegen gegenüber äußerte er, daß er da seine Ruhe habe.
Aber es gab auch andere Schilderungen über Wolfgang L. Er sei in seiner Pflege auf die individuellen Bedürfnisse der Patienten eingegangen. Als *„zuverlässig und einsatzbereit"* bezeichnete ihn ein weiterer Kollege. Sie habe gern mit ihm zusammengearbeitet, er sei sehr hilfsbereit gewesen - so eine Krankenschwester. Sie habe es nicht beobachtet, daß Wolfgang L. Patienten gemaßregelt habe, er habe alte und verwirrte Menschen nicht schlecht behandelt, Mitleid mit Patienten gehabt und sich gegen Kritik auch gewehrt - so eine andere Kollegin. Auch ein weiterer Kollege beschreibt Wolfgang L. als hilfsbereit und kollegial. Er habe keine Fehler in der Pflege gemacht und die Patienten keinesfalls grob behandelt. Wenn jemand einen Dienst tauschen wollte, sprang Wolfgang L. häufig ein. Auch Wolfgang L.'s Bereitschaft, Verstorbene zu versorgen, wurde oft in Anspruch genommen. Ein Kollege meinte, daß er zuverlässig, ordentlich und korrekt gearbeitet habe, er sei bei den Patienten beliebt gewesen. Wieder eine andere Mitarbeiterin schildert Wolfgang L. als einen freundlichen und geduldigen Pfleger mit einem guten Ruf.
Einigen Kollegen war im Laufe der Zeit aufgefallen, daß während der Dienstzeiten von Wolfgang L. häufiger Todesfälle auftraten als bei anderen. Er sei deswegen von allen bedauert worden. Es wurde wiederholt im Kollegenkreis darüber geredet, daß *„der arme Wolfgang L."* wiederholt das Pech gehabt habe, Verstorbene zu entdecken oder daß Patienten während seines Dienstes starben.
Schließlich war zunächst nichts Auffälliges daran, wenn alte und mehrfach erkrankte Menschen starben. Und niemandem fiel etwas Besonderes im Verhalten von Wolfgang L. im Zusammenhang mit den Todesfällen auf. Im Scherz wurde Wolfgang L. von einem Pfleger beim Bier auf einer Feier im Frühjahr 1989 als *„Todesengel der Inneren I"* bezeichnet. Zu dieser Zeit lief gerade der Prozeß gegen eine Krankenschwester aus Wuppertal, der vorgeworfen wurde, in ihrem Dienst mehrere Patienten getötet zu haben. Wolfgang L., der bei diesem Gespräch dabei war, lachte

anschließend mit den Kollegen über diese Bemerkung. Im Herbst des Jahres 1989 hatte Wolfgang L. Nachtdienst auf seiner Station. Auf der benachbarten Intensivstation lagen an diesem Abend drei Patienten, mit deren Ableben man rechnete. Eine Krankenschwester der Intensivstation rief, kurz bevor sie nach Hause ging, Wolfgang L. an. Sie informierte ihn über diese drei Patienten und bat ihn, der Nachtschwester auf der Intensivstation gegebenenfalls zu helfen. Während dieses Gespräches äußerte sie den Satz: „*Die will ich morgen hier nicht mehr sehen.*"
Die drei Menschen starben im Laufe der Nacht, und Wolfgang L. half beim Versorgen der Leichen. Als die Schwester, die ihn am Abend zuvor um Unterstützung gebeten hatte, morgens zum Dienst kam, bemerkte Wolfgang L.: „*Befehl ausgeführt!.*"
Weiterhin an Zufälle und Pech glaubten die Kollegen, als sich im Laufe des Jahres 1990 die Todesfälle in Wolfgang L.'s Dienstzeit häuften. Ab Sommer 1990 jedoch kamen bei einzelnen Kollegen zunehmend Zweifel auf. Man sprach Wolfgang L. auf diese Umstände an. Er reagierte zumeist gelassen, so etwas gehöre eben dazu, damit müsse man fertig werden. Eine Krankenschwester sprach ihn mehrfach darauf an, etwa in dem Sinne: „*Es ist ja schon wieder einer bei Dir gestorben.*" Wolfgang L. habe darauf mit einem Lächeln reagiert, einmal aber auch gesagt: „*Das sind die besten Abgänge, die kommen nicht wieder.*"
Am 22. 9. 1990, als Wolfgang L. Dienst hatte, lag auf der Station Innere I ein Patient, der seit Jahren in der psychiatrischen Klinik behandelt wurde. Er war schon mehrfach in der Inneren Abteilung gewesen. Einige Male war es bei diesem Patienten im Zusammenhang mit der Psychopharmakatherapie zu einer Unterkühlung gekommen, so daß er mehrfach in die Innere Abteilung verlegt wurde. An diesem Nachmittag war der Patient unruhig und aggressiv, häufig störte er durch lautes Schreien. Plötzlich trat bei dem Patienten eine lebensbedrohliche Atemdepression auf. Wolfgang L. informierte den diensthabenden Arzt. Der Patient wurde sofort auf die Intensivstation gelegt und erholte sich.
Am Abend sprachen die pflegerischen Mitarbeiter über diesen Fall. Es fiel ihnen auf, daß dies der dritte Patient innerhalb weniger Wochen war, der mit einer Atemdepression unklarer Ursache während des Dienstes von Wolfgang L. auf die Intensivstation verlegt wurde. Diese Umstände berichtete eine der Schwestern dem Dienstarzt. Dieser veranlaßte, daß dem Patienten Blut und Urin abgenommen wurde, um eventuell Medikamente bzw. deren Abbauprodukte feststellen zu können. Ungefähr 48 Stunden später wurde von dem Patienten eine weitere Urinprobe genommen. Am nächsten Abend entdeckte man im Medikamentenabwurfbehälter der Station Innere I mehrere Neurocil-Ampullen. Der informierte Stationsarzt war sich sicher, daß ärztlicherseits kein Neurocil verordnet worden war.

Sechs Mitarbeiter der inneren Abteilung teilten ihren Verdacht wenige Tage später schriftlich dem kommissarischen ärztlichen Leiter der inneren Abteilung mit. In diesem Schreiben wurde der Verdacht formuliert, daß die Atemdepression durch eine ärztlich nicht verordnete Neurocil-Gabe durch Wolfgang L. verursacht sein könnte. Der ärztliche Leiter informierte die Betriebsleitung des Krankenhauses über dieses Schreiben. Blut und Urin wurden in zwei verschiedenen Instituten untersucht. Ein Institut fand in den Urinproben neben Benzodiazepinen auch Phenothiazine, ein Abbauprodukt von Neurocil. Das andere Institut stellte nur Benzodiazepine, nicht aber Phenothiazine fest. Parallel befragte die Betriebsleitung die beteiligten Schwestern, Pfleger und Ärzte der Intensivstation und der Inneren I. Einige von diesen hatten sich vorher mit einem Rechtsanwalt beraten und vermieden es, seinem Ratschlag folgend, einen Namen zu nennen. Auch Wolfgang L. selbst wurde am 2.10.1990 befragt. Er gab an, kein Neurocil injiziert zu haben und er könne sich auch nicht erklären, woher die leeren Neurocil-Ampullen stammten. Nach seiner Anhörung durch die Betriebsleitung ging er zurück auf die Station und beteiligte sich - sehr zur Überraschung seiner Kollegen - an dem gerade laufenden Übergabegespräch.
Zwei Krankenschwestern der Station Innere I waren durch diese Atemdepression so berührt und so mißtrauisch geworden, daß sie kurze Zeit später die Sterbefälle in Wolfgang L.'s Dienstzeiten überprüften. Erst da - so die Krankenschwestern - sei ihnen die Häufung der Todesfälle in der Zeit von Wolfgang L.'s Anwesenheit aufgefallen. Da beide wußten, daß in der Klinik Untersuchungen liefen, glaubten sie, keine weitere Initiative ergreifen zu müssen. Im Rückblick erklärte eine der beteiligten Schwestern, daß ihr die Erkenntnis *„immer schrecklicher geworden sei.“* Bei den Befragungen durch die Betriebsleitung erwähnten sie nichts von ihren Feststellungen.
Am 17.10.1990 stellte die Betriebsleitung ihre Untersuchungen mit der Begründung ein, daß die Herkunft der gefundenen leeren Neurocil-Ampullen nicht eindeutig geklärt werden könne und daß Zweifel bestünden, ob eine Verwendung auf der Station Innere I überhaupt erfolgt sei. Die Laboruntersuchungen hätten hierauf keinen Hinweis ergeben. Zumindest zum gegenwärtigen Zeitpunkt gebe es keine Hinweise, denen weiter nachzugehen sei. Im Rahmen einer Personalversammlung der Inneren Abteilung wurde das Ermittlungsergebnis der Betriebsleitung am 19. 10. 1990 den Mitarbeitern mit der ausdrücklichen Bitte um erhöhte Wachsamkeit mitgeteilt. Der ärztliche Leiter der Gesamtklinik erklärte ausdrücklich, daß auch gegen Wolfgang L. kein Verdacht bestehe. Wolfgang L. bedankte sich für die *„faire Untersuchung.“* Ab sofort wurde Bestellung und Anwendung von Neurocil besonders überwacht. Bei den üb-

rigen Mitarbeitern löste dies Ergebnis fast durchgängig Enttäuschung und Unverständnis aus. Ein Mitarbeiter schämte sich, daß er überhaupt einen solchen Verdacht gehabt hatte. Nach Angaben von Kollegen verhielt sich Wolfgang L. auch in der Zeit danach so, als sei nichts geschehen. Es gab aber auch einzelne Kollegen, die sich darüber wunderten, „*was der Wolfgang L. für ein dickes Fell hat, sein Name wurde beim Neurocilfall öffentlich genannt und er spaziert über die Station, als sei nichts gewesen. Das war keine natürliche Reaktion mehr.*"

Aber es gab auch andere Einschätzungen. Ein Kollege war der Meinung, daß diejenigen, die gegen Wolfgang L. einen Verdacht hatten „*spinnen*" würden. Vereinzelt wurde davon gesprochen, „*daß die Frauen gegen Wolfgang L. zusammenhielten.*" Wenn auch die Mehrzahl der Mitarbeiter der Überzeugung war, daß „*da etwas nicht stimmte*" und Wolfgang L. etwas mit den Todesfällen zu tun habe, so wurde dieser Verdacht nur in kleinen Gruppen und mehr oder minder informell besprochen. Aber auch hier fielen Worte wie 'Tötung' oder gar 'Mord' nicht. Immer wieder hieß es, daß „*etwas nicht stimme.*" Niemand äußerte offen - bis zu Wolfgang L.'s Verhaftung - den Gedanken, daß er bewußt einen Patienten getötet haben könnte.

Am 14.12.1990 - es war Freitag - verlor Frau Za., die wegen einer psychischen Erkrankung seit Jahren in der psychiatrischen Klinik lebte, kurzfristig das Bewußtsein. Der hinzugezogene Psychiater bat den diensthabenden internistischen Kollegen, nach Frau Za. zu schauen. Der Internist untersuchte Frau Za. gegen 17.30 Uhr auf ihrer Station und entnahm ihr Blut. Er kannte Frau Za. schon von einer früheren Behandlung in der inneren Abteilung, wußte, daß sie an einer tachycarden Arrhythmie und einer Zuckerkrankheit litt. Der Zustand von Frau Za. wirkte auf ihn aber nicht bedrohlich. Sie schien ihm wach und ansprechbar, Blutdruck, Puls und Temperatur waren normal. Dennoch entschloß er sich, Frau Za. auf die innere Abteilung der Klinik zu verlegen - aus „*psychosozialen Gründen*", wie er später erklärte. Die Krankenschwester machte auf den Internisten einen überforderten Eindruck und hatte um die Verlegung der Frau Za. gebeten. Also telefonierte er mit dem Krankenpfleger der Station Innere I, nämlich Wolfgang L. und kündigte die Verlegung der Frau Za. an. Wolfgang L. berief sich auf die Abmachung mit dem internistischen Oberarzt, daß die Station an diesem Wochenende keine Aufnahmen bekommen solle und bemerkte außerdem, daß es sich doch sicher um einen „*Pflegefall*" handeln würde. Der Arzt berichtete Wolfgang L., daß ihm Frau Za. bekannt sei, daß sie Herzrhythmusstörungen und eine Anämie habe und das er mit ihr wenig Arbeit haben werde.

Frau Za. wurde auf die Innere I verlegt, und der Internist beauftragte Wolfgang L., bei Frau Za. ein Bett-EKG abzuleiten. Als der Arzt kurze

Zeit später zu Frau Za. ging, fand er sie in einem für ihre Verhältnisse unauffälligen Zustand. Sie reagierte, als er sie ansprach. Auch die später kontrollierende Schwester stellte fest, daß alles in Ordnung war. Weil sie aber bemerkte, daß Frau Za. noch kein Nachtschränkchen, keine Schelle und kein Mineralwasser an ihrem Bett hatte, ging sie zu Wolfgang L. in das Dienstzimmer und kritisierte, daß er die fehlenden Dinge noch nicht zu Frau Za. gebracht habe. Wolfgang L. erwiderte, daß er das gleich machen werde, und im übrigen sei das wieder so ein Fall, der nur auf die Innere I verlegt worden sei, damit die abgebende Station weniger Arbeit habe. Die Krankenschwester machte dann Feierabend, so daß Wolfgang L. allein auf der Station blieb. Einige Male sah er nach Frau Za., kontrollierte Puls und Blutdruck und ging dann zur Intensivstation, um sich das EKG-Gerät zu leihen. Wolfgang L. mußte sich von den Intensivschwestern die etwas spöttische Frage anhören, ob er den Apparat auch bedienen könne. Zurück auf der Station installierte er das EKG-Gerät im Zimmer von Frau Za. Zu diesem Zeitpunkt wurde er auf eine andere Station gerufen, weil dort ein erregter Patient randalierte. Wolfgang L. fand eine Gruppe von Schwestern und Pflegern vor - unter ihnen auch der diensthabende Internist -, die versuchten, den Patienten zu beruhigen. Wolfgang L. setzte seine Brille ab, trat durch die Gruppe hindurch auf den Patienten zu und überwältigte ihn.
Nach dieser Aktion sagte Wolfgang L. dem Arzt, daß sich das EKG bei Frau Za. erledigt habe, die Patientin sei tot. Als dieser das Zimmer betrat, war Frau Za. tot, sie lag auf dem Rücken und ihre Hände waren gefaltet. Bei der Leichenschau entdeckte der Arzt auf dem Handrücken und an den Armen Injektionsstellen, die er vorher nicht gesehen hatte. Dann wurde ihm klar, daß Wolfgang L. der einzige Pfleger auf der Station war und erinnerte er sich an den „*Neurocil-Fall.*“ Er informierte seinen Oberarzt und teilte mit, daß er keinen natürlichen Tod bescheinigen könne. Die beiden Ärzte vereinbarten, der toten Frau Za. Blut für eventuelle Untersuchungen zu entnehmen. Zwischenzeitlich hatten eine Krankenschwester und Wolfgang L. den Leichnam versorgt.
Wolfgang L. verließ gegen 22.00 Uhr die Station, um zu einer Veranstaltung seines Gesangvereins zu gehen. Ein Bekannter wird später erklären, daß ihm an diesem Abend an Wolfgang L.'s Verhalten nichts Besonderes aufgefallen sei. Der Arzt sprach mit der Nachtschwester über die zusätzlichen Einstichstellen bei Frau Za. Als die Nachtschwester später ihren Kolleginnen von der benachbarten Intensivstation über dieses Gespräch berichtete, schauten die Schwestern im Spritzencontainer der Station nach und fanden einen großen Butterfly mit einem angeschlossenen 20-ml-Spritzenkolben. Im Schrank von Wolfgang L. fanden sie eine Butterfly-Verpackung und einen Stauschlauch.

Zwei Tage später, am 16.12.1990, wurde der leitende Arzt der Klinik über den ungeklärten Todesfall informiert. Er beraumte daraufhin für den folgenden Montag eine außerordentliche Betriebsleitungssitzung an. In dieser Zusammenkunft gelangte man zu dem Entschluß, die Kriminalpolizei zu verständigen. Als die Kriminalpolizei am späten Vormittag des 17. 12. 1990 von den Vorfällen erfuhr, wurde noch am gleichen Tag eine Obduktion der Leiche von Frau Za. durchgeführt. In der rechten Ellenbeuge war eine, in der linken waren zwei Einstichstellen erkennbar. Eine weitere Injektionsstelle wurde auf dem rechten Handrücken gefunden. Befunde am Herzen der Frau Za. begründeten den dringenden Verdacht, daß Frau Za. an den Folgen einer Luftembolie verstorben war. Wolfgang L. konnte erst am Morgen des 19.12.1990 zur Pflegedienstleitung einbestellt werden. Hier wurde er von der Polizei erwartet, zur Wache gebracht und anschließend vernommen.

In der Vernehmung bestritt Wolfgang L. während des ganzen Tages, mit dem Tod der Frau Za. etwas zu tun zu haben. Am Abend wurde Wolfgang L. von den Polizeibeamten mitgeteilt, daß der Verdacht gegen ihn fortbestehe und er nunmehr vorläufig festgenommen sei und morgen dem Haftrichter vorgeführt werde. Es wurde ihm danach erneut vorgehalten, daß der dringende Verdacht bestehe, daß er Frau Za. durch eine Injektion von Luft getötet habe. Unter diesem Vorwurf brach Wolfgang L. plötzlich in ein haltloses Schluchzen aus und gestand, bei Frau Za. Luft in eine Vene gespritzt zu haben. Etwa gegen 20.00 Uhr am 14. 12. habe er Frau Za. mit einem Butterfly und einem 20-ml-Spritzkolben etwa 150 bis 200 ml Luft an verschiedenen Stellen der Unterarme und am Handrücken injiziert. Er habe das getan, um den Zustand der Patientin zu verschlechtern. Er habe erreichen wollen, daß Frau Za. auf die Intensivstation verlegt werde, um sich so von Arbeit zu entlasten.

Am 20.12.1990 wurde Wolfgang L. dem Haftrichter vorgeführt. Es erging Haftbefehl wegen Mordverdachts. Schon bei den ersten Vernehmungen der Kollegen von Wolfgang L. am 18.12. wurde mehr oder minder offen von dem Verdacht gegen Wolfgang L. gesprochen.

Die Polizisten erfuhren von dem *„Neurocil-Fall.“* Nach diesen ersten Vernehmungen in der Inneren Abteilung ging die Polizei davon aus, daß es sich nicht um eine Einzeltat handelte. Mit diesem Verdacht konfrontiert, gestand Wolfgang L. am 22.12. mehrere Patienten getötet zu haben. Wolfgang L. kündigte an, daß er weitere Angaben machen werde, er wolle aber vorher mit seiner Mutter und seinem Anwalt sprechen. Am 27.12. gab er zu, ungefähr zehn Patienten durch Luftinjektionen getötet habe. In weiteren Vernehmungen schilderte er, seit März 1990 insgesamt 14 Patienten getötet zu haben. In jedem einzelnen Fall habe er Luft in die Vene gespritzt, entweder über einen bereits liegenden Venenkatheter oder indem er die Vene direkt punktiert habe. Er gestand auch, die Atemdepression im September 1990 verursacht zu haben. Er habe dem Patienten Neurocil intravenös gespritzt. Zu seinen Motiven machte Wolfgang L. unterschiedliche Angaben. Vorwiegend habe er aus Mitleid gehandelt, er nannte aber auch andere Gründe wie einen „*inneren Zwang*“ und „*Arbeitsüberlastung*“, bei seiner ersten Tötung sei er stark an seinen Vater erinnert worden.

Im Verlauf der weiteren Ermittlungen entstand der Verdacht, daß Wolfgang L. über die von ihm angegebenen 14 Patienten hinaus weitere Tötungen begangen hatte. Es wurden daher alle 23 Todesfälle auf der Station Innere I seit September 1988, dem Dienstbeginn von Wolfgang L., untersucht. Bei sechs Todesfällen wurde von Obduktionen abgesehen. Einige Verstorbene waren kremiert worden. Bei anderen bestand nach Auffassung der gerichtsmedizinischen Sachverständigen keine Möglichkeit, eine Straftat nachzuweisen. Die Ermittlungen wurden daher eingestellt.

Die verbliebenen 17 Fälle wurden im Januar 1991 obduziert. Neben den Leichenöffnungen wurde mit einer neu entwickelten Methode das noch im Herzen befindliche Gas chromatographisch untersucht. Darüber hinaus wurden umfangreiche histologische und chemisch-toxikologische Untersuchungen vorgenommen. Aufgrund der Obuktionsergebnisse und der polizeilichen Ermittlungen wurde in 7 weiteren Fällen das Verfahren eingestellt.

Eingestellt wurde auch das Verfahren wegen der unerlaubten Neurocil-Gabe im September 1990. Nachweisbar sei hier allenfalls ein Körperverletzungsdelikt, das angesichts der hier in Rede stehenden Taten nicht beträchtlich ins Gewicht falle.

Die Gerichtsverhandlung

Am 2.4.1992 wurde Wolfgang L. vor dem Landgericht Bielefeld des Mordes in zehn Fällen angeklagt. Die Hauptverhandlung begann am 30.10.1992 und endete mit der Urteilsverkündung am 22.7.1993. Im Verlauf des Gerichtsverfahrens zog das Gericht zahlreiche gerichtsmedizinische Sachverständige hinzu. Zu Wolfgang L.'s Persönlichkeit und zur Frage dessen strafrechtlicher Verantwortlichkeit wurde ein psychiatrisches und ein psychologisches Gutachten in Auftrag gegeben. Der erste Fall, in dem Wolfgang L. einen Patienten - seinem Eingeständnis nach - getötet hatte, führte nicht zur Anklage, weil der Patient nach seinem Tod feuerbestattet wurde. Mit dem Geständnis des Täters allein läßt sich ein im strafrechtlichen Sinne hinreichender Tatverdacht nicht begründen.

Der 48jährige Herr Ru. wurde im März 1990 auf die Station Innere I verlegt. Im Zusammenhang mit einem Herzinfarkt war es bei Herrn Ru. zu

einem apallischen Syndrom gekommen. Durch ihn fühlte sich Wolfgang L. sehr an seinen Vater erinnert, der ebenfalls an einem Herzinfarkt gestorben war: „*Ich habe irgendwie in Herrn Ru. meinen Vater gesehen. Ich habe mich auch vor ihm geekelt, ich hatte Wut auf ihn. Ich sah ihn abwechselnd als Herrn Ru. und abwechselnd als meinen Vater. [...] Irgendwie habe ich dann mit Herrn Ru. meinen Vater umgebracht. Ich gab ihm zuerst nur wenig Luft in die Vene, aber er starb nicht. Und so war es immer und immer wieder, bis er dann endlich tot war*" - so Wolfgang L. während seiner polizeilichen Vernehmung.
Als Wolfgang L. sah, daß Herr Ru. im Sterben lag, holte er sofort Hilfe. Die eingeleiteten Wiederbelebungsmaßnahmen - an denen sich Wolfgang L. aktiv beteiligte - blieben erfolglos. Der Dienstarzt bescheinigte eine natürliche Todesursache. Wolfgang L. half damals dabei, den Leichnam zu versorgen und brachte ihn später in die Leichenkammer. Dort wurde bei dem Verstorbenen eine kleine Kopfplatzwunde entdeckt und die Kriminalpolizei informiert. Der mit den Ermittlungen betraute Polizist erinnerte sich später, daß er neben der Kopfwunde auch einen älteren und einen frischen Einstich in der linken Ellenbeuge gesehen habe.
Er maß dem aber bei einem im Krankenhaus verstorbenen Menschen keine Bedeutung zu. Nachdem mehrere Mitarbeiter der Station Innere I - unter ihnen auch Wolfgang L - befragt worden waren und keine Erklärung für die Wunde gefunden werden konnte, wurde die Leiche freigegeben und feuerbestattet.
Nach Wolfgang L.'s eigenen Angaben war Herr Ru. der erste Patient, den er mit Luftinjektionen tötete. Kurz zuvor hatte er erfahren, daß er nur eingeschränkt zeugungsfähig sei.
Nach der Tat habe er starke Schuldgefühle gehabt, sich wie ein „*Monster*" gefühlt und verstärkt mit Suizidgedanken gekämpft. Aber er habe auch Angst um sein Leben gehabt. Besonders wegen seiner Frau und wegen des Hundes habe er weiterleben wollen. Mit seinem Hund machte er lange Waldspaziergänge, ihm erzählte er von seinen Gefühlen, Ängsten und Problemen.
Zur Last gelegt wurde Wolfgang L. die Tötung der folgenden Patienten.

Die einzelnen Tötungen

Fall 1
Am 4.5.1990 wurde die 92jährige Frau Bu. auf die Station Innere I aufgenommen. Sie litt an Herzrhythmusstörungen, Bluthochdruck und einer Schilddrüsenerkrankung. Sie wurde von ihrem Hausarzt in die Klinik eingewiesen, weil es den Angehörigen nicht möglich war, Frau Bu. nach ihrem Mittagsschlaf zu wecken. Am Morgen des 5.5. war Frau Bu. weiter-

hin nicht ansprechbar. Kurze Zeit später erlitt sie einen Krampfanfall, der durch die Gabe von Medikamenten beherrscht werden konnte. Gegen 11.20 Uhr injizierte Wolfgang L. Frau Bu. 150 bis 200ml Luft. Sie starb wenige Minuten später. Wolfgang L. dokumentierte den Tod der Patientin im Aufnahmebuch der Station und informierte auch die Angehörigen. In diesem wie auch in den anderen Fällen spritzte Wolfgang L. die Luft mit einem 20-ml-Spritzenkolben. Um 150 bis 200 ml zu injizieren, mußte er den Spritzkolben mehrfach, bis zu zehnmal vom Ansatzstück lösen, die Luft aufziehen und den Spritzenkolben erneut ansetzen. Entweder spritzte er die Luft mit einer Kanüle in einen bereits angelegten Venenzugang oder er punktierte mit einem Butterfly die Vene direkt. Es konnte im Verlauf des Gerichtsverfahrens nicht geklärt werden, warum Wolfgang L. die Spritzkolben, Kanülen und Butterflies bei sich trug. Er selbst erklärte, daß es bei seiner Arbeit immer wieder vorgekommen sei, daß er diese Dinge in seiner Kitteltasche gehabt habe, in keinem Fall aber habe er die Spritzkolben, Kanülen und Butterflies extra geholt oder eingesteckt, um damit Luft zu injizieren. Nach dem Tod von Frau Bu. testierte der zuständige Arzt einen natürlichen Tod aufgrund eines Herz-Kreislauf-Atemstillstandes bei zentraler Dysregulation. Nach Auswertung des Obduktionsergebnisses, aller Untersuchungen und der Krankengeschichte kamen die Sachverständigen zu dem Ergebnis, daß der Tod durch einen Herz-Kreislauf-Atemstillstand, durch eine Lungenentzündung, aber auch durch eine Luftembolie verursacht sein könne. Als Hinweis auf eine Luftembolie wurde die mit Gas prall gefüllte rechte Herzkammer und die CO_2/N_2-Relation dieses Gases gewertet. Wolfgang L. gab an, daß Frau Bu. schwer krank gewesen sei und eine Infusion gehabt habe. Er habe Frau Bu. mit einer Spritze Luft über den angelegten Venenkatheter injiziert. Er wisse nicht, wie es dazu gekommen sei, er habe sich irgendwann nicht mehr dagegen wehren können. Wolfgang L. berichtete, daß er an diesem Tag geteilten Dienst hatte. Kurz nach dieser Tat sei er für einige Stunden nach Hause gefahren und habe während der ganzen Zeit Suizidgedanken gehabt. Er habe Angst gehabt, daß man ihm ansehen könne, was er getan habe, Angst gehabt, „*verrückt zu sein.*" „*Wahnsinnszukunftsängste*" hätten ihn geplagt. „*Wenn man mir das doch ansieht, was soll denn dann aus mir werden, was soll denn aus meinem Hund werden und aus meiner Frau; es wäre doch alles kaputt*" - so habe er immer wieder denken müssen. Er habe fest darauf gehofft, zu schaffen, daß „*es*" nie wieder passiere. Aber am gleichen Nachmittag sei es doch wieder passiert.

Fall 2
Am 13. 4. 1990 wurde die 82jährige Frau Do. zunächst in die neurologische Abteilung der Klinik aufgenommen. Sie litt unter einer weit fortge-

schrittenen, massiven Cerebralsklerose, die schon mehrfach Schlaganfälle in unterschiedlichen Hirnarealen verursacht hatte. Sie kam nun wegen eines neuen Schlaganfalls in die Klinik, der mit einer halbseitigen Lähmung und mit einer zentralen Ateminsuffizienz einherging. Außerdem bestand der Verdacht auf eine Lungenentzündung. Wegen einer weiteren Verschlechterung ihres Zustandes wurde Frau Do. ungefähr eine Woche später auf die Intensivstation verlegt. Sie war komatös und blieb bis zu ihrem Tod bewußtlos. Wenige Tage später wurde sie auf die Innere I verlegt, da nach Einschätzung der Ärzte die Prognose infaust war.
Nachdem Wolfgang L. am Samstag den 5. 5. 1990 aus seiner Freistunde auf die Station zurückgekehrt war, teilte er zunächst Kaffee an die Patienten aus. Zwischen 14.20 Uhr und 14.50 Uhr betrat Wolfgang L. das Zimmer der Frau Do. und spritzte ihr über einen Butterfly 150 bis 200 ml Luft, ungefähr drei Stunden, nachdem er Frau Bu. getötet hatte. Er verließ das Zimmer, traf auf dem Flur eine Kollegin und bat sie, nach Frau Do. zu sehen, da es ihr schlecht gehe. Wolfgang L. schilderte, daß er zunächst weiter Kaffee verteilt habe und dann in das Zimmer der Frau Do. zurückgekehrt sei, wo auch seine Kollegin war. Frau Do. sei entweder schon tot gewesen oder habe im Sterben gelegen. Der zuständige Arzt ging von einem Herz-Kreislauf-Atemstillstand bei zentraler Dysregulation aus und bescheinigte eine natürliche Todesursache.
Nach Auswertung des Obduktionsergebnisses, aller Untersuchungen und der Krankengeschichte kamen die Sachverständigen zu dem Ergebnis, daß ein natürlicher Tod aufgrund des fortgeschrittenen Fäulniszustandes des Gehirns der Leiche nicht mit Sicherheit auszuschließen sei. Das Ergebnis der Analyse des aus der rechten Herzkammer entnommenen Gases spreche aber eindeutig für einen durch eine Luftembolie verursachten Tod.

Fall 3

Die 78jährige Frau Er. war Ende Februar 1990 wegen einer senilen Demenz mit Verwirrtheitszuständen in den gerontopsychiatrischen Bereich der Gütersloher Klinik aufgenommen worden. Sie litt außerdem unter einer Herzinsuffizienz und unter Herzrhythmusstörungen. Im Verlaufe der stationären Behandlung verschlechterte sich ihr Zustand weiter, so daß Frau Er. am 17. 5. die Station Innere I verlegt wurde. Hier starb sie am 19.5.1990 gegen 0.25 Uhr.
In der Nacht ihres Todes ging der diensthabende Arzt mehrfach zu ihr. Frau Er. lag im Koma und erwachte bis zu ihrem Tode nicht mehr. Wolfgang L., der zu dieser Zeit Nachtdienst hatte, injizierte kurz nach Mitternacht der Patientin über einen bereits liegenden Venenkatheter 150 bis 200 ml Luft. Kurze Zeit später starb Frau Er.

Während der Gerichtsverhandlung erinnerte sich Wolfgang L. kaum noch an Frau Er. Bei seiner Vernehmung am 28. 12. 1990 hatte er aber, nachdem er das Aufnahmebuch der Station Innere I eingesehen hatte, gestanden, daß er Frau Er. getötet habe. An die genauen Umstände konnte er sich schon bei seiner Vernehmung am 8. 1. 1991 nicht mehr genau erinnern, beschrieb aber das Äußere der Patientin zutreffend und wußte noch, „*daß es auch bei Frau Er. sehr schnell gegangen ist.*" Der diensthabende Arzt stellte um 0.25 Uhr einen natürlichen Tod fest und gab als Todesursache „*zentrale Dysregulation mit Multi-Organ-Versagen*" an.
Die CO_2/N_2-Relation des Gasgemisches, das bei Obduktion der rechten Herzkammer entnommen wurde, sprach für eine Luftembolie. Dieser Hinweis war aber laut Gutachten deshalb nicht verwertbar, weil Fäulnis die rechte Herzkammer eröffnet habe und so eine Vermischung mit Luft nicht auszuschließen sei. Letztlich ließ sich die Todesursache gerichtsmedizinisch nicht eindeutig klären.

Fall 4
Der 75jährige Herr Fu. hatte im gerontopsychiatrischen Bereich der Klinik am 23.5.1990 einen Kreislaufkollaps erlitten. Er zeigte anschließend eine Bewußtseinstrübung, die mit seiner psychiatrischen Erkrankung nicht zu erklären war. Deshalb wurde Herr Fu. am gleichen Tage auf die Innere I verlegt. Hier wurden Zeichen eines Herzinfarktes und eine Sklerosierung der Koronararterien festgestellt. Bereits im Oktober 1989 wurde Herr Fu. für einige Tage auf der Station Innere I behandelt. Wolfgang L. kannte Herrn Fu. aus dieser Zeit.
Am Vormittag des 29.5.1990 verschlechterte sich der Zustand von Herrn Fu., er war nicht ansprechbar, hielt die Augen geschlossen und hyperventilierte. Schließlich wurde gegen 10.30 Uhr der Stationsarzt zu dem Patienten geholt, der seinen Zustand ein wenig stabilisieren konnte, ohne daß er aber eine adäquate Reaktion zeigte. Gegen 11.00 Uhr spritzte Wolfgang L. Herrn Fu. über den bereits liegenden Venenkatheter 150 bis 200ml Luft in die Vene. Er beobachtete, wie Herr Fu. sich nach der Injektion mehrfach kurz aufrichtete und nach Luft schnappte. Er rief den zuständigen Stationsarzt und unterstützte die sofort eingeleitete Sauerstoffzufuhr. Um 11.05 Uhr starb der Patient. Ärztlicherseits wurde ein natürlicher Tod bescheinigt, der durch „*Herz-Lungen-Kreislaufversagen bei Bradycardie und Zustand nach Kollaps*" eingetreten sei.
Die Obduktion und die gerichtsmedizinischen Untersuchungen konnten den Nachweis einer Luftembolie nicht erbringen. Die Menge des im Herzen noch vorhandenen Gases war zu gering, um daraus sichere Schlüsse zu ziehen. Hinweise auf eine natürliche Todesursache ließen sich ebenfalls nicht feststellen. Trotzdem bestand für die Kammer kein Zweifel,

daß Wolfgang L. die tödliche Luftinjektion durchgeführt hatte, obwohl er in der Hauptverhandlung diese Tat nicht gestand. Hier erklärte er, daß er sich erinnere, neben dem sterbenden Herrn Fu. mit einer Spritze in der Hand gestanden zu haben. In seiner polizeilichen Vernehmung am 8. 1. 1991 hatte sich Wolfgang L. noch daran erinnert, daß er Herrn Fu. über einen liegenden Venenzugang Luft injiziert habe. Auch gegenüber Gutachtern erinnerte sich Wolfgang L. noch an diese Tat.

Fall 5
Am 4.7.1990 wurde die 82jährige Frau Ah. auf die Station Innere I mit der Einweisungsdiagnose 'senile Demenz bei Zustand nach Stammhirnprellung und Eisenmangelanaemie' aufgenommen. Seit einem Unfall 1980, bei dem sie sich eine Hirnstammprellung zugezogen hatte, war sie gelähmt und konnte nicht mehr sprechen. Sie war aber in der Lage, ihre Augen zu öffnen und schluckte, wenn ihr Speisen oder etwas zu trinken angeboten wurde. Zuletzt war Frau Ah. im Jahre 1989 in der Klinik behandelt worden. Am 8.7.1990 hatte Wolfgang L. „späten Spätdienst", er war also ab 19.30 Uhr die einzige Pflegekraft auf der Station. In der Zeit zwischen 19.30 Uhr und 19.55 Uhr am 15. 7. 1990 punktierte er mit einem Butterfly eine Vene und injizierte Frau Ah. mit einem 20-ml-Spritzkolben 150 bis 200 ml Luft. In seiner Vernehmung vom 22.1.1991 erinnerte sich Wolfgang L., daß Frau Ah. sehr schnell gestorben sei. Der Tod wurde vom diensthabenden Arzt um 19.55 Uhr festgestellt. Er bescheinigte eine natürliche Todesursache aufgrund eines Herz-Kreislauf-Atemstillstand als Folge einer zentralen Regulationsstörung. Nach dem Tod der Frau Ah. benachrichtigte Wofgang L. die Angehörigen und fragte sie, ob er einen Priester benachrichtigen solle.
Bei der gerichtsmedizinischen Obduktion fanden sich auf dem linken und auf dem rechten Handrücken Veränderungen, die auf Injektionen hinwiesen. Alle Untersuchungen lieferten keine Hinweise auf eine natürliche Todesursache. Die Analyse des aus der rechten Herzkammer entnommenen Gases ergab eine CO_2/N_2-Relation, die eindeutig belegte, daß eine Luftinjektion als todesursächlich angenommen werden mußte. Die Kammer hatte daher keinen Zweifel daran, daß Wolfgang L. Frau Ah. Luft gespritzt hatte. Es könne - so die Kammer - nicht ausgeschlossen werden, daß Frau Ah. zum Zeitpunkt der Luftinjektion bewußtlos gewesen sei.

Fall 6
Am 29.7.1990 wurde der 69jährige Herr Gr. auf die Station Innere I aufgenommen. Seit mehr als 30 Jahren war er ohne Unterbrechungen in einer psychiatrischen Abteilung der Klinik gewesen. Daneben bestand bei Herrn Gr. ein langjähriger Bluthochdruck und ein Diabetes mellitus. Jetzt

kam er auf die Innere I, weil sich zusätzlich ein Erysipel eingestellt hatte. Am Aufnahmetag bekam Herr Gr. einen venösen Zugang, an den eine Infusion angeschlossen wurde. Herr Gr. wurde mit Gurten an sein Bett gefesselt, weil es im Rahmen seiner psychischen Erkrankung zu aggressiven Durchbrüchen kam. Außerdem bestand die Befürchtung, daß Herr Gr. sich die Infusion herausreißen könnte. Herr Gr. bat Wolfgang L., die Fesselung zu lösen, was dieser auch tat, aber Herr Gr. mußte aufgrund seines aggressiven Verhaltens erneut fixiert werden. Am Abend des 29.7. kam es bei Herrn Gr. zu einer lebensbedrohlichen Atemdepression, daher wurde er auf die Intensivstation verlegt. Nach einer Besserung wurde er am 6.8.1990 zurück auf die Station Innere I verlegt. Ab Samstag, den 11.8.1990 war Wolfgang L., nachdem er zwei Tage frei hatte, wieder im Dienst. Während dieses Tages entwickelte Herr Gr. erneut eine Atemstörung und eine Halbseitenlähmung. Wieder wurde Herr Gr. auf die Intensivstation verlegt und dort behandelt. Aber bereits einen Tag später wurde er zurückverlegt nach Innere I. In seiner Kurve war „*keine Intensivbehandlung*“ vermerkt.
Das gesamte Pflegeteam ging davon aus, daß Herr Gr. zum Sterben auf die Innere I zurückverlegt wurde. Am 15. 8. - Wolfgang L. hatte Frühdienst - ging es Herrn Gr. schlecht, er konnte nicht mehr sprechen. In der Gerichtsverhandlung äußerte sich Wolfgang L. wie folgt: „*Herr Gr. lag zuletzt im vorderen Bereich der Station, in einem Zweibettzimmer am Fenster. Er hatte einen Katheter, wurde über Infusionen ernährt. Er war zuletzt nicht mehr in der Lage, etwas zu sagen. Er tat mir in seiner Hilflosigkeit leid. Ich war auch sehr hilflos ihm gegenüber: Was konnte er denn noch? Ich weiß nicht, ob das dazu geführt hat, daß ich ihm etwas gespritzt habe. Ich weiß nur, daß ich mit der Spritze neben seinem Bett stand und Herr Gr. tot war oder im Sterben lag.*“
Am 27. 12. 1990 hatte Wolfgang L. bei seiner polizeilichen Vernehmung folgendes erklärt: „*Ich habe ihm dann eine große Menge Luft durch seine vorhandenen Venenkatheter injiziert. Er ist dann sehr schnell gestorben. Es waren ca. 200 ml Luft - zehnmal eine 20 ml Spritze voll. Ich wollte ganz sichergehen, ich wollte ihm ja keine Schmerzen bereiten. Ich wollte ganz sichergehen, daß Herr Gr. schnell stirbt. Ich wollte ihn ja nicht quälen. Gequält hat er sich lange genug. Er ist dann innerhalb von vier bis fünf Minuten gestorben. Als ich ihm die Luft injiziert hatte, danach hatte er schon Atemschwierigkeiten. Ich bin dann aus dem Zimmer raus, ich konnte ihn nicht mehr ansehen. Kurze Zeit später - in den nächsten vier bis fünf Minuten - bin ich wieder rein in das Zimmer. Da lag er dann tot im Bett. Als ich die Luft injiziert hatte, konnte ich sein Herz schlagen hören, ohne Stethoskop - ganz laut und ganz schnell - dann wurde er blau, atmete langsam, dann ganz langsam und tief - er kämpfte richtig. Er*

nahm seine Schultern zu Hilfe - um zu atmen. Seine Lippen waren blau, seine Augen weit offen. Dann bin ich aus dem Zimmer raus, und danach - innerhalb kurzer Zeit - nach zwei bis fünf Minuten höchstens - da waren noch einzelne Atemzüge, ganz flach, mit ganz langen Pausen. Immer wieder einer, immer flacher. Ich habe dann seinen Puls getastet. Es war keiner mehr da. Dann habe ich den Doktor geholt."

Über einen Dreiwegehahn, der an einen liegenden Venenkatheter angeschlossen war, injizierte Wolfgang L. Herrn Gr. gegen 9.20 Uhr am 15. 8. 1990 200 ml Luft. Es war nicht auszuschließen, daß Herr Gr. zum Zeitpunkt der Luftinjektion bewußtlos war. Der zuständige Arzt bescheinigte eine natürliche Todesursache und nahm eine zentrale Regulationsstörung an. Als Todeszeitpunkt ist 9.25 Uhr angegeben. Der von ärztlicher Seite angeregten Obduktion stimmten die Angehörigen nicht zu.

Die gerichtsmedizinischen Untersuchungen und die Auswertung der Krankengeschichte durch die Sachverständigen konnten die Todesursache bei Herrn Gr. nicht mit der erforderlichen Sicherheit feststellen. Eine Luftembolie konnte als Todesursache nicht nachgewiesen, aber auch nicht ausgeschlossen werden.

Nach Überzeugung der Richter war die Luftinjektion für den Tod des Herrn Gr. ursächlich.

Fall 7

Am frühen Nachmittag des 11.10.1990 wurde der 87jährige Herr He. unter Notfallbedingungen mit einer Atemdepression auf die Station Innere I gebracht. Bei Herrn He. lag eine Alkoholkrankheit vor, er hatte in der Vergangenheit einen Herzinfarkt erlitten. Bei der durchgeführten Röntgenaufnahme des Brustkorbes zeigt sich ein verdächtiger Befund an der Lunge. Hinzu kam der Verdacht auf einen neuen Herzinfarkt und eine Niereninsuffizienz. Nachdem Herr He. zunächst auf der Intensivstation aufgenommen wurde, verlegte man ihn man ihn noch am gleichen Tage wegen der infausten Prognose zur Station Innere I.

Hier spritzte Wolfgang L. Herrn He. gegen 15.45 Uhr mit einer 20-ml-Spritze 150 bis 200 ml Luft. Kurze Zeit später starb Herr He. Nach Angaben einer Kollegin habe Wolfgang L. sie gegen 15.45 Uhr gebeten, nach Herrn He. zu schauen, weil es dem Patienten nicht gut gehe. Sie sei dann in das Zimmer gegangen und habe Herrn He. tot gefunden. Sie ärgerte sich über Wolfgang L., weil sie das Gefühl hatte, daß er schon wußte, daß der Patient tot sei. Auf ihren Vorwurf hin stritt Wolfgang L. dies ab. Der Stationsarzt bescheinigte einen natürlichen Tod. Herrn He.'s Ableben kam für ihn nicht überraschend, war er doch bereits in einem präfinalen Zustand auf die Innere I verlegt worden. Als Todesursache wurde akutes Linksherzversagen bei hochgradiger koronarer Herzkrankheit, Zustand

nach Vorderwandinfarkt und respiratorischer Insuffizienz und Verdacht auf Pneumonie angegeben.
In der Gerichtsverhandlung erinnerte sich Wolfgang L. an Herrn He. nicht mehr. Er wisse nicht mehr, warum er früher den Namen Herr He. genannt habe. Schon wenn er beim Tod eines Patienten im Dienst gewesen sei, habe dies ausgereicht, um bei ihm das Gefühl aufkommen zu lassen, schuldig am Tod dieses Menschen zu sein. In seiner polizeilichen Vernehmung am 28. 12. 1990 hatte sich Wolfgang L. noch erinnert, daß Herr He. eine Infusion hatte. Er habe ihm Luft injiziert, könne aber die genaue Menge nicht mehr angeben. Er habe Herrn He. von seinem Leiden befreien wollen. Am 21. 2. 1991 wurde Wolfgang L. erneut von den Polizeibeamten zu Herrn He. befragt und erinnerte sich schließlich an mehr Details, z.B. daran, daß im Falle einer erneuten Ateminsuffizienz bei Herrn He. keine intensivmedizinische Behandlung mehr durchgeführt werden sollte. Auf die Frage, ob er Herrn He. Luft injiziert habe, antwortete Wolfgang L. mit 'ja'.
Nach Angaben des Stationsarztes war Herr He. zum Zeitpunkt seiner Verlegung von der Intensivstation nach Innere I nicht mehr ansprechbar war. Das Gericht ging daher davon aus, daß Herr He. zum Zeitpunkt der Luftinjektion bewußtlos war. Eine sichere Todesursache konnte die Gerichtsmedizin nicht nachweisen. Herr He. hätte jederzeit an seinen Krankheiten sterben können. Ein direkter Hinweis dafür sei aber nicht gefunden worden. Es sei auch möglich, daß der Tod bei Herrn He. durch eine Luftembolie eingetreten sei. Die Kammer zeigte sich überzeugt, daß Wolfgang L. Herrn He. durch eine Luftinjektion getötet hatte.

Fall 8
Die 87jährige Frau Kr. kam am 12.10.1990 zur Inneren I. Sie litt an einem hirnorganischen Psychosyndrom und an Morbus Parkinson. Außerdem bestand der Verdacht auf eine Lungenentzündung. Wegen ihrer Verwirrtheits- und Unruhezustände war Frau Kr. am 2.10. in den gerontopsychiatrischen Bereich der Gütersloher Klinik aufgenommen worden. Als sich ihr Befinden hier verschlechterte, wurde sie verlegt. Auch auf der Inneren I war Frau Kr. verwirrt und unruhig, verweigerte Essen und Trinken, daher wurden ihr Nahrung und Flüssigkeit über einen Venenkatheter verabreicht.
Am Morgen des 15.10.1990 spritzte Wolfgang L. der Frau Kr. über den bereits angelegten Venenkatheter 150 bis 200 ml Luft. Nachher bat er eine Kollegin, nach der Patientin zu sehen, da es ihr schlecht gehe. Sie fand Frau Kr. mit einer Schnappatmung vor und alarmierte sofort den Stationsarzt. Es wurde sofort Sauerstoff zugeführt und ein EKG-Gerät angeschlossen. Als der Stationsarzt zu Frau Kr. kam, sah er noch letzte Le-

benszeichen, daß EKG zeigte kurze Zeit später eine Nullinie. Der Stationsarzt bescheinigte den natürlichen Tod um 8.50 Uhr und sah eine akute respiratorische Insuffizienz bei Verdacht auf Lungenembolie als ursächlich für den Tod an. In der Hauptverhandlung erinnerte sich Wolfgang L. an Frau Kr. nicht mehr. In seiner polizeilichen Vernehmung vom 28.12.1990 hatte Wolfgang L. - nachdem ihm das Aufnahmebuch der Station vorgelegt wurde - von sich aus den Namen von Frau Kr. genannt. „*Das, was mit Frau Kr. passiert ist, ist in meiner Frühschicht geschehen*" - so Wolfgang L. damals. Er schilderte dann eine Reihe von zutreffenden Details über die Patientin und meinte, daß er mit dem Leiden der älteren Leute nicht mehr fertig geworden sei. Es sei immer schlimmer geworden, obwohl er eigentlich alte Leute gern möge. Auch ihr habe er über den venösen Zugang Luft injiziert, um ihr einen schnellen Tod zu ermöglichen: „*Sie sollte nicht mehr leiden.*" Aus Sicht der gerichtsmedizinischen Sachverständigen war ein natürlicher Tod ebensowenig auszuschließen wie eine Luftembolie, die genaue Todesursache konnte also nicht festgestellt werden.
Die Kammer zeigte sich überzeugt, daß Wolfgang L. Frau Kr. am Morgen des 15.10.1990 die tödliche Luftinjektion verabreicht hatte.

Fall 9
Auf die Station Innere I kam am 29. 10. 1990 die 79jährige Frau Mu. zur stationären Behandlung. Sie litt unter verschiedenen körperlichen Erkrankungen und war zeitweilig verwirrt. Nachdem sie auf der Station während der ersten beiden Tage einen unauffälligen Eindruck machte, stellte sich am 31.10.1990 eine zunehmende Verwirrung ein. Sie irrte unruhig-ziellos über die Station, räumte Schränke aus und ein und lief sogar weg, so daß Wolfgang L. sie am Nachmittag zurückholen mußte. Die verordneten sedierenden Medikamente hatten zunächst keine Wirkung. Am Abend, gegen 22.00 Uhr, als Wolfgang L. seinen Dienst beendete, schaute er noch einmal nach Frau Mu., die jetzt schlief. Am nächsten Morgen war Frau Mu. nicht wach zu bekommen. Auch dem herbeigerufenen Arzt vom Dienst gelang es nicht, Frau Mu. zu wecken. Er legte Frau Mu. einen venösen Zugang, so daß Nahrung und Flüssigkeit über eine Infusion zugeführt werden konnte. Als Wolfgang L. zum Dienst kam, wurde er von einer Kollegin gefragt, ob er Frau Mu. am Vorabend etwas gegeben habe.
Wolfgang L. schaute an diesem Tag mehrfach nach Frau Mu. Gegen 15.00 Uhr spritzte Wolfgang L. der Patientin 150 bis 200 ml Luft. Sie starb am 1.11.1990 um 15.10 Uhr. Wolfgang L. selbst vermerkte diese Uhrzeit und ein rotes Kreuz in der Kurve von Frau Mu. Der zuständige Arzt ging von einem natürlichen Tod aus und nahm eine „*zentrale Dysregulation bei hochgradiger cerebro-vaskulärer-Insuffizienz mit sekundä-*

rem Herz-Kreislauf-Atemstillstand“ als Todesursache an. Eine Obduktion, wie von den Ärzten angeregt, lehnten die Angehörigen ab. In der Gerichtsverhandlung erinnerte sich Wolfgang L., daß Frau Mu. mehrfach weggelaufen sei. An die Tötung selbst erinnere er sich nicht mehr. Ihm sei nur noch präsent, daß er mit einer Spritze in der Hand neben Frau Mu. gestanden habe.
In seiner polizeilichen Vernehmung vom 28. 12. 1990 hatte Wolfgang L. berichtet, daß es bei Frau Mu. eine Luftmenge gewesen sei, die ihr einen schnellen Tod ermöglicht habe.
Die gerichtsmedizinischen Untersuchungen konnten die Todesursache bei Frau Mu. nicht aufklären. Zwar fanden sich keine Anzeichen für einen natürlichen Tod. Nach dem Krankheitsverlauf hielten die Gerichtsmediziner einen solchen zwar für wenig wahrscheinlich, aber nicht für ausgeschlossen. Der Tod könne auch durch eine Luftembolie ausgelöst worden sein.
Für die Kammer bestand kein Zweifel daran, daß Wolfgang L. bei Frau Mu. die Luft injiziert hatte, um sie zu töten. Ob Frau Mu. kurz vor ihrem Tod bewußtlos war oder nur schlief, konnte im Prozeß nicht beantwortet werden.

Fall 10
Am 14. 12. 1990 injizierte Wolfgang L. am Abend gegen 20.00 Uhr während seines Spätdienstes der 86jährigen Frau Za. über einen Butterfly mit einer 20-ml-Spritze 150 bis 200 ml Luft. Der von Frau Za.'s Tod überraschte diensthabende Arzt entdeckte bei der Untersuchung der Leiche zusätzliche Einstichstellen an den Armen und am Handrücken. Diese Feststellung ließen bei ihm den Verdacht auf einen unnatürlichen Tod entstehen. Über den von ihm informierten Oberarzt wurde die Betriebsleitung der Klinik informiert, die am 17. 12. 1990 die Kriminalpolizei benachrichtigte. Die umgehend veranlaßte Obduktion, die Funde im Medikamentencontainer der Station, aber auch in Wolfgang L.'s Schrank und erste Vernehmungen von Mitarbeitern der Station Innere I führten schließlich zu einem dringenden Tatverdacht gegen Wolfgang L. Er wurde am 19. 12. 1990 vorläufig festgenommen und anschließend verhaftet.
In der Gerichtsverhandlung gab Wolfgang L. an, daß er sich dabei zugesehen habe, wie er bei Frau Za. mehrfach punktiert und Luft injiziert habe. Beim ersten Mal habe er die Vene nicht getroffen. Er wisse noch, daß es sich um eine 20-ml-Spritze gehandelt habe. In seiner polizeilichen Vernehmung am 19. 12. 1990 hatte Wolfgang L. während des Tages bestritten, Luftinjektionen vorgenommen zu haben. Später gestand er dann, bei Frau Za. Luft gespritzt zu haben. Die Absicht Frau Za. zu töten, stellte Wolfgang L. in Abrede. Er habe nur eine Verschlechterung des Zustandes

bewirken wollen. In einer späteren polizeilichen Vernehmung erklärte Wolfgang L., daß er bei Frau Za. eine solche Luftmenge gespritzt habe, die ausgereicht habe, einen ganz schnellen Tod zu bewirken. Er bejahte die Frage, ob ihm bewußt gewesen sei, daß eine derartige Luftmenge zum Tode führen müsse und sagte : „*Ich konnte mich nicht dagegen wehren.*"
Diese Angaben wurden durch die gerichtsmedizinischen Untersuchungen bestätigt. Keine gerichtsmedizinische Untersuchung lieferte eine Hinweis auf eine andere Todesursache als Luftembolie. Das Blut an dem am Abend des 14.12.1990 im Abwurfbehälter gefundenen Butterfly und das Blut von Frau Za. wiesen eine gleiche Merkmalskombination auf, die nur bei 1% der Bevölkerung vorkommt.
In der Gerichtsverhandlung stand für die Kammer zweifelsfrei fest, daß Wolfgang L. mit seiner Luftinjektion Frau Za. getötet hat.
Das Gericht vermochte nicht mit ausreichender Sicherheit festzustellen, daß Frau Za. in der Zeit unmittelbar vor ihrer Tötung bei Bewußtsein war.
In allen Fällen ging das Gericht davon aus, daß die von Wolfgang L. getöteten Menschen zum Tatzeitpunkt bewußtlos waren.

Psychiatrisch-psychologische Begutachtung

1956 wurde Wolfgang L. geboren. Er wuchs mit seiner fünf Jahre jüngeren Schwester und seinem neun Jahre jüngeren Bruder gemeinsam im Elternhaus auf. Mit der Schwester sei es - so Wolfgang L. - in Kindertagen häufig zu Streitereien gekommen, später habe sich das Verhältnis gebessert. Den Bruder schildert Wolfgang L. als ruhig und zurückhaltend - genau wie sich selbst.
Der Vater, von Beruf technischer Kaufmann, starb 1984 an den Folgen seines zweiten Herzinfarktes. Wolfgang L. schildert ihn als einen geselligen, fröhlichen und im Beruf engagierten Mann. Der Vater sei Mitglied in zwei Gesangvereinen gewesen. Früher habe er immer ein gutes Verhältnis zu ihm gehabt. Erst später habe er erkannt, daß der Vater in der Ehe der Schwächere gewesen sei und reichlich Alkohol getrunken habe. Vereinzelt kam es zu handgreiflichen Auseinandersetzungen zwischen Vater und Sohn.
Als der Vater den zweiten Herzinfarkt erlitt, wurde Wolfgang L. von seiner Mutter hinzugerufen, war aber in dieser Situation nicht in der Lage, den Vater anzufassen und ihm zu helfen. Er fuhr auch nicht im Rettungswagen mit, sondern mit seinem eigenen Auto hinterher. Auf dem Weg ins Krankenhaus starb der Vater. Später empfand Wolfgang L. Schuldgefühle, daß er seinem Vater nicht geholfen hatte, daß er nicht mit ihm im Rettungswagen gefahren war. Die Mutter, die vor ihrer Ehe eine kaufmännische Ausbildung absolvierte, zog später die Kinder groß und war

im Haushalt tätig. Einige Zeit, bevor ihr Ehemann starb, hatte sie eine Berufstätigkeit aufgenommen. Wolfgang L. schildert sie als dominierend, sie sei in der Familie der „*Finanzminister*“ gewesen, bei ihr seien die Fäden zusammengelaufen. Die Mutter sei stärker, lebenstüchtiger als der Vater gewesen, der sich gegen seine Frau nicht durchsetzen konnte. Sie habe die Kinder erzogen, „*eher autoritär*“ und bei Konflikten vermittelt. Wolfgang L. erinnert sich, daß Aggressionen in der Familie nicht offen zum Ausbruch kommen durften. Es habe Harmonie herrschen müssen. An einen Bekannten- oder Freundeskreis der Eltern erinnert sich Wolfgang L. nicht.

Nach dem Kindergarten kam Wolfgang L. 1963 in die Grund- bzw. Volksschule. Er sei gern in die Schule gegangen und habe sich mit seinen Mitschülern gut verstanden. Wegen guter Leistungen konnte er 1966 zur Realschule wechseln. Freunde hatte Wolfgang L. in seiner Kinder- und Jugendzeit nicht, obwohl er sich dies gewünscht hätte. Er sei aber als zuverlässiger Spielgefährte geschätzt worden. Auch später gab es niemanden, zu dem Wolfgang L. eine offene und freundschaftliche Beziehung hatte. Keiner der Arbeitskollegen, mit denen Wolfgang L. ein gutes Verhältnis hatte, erinnerte sich an Gespräche mit ihm, in denen er über seine innere Befindlichkeit, seine Gefühle und Probleme geredet hätte.

Wegen nicht ausreichender Leistungen mußte er ein Jahr wiederholen, war lustlos und verpaßte den Anschluß, so daß er 1972 die Realschule abbrach. Wolfgang L. fühlte sich als Versager, er erinnert sich an sein damaliges Gefühl, nichts wert zu sein. Bis Sommer 1973 besuchte Wolfgang L. eine Berufsgrundschule. Bei einem Motorradunfall im Herbst dieses Jahres erlitt er einen doppelten Schädelbruch mit Hirnhautverletzung und war für mehrere Wochen bewußtlos. Seit dieser Zeit litt Wolfgang L. unter häufigen Kopfschmerzen und einer Lichtempfindlichkeit. Auch in der Folgezeit auftretende Konzentrationsstörungen führte Wolfgang L. auf diese Verletzung zurück. Trotz des Unfalls und der entstandenen Fehlzeiten schloß Wolfgang L. das Schuljahr als Klassenbester ab. In den Jahren 1973 bis 1975 absolvierte Wolfgang L. eine Berufsfachschule mit den Fachrichtungen Elektrotechnik und Metall; anschließend konnte er 1977 die Fachoberschulreife erlangen und nach seinem Grundwehrdienst zum Wintersemester 1978/1979 das Studium der Elektrotechnik an einer Westfälischen Gesamthochschule aufnehmen. Er hatte dort ein eigenes Zimmer, fuhr aber häufig nach Hause. Wolfgang L. berichtete von Konzentrationsstörungen, verstärkten Kopfschmerzen und anderen gesundheitlichen Beschwerden während des Studiums. Nachteilig auf die Studienleistungen habe sich - so Wolfgang L. - auch sein politisches Engagement an der Hochschule ausgewirkt. Er hatte sich schon früher den Jungdemokraten, der F.D.P.-Nachwuchsorganisation angeschlossen und organisierte nun eine liberale Hochschulgruppe. Weil er verschiedene Klausuren nicht schaffte, erwog Wolfgang L. schon während des dritten Semesters, das Studium abzubrechen und Sozialpädagogik zu studieren. Auf seine Bewerbung hin erhielt er aber keinen Studienplatz, weil sein Notendurchschnitt im Abschlußzeugnis der Fachoberschule nicht ausreichte.

Nach dem Sommersemester 1980 brach Wolfgang L. das Studium ab. Er hoffte darauf, nach einer Wartezeit einen Studienplatz in Sozialpädagogik zu bekommen und begann ab Herbst 1980 ein sogenanntes Vorpraktikum in einem Heim in der Nähe von Gütersloh. In diesem Heim lebten ausschließlich psychisch kranke Männer im mittleren und höheren Lebensalter. Insbesondere die sozialtherapeutischen Aktivitäten gefielen Wolfgang L. So wurden mit den Heimbewohnern Ausflüge unternommen, er begleitete sie beim Einkaufen oder betreute sie im Rahmen der Beschäftigungstherapie, worauf die Heimbewohner dankbar reagierten. Abgesehen von wenigen Ausnahmen waren alle Heimbewohner mobil und in körperlicher Hinsicht nicht stark pflegebedürftig, mit allen war eine Verständigung möglich. Wolfgang L. war von dieser Arbeit so angetan, daß er sie hauptberuflich ausüben wollte. Er hatte erfahren, daß dies auch als Krankenpfleger möglich war. So bewarb sich Wolfgang L. nicht nur um einen Studienplatz in Sozialpädagogik, sondern auch um einen Ausbildungsplatz zum Krankenpfleger an der Westfälischen Klinik für Psychiatrie, Psychosomatik und Neurologie in Gütersloh. Als seine Bewerbung um einen Studienplatz wieder abgelehnt wurde, begann Wolfgang L. im Frühjahr 1981 die Ausbildung zum Krankenpfleger an der Gütersloher Klinik. Wolfgang L. gefiel der Einsatz auf den verschiedenen Stationen unterschiedlich gut. Am meisten Freude machte ihm die Arbeit auf Stationen, wo die somatische Pflege am Bett eher eine untergeordnete Rolle spielte und es primär um die Betreuung und Begleitung der Patienten ging. Wolfgang L. wurde von seinen Mitschülerinnen und Mitschülern zum Kurssprecher gewählt. Im Frühjahr 1984 schloß er diese Ausbildung mit der Gesamtnote befriedigend ab. Niemand aus diesem Ausbildungskurs wurde von der Klinik in ein reguläres Anstellungsverhältnis übernommen.

So wechselte Wolfgang L. nach seiner Ausbildung in Gütersloh im Frühsommer des Jahres 1984 an die v. Bodelschwingh'schen Anstalten nach Bielefeld-Bethel. Er war hier auf einer gerontopsychiatrischen Station tätig. Im wesentlichen gefiel Wolfgang L. seine neue Arbeitsstelle. Es kam jedoch im Verlauf zu Schwierigkeiten. So wurde Wolfgang L. verdächtigt, das Geld eines verstorbenen Patienten gestohlen zu haben. Als ihm dann auch noch - es waren zu viele männliche Pflegekräfte auf der Station - die Versetzung auf eine andere Station in Aussicht gestellt wurde, bewarb sich Wolfgang L. in einem Altenheim in der Nähe von Gütersloh. Zunächst erhielt Wolfgang L. vom Heimträger eine Zusage, nach einem Vorstellungsgespräch jedoch eine Absage. Im Winter 1986 schied Wolfgang L. in Bethel aus.

Im Spätsommer 1984 hatte Wolfgang L. geheiratet, seine Frau hatte er mit 18 Jahren im Tanzkurs kennengelernt. Für beide war es die erste Beziehung. Seine Freundin ging einer ungelernten Tätigkeit nach und wurde übereinstimmend als lieb, häuslich und treu geschildert. Seine Eltern waren mit dieser Verbindung nicht einverstanden. Sie fanden, daß die Freundin nicht zu ihrem Sohn passe, vor allem nicht intelligent genug sei. Er habe den Eltern erklärt, daß dies seine Angelegenheit sei und sie sich nicht einmischen sollten. Schließlich sei er verliebt und froh gewesen, jemanden gefunden zu haben. Insbesondere der Vater gab auch im Laufe der Zeit seine ablehnende Haltung gegenüber Wolfgang L.'s Freundin nicht auf. Eines Abends begann der Vater - er war betrunken - die Freundin zu beleidigen und zu beschimpfen.

„Ich habe ihn dafür verdroschen. Immer mehr Ohrfeigen, eine nach der anderen, und immer wurden seine Beschimpfungen härter, ich hätte ihn umbringen können. Das ist nicht nur eine Redewendung, wenn er noch mehr gesagt hätte, hätte ich ihn wirklich getötet, er hatte schon eine ganz blutunterlaufene Wange“ - so Wolfgang L. in einer polizeilichen Vernehmung. Die Eltern erwarteten, daß der Sohn sich für sein Verhalten entschuldigte, aber Wolfgang L. sah dies nicht ein, war doch die Aggressivität vom Vater ausgegangen. Letztlich sei die Angelegenheit totgeschwiegen worden, auch mit seinem Vater sprach Wolfgang L. nicht mehr darüber.

Nach der Heirat kauften Wolfgang L. und seine Frau eine Eigentumswohnung, in der sie gemeinsam lebten. Einen Freundes- oder Bekanntenkreis hatte das Ehepaar nicht. Wolfgang L. ging regelmäßig zweimal pro Woche zu den Chorproben seiner Gesangvereine. Seine Frau lebte zurückgezogen, froh, mit ihrem Mann zusammenzusein. Auch zwischen den beiden Eheleuten blieb die Beziehung in mehreren Bereichen unoffen. So berichtete Wolfgang L. seiner Frau nie über seine Schwierigkeiten am Arbeitsplatz. Auch über andere, unübersehbare Probleme zwischen ihnen sprachen die Ehepartner nicht, z.B. die unterschiedliche Einstellung zur Familienplanung. Wolfgang L. wollte unbedingt Kinder, während sich seine Frau auch ein Leben ohne Kinder vorstellen konnte, zumindest aber noch abwarten wollte. Wegen des eigenen starken Kinderwunsches beschloß Wolfgang L., sich im Hinblick auf seine Zeugungsfähigkeit untersuchen zu lassen. Als ihm im März 1990 das Ergebnis mitgeteilt wurde, fühlte er sich leer, wertlos und in seinem Männlichkeitsgefühl tief getroffen. Der Arzt hatte ihm mitgeteilt, daß er nur eingeschränkt zeugungsfähig sei. Zum ersten Mal kamen Wolfgang L. Suizidgedanken. Über seine Gefühle, seine Niedergeschlagenheit, seine Suizidgedanken redete Wolfgang L. mit niemandem - auch nicht mit seiner Frau. Wolfgang L. berichtete später, daß er seine Frau damit und insbesondere mit seinen beruflichen Problemen nicht habe belasten wollen. Diese erinnerte sich später, daß ihr Mann auf sie im Herbst 1990 niedergeschlagen gewirkt habe. Er habe aber nicht gesagt, was ihn bedrückt habe und sie habe auch nicht danach gefragt. Sie habe auch nicht von ihrem Mann erfahren, daß er im Verdacht stehe, unverordnet Medikamente gegeben zu haben. Auch als er an seinem letzten Dienstwochenende vor der Verhaftung nach Hause gekommen sei, sei er *„ganz vergnügt“* gewesen. Von einer toten Frau habe er ihr nichts erzählt. Noch vor seinem Ausscheiden in Bethel hatte sich Wolfgang L. an der Westfälischen Klinik in Gütersloh um eine Anstellung als Krankenpfleger beworben. Er wurde angenommen und so begann er unmittelbar nach Beendigung seiner Tätigkeit in Bielefeld-Bethel im Winter 1986 erneut in Gütersloh zu arbeiten. Zunächst war er bis September 1988 auf einer allgemein-psychiatrischen Station tätig. Seine laute und barsche Art und Weise fiel den Kollegen unangenehm auf. Kaum hatte Wolfgang L. angefangen, dort zu arbeiten, hatte er gleich eine Reihe von Verbesserungsvorschlägen. Zu früh, wie die anderen meinten, er solle sich erst einmal richtig einarbeiten. Nach klärenden Gesprächen änderte Wolfgang L. seinen Ton und fühlte sich für einige Zeit auf der Station ganz wohl.

Mit seiner Rückkehr an seine Ausbildungsklinik begann Wolfgang L. sich verstärkt gewerkschaftlich zu engagieren. Er arbeitete zunächst im Gremium der Vertrauensleute mit und wurde später zu ihrem Sprecher. Im Sommer 1990 wählten ihn die Mitarbeiter der Klinik in den Personalrat.

Einige Zeit später war die Stelle der stellvertretenden Stationsleitung neu zu besetzen. Wolfgang L. unterlag im Bewerbungsverfahren einer Kollegin, die ebenfalls auf dieser Station als Krankenschwester tätig war. In der Folge verschlechterte sich Wolfgang L.'s Verhältnis zu ihr. Er begann, sich auf der Station unwohl zu fühlen und hatte schließlich den Eindruck, daß man ihn los werden wolle. Dies Gefühl wurde noch verstärkt, als die Pflegedienstleitung ihm mitteilte, daß er in den Bereich für geistig behinderte Menschen versetzt werden sollte. Wolfgang L. bat, von dieser Umsetzung abzusehen, da er im Umgang mit diesen Menschen Schwierigkeiten habe. Diese Bitte wurde berücksichtigt und Wolfgang L. schließlich im September 1988 zur Station Innere I versetzt.

Die Motive für das Tötungshandeln bei Wolfgang L. konnten im Rahmen der Gerichtsverhandlung nicht vollständig aufgeklärt werden. Wolfgang L. hatte erklärt, daß seine Motive in allen Fällen gleich gewesen seien. Er habe nie ein Patientenzimmer betreten mit dem Vorsatz, einen Patienten zu töten. Er wisse nicht, warum er so etwas habe tun können. In unterschiedlichen Zusammenhängen während der Ermittlungen und während der Gerichtsverhandlung sprach Wolfgang L. von einem „*Zwangsgefühl.*" Er habe sich nicht dagegen wehren können. Wolfgang L. zeigte sich nicht in der Lage, dieses „Zwangsgefühl" näher zu beschreiben. Bei einigen Patienten habe er den Eindruck gehabt, daß sie sterben wollten oder schon im Sterben lagen. In diesen Fällen habe er Mitleid empfunden, habe ihr Leiden nicht mehr ertragen können und sich nicht dagegen wehren können, „*es*" zu tun. Auch Arbeitsüberlastung hat Wolfgang L. als Motiv für sein Handeln nicht gänzlich verneint. Gegenüber den psychiatrisch-psychologischen Gutachtern und später in der Gerichtsverhandlung berichtete Wolfgang L. davon, bei den Taten gleichsam „*neben sich gestanden*" zu haben. Er habe sich bei den Luftinjektionen zugesehen. Es sei gewesen, als hätte jemand anderes die Taten begangen und habe ihn als ausführendes Organ benutzt. Häufig sei er wieder „*wach*" geworden, als er mit der Spritze in der Hand neben dem sterbenden Menschen gestanden habe.

Nach Überzeugung des Gerichtes tötete Wolfgang L. nicht in der Absicht, den Patienten weiteres Leiden zu ersparen. Wenngleich einige Kollegen über Wolfgang L. gesagt hatten, daß er Mitleid mit den Patienten gehabt habe, so hielt das Gericht Mitleid bei Wolfgang L. nicht für ein entscheidendes Motiv. Zwar habe er selbst mitunter Mitleid als ein Motiv angegeben, aber in anderen Zusammenhängen auch erklärt, daß das „*Mitleidsmotiv*" ein nachträglicher Erklärungsversuch gewesen sei, um weiterleben zu können. Außerdem berichtete Wolfgang L., daß ihm die Patienten zwar leid getan hätten, er aber nie Luft injiziert hätte, um sie von ihrem „*Leiden zu erlösen.*" Nach Überzeugung der Kammer sprach gegen Mitleid als Motiv auch, daß Wolfgang L. mehrere seiner späteren Opfer erst kurz vor den Taten kennengelernt hatte. Er habe nicht wissen können, ob die Patienten wirklich litten. Gegenüber einem Gutachter hatte Wolfgang L. berichtet, daß er im Laufe der Zeit die Leiden der Patienten immer weniger wahrgenommen habe, immer weniger über die Krankheitsbilder und die Prognosen informiert gewesen sei. Nach den Taten habe er das Gefühl gehabt, nicht mehr er selbst, sondern ein Monster zu sein. Er habe Schuldgefühle gehabt und gehofft, daß „*es*" nicht wieder passiere. Auch diese Beschreibungen sprechen - so die Kammer - gegen das „*Mitleidsmotiv.*" Tötungen aus Mitleid stünden im Einklang mit Selbstbild und Gewissen eines Täters. Wolfgang L. habe seine Taten aber verurteilt und sie als etwas ihm Fremdes erlebt.

Es war nach Überzeugung des Gerichts auch nicht zu erkennen, daß Wolfgang L. die Tötungen beging, weil „*er selbst das Leiden der Patienten nicht mehr ertragen konnte.*" Zum einen habe gegen diese Hypothese

gesprochen, daß Wolfgang L. von dem Leiden der Patienten immer weniger wahrgenommen habe. Zum anderen habe er mehrere Patienten erst kurz vor seinen Taten kennengelernt. Darüber hinaus wäre es ihm jederzeit möglich gewesen, die Pflege dieser Patienten Kollegen zu überlassen und sich damit die Konfrontation mit diesem Leiden zu ersparen. Mehrere der von ihm getöteten Patienten lagen in Zimmern auf der Station Innere I, für die Wolfgang L. nicht zuständig war.
Nach Überzeugung des Gerichts tötete Wolfgang L. auch nicht, um sich Arbeit zu ersparen. Bei jedem zusätzlichen Todesfall seien durch die Versorgung des Verstorbenen, den Transport in die Leichenkammer und das notwendige Reinigen und Desinfizieren des Zimmers zusätzliche Arbeiten angefallen. Außerdem sei der Aufnahmedruck für die Station Innere I im Jahre 1990 so groß gewesen, daß jedes frei werdende Bett unmittelbar wieder belegt worden sei. Den Ausführungen des psychiatrischen und des psychologischen Sachverständigen folgend schloß das Gericht aus, daß bei Wolfgang L. eine Zwangserkrankung vorgelegen habe. Bei einem Menschen mit einer Zwangserkrankung entstehe Angst und Panik, wenn der Betroffene die Zwangshandlung unterlasse. Wolfgang L. dagegen habe nach den Taten Angst gehabt, daß es wieder passieren könne und habe gehofft, daß es dazu nicht kommen werde. Wolfgang L.'s Schilderung, wie unter Zwang gehandelt zu haben, bei den Taten neben sich gestanden zu haben, wurde interpretiert als Ausdruck dessen, daß Wolfgang L. die Taten als nicht zu sich gehörig, als für ihn persönlichkeitsfremd erlebt habe und selbst über keine Erklärung für sein Handeln verfüge. Es bestehe dann beim Täter der Eindruck, daß „*etwas*" in ihm gehandelt habe. Der zur Handlungsbereitschaft und später zu den Taten hinführende Entwicklungsprozeß werde vom Täter selbst nicht verstanden. Es entstehe dann subjektiv ein Gefühl von Zwang, wenn die der Tat zugrundeliegende Handlungsbereitschaft nicht reflektiert werde, nicht ins Bewußtsein des Täters gelange. Der Täter habe nicht durchschaut, nicht begriffen, was sich in ihm entwickelt habe. Mit Zwangshandlungen im Sinne eines Symptoms bei Zwangserkrankungen seien derartige impulshafte Handlungen nicht zu verwechseln. Das Gericht war überzeugt, daß Wolfgang L.'s Taten nicht auf ein einzelnes Motiv zurückgeführt werden könnten. Zu den Taten habe vielmehr eine Vielzahl von bewußten und unbewußten Bestrebungen geführt. Die Erklärung für die Patiententötungen liege in der Person von Wolfgang L., in seiner Biographie und in der Zuspitzung seiner Probleme ab der zweiten Jahreshälfte 1989.
Einer weit überdurchschnittlichen Allgemeinintelligenz stehe bei Wolfgang L. eine nur mäßig entwickelte soziale Intelligenz gegenüber. Von Kindheit an habe er Probleme gehabt, persönliche Beziehungen zu entwickeln und zu pflegen. Von vielen seiner Bezugspersonen war Wolfgang

L. als ein Mensch geschildert worden, der kaum über Gefühle und Empfindungen gesprochen habe. Selbst mit seiner Ehefrau sprach Wolfgang L. über ihn belastende persönliche Dinge nicht. Damit sei ein herausragendes Charakteristikum von Wolfgang L. angesprochen, seine emotionale Verschlossenheit. Damit mache er es seinen Mitmenschen schwer, sein inneres Empfinden zu erkennen und emotionalen Zugang zu ihm zu entwickeln. Diese emotionale Verschlossenheit gehe nicht auf mangelnde Empfindungsfähigkeit zurück, sondern sei für Wolfgang L. ein Selbstschutz. Er sei ein besonders leicht verletzbarer Mensch, der in der beständigen Angst vor Ablehnung, Abwertung und Kränkung lebe. Groß sei auch seine Angst, unterlegen zu sein, vor anderen schwach zu erscheinen, wenn er über Gefühle und Probleme rede. Vor Ablehnung und Abwertung habe sich Wolfgang L. nicht nur durch seine emotionale Verschlossenheit zu schützen versucht, sondern auch durch soziale Überanpassung. Mit verstärkten Hilfs- und Unterstützungsangeboten an sein Umfeld habe er gehofft, andere für sich einzunehmen. Durch entgegenkommendes Verhalten versuchte Wolfgang L., den tatsächlichen oder vermeintlichen Erwartungshaltungen anderer zu entsprechen und so Konflikte zu vermeiden. Aber gerade dieser Wesenszug hatte bei seinen Kollegen häufig einen entgegengesetzten Effekt. Sie empfanden ihn mitunter als „*devot*", „*anbiedernd*" oder gar als „*schleimig*" und lehnten ihn mehr oder minder ab. Insofern bewirkte Wolfgang L. mit seinem Verhalten gerade das Gegenteil dessen, was er zu erreichen hoffte. Parallel zu seinem überangepaßten Verhalten sei bei Wolfgang L. ein ausgeprägtes Bedürfnis nach Autonomie zu erkennen. Durch dieses Bestreben, selbstgesteckte Ziele aus eigener Kraft zu erreichen, wie dies in seiner Personalratsarbeit und in seinem Bemühen, organisatorische Prinzipien durchzusetzen, zum Ausdruck kam, schütze sich Wolfgang L. vor Abhängigkeiten, vor Enttäuschungen oder ziehe sich - wie mit der vermehrten Übernahme von Nachtwachen - aus Konfliktsituationen zurück. Außerdem habe Wolfgang L. gute organisatorische und planerische Fähigkeiten gehabt. In diesen Bereichen habe ihm die Arbeit Spaß gemacht, habe er die Erfolgserlebnisse gehabt, die ihm zunächst im Studium und später bei pflegerischen Tätigkeiten gefehlt hätten. Diese Funktion habe auch das hochschulpolitische und gewerkschaftliche Engagement für Wolfgang L. gehabt. Zugleich sei dies für ihn auch eine Möglichkeit gewesen, sich Anerkennung bei anderen zu verschaffen. Weiter sei ein wichtiger Aspekt der Persönlichkeit bei Wolfgang L. dessen geringes und instabiles Selbstwertgefühl. Daher leide er nachhaltig unter beruflichen Mißerfolgen, nehme sie besonders schwer. Insbesondere, weil Mißerfolge nur schwer mit seinem überhöhten Leistungsideal und dem hohen Anspruch an die eigene Leistungsfähigkeit vereinbar seien.

Neben der emotionalen Verschlossenheit und dem geringen Selbstwertgefühl sei bei Wolfgang L. eine deutliche Neigung zu Verstimmungszuständen vorhanden gewesen. Diese Verstimmungen, teils mit depressiver, teils mit dysphorisch-gereizter Ausprägung, teils mit psychosomatischen Beschwerden einhergehend, seien bei Wolfgang L. durch Mißerfolgserlebnisse im Bereich der Arbeit oder auch dann, wenn ihm bei seinen engagierten Aktivitäten die Anerkennung versagt wurde, auslösbar gewesen. Begünstigt worden sei die Entstehung der Verstimmungszustände bei Wolfgang L. dadurch, daß er sich schnell überfordert gefühlt habe, ohne dies jedoch zu zeigen und ohne darüber zu reden. Durchgängig sei bei Wolfgang L. zu beobachten, daß er besondere Schwierigkeiten im Umgang mit Aggressionen habe. Wie auch alle anderen Affekte verberge er Aggressionen hinter einer Fassade. Innerlich sei er aber nachhaltig mit diesen Affekten beschäftigt, ärgere sich sehr darüber, daß er Wut, Ärger und Zorn nicht angemessen zum Ausdruck bringen könne. Gerade weil Wolfgang L. ein Mensch sei, der durch Kritik, Kränkungen und Ablehnungen im Innersten getroffen werde, sei gerade bei Streß, gerade in Verstimmungszuständen eine „*aggressive Reizbarkeit*“ vorhanden. Wolfgang L. neige jedoch dazu, aggressive Impulse nicht zum Ausdruck zu bringen, sondern sie zu verbergen. Diese Neigung erkläre sich aus seiner Angst, die Aggressionen nicht kontrollieren und steuern zu können. So sei es erklärbar, daß Wolfgang L. auf die Kritik seiner Kollegen scheinbar unbeeindruckt reagierte. Diese Persönlichkeitsstruktur in Verbindung mit der konflikthaften Entwicklung auf der Station Innere I habe bei Wolfgang L. eine Handlungsbereitschaft entstehen lassen, die schließlich zu den Patiententötungen geführt habe. In diesem Zusammenhang sah das Gericht das Arbeitsklima und die Arbeitsbedingungen in der Gütersloher Klinik zwar nicht als ursächlich, aber auch nicht als bedeutungslos für die Taten an. Das Fehlen eines einheitlichen Konzeptes, die Vielzahl der Konflikte auf der Station innerhalb und zwischen den Schichten, aber auch zu anderen Stationen führte zu einem gespannt-gereizten Arbeitsklima. Verschärfend sei der Eindruck von Schwestern und Pflegern hinzugekommen, daß die Station Innere I die „*Abschiebestation*“, der „*Mülleimer der Klinik*“ und die Innere Abteilung insgesamt das „*ungeliebte Kind der Psychiatrie*“ sei. So seien beim Pflegepersonal Minderwertigkeitsgefühle und der Eindruck, nicht dazuzugehören und ausgegrenzt zu sein, entstanden. Hinzugekommen sei eine Zunahme der Arbeitsbelastung, die insbesondere von Wolfgang L. als drückend empfunden worden sei.
Vor diesem Hintergrund sei es bei Wolfgang L. ab der zweiten Jahreshälfte 1989 zu einer konflikthaften Entwicklung, gekennzeichnet durch eine Vielzahl beruflicher, zwischenmenschlicher und innerer Probleme, gekommen. Schon seit längerer Zeit habe Wolfgang L. im Umgang mit

geistig behinderten Menschen Schwierigkeiten gehabt. Weitere Patientengruppen kamen nun dazu und schließlich sei ihm auch der Umgang mit schwerkranken und sterbenden Menschen zunehmend schwergefallen. Nach Auffassung des Gerichtes entsprach die Zimmerpflege auf der Station Innere I nicht Wolfgang L.'s Neigungen und Fähigkeiten. Gerade seine emotionale Verschlossenheit habe es ihm schwer gemacht, das ganzheitliche Konzept der Zimmerpflege auszuführen. Insbesondere bei diesem Konzept komme es darauf an, Beziehungen zu Patienten herzustellen. Wolfgang L.'s eigene Vorstellungen von der Pflege, die mehr auf „*Hilfe zur Selbsthilfe*", auf Selbständigkeit des Patienten setzten, sei angesichts der weitgehenden Hilflosigkeit der alten und pflegeintensiven Patienten illusorisch gewesen. In seiner verschlossenen Art und aufgrund seiner Neigung, mit Menschen eher rational-distanzierend umzugehen, sei Wolfgang L. insbesondere durch die ganzheitliche Betreuung und die geforderte Entwicklung tragfähiger Beziehungen zu Patienten unbewußt mit seinen eigenen Kontakt- und Beziehungsschwierigkeiten konfrontiert worden. Er habe das Gefühl gehabt, von seinen Kolleginnen ausgegrenzt und abgelehnt zu werden. Sein ohnehin geringes Selbstwertgefühl sei dadurch zusätzlich geschwächt worden. Wolfgang L.'s durchgängige Angst, von anderen abgelehnt und abgewertet zu werden oder in die Position des Unterlegenen zu geraten, sei durch das Verhalten seiner Kollegen vergrößert worden. Auch seine in der Hoffnung auf Konfliktvermeidung und Konfliktbewältigung gesteigerten Hilfsangebote an die Kollegen in Form vermehrter Übernahmen von ungeliebten Spät- und Nachtdiensten, in Form von Beratung in tarif- und arbeitsrechtlichen Angelegenheiten machten Wolfgang L. nicht zu einem akzeptierten Teammitglied. Dies habe bei Wolfgang L. aggressive Impulse gegenüber seinen Kollegen, aber auch gegenüber sich selbst hervorgerufen, zumal er auch vorher nie über eine längere Zeit in einer beruflich zufriedenstellenden Situation gearbeitet habe. Neben diesen beruflichen und zwischenmenschlichen kamen zu dieser Zeit eine Reihe gesundheitlicher Beschwerden bei Wolfgang L. hinzu. Er litt unter Schlafstörungen und einem Herzrasen, für das eine organische Ursache nicht festgestellt werden konnte und das daher als funktionelle Tachycardie diagnostiziert wurde. Es wurde ein Bluthochdruck und erhöhte Blutfette festgestellt. Als er dann im März 1990 noch erfuhr, daß seine Zeugungsfähigkeit stark eingeschränkt sei, habe sein psychisches Befinden eine weitere, erhebliche Verschlechterung erfahren. Insbesondere vor dem Hintergrund seines starken Kinderwunsches sei für ihn dieses Untersuchungsergebnis ein weiteres Glied in einer langen Kette von Mißerfolgen, Niederlagen und zentralen persönlichen Kränkungen gewesen. Er machte sich selbst Vorwürfe, weil er eine frühere Hodenentzündung nicht rechtzeitig und konsequent genug hatte behan-

deln lassen. In dieser Zeit zerschlugen sich auch seine Pläne, durch eine andere Tätigkeit die Station Innere I verlassen zu können.
Als Folge seiner zahlreichen Probleme habe sich bei Wolfgang L. ein psychisches Befinden eingestellt, daß mit einer Verminderung des Antriebes, mit Schlafstörungen, mit Arbeitsunlust, Verstimmungen und psychosomatischen Beschwerden einhergegangen sei. Als Wolfgang L. im März 1990 von seiner eingeschränkten Zeugungsfähigkeit erfuhr, als erstmalig Suizidgedanken auftraten, habe sich bei Wolfgang L. - so das Gericht - ein 'präsuizidales Syndrom' entwickelt. Er sei gedanklich und emotional auf seine aktuelle Befindlichkeit eingeengt gewesen, habe zunehmend unter Einsamkeits- und Sinnlosigkeitsgefühlen gelitten und aufsteigende diffuse aggressive Impulse verspürt, die sich mal gegen ihn selbst, mal gegen andere richteten. Seine Aggressivität habe sich in der Phantasie gegen seine aktuellen Lebensumstände und die damit verbundenen Personen gerichtet. Im Verhalten sei diese „*aggressive Aufladung*" in einer vermehrten Reizbarkeit, einer gesteigerten Ungeduld und in Ungerechtigkeiten gegenüber anderen zum Ausdruck gekommen. Diese „*spezielle Gestimmtheit*" habe Wolfgang L. jedoch nur noch gelebt, nicht aber bewußt reflektierend erlebt. Wolfgang L. habe „*nicht bewußt durchschaut, was sich da in ihm aufgebaut hatte.*"
Diese innere Verfassung von Wolfgang L. war von den psychiatrisch-psychologischen Sachverständigen als „*tatmotivationaler Hintergrund*" für die Patiententötungen gesehen worden. Bei Herrn Ru. habe sich diese „*Gestimmtheit*" dann „*zu einer konkreten Tatbereitschaft verdichtet, die bis zuletzt ambivalent geblieben sei.*" Diese Ambivalenz habe sich darin geäußert, daß Wolfgang L. kurz vor der Tat mehrere Male das Zimmer betreten und wieder verlassen habe, daß er Angst gehabt habe, den Patienten zu berühren und ihm etwas anzutun. Diese Ambivalenz habe auch nach der Tat fortbestanden, was in Wolfgang L.'s aktiver Beteiligung an den Reanimationsmaßnahmen zum Ausdruck gekommen sei. Es wurde von den Sachverständigen für möglich gehalten, daß die Erinnerungen an den Vater und dessen Todesumstände tatauslösend waren. Der tatmotivationale Hintergrund sei aber nicht darin, sondern hier wie in allen anderen Fällen in der konflikthaften Entwicklung und der daraus resultierenden „*speziellen Gestimmtheit*" zu sehen, die bei Wolfgang L. zu einer „*Handlungs- und Tatbereitschaft*" geführt habe. Diese Handlungs- und Tatbereitschaft bestand - so die Sachverständigen - bei Wolfgang L. in der folgenden Zeit, phasenweise zugespitzt, fort. Dies liege darin begründet, daß sich die Konfliktkonstellation auf der Station Innere I für Wolfgang L. nicht verbessert, sondern durch den gescheiterten Wechsel auf eine andere Station eher verschärft habe. Er sei nach wie vor im Team Außenseiter gewesen, und insbesondere nach dem „*Neurocil-Zwischen-*

fall" sei ihm vermehrt mit Mißtrauen begegnet worden. Eine reflektierende Auseinandersetzung war, so die Sachverständigen, bei Wolfgang L. dadurch erschwert, daß er die Handlungen in einen persönlichkeitsfremden Bereich verlagerte, daß „*etwas*" in ihm handelte, daß er das Gefühl hatte, gleichsam neben sich zu stehen. Einen weiteren Grund für die nicht erfolgte Auseinandersetzung sahen die Sachverständigen darin, daß Wolfgang L. retrospektiv die Taten mit einem Mitleidsmotiv erklärt habe. Im Anschluß an die einzelnen Taten seien bei Wolfgang L. immer wieder Schuldgefühle, Suizidgedanken und Ängste, daß „*es*" wieder passieren könne, aufgetreten. Auf diese Weise sei die Handlungs- und Tatbereitschaft bestehen geblieben. Eine Erklärung für die Vielzahl der Tötungen sahen die Sachverständigen in einem „*Absinken der Hemmschwelle*" bei Wolfgang L. „*Mit jeder Tat sei ein Stück seiner Gefühle abgestorben, eine immer größere Gefühlskälte eingetreten und die Hemmschwelle zur Tat sei immer niedriger geworden.*"

Auch die differenzierte Wahrnehmung der einzelnen Patienten, ihrer Befindlichkeit, ihrer Erkrankungen und ihrer Zukunftsaussichten sei bei Wolfgang L. im Laufe der Zeit immer mehr zurückgegangen. Insofern habe es immer weniger äußerer Auslöser bedurft, um die Grenze zwischen Handlungsbereitschaft und Tötungshandlungen zu überschreiten.

Einer der Sachverständigen setzte sich besonders mit der Beziehung von Wolfgang L. zu den von ihm getöteten Patienten auseinander. Er fand kein spezifisches tatauslösendes Verhalten auf Seiten der Patienten. Wohl aber habe Wolfgang L. berichtet, daß die von ihm getöteten Patienten von anderen Stationen abgeschoben worden seien, von ihren Angehörigen als Ballast empfunden, ausgegrenzt und in ihrem Leiden von niemandem mehr wahrgenommen worden seien.

Diese Beschreibungen der Situation von Patienten seien denjenigen Beschreibungen Wolfgang L.'s sehr ähnlich, die er über seine Position im Team gegeben habe. Auch Wolfgang L. habe sich von Kollegen ausgegrenzt, abgewertet und allein gelassen gefühlt. Insofern liege es nahe, daß Wolfgang L. seine eigenen, bedrückenden und negativen Gefühle, die ihren Ursprung in der ablehnenden, ausgrenzenden und kränkenden Umgehensweise des Teams mit ihm und in seinen vielfältigen zwischenmenschlichen und persönlichen Schwierigkeiten hatten, auf Patienten übertrage.

Ein solcher Prozeß der „*projektiven Identifikation*" sei gekennzeichnet durch „*eine Grenzverwischung zwischen den Gefühlen, Wünschen usw. der eigenen Person und solchen der anderen.*" Angewendet auf Wolfgang L. bedeute dies, daß er die Situation von Patienten um so hoffnungsloser eingeschätzt habe, je schlechter sein eigenes psychisches Befinden, je stärker seine depressive Verstimmung und je stärker seine Suizidgedanken gewesen seien. Dabei habe es - so der Sachverständige - keine Rolle gespielt, ob die Lage der Patienten wirklich so schlecht gewesen sei oder nicht. Wesentlicher Bestandteil des psychischen Befindens bei Wolfgang L. sei zu jener Zeit *„die Angst vor den eigenen destruktiven Impulsen"* gewesen. Die Ambivalenz der *„destruktiven Impulse"*, bestehend aus Suizidphantasien auf der einen und Tötungsgedanken auf der anderen Seite habe erst durch die Tötungen ihr Ende gefunden. Interpretiere man - so der Sachverständige - Wolfgang L.'s Beziehungen zu den getöteten Patienten *„auf dem Hintergrund der projektiven Identifikation und der Ambivalenz von angstbesetzten Suizid- und Tötungsgedanken, so kann man die Tötung als Beendigung der eigenen unerträglichen Zuständlichkeit sehen, die auch eine Abwehr der suizidalen Tendenzen war."* Nur so sei es zu verstehen, wenn Wolfgang L. gesagt habe, daß die Erleichterung nach den Taten immer nur kurz gewesen sei.

Bei der Tötung von Frau Za. habe es allerdings - so die Sachverständigen - vor der Tat Ereignisse gegeben, die bei Wolfgang L. Verstimmungen ausgelöst hatten und insofern als tatauslösend angesehen werden könnten. So sei Frau Za. an einem Freitag verlegt worden, entgegen der Absprache, daß die Station Innere I an diesem Wochenende keine Aufnahmen bekommen sollte. Eine Kollegin wies Wolfgang L. auf fehlendes Mineralwasser, eine fehlende Schelle und ein fehlendes Nachtschränkchen hin. Zusätzlich fiel von einer Kollegin eine spöttische Bemerkung, die Wolfgang L.'s Fähigkeit, ein EKG abzuleiten, in Zweifel zog. Diese Häufung kränkender Erfahrungen in kurzer Zeit sei geeignet gewesen, die ohnehin bei ihm vorhandene Tatbereitschaft zur Tathandlung werden zu lassen. Wolfgang L. sei dadurch in sensiblen Bereichen seiner Persönlichkeit getroffen worden.

Eine weitere Erklärungsmöglichkeit für den tatmotivationalen Hintergrund sei es, daß Wolfgang L. in besonders hohem Maß um Autonomie bemüht war. Es sei für ihn daher besonders schlecht erträglich, Hilflosigkeit und Abhängigkeit zu erfahren. Insofern sei nicht auszuschließen, daß Wolfgang L. auch deshalb getötet hat, um sich - unbewußt - durch seine heimlichen und *„eigenmächtigen"* Handlungen der eigenen, eingeschränkten Autonomie zu versichern.

Das Urteil

Die Kammer folgte den Ausführungen der psychiatrisch-psychologischen Sachverständigen. Es sei deutlich geworden, daß ein Teil der Ausführungen nur als Erklärungsversuche anzusehen seien und Wolfgang L.'s Tatmotivation letztlich nicht völlig habe geklärt werden können. Das Gericht stellte fest, daß Wolfgang L. uneingeschränkt schuldfähig sei. Nach den überzeugenden Gutachten der Sachverständigen habe bei Wolfgang L. eine krankhafte seelische Störung, eine psychiatrische Erkrankung oder eine hirnorganische Beeinträchtigung nicht vorgelegen. Auch eine „*schwere andere seelische Abartigkeit*" im Sinnes des § 20 StGB sei bei Wolfgang L. nicht vorhanden gewesen. Der im Jahre 1990 aufgetretene reaktiv-depressive Verstimmungszustand bzw. das 'präsuizidale Syndrom' sei von seinem Schweregrad her nicht so ausgeprägt gewesen, daß er bzw. es gleichzusetzen sei mit einer „*schweren anderen seelischen Abartigkeit*" im Sinne des Gesetzes. Dafür spreche, daß Wolfgang L. im Tatzeitraum durchgängig seiner Arbeit nachgegangen sei, aktiv im Personalrat mitgearbeitet habe und regelmäßig seinen Freizeitaktivitäten nachgegangen sei. Schließlich habe Wolfgang L. selbst während des Tatzeitraumes Phasen beschrieben, in denen er sich wohl fühlte, z.B. seinen Sommerurlaub 1990. Das Gericht verurteilte Wolfgang L. nicht wegen Mordes. Das Mordmerkmal 'Heimtücke' sei nicht verwirklicht. Heimtükke liege nur dann vor, wenn das Opfer arg- oder wehrlos gewesen sei und somit die „*bewußte Ausnutzung der Arg- und Wehrlosigkeit des Opfers zur Tatbegehung*" vorgelegen habe. Die von Wolfgang L. getöteten Patienten seien nicht arglos in diesem Sinne gewesen. Sie seien entweder bewußtlos gewesen, oder man habe zugunsten von Wolfgang L. davon ausgehen müssen, daß sie es gewesen seien. Im Gegensatz zu einem schlafenden Menschen, der sich dem Schlaf und damit der Wehrlosigkeit im Vertrauen darauf hingebe, daß ihm nichts geschehe, überkomme den bewußtlosen Menschen sein Zustand, ohne daß er es verhindern könne. Deshalb könne der bewußtlose Mensch auch nicht in der Erwartung, ihm werde niemand etwas anhaben, getäuscht werden. Die Verwirklichung des Mordmerkmals der Heimtücke könne hier auch nicht damit begründet werden, daß Wolfgang L. die Arglosigkeit eines Dritten, der zum Schutz der hilflosen Opfer in der Lage gewesen wäre wie z.B. ein Arzt oder eine Pflegekraft, ausgenutzt habe. Es wäre dafür erforderlich gewesen, daß Wolfgang L. beim Ausführen seiner Taten bewußt gewesen wäre, daß die Arglosigkeit der auf der Inneren I tätigen Ärzte und des Pflegepersonals zur Schutzlosigkeit der Opfer geführt habe. Diese Feststellung ließe sich aber nicht treffen, da Wolfgang L. seine „*Taten jeweils aus einer inneren Aufladung heraus spontan begangen hat.*" Gegen diese Feststellung spreche auch, daß er die Tötungen begangen habe, ohne daran zu denken, daß er jederzeit von einem Arzt oder einem Mitglied des Pflegeteams hätte überrascht werden können.

Wolfgang L. wurde am 22. 7. 1993 wegen Totschlags in zehn Fällen zu einer Gesamtfreiheitsstrafe von 15 Jahren verurteilt. Der Bundesgerichtshof wies den Revisionsantrag der Verteidiger von Wolfgang L. im August 1994 zurück. Somit erlangte das Urteil Rechtskraft.

Analyse und Diskussion

Beim Leser, der sich erstmalig mit dem Thema Krankentötungen durch medizinisches Personal beschäftigt, kann der Eindruck entstehen, daß verrohte Ärzte, Krankenschwestern, Krankenpfleger oder Altenpfleger Menschen in Krankenhäusern und Heimen, hilflose Kranke heimtückisch und hinterlistig ermorden. Mit Bleirohren erschlagene Psychiatriepatienten in Japan, mit Cyanid, Rattengift und Abflußreiniger vergiftete Krankenhauspatienten in den USA oder auch mit der sogenannten „*Mundpflege*" qualvoll erstickte alte Menschen in Wien legen den Eindruck nahe, daß es sich um Opfer brutaler, unentschuldbar roher Gewalt handelt. Und es kann und darf auch nicht darum gehen, an dieser Stelle Grenzen zu verwischen, rechtfertigende oder gar exkulpierende Erklärungen zu finden für strafwürdige menschliche Greueltaten.

Aber gerade wenn es darum geht, prospektiv für den eigenen Arbeitsbereich aus diesen Fällen zu lernen, Krankentötungen letztlich zu verhindern, wird es ohne eine umfassendere Wahrnehmung und Analyse des Phänomens nicht gehen. Zu wenig aussichtsreiche und handlungsleitende Hypothesen lassen sich gerade unter präventiven Gesichtspunkten aus der vereinfachenden Beschreibung, hier 'gewalttätig-bösartig-verrohter' Täter, dort unschuldiges, hilfloses und abhängiges Opfer, ableiten. Eine derartig holzschnittartige Betrachtung wird weder den Opfern noch den Tätern gerecht. Sie blendet aus, daß diese Taten in Institutionen von hoch entwickelten industrialisierten Ländern geschahen[97] und läßt die Arbeitsbedingungen in Krankenhäusern und Heimen und deren Beeinflussung durch gesellschaftliche Strömungen unberücksichtigt. Ohne die individuelle Schuld in Abrede stellen zu wollen, muß es darum gehen, die Krankentötungen nicht nur auf der dyadischen Täter-Opfer-Ebene zu betrachten, sondern auch den Kontext zu berücksichtigen.

Während die juristische Aufarbeitung der Straftaten im kombinierten Tat-Täter-Strafrecht allenfalls noch die persönlichen Hintergründe und Entwicklungen des Täters oder der Täterin mitberücksichtigt, bleiben übergeordnete Einflüsse, ökonomische Gegebenheiten im Krankenhaus- und Heimbereich oder öffentliche Diskussionen und gesellschaftliche Einstellungen in aller Regel außen vor.

So kann zumindest nicht ausgeschlossen werden, daß die Diskussion um die 'Alterspyramide', die 'Kostenexplosion im Gesundheitswesen' oder

[97] Bis heute ist dem Verfasser kein Fall von Krankentötung in einem sogenannten 'Entwicklungsland' bekannt.

die hohen 'Pflegekosten' Ausdruck und konstituierendes Element eines Klimas sind, in dem die allgemeine Wertschätzung für altes und krankes Leben sinkt. Deutlich wahrnehmbar ist dagegen, daß die Fragen einer angemessenen Versorgung von alten und kranken Menschen eng verknüpft sind mit den emotionalen, sozialen und ökonomischen Anstrengungen, die damit verbunden sind. *„Innerhalb von 30 Jahren stieg der Anteil der über 60jährigen in der Bundesrepublik Deutschland von 7,9 auf 12,7 Millionen und beträgt jetzt in Gesamtdeutschland 15,7 Millionen. Die Zahl der 80jährigen stieg seit 1950 von 0,5 auf jetzt 2,38 Millionen! Derzeit ist jeder dritte über 80 Jahre alte Bundesbürger Insasse eines Alten- oder Pflegeheimes, aber in Großstädten wie u.a. in München ist jedoch bereits heute in der „Altenpflege" das Chaos ausgebrochen, und es zeichnen sich auf lange Sicht keine ausreichenden personellen bzw. räumlichen Möglichkeiten ab, um der ständig wachsenden Zahl der pflegebedürftigen Alten ausreichend zu helfen. Vor diesem Hintergrund erleben wir Strafverfahren, die wegen Tötungsdelikten an alten Menschen in Pflegeheimen und Krankenhäusern eingeleitet werden mußten, zur Zeit noch als Novum, aber vieles deutet auf den Anfang einer Entwicklung hin.*"[98] Dörner weist darauf hin, *„daß im Jahre 1900 nur 5% der Menschen über 65 Jahre alt waren, daß es heute an die 20% sind und daß es im Jahre 2030 33% sein werden. Sie können dann darüber nachdenken, daß es für unsere Vorfahren aus dem Jahr 1900 relativ leicht war, das Alter zu verehren, da das Alter Seltenheitswert hatte. Nun ist es inflationiert, damit auch entwertet, was bedeutet, daß wir es heute wesentlich schwerer haben, das Alter zu verehren, ohne das wir ethisch schlechtere Menschen sein müssen.*"[99]
Letztendlich wird es schwierig zu klären sein, ob und in welchem Ausmaß zunehmende Betreuungskosten und tendenziell sinkende Wertschätzung für altes und krankes Leben Einfluß auf die Entstehung solcher Straftaten hat. Schließlich steht aber fest, daß die Mitarbeiter in den Gesundheitsberufen Mitglieder der Gesellschaft sind, deren allgemeine Wertorientierungen, Normen und Einstellungen verinnerlicht haben und diese nicht an ihrem Arbeitsplatz ablegen können. So dürfte es in diesem Zusammenhang nicht bedeutungslos sein, daß offene Plädoyers für die aktive Euthanasie bei behinderten Neugeborenen[100] oder auch für die unfreiwillige Euthanasie bei Menschen gehalten werden, *„die einmal Personen waren und fähig waren, zwischen Leben und Tod zu wählen, doch jetzt, durch Unfall oder hohes Alter, diese Fähigkeit für immer verloren*

---

[98] Wagner 1991, 35.
[99] Dörner 1993, 110.
[100] Singer 1994, 221.

und vor dem Verlust keinerlei Anzeichen darüber geäußert haben, ob sie unter diesen Umständen weiterleben wollten."[101] Auch die seit dem 1. 6. 1994 in den Niederlanden betriebene Praxis dürfte nicht ohne Einfluß bleiben. Hier gilt, daß die Tötung auf Verlangen zwar grundsätzlich strafbar bleibt, jedoch unter bestimmten Bedingungen von einer Strafverfolgung abgesehen wird. Noch vor dieser gesetzlichen Regelung hatte ein niederländischer Parlamentsausschuß 1990 festgestellt, „*daß in den Niederlanden pro Jahr 2300 Fälle von aktiver Sterbehilfe auf Verlangen des Betroffenen vorkommen. In 1000 Fällen pro Jahr wird das Leben von Patienten beendet, die nicht darum gebeten haben.*"[102]
Immerhin sprechen sich in der hier vorliegenden Untersuchung 41,71% der befragten deutschen Mitarbeiter aus den Gesundheitsberufen für eine analoge Regelung in der Bundesrepublik Deutschland aus, während 36,59% dies ablehnen. Überspitzt und extrem hat der österreichische Arzt W. Vogt den Einfluß und den Zusammenhang zwischen gesellschaftlichen Einstellungen und den Krankentötungen beschrieben: „*Täter, die Patienten töten, sind wie Spitzensportler gegenüber dem Breitensport, sie erbringen lediglich die extreme Spitzenleistung eines gesamtgesellschaftlichen Systems, zu dem wir alle gehören, das das als überflüssig angesehene Leben von unheilbar Kranken und pflegebedürftigen Alten aus Gründen der Nützlichkeit, der Kosten und/oder des Mitleids/Selbstmitleids möglichst abzukürzen wünscht.*"[103]
Als eine entgegengesetzte Tendenz läßt sich die Hospiz-Bewegung begreifen. Ausgehend von Großbritannien sind inzwischen in vielen Industrieländern Hospize gegründet worden, in denen unheilbar kranke und sterbende Menschen bis zu ihrem Tod betreut und gepflegt werden. Ohne das Leben zu verkürzen oder zu verlängern, wird in den Hospizen der Versuch unternommen, Sterbebegleitung orientiert an den Bedürfnissen der Betroffenen zu leisten. Seit 1986 sind auch in Deutschland einige Hospize entstanden, „*in nahezu allen größeren Städten der alten Bundesländer gibt es inzwischen Gründungsinitiativen für stationäre oder ambulante Hospize.*"[104]
Diese knappen Hinweise mögen genügen, um nachvollziehbar werden zu lassen, daß Krankentötungen - von Ausnahmen abgesehen - sich nicht ohne einen gesellschaftlichen Hintergrund, ohne ein bestimmtes Klima, das derartige Taten begünstigen oder auch erschweren kann, vollziehen. Insofern dürfte das Ausmaß an Wertschätzung und Respekt, das wir alle

---

[101] Singer 1994, 244f.
[102] Rutenfrans 1994, 96.
[103] Zitiert nach: Dörner 1993, 94.
[104] Rest 1992, 118.

kranken und alten Menschen entgegenbringen und das sich ausdrückt in der Bereitstellung entsprechender personeller und sächlicher Ressourcen, eine bedeutsame Facette des „*tatmotivationalen Hintergrundes*" für Krankentötungen sein.

DIE OPFER

Bei den hier untersuchten Krankentötungen fällt auf, daß es in 19 von 28 Fällen mehr als ein Opfer gab. Die Zahl der getöteten Kranken variiert zwischen zwei und fünfzig. In neun Fällen handelte es sich 'nur' um eine nachgewiesene Tötungshandlung. In aller Regel waren die Opfer hochbetagte, nicht aber durchgängig todkranke, sterbende Menschen. Einige der Getöteten waren bewußtlos, andere wurden vorsätzlich in einen komaähnlichen Zustand gebracht. Insbesondere im Fall Wuppertal I wurden die Patienten erst in einen Zustand versetzt, der sie als besonders hilflos und schwer krank erscheinen ließ. Keines von Rudi Z.'s Opfern war in einem Zustand, den man, bevor er ihnen Betäubungsmittel verabreichte, als präfinal hätte bezeichnen können. Im Gegenteil, von einigen der später getöteten Heimbewohner wird berichtet, daß sie bis kurz vor ihrem Tod mit Angehörigen sprachen, an den Mahlzeiten teilnahmen, zum Friseur oder aber spazieren gingen. Rudi Z. wurden zwei Morde, vierfacher Mordversuch und in einem Fall Körperverletzung nachgewiesen. Opfer seiner Straftaten wurden fünf Frauen und zwei Männer. Jüngstes Opfer war die 73jährige Frau Bu., das älteste die 90jährige Frau Dr. Das Durchschnittsalter betrug 83,6 Jahre.

Die Angst vor Rudi Z. muß unter den Wuppertaler Heimbewohnern ausgeprägt gewesen sein. So ist den Gerichtsunterlagen zu entnehmen, daß sich Herr Gi., der am 15.11.1970 starb, bei einem Angehörigen beklagt habe, daß Z. ihm Spritzen gebe, die ihn an sein Bett fesseln würden. Eine Heimbewohnerin berichtete, daß verschiedene Bewohner Angst vor Rudi Z. hatten, sie seien in ihre Zimmer gelaufen, wenn sie ihn nur gesehen hätten. „*Du weißt gar nicht, was hier alles passiert, Du glaubst gar nicht, was der alles mit mir macht. Das ist ein Schwein, eine Bestie. Ich brauche jetzt Hilfe, Du darfst mich nicht allein lassen*", so ein anderer Wuppertaler Heimbewohner zu seinem Angehörigen. „*Das sind die Todestabletten*", hat sich eine Altenheimbewohnerin gegenüber einem Familienmitglied geäußert. Von Frau Bu., die den Mordversuch überlebte, wird berichtet, daß sie noch eine längere Zeit unter Angstzuständen gelitten und sich insbesondere vor Rudi Z. gefürchtet habe. Diesen Reaktionen kann entnommen werden, daß einige der späteren Opfer durchaus konkrete Hinweise auf das Verhalten ihres Heimleiters hatten und in Ängsten gelebt haben.

Auch bei Reinhard B. in Rheinfelden war es nicht so, daß er nur unmittelbar sterbende Menschen umbrachte. Bei Frau Lo., die am 20.12.1975 starb, war sogar davon die Rede, sie über die Weihnachtsfeiertage zu beurlauben und eventuell zu entlassen. Zwar lagen bei vielen Patienten bösartige Erkrankungen vor, aber dennoch kam - im Hinblick auf den Zeitpunkt - der Tod in der überwiegenden Zahl der Fälle überraschend. Reinhard B. wurde wegen Körperverletzung mit Todesfolge verurteilt. Opfer seiner Straftaten wurden vier Frauen und drei Männer. Jüngstes Opfer war die 60jährige Frau Al., das älteste die 86jährige Frau Me. Das Durchschnittsalter betrug 72,3 Jahre.
Wegen fünffachen Totschlages, versuchten Totschlages, fahrlässiger Tötung und Tötung auf Verlangen wurde Michaela R. verurteilt. Ihr jüngstes Opfer war der 68jährige Herr Am., der älteste getötete Patient war der 94jährige Herr He. Das Durchschnittsalter lag hier bei 76,8 Jahren. Den Straftaten fielen vier Frauen und vier Männer zum Opfer.
Auch hier werden in einem Fall Todesahnungen bei einem späteren Opfer beschrieben. Frau Fu., die am Nachmittag ihres Todestages Besuch von ihrer Tochter bekam, habe in einem sehr bewegenden Gespräch zu dieser gesagt: „*Kind ich sterbe.*“ Mit Beginn ihrer Nachtwache an diesem Tage habe Michaela R. dann im Beisein von Kollegen gesagt: „*Bis Mitternacht wird sie es wohl geschafft haben.*“
Schwieriger gestaltet sich die Beschreibung der Wiener Patienten, die von den dortigen Stationsgehilfinnen getötet wurden. Bei Waltraud W. konnte das Gericht in 13 Fällen die Namen der getöteten Patienten nicht ermitteln. Maria G. wurde wegen Tötungsversuchen in zwei Fällen verurteilt. Die Namen der Opfer konnten nicht mehr festgestellt werden. Bei Irene L. gelang es in vier Fällen nicht mehr, die Namen der Getöteten zu ermitteln; bei den sieben Tötungsversuchen der Stephanie M. ebenfalls nicht. Bei den Tötungen von Irene L. stellte das Gericht fest, daß ihr jüngstes Opfer die 71jährige Frau La., ihr ältestes der 83jährige Herr Ma. war. Herr Ni., der dritte getötete Patient, war 79 Jahre alt.
Von den fünfzehn namentlich bekannten Wiener Patienten waren vier weiblichen und elf männlichen Geschlechtes. Die fünfzehn durch Waltraud W. und Irene L. geschädigten Patienten waren im Durchschnitt 81,6 Jahre alt.
Auch in Wien kann festgestellt werden, daß es sich bei den Opfern nicht ausschließlich um unmittelbar sterbende Patienten gehandelt hat. So ist z.B. bei Frau Kl., die am 10.10.1987 durch die sogenannte „*Mundpflege*“ getötet wurde, davon die Rede, daß noch kurz vor ihrem Tode Mobilisierungsversuche unternommen wurden. Den Gerichtsunterlagen über Herrn El. ist zu entnehmen, daß er auf dem Wege der Besserung war, als er plötzlich verstorben sei. Über den 82jährigen Herrn Fr. wird berichtet,

daß sich unter der Krankenhausbehandlung eine deutliche Besserung eingestellt habe, er sogar wieder sein Bett aus eigener Kraft habe verlassen können, bevor er am 20.11.1988 durch eine Rohypnol-Injektion verstorben sei. Mit Herrn Tr. - so Waltraud W. - sei es zu einer Meinungsverschiedenheit gekommen, und so habe sie ihm Insulin gespritzt, um ihn zu töten oder aber seine Verlegung auf eine andere Station zu erreichen. Herr Tr., der die Insulin-Gabe überlebte und aus dem Krankenhaus entlassen werden konnte, habe - so ein Angehöriger - auf diese Erlebnisse depressiv reagiert. Dieser Angehörige berichtete in der Wiener Gerichtsverhandlung, daß Herr Tr. gesagt habe, „*wie schlecht muß es mir gehen, wenn mich schon wildfremde Menschen umbringen oder erlösen wollen.*" Zuvor habe Herr Tr. immer gedacht, daß er wieder gesund werde. Nach dieser Erfahrung habe er gemeint, daß er wohl kränker sein müsse, als er dies selbst gedacht habe. Gerade an diesem Beispiel wird deutlich, wie sehr Gemütsverfassung, Lebensfreude und Lebenswille von der Umgehensweise und von der Einstellung professioneller Helfer gegenüber einem alten und kranken Menschen abhängt.

Von den zehn Menschen, die Wolfgang L. in Gütersloh tötete, waren sieben weiblichen und drei männlichen Geschlechtes. Sein jüngstes Opfer war der 69jährige Herr Gr., das älteste die 92jährige Frau Bu. Im Durchschnitt waren die getöteten Patienten 81,7 Jahre alt.

Keinesfalls kann davon ausgegangen werden, daß durch die Luftinjektionen hier nur unmittelbar vor dem Tod stehende Menschen getötet wurden. Gerade die zuletzt getötete Frau Za. starb zur völligen Überraschung des diensthabenden Internisten, und dies führte zur Aufdeckung der Straftaten. In mehreren Fällen zeigten sich Mitglieder des Pflegeteams, aber auch Angehörige vom Todeszeitpunkt überrascht.

Für die Tötungsserie im norwegischen Trondheim ist ebenfalls die Alters- und Geschlechterverteilung bekannt. Es handelte sich um 15 Frauen und 10 Männer bei einem Durchschnittsalter von 81,5 Jahren.

Auch im Fall Frans H. scheint es nicht durchgängig so gewesen zu sein, daß unmittelbar sterbende Menschen getötet wurden. Immerhin berichteten Angehörige, die die 75jährige Frau 1,5 Stunden vor ihrem Tod in die Lückerheide-Klinik gebracht hatten, daß sie wohlauf gewesen sei.

Hinweise auf Opfer von Tötungshandlungen sind noch dem Fall 12 zu entnehmen. Es führte zur Verhaftung, daß ein Patient, der Richard A.'s Injektion überlebte, den Vorfall schilderte. Es ist also auch in diesem Fall davon auszugehen, daß nicht ausschließlich sterbenskranke Menschen getötet wurden.

In der nachfolgenden Abbildung sind für die sechs gut dokumentierten Fälle die Alters- und Geschlechterverteilungen der Opfer in der Übersicht dargestellt.

	Frauen	*Männer*	*Durchschnitts-alter*	*Täter*
Wuppertal I	5	2	83,6	männlich
Rheinfelden	4	3	72,3	männlich
Norwegen	15	10	81,5	männlich
Wuppertal II	4	4	76,8	weiblich
Lainz	≈ 5	≈ 11	81,6	weiblich
Gütersloh	7	3	81,7	männlich

Abbildung 1: Übersicht Opfer

Mit Ausnahme des Falles Wuppertal II fällt auf, daß bei Tötungsserien jeweils die Anzahl der weiblichen Opfer bei männlichen Tätern und die Anzahl männlicher Opfer bei weiblichen Tätern überwiegend größer ist. Ob daraus die Hypothese ableitbar ist, daß tötende Mitarbeiter der Gesundheitsberufe eher zu gegengeschlechtlichen Opfern neigen, muß einstweilen offenbleiben. Die geringe Fallzahl und die nicht ausreichenden Informationen über die Geschlechterverteilung bei Patienten und Heimbewohnern in den jeweiligen Arbeitsbereichen der Täter scheint eine solche Aussage zunächst nicht zu gestatten.
In den hier dokumentierten Fällen mit mehr als einem Opfer ist außerdem noch bei Brian R. (Fall 17) das Geschlecht der Opfer bekannt. Brian R. tötete zwei Frauen und einen Mann, und scheint damit die Tendenz der oben dargestellten Fälle zu bestätigen. Nicht zu dieser Hypothese paßt dagegen, daß es sich bei den Tötungen der beiden männlichen Opfer in der japanischen Psychiatrie (Fall 5) um männliche Täter handelte.
Mit ausdrücklichem Hinweis auf die geringe Fallzahl und die geringen Informationen über die Altersverteilung der Patienten bzw. Heimbewohner scheint sich aus den hier untersuchten Fällen die Aussage ableiten zu lassen, daß der Tatort 'Intensivstation' eher mit einem geringeren Alter der Opfer einhergeht. Mit einem Durchschnittsalter von 72,3 bzw. 76,8 Jahren liegt das Alter der auf Intensivstationen getöteten Patienten deutlich unter dem der auf anderen Krankenhausstationen oder im Heimbereich getöteten Patienten. Hier liegt das Durchschnittsalter bei über 80 Jahren. Erwähnenswert scheint, daß die drei in psychiatrischen Kliniken getöteten männlichen Patienten mit 22 Jahren (Fall 2) und 33

Jahren bzw. 35 Jahren (Fall 5) deutlich jünger waren als in den übrigen Fällen.
Soweit hier bekannt, scheint es sich bei den Opfern nicht - zumindest nicht durchgängig - um isolierte Menschen ohne Familien- und Angehörigenkontakte zu handeln. Bei vielen der späteren Opfer ist in den Einzelfalldarstellungen beschrieben, daß es in der Zeit vor dem Tod Begegnungen mit Angehörigen gab.

TÄTERINNEN UND TÄTER

Von den in Abbildung 2 aufgeführten 28 Fällen von Krankentötungen sind insgesamt 31 Täterinnen oder Täter verurteilt worden. Von den 31 Täterinnen oder Tätern waren sieben weiblich und 24 männlich. Berücksichtigt man, daß in 22 Fällen die Täterinnen oder Täter den pflegerischen Berufsgruppen angehören und in diesen Berufsgruppen der Anteil der Mitarbeiterinnen den der Mitarbeiter erheblich übersteigt, so zeigt sich eindeutig, daß der Anteil männlicher Täter bei weitem überwiegt.
In sechs der 28 Fälle waren Ärzte die Täter. In keinem Fall handelte es sich um eine Ärztin. Insofern bestätigt sich hier die schon bei den pflegerischen Berufsgruppen sichtbare Tendenz, daß Krankentötungen wahrscheinlich sehr viel häufiger von männlichen Tätern durchgeführt werden.
Bei neun ausschließlich männlichen Tätern ist das Alter unbekannt. Von den verbleibenden fünfzehn Tätern und sechs Täterinnen, bei denen das Alter bekannt ist, war der jüngste Täter 21 Jahre alt, der älteste 56 Jahre. Die jüngste Täterin war 26 Jahre, die älteste 49 Jahre alt. Das Durchschnittsalter der bekannten 15 Täter liegt bei 36,7 Jahren. Das Durchschnittsalter der sieben Täterinnen beträgt 32,7 Jahre und ist damit geringer als bei den Männern. Die beiden Ärzte, deren Alter bekannt ist und die Patienten getötet haben, waren 56 bzw. 43 Jahre alt. Das Durchschnittsalter der neunzehn Täter aus den pflegerischen Berufsgruppen, bei denen das Alter bekannt ist, beträgt 33,7 Jahre.
Es ist also festzustellen, daß es eine deutliche Häufung im Hinblick auf ein bestimmtes Lebensalter bei den Tätern nicht vorliegt, wobei der Altersdurchschnitt bei den Täterinnen geringer ist als bei den Tätern und auch die Streuung bei den Frauen (26-49 Jahre) nicht ganz so groß ist wie bei den Männer (21-56 Jahre).
In acht Fällen handelt es sich um eine einzelne Tötung, in 20 Fällen um Tötungen mit einer Opferzahl zwischen zwei und bis zu fünfzig.
So unklar - wie anhand der Einzelfalldarstellungen erkennbar - die Motive der Täter auch bleiben, so muß doch dringend vermutet werden, daß nach der ersten Tat die Bereitschaft steigt, wiederholt zu töten.

Nr.		*Alter*	*Täter*	*Tötungsart*	*Land*	*Zahl der Opfer*	*Jahr*
1	♂	unbek.	Pfleger	Arsen	ex DDR	4	1954
2	♂	unbek.	Pfleger	Phenobarbital	ex DDR	1	1957
3	♂	21	Pflegehelfer	Lidocain	USA	6	1974
4	♂	40	Pfleger	Insulin u. Diazepam	NL	5	1975
5	♂	unbek.	Pfleger	Schläge	Japan	2	1983
6	♂	34	Pfleger	Insulin	USA	4	unbek.
7	♂	46	Pfleger	Lidocain	USA	12	1981
8	♂	42	Pfleger	KCI	CH	1	1987
9	♀	26	Schwester	Erstickung	USA	5	1987
10	♂	35	Pfleger	Cyanid, Arsen, Rattengift, Abflußreiniger, Luftinjektionen	USA	ca. 50	1986
11	♂	unbek.	Praktikant	Kodan-Injektion	BRD	1	1983
12	♂	27	Pfleger	Muskelrelaxant.	USA	3	1987
13	♂	unbek.	Pfleger	Abschalten v. Geräten	USA	1	unbek.
14	♂	unbek.	Arzt	Injektion	Frankr.	2	1990
15	♂	unbek.	Arzt	KCI	GB	1	1992
16	♂	unbek.	Arzt	KCI	Japan	1	1992
17	♂	34	Pfleger	Thioridazin	USA	3	1992
18	♂	27	Pfleger	Injektionen	Canada	1	unbek.
19	♂	56	Arzt	unbekannt	BRD	1	1993
20	♂	43	Arzt	Fentanyl	Öster.	1	1993
21	♂	unbek.	Arzt	unbekannt	GB	3	unbek.
22	♀	41	Schwester	Insulin	NL	4	1992-95
23	♂	43	Pfleger	Scophedal	BRD	7	1970
24	♂	25	Pfleger	Digitalis	BRD	7	1975
25	♂	40	Pfleger	Curare	Norwegen	23	1977-80
26	♀	27	Schwester	Clonidin, KCI	BRD	7	1985
27	♀	31, 29, 26, 49	Schwesterhelferinnen	Flunitrazepam, Prothipendyl, Ersticken	Österreich	50	1983-89
28	♂	33	Pfleger	Luftinjektionen	BRD	10	1990

Abbildung 2: Übersicht Täterinnen und Täter

Am deutlichsten formuliert dies Waltraud W., wenn sie sagt, daß ihr die *„Sterbehilfe"* zur Gewohnheit geworden sei. Aber auch Wolfgang L. berichtete, daß eine *„immer größere Gefühlskälte"* eingetreten sei, daß *„mit jeder Tat ein Stück seiner Gefühle abgestorben"* sei. Es erscheint daher hoch wahrscheinlich, daß nach der ersten - meist ja unentdeckt gebliebenen

Tat - die Hemmschwelle für weitere Tathandlungen sinkt. Für diese Hypothese spricht, daß mit zunehmender Dauer des Tatzeitraumes die differenzierte Wahrnehmung des Leidens der Patientinnen oder Patienten sinkt. Viele der späteren Opfer kannten die Täter erst kurze Zeit, so daß es gar nicht möglich war, umfassende Kenntnisse der Krankengeschichte und der Krankheitsprognose zu haben.
Diese Indizien verweisen darauf, daß die Tötungshandlungen mehr mit der Befindlichkeit der Täter, als mit dem realen Leiden der Patienten zu tun haben. Als Beleg dafür, daß diese „*inneren Befindlichkeiten*" auch mit außerhalb der Täterpersönlichkeiten existierenden, gesellschaftlichen Einflüssen zusammenhängen, sei auf die eingangs dieser Diskussion angestellten Erwägungen verwiesen.
Vor dem Hintergrund derartiger gesellschaftlicher Einflüsse erscheint es plausibel, die entscheidenden Impulse für die Krankentötungen eher auf die spezielle Lebenssituation, die individuellen Denkweisen, Einstellungen und Persönlichkeitsmerkmale der Täter und auf das unmittelbare berufliche Umfeld zu beziehen, als auf die tatsächlichen Leiden und die Prognosen der einzelnen späteren Opfer. Nur indem man die Beziehung zwischen der Befindlichkeit des Täters oder der Täterin und den Straftaten herstellt, läßt sich vielleicht im Ansatz erklären, warum es zu diesen Serien von Tötungen gekommen ist. Und nur so wird - in Grenzen - nachvollziehbar, warum etwa Reinhard B. an einem Tag zwei und am nächsten Tag drei, Michaela R. und Wolfgang L. an einem Tag zwei Menschen töteten. Daß dabei natürlich auch die konkreten Situationen am Arbeitsplatz, die Atmosphäre, die Belastungen, das Verhalten der Kollegen und der Vorgesetzten eine Rolle spielt, sei an dieser Stelle nur am Rande vermerkt.
Reinhard B. tötete drei Patienten am Tag vor seiner Verhaftung, bei Wolfgang L. dagegen waren es die beiden ersten nachgewiesenen Tötungen, die an einem Tag geschahen, Monate vor seiner Verhaftung. Auch Michaela R. tötete im Oktober 1985 an einem Tag zwei Menschen und wurde erst Monate später verhaftet. Generell erscheint die Hypothese fraglich, daß die Tötungsfrequenz im unmittelbaren Zeitraum vor der Entdeckung zunimmt; bei den hier untersuchten Fällen ist keine relevante Erhöhung der Tötungsfrequenz feststellbar.
Abbildung 3 zu entnehmen, daß die nachgewiesenen Straftaten von Arnfinn N. sich über einen Zeitraum von ca. 3,5 Jahren erstreckten. Hier läßt sich keine Zunahme der Tötungshäufigkeit am Ende der 3,5 Jahre erkennen.
Bezogen auf die Tötungsserie im Wuppertaler Altenheim beträgt bei Rudi Z. der Tatzeitraum knapp zwei Monate. Den letzten nachgewiesenen Mord beging er an einer anderen Arbeitsstelle im Krankenhaus am 23.06.1971, also ca. ein halbes Jahr nach seiner letzten Tat im Altenheim.

	Arnfinn N.	*Rudi Z.*	*Reinhard B.*	*Michaela R.*	*Waltraud W.*	*Irene L.*	*Wolfgang L.*
01	28.05.'77	15.11.'70	17.12.'75	17.09.'85	24.04.'87	19.12.'88	05.05.'90
02	27.06.'77	22.11.'70	18.12.'75	23.09.'85	10.10.'87	21.12.'88	05.05.'90
03	18.07.'77	11.12.'70	19.12.'75	29.10.'85	18.10.'87	01.04.'89	19.05.'90
04	05.09.'77	20.12.'70	19.12.'75	29.10.'85	08.01.'88		29.05.'90
05	30.09.'77	09.01.'71	20.12.'75	06.12.'85	30.03.'88		15.07.'90
06	28.10.'77	13.01.'71	20.12.'75	07.01.'86	08.05.'88		15.08.'90
07	23.11.'77		20.12.'75	08.01.'86	20.11.'88		11.10.'90
08	28.11.'77			05.02.'86	01.12.'88		15.10.'90
09	09.01.'78				22.12.'88		01.11.'90
10	06.04.'78				11.03.'88		14.12.'90
11	17.04.'78						
12	29.05.'78						
13	05.06.'78						
14	29.06.'78						
15	30.09.'78						
16	06.12.'78						
17	19.01.'79						
18	07.04.'79						
19	05.10.'79						
20	09.07.'80						
21	05.11.'80						
22	11.11.'80						

Abbildung 3: Tötungszeitpunkte

Weil in Rheinfelden alle sieben Tötungen innerhalb von vier Tagen passierten, läßt sich auch aus diesem Fall keine ansteigende Tötungsfrequenz unmittelbar vor der Entdeckung ableiten. Der Zeitraum, in dem Reinhard B. sieben Patienten tötete, ist von den hier bekannten Fällen der kürzeste.
Die Straftaten, die Michaela R. nachgewiesen wurden, erstrecken sich über einen Zeitraum von ca. 4,5 Monaten. Die Tötungsdelikte verteilen sich relativ gleichmäßig über diesen Zeitraum, ohne daß gegen Ende eine Frequenzsteigerung zu beobachten ist.
Waltraud W. wurden die ersten Patiententötungen im Jahre 1983 und Irene L. im Jahre 1984 nachgewiesen. Die beiden Maria G. nachgewiesenen Tötungen geschahen im Jahr 1983, der erste Tötungsversuch von Stephanie M. datiert in 1986, ohne daß diese Opfer namentlich ermittelt werden konnten. Der Zeitraum, in dem Waltraud W. in Wien Patienten tötete, erstreckt sich demzufolge auf sechs Jahre und drei Monate. Bei Irene L. beträgt der Tatzeitraum fünf Jahre und drei Monate, bei Stephanie M. drei Jahre und drei Monate. Auch in den Fällen, in denen bei Waltraud W.

bzw. Irene L. die Opfer bekannt waren, läßt sich eine Häufung der Tötungen kurz vor der Aufdeckung nicht erkennen. Generell handelt es sich in Wien um den längsten bekannten Zeitraum, in dem derartige Straftaten geschahen.
Wolfgang L.'s nachgewiesene Straftaten geschahen über einen Zeitraum von ca. sieben Monaten. Ein derartig langer Tatzeitraum spricht eindeutig gegen die von Wolfgang L. selbst vorgebrachte 'Zwangshypothese'. Zwischen der vorletzten und der letzten Krankentötung, die zur Entdeckung führte, lagen etwa sechs Wochen, so daß man auch hier von einer Häufung der Tötungen (Abbildung 4) kurz vor der Verhaftung nicht ausgehen kann.

TäterInnen	*Tatzeitraum*	*Straftaten*
Arnfinn N.	3 ½ Jahre	22 Tötungen, 1 Tötungsversuch, Unterschlagung und Urkundenfälschung
Rudi Z.	2 Monate	1 Mord, 4 Mordversuche, 1 Körperverletzung
Reinhard B.	4 Tage	7 Körperverletzung mit Todesfolge
Michaela R.	4 ½ Monate	5 Totschlag, 1 Tötung auf Verlangen, 1 fahrlässige Tötung, 1 versuchter Totschlag
Waltraud W.	ca. 6 Jahre	15 Morde, 16 Mordversuche, 1 Beihilfe zum Mordversuch, 2 schwere Körperverletzungen
Irene L.	ca. 5 Jahre	3 Morde, 2 Beihilfen zum Mord, 2 Beihilfen zum Mordversuch
Maria G.	ca. 1 Jahr	2 Mordversuche
Stephanie M.	ca. 3 Jahre	7 Mordversuche
Wolfgang L.	7 Monate	10 Totschlag
Frans H.	ca. 4 Jahre	5 Tötungen
Gwendolyn G.	ca. 6 Monate	5 Tötungen
Richard A.	ca. 6 Monate	2 Morde, 1 Totschlag, krimin. Nachläßigkeit
Martha U.	ca. 3 Jahre	4 Tötungen

Abbildung 4: Tatzeiträume

Bis auf die beiden Tötungen in einem japanischen psychiatrischen Krankenhaus (Fall 5), bei dem Pfleger zwei Patienten mit Stöcken und Bleirohren erschlugen, die ca. fünfzig Tötungen im Fall 10, die teilweise mit Rattengift und Abflußreiniger durchgeführt wurden und die Anwendung von Arsen und das Töten durch Ersticken kamen weit überwiegend Tötungsmittel vor, meistens Medikamente, die spezifisch für den Gesundheitsbereich sind.

Am häufigsten wurde Kaliumchlorid verwendet, gefolgt von Antiarrhythmika, Insulin, Tranquillizern, Muskelrelaxantien, Neuroleptika und Luftinjektionen. Bemerkenswert erscheint in diesem Zusammenhang, daß Michaela R. und Reinhard B. nachgewiesen wurde, vorsätzlich falsche Medikamente angereicht zu haben, so daß andere ahnungslose Mitarbeiter die Patienten töteten. Auch Waltraud W. bemühte sich, andere Kolleginnen in ihre Tötungshandlungen einzubeziehen. Für die Täter hat die Begehung derartiger Straftaten zur Folge, daß sie im Kollegenkreis und auch darüber hinaus, vereinsamen. Keiner der Täter besprach während des Tatzeitraumes seine Handlungen mit Kollegen oder sonstigen Bezugspersonen. Selbst in Wien, wo die Tötungen - zumindest im Kreis der Täterinnen - bekannt waren, wurde über diese Praxis nicht geredet. Indem sie andere - mehr oder minder arglose - Kollegen in ihre Straftaten verstrickten, gelang es ihnen, diese für sie kaum erträgliche Einsamkeit zumindest partiell zu durchbrechen: Die Täter machten Kollegen zu unwissentlichen Komplizen und versuchten so, die nicht mehr vorhandene Kollegialität auf einer anderen, nunmehr konspirativen Ebene wiederherzustellen. Das entscheidende Motiv dafür, daß mehrere Täter Kollegen in ihre strafbaren Handlungen einbezogen, dürfte darin zu suchen sein, daß sie nicht in der Lage waren, die mit ihrem Tun verbundene Isolation zu ertragen.

Bezogen auf die Persönlichkeitsstruktur der Täter sollen die prägnantesten Eigenschaften hier noch einmal kurz zusammengefaßt werden.

Bei Arnfinn N. ging ein Team forensischer Psychiater davon aus, daß sein innerer Zwang und Drang zum Töten auf verdrängte und eingeschlossene aggressive Triebimpulse zurückzuführen sei. Die zweite Gruppe der psychiatrischen Gutachter hielt es für wahrscheinlich, daß die Tötungsdelikte Ausdruck aggressiver Impulshandlungen seien. Arnfinn N. habe sich zum Herrn über Leben und Tod aufgeschwungen und so wahrscheinlich unbewußte Selbstbehauptungs- und Rachebedürfnisse befriedigt. Bei Arnfinn N. lagen die Voraussetzungen für eine verminderte Schuldfähigkeit vor.

Rudi Z. wurde von seinen psychiatrischen Gutachtern als ein Mensch beschrieben, der emotional verschlossen ist, zu vorsichtig-distanziertem Verhalten neigt. Es werden ihm Minderwertigkeitsgefühle bescheinigt, die als ursächlich für einen übersteigerten Geltungsdrang angesehen wurden. Er ist im zwischenmenschlichen Bereich nur zu oberflächlichen Kontakten fähig. Es ist Rudi Z. nicht gelungen, eine stabile und gefestigte Eigenidentität auszubilden. Er hat rigide Vorstellungen von Sauberkeit und Ordnung. Viele seiner Defizite habe er mit Allmachts- und Größenphantasien kompensiert. Psychische Störungen, die seine Schuldfähigkeit einschränken, wurden nicht festgestellt.

Der einzige Täter, der sich zuvor in psychiatrischer Behandlung befand, und von dem ein Suchtmittelmißbrauch beschrieben wird, war Reinhard B. Er wurde während seines stationär-psychiatrischen Aufenthaltes als eine schizoide und neurastenische Grundpersönlichkeit mit erheblichen affektiven und triebmäßigen Hemmungen beschrieben. Von seinen Gutachtern wird bei Reinhard B. eine erhebliche Diskrepanz zwischen seiner Selbst- und der Fremdwahrnehmung festgestellt. Er habe auf diese Weise - bei einem hohen Anspruch an die eigene Leistungsfähigkeit - persönliche Defizite ausgeblendet, verdrängt und abgewehrt. Er vermeidet emotional fordernde Kontakte, bewegt sich vorwiegend auf einer sachlichen, rationalen Ebene. In Belastungssituationen neigt Reinhard B. zu psychosomatischen Beschwerden in Form von Kopfschmerzen, Schlafstörungen und Schwitzen. Mehrfach wird Reinhard B.'s Selbstunsicherheit und sein Bemühen, allen an ihn gerichteten Anforderungen gerecht zu werden, hervorgehoben. Er ist in besonderer Weise auf eine stabile und überschaubare äußere Ordnung angewiesen.
Nach dem Ergebnis der Untersuchungen leidet er an einer Ich-Störung mit der Folge, daß nicht mehr sicher zwischen innerem Erleben und äußeren Realitäten unterschieden werden kann. So ist er in eine Dynamik geraten, die ihn bei erlebten Mißerfolgen und Defiziten in immer größere Anforderungen und Ansprüche an sich selbst führte, *„um seiner Idealvorstellung von sich selbst zu genügen und sein Selbstwertgefühl zu heben."* Reinhard B. wurde diagnostiziert als *„schizoide Persönlichkeit mit ausgeprägt zwanghaften Anteilen, einer Tendenz zu psychosomatischen Reaktionen und einer hirnorganisch bedingten Leistungsbeeinträchtigung."* Bei Reinhard B. wurden die Voraussetzungen einer erheblich verminderten Schuldfähigkeit bejaht.
Michaela R. wird beschrieben als selbstunsicherer Mensch mit einer hyperthymen Temperamentsstruktur und einer ausgeprägten Stimmungslabilität. Mit vordergründigem Optimismus, mit Aktivitätsdrang und mit einer zur Schau gestellten Fröhlichkeit bis hin zur Clownerie wehrt sie eigene Mißempfindungen, besonders depressive Verstimmungen, ab. Die Ausgestaltung ihrer Beziehungen wird als unreif und unrealistisch beschrieben, sie hat sich mit Leitbildern identifiziert. Über *„identifikatorische Teilhabe"* hat sie an deren vermeintlicher Stärke teilgehabt und auf diese Weise versucht, das eigene defizitäre Selbstwertgefühl zu stabilisieren. In ähnlicher Weise hat sie ihre Beziehungen zu Patienten ausgestalt-et. Unfähig, Leidenszustände begleitend und ruhig zu ertragen, ist es zu einer *„identifikatorischen Grenzverwischung"* mit Patienten gekommen. Das Leiden der Patienten ist immer auch ein Leiden an sich selbst gewesen. Unfähig, innere Konflikte zu reflektieren, zu verbalisieren und sich zu öffnen, ist sie in eine psychische Krise geraten,

ohne daß dadurch ihre strafrechtliche Verantwortlichkeit gemindert wurde.
Bei Waltraud W. wird eine Fülle von Angst- und Affektverdrängungsmechanismen beschrieben. Ihre Vorstellungen von der Zuordnung ihrer eigenen Person zur Umwelt und zu Bezugspersonen weist auf eine Identitätsstörung hin. Weitergehende psychopathologische Symptome wurden nicht festgestellt, so daß uneingeschränkte Schuldfähigkeit vorlag.
Irene L. wird von ihren Gutachtern als eine psychisch völlig unauffällige Persönlichkeit gesehen, als ein zielstrebiger, oft impulsiver Mensch, der für seine Taten voll verantwortlich ist.
Auch bei Maria G. wird kein psychopathologisches Symptom festgestellt. Ihre Persönlichkeit wird als eher unreif, aber auch als ernsthaft, selbstunsicher und empfindlich beschreiben. Die volle Schuldfähigkeit wird bejaht.
Stephanie M. wird von ihren Gutachtern als eine depressiv-ängstliche Persönlichkeit mit einer nicht ganz realistischen Vorstellung von der Zuordnung ihrer Person zu Umwelt und Bezugspersonen bezeichnet. Als auffällig wird die Eigenschaft festgestellt, daß Stephanie M. überall Kritik geäußert habe und so in eine relative Außenseiterstellung geriet. Insgesamt wird sie als ein Mensch wie jeder andere auch, mit einem sie kennzeichnenden Charakter beschrieben, ohne daß ihre Schuldfähigkeit eingeschränkt sei.
Als charakteristisch für Wolfgang L. wird dessen emotionale Verschlossenheit und sein geringes und instabiles Selbstwertgefühl gesehen. Die emotionale Verschlossenheit hat Abwehrcharakter, weil sich Wolfgang L. damit vor Kränkungen und Abwertungen schützt. Sie bezieht sich insbesondere auf seinen Umgang mit Aggressionen, die in sozial angemessener Weise zu äußern er nicht fähig ist.
Daneben existiert bei ihm ein ausgeprägtes Autonomiebestreben. Einschränkungen seiner Schuldfähigkeit wurden von den Gutachtern nicht festgestellt.
Frans H. wurde von seinen Gutachtern als ein Mann beschrieben, der auf Kosten anderer nach Macht und Unfehlbarkeit strebt. An den Belangen anderer Menschen ist ihm wenig gelegen, er interessiert sich nicht für das Leiden anderer Menschen. Nach Ansicht der Gutachter lag bei ihm eine Charakterneurose mit zwanghaften Zügen vor. Frans H. wurde verminderte Zurechnungsfähigkeit, nicht aber Schuldunfähigkeit attestiert.
Die Tötungshandlungen von Donald H. wurden von dem psychiatrischen Sachverständigen als Charakterschwäche eingestuft. Donald H. hatte sich oft im Leichenschauhaus aufgehalten und eine quasi sexuelle Befriedigung gefühlt, nachdem er getötet hatte. Donald H. litt nicht an einer psy-

chischen Erkrankung und war für seine Taten uneingeschränkt verantwortlich.
Martha U. wurde von ihren psychiatrischen Gutachtern eine Borderline-Persönlichkeitstörung bescheinigt. Das Gericht hielt sie für vermindert schuldfähig.
Soweit bekannt, befand das zuständige Gericht nur in 4 Fällen (Martha U., Arnfinn N., Reinhard B., Frans H.), daß die Voraussetzungen für eine verminderte Schuldfähigkeit vorlagen. In keinem Fall wurde die gänzlich aufgehobene Schuldfähigkeit bejaht. Bei den übrigen dokumentierten Fällen ist nicht erkennbar, daß weitere Einschränkungen der strafrechtlichen Verantwortlichkeit aufgrund psychiatrischer Erkrankungen vorgenommen wurden.
Im Vergleich der verschiedenen Täter lassen sich einige Gemeinsamkeiten aufzeigen. Sowohl bei Rudi Z. und Frans H. wurde die Neigung beschrieben, sich als Leiter vorbildlich geführter Stationen zu präsentieren. Bei beiden Pesönlichkeiten sehen die Gutachter deutliche Macht- und Dominanzbestrebungen.
Bei Rudi Z., Reinhard B., Michaela R. und Wolfgang L. wird eine emotionale Verschlossenheit und ein Hang, Beziehungen vorwiegend rational-distanzierend zu gestalten, festgestellt. Diese Haltung verweist weniger auf Unempfindsamkeit und Gefühlskälte bei den Tätern, als vielmehr auf eine mehr oder minder ausgeprägte Schutzhaltung bei großer Sensibilität, um Kränkungen, Verletzungen und Abwertungen zu vermeiden. Eng zusammenhängend mit dieser emotionalen Verschlossenheit scheint eine ausgeprägte Selbstunsicherheit zu sein, die für Rudi Z., Reinhard B., Michaela R., Wolfgang L., mit Einschränkungen auch für Waltraud W. und Stephanie M. konstatiert wird. Explizit erwähnt wird bei den Begutachtungen von Wolfgang L., Michaela R. und Reinhard B. - bei bestehender Selbstunsicherheit - der *„identifikatorische Grenzverlust“*, d.h. die Unfähigkeit eigene Wahrnehmungen, eigene Befindlichkeiten, eigene Stimmungen und Gefühle sicher und scharf trennend von jenen der Patienten zu unterscheiden, und dann im Sinne der *„projektiven Identifikation“* eigenes Leiden, eigenes Mißempfinden auf Patienten zu übertragen. Nach M. Klein[105] werden bei der introjektiven Identifikation Anteile des Objektes (des Gegenübers) oder auch das gesamte Objekt in das eigene Ich introjiziert, und so die Voraussetzungen für die Fähigkeit geschaffen, sich in andere Menschen hineinzufühlen. Bei der projektiven Identifikation werden Anteile des Selbst in das Objekt hineinprojiziert. Die projektive Identifikation stellt nach Klein die früheste und unreifste Form von Einfühlungsvermögen dar. Eine tief empfundene Selbstunsicherheit scheint

[105] Klein 1971, 155f.

ein Charakteristikum zu sein, das auf die meisten der Täterpersönlichkeiten zutrifft. Aber schon die Abwehrmechanismen gegen dieses Empfinden sind sehr unterschiedlich. Stehen bei Michaela R. Aktivitätsdrang und ein zur Schau gestellter Optimismus im Vordergrund, dient bei Wolfgang L. eine sachlich-distanzierende Beziehungsgestaltung und gewerkschaftlich-kollegiales Engagement diesem Zweck. Reinhard B. versucht, seine Selbstunsicherheit mit erhöhten Leistungsanforderungen an sich selbst und durch das Vermeiden emotional fordernder Beziehungen zu kompensieren, die an ihn - vermeintlich oder tatsächlich - gestellten Erwartungen bedingungslos zu erfüllen. Rudi Z. wehrt Selbstunsicherheit mit übersteigertem Dominanzstreben ab. Auch Arnfinn N. wurde beschrieben als ein Mensch, der sowohl selbstunsicher gewirkt habe, aber auch herrisch und dominant aufgetreten sei. Ob sich mit diesen Charakteristika die Täter gravierend von der Gesamtheit der helfenden Berufe unterscheiden, erscheint mehr als fraglich. Auf die weite Verbreitung der hier beschriebenen Persönlichkeitsmerkmale in den helfenden Berufen hat schon Schmidbauer hingewiesen.[106] Auch bei Burisch finden sich dafür viele Belege.[107] Cherniss etwa beschreibt solche Personen in den Gesundheitsberufen als besonders anfällig, die instabil, selbstunsicher und in erhöhtem Maß auf positive Rückmeldungen anderer angewiesen sind.[108] Freudenberger weist darauf hin, daß insbesondere Menschen gefährdet sind, *„die sich nicht abgrenzen können [...] insbesondere dann, wenn das Engagement durch ein Bedürfnis nach Liebe und Anerkennung motiviert ist.*“[109] Damit erscheint es hoch wahrscheinlich, daß die für die Täter zutreffenden Persönlichkeitsmerkmale auf eine Vielzahl der Mitarbeiter in den Gesundheitsberufen zutreffen, und Belege dafür, daß *„die Pathologie der Täterpersönlichkeit entscheidend sei*“[110], nicht vorhanden sind.
Im Bereich kindlicher Erfahrungen fällt auf, daß Arnfinn N. nicht in einem stabilen Familiengefüge aufwuchs. Bei Rudi Z. wird zwar ein stabiler familiärer Verbund beschrieben, aber auch eine gestörte Vaterbeziehung. Schon sehr früh wurde er mit Gewalt während des zweiten Weltkrieges konfrontiert. Bei Michaela R. hingegen wird zwar eine stabile Familie, aber eine gestörte Mutterbeziehung konstatiert. Abgesehen davon, daß Reinhard B. eine verstärkte schwesterliche Zuwendung zuteil wird, sind frühkindliche Auffälligkeiten nicht bekannt. Auch für die Wiener Frauen werden stabile Verhältnisse in den Primärfamilien beschrie-

---

[106] Schmidbauer 1983.
[107] Burisch 1989, 174ff.
[108] Cherniss 1980.
[109] Freudenberger 1991, 48.
[110] Dörner 1993, 93.

ben. Die Großmutter von Waltraud W. und der Vater von Irene L. sterben unter leidvollen und belastenden Umständen. Maria G.'s Vater stirbt früh und Stephanie M. berichtet davon, daß sie als Kind einer Scheinerschießung ausgesetzt war. Die Folgen einer gescheiterten Ehe und den Wechsel in einen fremden Sprachraum bewältigte sie ohne allzu große Schwierigkeiten. Das Elternhaus von Wolfgang L. erscheint in besonderer Weise bemüht gewesen zu sein, ein harmonisches Bild nach außen zu präsentieren und sehr viel Wert auf die Vermeidung von offenen Konflikten gelegt zu haben. Beim Vater war sicher in den späteren Jahren eine Alkoholproblematik vorhanden.

So traumatisierend diese frühkindlichen Einflüsse bei den einzelnen Menschen auch gewesen sein mögen, ein übergreifendes Erklärungsmuster für die späteren Taten scheinen sie nicht zu liefern. Dazu erscheinen die frühkindlichen Erfahrungen zu unterschiedlich, mitunter sogar gegensätzlich. Gravierende Auffälligkeiten, wie etwa Mißbrauchserfahrungen oder manifeste psychische Erkrankungen, werden bei keinem Elternteil der späteren Täter beschrieben.

Auch im Hinblick auf die Lebenssituation lassen sich spezifische Besonderheiten kaum feststellen. Arnfinn N. ist verheiratet, hat Kinder. Rudi Z. ist zum dritten Mal verheiratet, hat ebenfalls Kinder. Reinhard B. lebt, 25jährig, allein und hatte bis dahin keine Liebesbeziehung. Michaela R. lebt ebenfalls allein, hatte wenige und gescheiterte Beziehungen hinter sich. Von den Wiener Stationsgehilfinnen lebt nur Waltraud W. allein, die anderen mit Partnern zusammen, Stephanie M. ist verheiratet und hat eine erwachsene Tochter, Maria G. hat ein kleines Kind. Wolfgang L. ist verheiratet, mit zumindest einem Kollegen freundschaftlich verbunden, wenn auch auf die für ihn typische wenig emotionale Weise. Besonders isoliert erscheint nur Reinhard B., sieht man einmal von seinen engen familiären Bindungen ab. Wie Michaela R. werden auch bei den Wiener Frauen soziale Kontakte beschrieben. So sehr sich in der differenzierten Betrachtung der Einzelbiographien auch Erklärungen für die spätere Entwicklung aufdrängen, so wenig lassen sich im Querschnittsvergleich übergreifende Gemeinsamkeiten im Hinblick auf die Lebenssituation finden.

Auffällig erscheint bei mehreren Tätern die Sprache. Dies geht über den in vielen Bereichen des Gesundheitswesens häufiger anzutreffenden lokkeren und burschikosen Umgangston hinaus. Auf die Bedeutung dieser Sprache, insbesondere auf Intensivstationen, hat bereits Klapp hingewiesen. Er begreift die besonders ironisierende, z.T. zynisch klingende Ausdrucksweise als Ausdruck von Bewältigungs- und Abwehrmechanismen in emotional überfordernden Situationen.[111] Die in diesem Zusammen-

[111] Klapp 1985, 229.

hang übliche Grenze scheint bei einigen Tätern überschritten. So wird z.B. bei Michaela R. geschildert, daß sie einen derberen und groberen Ton hatte als andere Kollegen auf der Wuppertaler Intensivstation. Sie bezeichnete das 'Sterben' häufiger als andere mit *„abkratzen*" oder, *„die/der hat jetzt den Löffel abgegeben.*" Auch ihre Bemerkung gegenüber einem Patienten, der offensichtlich Angst vor einer Spritze hatte, *„komm stell dich nicht so an*" fiel im ohnehin lockeren Sprachgebrauch der Intensivstation auf. Noch gravierender sind Rudi Z.'s Äußerungen gegenüber Patienten. Er bezeichnete z.B. eine Heimbewohnerin als *„dicke Sau*", machte in einem anderen Zusammenhang die Bemerkung, daß *„die Alte ist nicht kaputtzukriegen*" sei. Gerade Rudi Z. bedient sich einer besonders menschenverachtenden Sprache, etwa wenn er Ausdrücke wie *„krepieren*" oder *„himmeln gegangen*" verwendete, oder Heimbewohnerinnen und Heimbewohner als *„Arschloch*" oder *„Drecksau*" bezeichnete und einem Heimbewohner direkt ins Gesicht sagte, *„hoffentlich bist Du bald kaputt.*" Auch seine Bemerkung, daß man eine verstorbene Frau, für die ein Totenhemd nicht zu finden war, auch *„nackend*" in den Sarg *„hineinschmeißen*" könne, weist auf diese Verrohung hin. Aber auch bei Irene L. ist ein solches Verhalten beobachtet worden. Sie drohte einem Patienten unverhohlen: *„Schauen Sie sich den Ex an, wenn's weiter so lästig sind, dann sind Sie der nächste.*"

Auch in anderen Zusammenhängen fallen sprachliche Äußerungen der Wiener Täterinnen auf. So sei es ein geflügeltes Wort gewesen, über Patienten, die auf der Station verstarben und die mit einem Leintuch bedeckt wurden, zu sagen, *„wir haben wieder einen eingepackt.*" Oder wenn Irene L. berichtet, daß Waltraud W. und Maria G. ihr erzählt hätten, daß sie einem *„schwierigen oder frechen Patienten ein Zimmer beim lieben Gott*" verschafft hätten.

Ein Angehöriger berichtete später im Wiener Prozeß, daß seinem inkontinenten Vater von einer Schwester gesagt worden sei: *„Alter, wenn du noch einmal hineinmachst, kriegst Du Schwierigkeiten.*"

Auch von Wolfgang L. sind sprachliche Auffälligkeiten bekannt. So war eine Kollegin mehr als verwundert, als ihr L. über einen verstorbenen Patienten mitteilte, *„der ist schon in der Kiste, den brauchst Du nicht zu waschen.*"

Über Arnfinn N. wird berichtet, daß er sich einer groben Sprechweise bedient habe, die von Kollegen als unpassend empfunden wurde.

Bei den gut dokumentierten Fällen sind einzig bei Reinhard B. solche sprachlichen Verrohungen nicht beschrieben worden.

Damit liegen deutliche Hinweise darauf vor, daß viele der Täter bereits vor ihrer Entdeckung eine auffällig rohe und brutale Sprache verwenden, sei es im Kollegenkreis oder auch direkt gegenüber Patienten und Heimbewohnern. Sicher verweist ein derartiger Sprachstil auf das weit verbreitete Phänomen, mit einer besonders 'schnoddrigen' und zynischen Ausdrucksweise Angstabwehr zu betreiben. Gerade emotional bewegende und belastende Erfahrungen werden häufig mit einer vordergründigen Witzigkeit, einer vordergründigen Ironie geschildert und benannt. Dahinter verbirgt sich aber häufig Verunsicherung, Angst und die Unfähigkeit, bedrückende Erfahrungen auf eine reife Weise reflektierend zu verarbeiten. Die vordergründige Entlastung, die so sprachlich zu den qualvollen Leidenssituationen hergestellt wird, verkehrt sich hintergründig in ihr Gegenteil. Die verrohte Sprache ist Ausdruck eines Prozesses, der leidende, verwirrte und sterbende Menschen entwertet, aber auch die eigene Tätigkeit der Täter, letztlich sie selbst als Personen. Indem dann für eigenes Leiden und eigenes Sterben ähnliche, gleiche oder gar noch schlimmere Umstände und Verhaltensweisen erwartet werden, erscheint es in der subjektiven Logik der Täter gerechtfertigt, den sprachlichen Vorboten manifeste Tötungshandlungen folgen zu lassen.

Von mehreren Tätern ist bekannt, daß sie eigenmächtig nicht verordnete Medikamente verabreichten und die Gabe nicht dokumentierten. Selbst wenn man einmal von dem Extrembeispiel Rudi Z. absieht, wird dies über Michaela R., Reinhard B., Waltraud W. und Wolfgang L. berichtet.

Auffällig ist auch, daß mehrere Täter Kollegen verblüffende „*Prognosen*" über den Todeszeitpunkt einzelner Patienten oder Heimbewohner abgaben. Von Rudi Z.'s kaum kaschierten unmittelbaren Ankündigungen von Tötungshandlungen abgesehen, sind auch von Michaela R. Äußerungen bekannt, die das Ableben einzelner Patienten „*vorhersagen.*" Etwa wenn sie über Frau Fu. sagt, daß sie es wohl bis Mitternacht geschafft haben werde. Oder an anderer Stelle: „*Der stirbt wohl, ich bin ja jetzt da.*" Über Frans H. wurde berichtet, daß er eine vermeintliche Fähigkeit hatte, den Todeszeitpunkt von Patienten vorherzusagen. Noch deutlicher kamen derartige Selbstanzeigen von Lee Roy H., der eine Kollegin fragte, welche Medikamente Arrhythmien auslösen. Oder auch von Donald H., der sagte, „*ich bin einen weiteren für Euch los geworden.*" Mit einiger Wahrscheinlichkeit weisen diese verdeckten Selbstanzeigen darauf hin, daß sich die Täter dadurch einer unausgesprochenen und heimlichen Zustimmung für ihr Handeln bei Kollegen vergewissern wollten. Auch dieses Verhalten der Täter verweist darauf, daß sie die mit ihren Tötungen verbundene Einsamkeit und Isolation im Kollegenkreis nicht ertragen können. Die Vorstufe davon, andere Kollegen in die Tötungen zu verstricken (Michaela R., Reinhard B. und Waltraud W.), stellen solche kaum verhüllten Selbstanzeigen dar. Auch auf diese Weise überwinden die Täter - zumindest punktuell - ihr Alleinsein und stellen so auf einer neuen, konspirativen Ebene „Kollegialität" her. Indem diese Hinweise gegeben wur-

den, ohne daß sie zunächst als solche erkannt wurden und ohne daß entsprechende Konsequenzen gezogen werden konnten, fühlten sich die Täter wenn nicht ermuntert, so doch zumindest nicht gebremst und kontrolliert.
Uneinheitlich sind die Angaben der Täter über ihre Motive. Es beginnt damit, daß ein Pfleger Patienten vergiftete, um damit einem Arzt, der mit seiner Geliebten ein Verhältnis begonnen hatte, zu schaden.
Bei Lee Roy H. konnte ein nachvollziehbares Motiv nicht gefunden werden.
Arnfinn N. gab „*Barmherzigkeit*“ als Motiv an, sprach aber auch von einem inneren Zwang, verbunden mit einem Lustgefühl, auch davon, daß er durch die Tötungen freie Plätze im Altenheim schaffen wollte. Ein Hauptmotiv für Arnfinn N.'s Taten konnte das Gericht in Trondheim nicht erkennen.
Donald H. schien eine quasi sexuelle Befriedigung gefühlt zu haben, nachdem er getötet hatte. Er selbst gab an, daß er die meist älteren Menschen getötet habe, um sie von ihrem Leiden zu erlösen.
Richard A. schilderte, daß er die Taten begangen habe, weil er sich unterschätzt fühlte und sich selbst beweisen wollte, indem er seine Opfer „*rettete.*“
Der Wiener Anästhesist erklärte sein Motiv damit, daß er die Schmerzen lindern und das entsetzliche Leiden der Frau beenden wollte.
Rudi Z. äußerte sich zu seinen Motiven nicht, zeigte sich aber überzeugt, daß es gerechtfertigt ist, mit Medikamenten den Todeskampf zu erleichtern.
Zu Beginn der Ermittlungen berichtete Reinhard B. über seine Motive, daß er durch die Lanitop- bzw. Kombetin-Injektionen den Einsatz technischer Geräte verhindern wollte. Später lehnte er Angaben zum Motiv ab.
Michaela R. schilderte durchgängig als Motiv, daß sie sinnloses Leiden und die menschenunwürdige Situation der Patienten beenden wollte.
Waltraud W. behauptete, daß sie den Leuten wirklich nur habe helfen wollen. Der Hauptsinn ihrer Taten sei gewesen, die Patienten zu erlösen.
Irene L. gab an, daß sie nur Sterbehilfe geleistet habe. Sie schilderte, daß sie den Patienten das Sterben erleichtern wollte und überzeugt sei, daß sie menschlich handelte.
Man könne die Menschen doch nicht so leiden lassen, so hat sich Maria G. über ihr Motiv geäußert. Eine Absicht zu töten wurde von ihr bestritten. Ihre Einstellung zur Sterbehilfe beschrieb Maria G. negativ: „*Von der Sterbehilfe halt ich überhaupt nichts, das ist ... entscheiden ob einer lebt oder nicht [...] manchmal sagen die Patienten ich will nicht mehr leben und in der nächsten Minute sagen sie, im nächsten Moment, helft's mir doch um Gottes Willen [...].*“

Wolfgang L. schilderte, daß er nie ein Patientenzimmer mit einem Tötungsvorsatz betrat. Während der Gerichtsverhandlung konnte er keine Erklärung dafür finden, wie er so etwas tun konnte. In unterschiedlichen Zusammenhängen berichtete Wolfgang L. von einem „*Zwangsgefühl.*“ Er habe bei den Taten gleichsam „*neben sich gestanden*“, sich bei den Luftinjektionen zugesehen. Er habe sich nicht dagegen wehren können. Er konnte dieses Zwangsgefühl nicht näher beschreiben. Bei einigen Patienten habe er den Eindruck gehabt, daß sie sterben wollten oder schon im Sterben lagen. In diesen Fällen habe er Mitleid empfunden, habe ihr Leiden nicht mehr ertragen können und sich nicht dagegen wehren können, „*es*“ zu tun. Auch Arbeitsüberlastung hat Wolfgang L. als Motiv für sein Handeln nicht gänzlich verneint.

Die Mehrzahl der Täter beruft sich im weitesten Sinn auf Mitleid als Motiv. Aber auch Zwänge, Lustgewinn, das Gefühl unterschätzt zu werden, die Vermeidung von Medizintechnik bis hin zu dem Motiv, freie Plätze zu schaffen, werden genannt. Ein einheitliches und durchgängiges Motiv für alle Krankentötungen ist nicht zu erkennen. Insbesondere bei Waltraud W. und den Wiener Täterinnen fällt es schwer, das „*Mitleidsmotiv*“ nachzuvollziehen. Gerade die Tötungsmethode der im Täterinnenjargon sogenannten „*Mundpflege*“ kann nicht im entferntesten mit menschlicher Anteilnahme am Schicksal der Patienten assoziiert werden. Waltraud W. berichtete zwar, daß es ihr nur darum gegangen sei, Menschen von ihrem Leiden zu erlösen. Gleichzeitig schilderte sie aber, daß man nach dem Einflößen des Wassers ein „*Gurgeln oder Glucksen*“ hörte und daß die Patienten nicht sofort erstickten, sondern es „*zog sich dieses über Stunden hinweg.*“

Auch die Verwendung von Rattengift, Abflußreiniger, Arsen und Luftinjektionen kann nicht mit einem Mitleidmotiv in Verbindung gebracht werden. Man vergegenwärtige sich, was Wolfgang L. über die Todesumstände von Herrn Gr., der ihm in seiner Hilflosigkeit leid tat, berichtete: „*Als ich die Luft injiziert hatte, konnte ich sein Herz schlagen hören, ohne Stethoskop - ganz laut und ganz schnell - dann wurde er blau, atmete langsam, dann ganz langsam und tief - er kämpfte richtig. Er nahm seine Schultern zu Hilfe - um zu atmen. Seine Lippen waren blau, seine Augen weit offen. Dann bin ich aus dem Zimmer raus, und danach - innerhalb kurzer Zeit - nach zwei bis fünf Minuten höchstens - da waren noch einzelne Atemzüge, ganz flach, mit ganz langen Pausen. Immer wieder einer, immer flacher. Ich habe dann seinen Puls getastet. Es war keiner mehr da. Dann habe ich den Doktor geholt.*“

Aber selbst wenn man unterstellt, daß in einigen Fällen der „*schnelle und schmerzlose Tod*“ eingetreten ist, bleibt festzustellen, daß keines der Opfer um Tötung gebeten hatte, mit Ausnahme von Frau Im. auf der Wuppertaler Intensivstation. Im Gegenteil, die meisten der Menschen hatten explizit bekundet oder durch ihr Verhalten zum Ausdruck gebracht, daß sie ihr Leben und Sterben einem natürlichen und schicksalhaften Verlauf überlassen wollten.

Vielmehr scheinen die Krankentötungen auf die Unfähigkeit der Täter zu verweisen, unheilbare menschliche Leidenszustände, lästige und verwirrte, „*unvernünftige*" Menschen zu ertragen und zu tragen, anzunehmen, zu begleiten und zu versorgen. Mitleid aber bedeutet, daß am Leiden des anderen Anteil genommen wird, Leiden sich im gemeinsamen Handeln relativiert und so für den Betroffenen eine Entlastung möglich wird. Dies setzt allerdings die hohe Kompetenz voraus, die persönlichen Grenzen und die Grenzen professionellen Handelns reflektierend zu erkennen und als gegeben hinzunehmen, und sich von vermeintlichen oder tatsächlichen grenzüberschreitenden Handlungsaufträgen abzugrenzen. Ein Mitleidsverständnis dagegen, daß in der Konfrontation mit menschlichen Leiden die Unabänderlichkeit und Schicksalhaftigkeit, letztlich die häufig mit Schmerzen und Qualen, mit Hoffnungslosigkeit und Verzweiflung verbundene Entwicklung bis hin zum Tod eines Menschen nicht erträgt, ein so verstandenes Mitleid hat mehr mit Selbstmitleid als mit der menschlichen Anteilnahme am Schicksal des Gegenübers zu tun. Besonders deutlich wird diese Art des Mitleidsverständnisses, wenn Irene L. über Waltraud W. sagt, daß sie kein böser Mensch gewesen sei. Sie habe sich sehr aufopfernd um die Patienten bemüht. „*Und wenn eben diese Aufopferung zu nix geführt hat, dann hat sie geglaubt, mit einer Sterbehilfe den Patienten etwas Gutes zu tun.*"

„*Selbstverständlich kann niemand aus Mitleid töten. Denn Mitleid bedeutet nichts anderes, als im Mit-Leiden das Leiden des anderen mit zu tragen. Man nimmt mitfühlend Anteil, nimmt damit einen Teil des fremden Leidens auf sich. Was aber geschieht in einer Täterin, die tötet, weil sie die Qual eines Patienten nicht länger innerlich mit tragen kann? Sie handelt gerade nicht aus Mitleid, sondern weil sie diesem nicht gewachsen ist. Die Angst, mitfühlend in einen unerträglichen Zustand hinabgezogen zu werden, schlägt um in einen destruktiven Impuls. Die Rechtfertigung lautet dann, man habe den - ahnungslosen - Leidenden doch nur von seiner Qual erlösen wollen. In Wirklichkeit ist das eine projektive Rationalisierung: Man wollte sich selbst von dem bedrückenden Anblick erlösen.*"[112]

Das projektiv verzerrte Mitleid läuft Gefahr, daß weniger das Leiden des Patienten und dessen Bedürfnisse handlungsleitend werden, als vielmehr Ängste vor dem eigenen qualvollen Siechtum im Alter. Dann geht es we-

[112] Richter 1993, 51.

niger darum, mit-leidend am Schicksal des Anderen Anteil zu nehmen sondern darum, *„das Spiegelbild der eigenen Zukunft anzugreifen.“*[113] Daß derartige Ängste nicht in der Pathologie der Täter allein zu suchen sind, belegt bereits der Blick auf die aktuellen Realitäten.

„Im Jahre 1910 starben nur 5% der Menschen in Krankenhäusern oder Heimen, heute sind es über 80%.“[114]

Bei einer von D. Tausch durchgeführten Untersuchung im Jahre 1987 gaben 75% der Befragten an, daß sie am liebsten zu Hause sterben würden. Beim Gedanken an das eigenen Sterben war den Befragten eine *„gute liebevolle Betreuung, ehrliche Information über die Krankheit, jederzeit möglicher Besuch, Schmerzfreiheit und Kontakt zur Natur“*[115] am wichtigsten. Gemessen an den Wünschen der Menschen sind die realen Bedingungen, unter denen hierzulande in dieser Zeit gestorben wird, dem geradezu entgegengesetzt. Ähnlich kritisch werden die Umstände des Sterbens von den Mitarbeitern in den Gesundheitsberufen gesehen. Bei einer repräsentativen Befragung von Krankenhausmitarbeitern hielten 75% die Sterbebedingungen im Krankenhaus für menschenunwürdig, 53% waren der Auffassung, daß die Medizintechnik den Sterbenden keinerlei Erleichterung verschaffe und 35% hielten die Schmerzbekämpfung für nicht ausreichend.[116]

Im Zuge der zunehmenden arbeitsteiligen Organisation der modernen Industriegesellschaften ist der Tod, das Leiden und die damit verbundenen Erfahrungen zunehmend aus der Öffentlichkeit verschwunden und in spezialisierte Einrichtungen delegiert worden.[117] Bei diesen Spezialeinrichtungen handelt es sich ganz überwiegend um Krankenhäuser und Heime, die den gesellschaftlichen Auftrag, mit Krankheit, Behinderung und Tod umzugehen, wahrzunehmen haben. Die Effekte dieser Delegation bestehen zum einen in einem Erfahrungsdefizit der Mitglieder einer derart organisierten Gesellschaft im Umgang mit Krankheit und Tod, zum anderen aber auch darin, daß all die Tugenden, die im Umgang mit leidenden und sterbenden Menschen gefordert sind, in den Spezialeinrichtungen gelebt werden sollen. Groß ist das gedruckte und gezeigte Entsetzen in den Medien, wenn dann ein Fall von Krankentötungen geschieht.[118] Aber die mit Leiden und Sterben befaßten Einrichtungen und die in ihnen tätigen Mit-

---

[113] Dießenbacher / Schüller 1993, 17.

[114] Dörner 1993, 99.

[115] Tausch, U.: Die Suttgarter Untersuchung. Zitiert nach: Wunder 1991, 104.

[116] Kutzer 1993, 44.

[117] Vgl. Condrau 1991.

[118] Vgl. Landschaftsverband Westfalen-Lippe (Hrsg.): Pressedokumentation zu den Todesfällen in der Westfälischen Klinik für Psychiatrie, Psychosomatik und Neurologie Gütersloh (Münster 1991) passim.

arbeiter können dieser Aufgabe nur sehr unzureichend nachkommen, denn *„es gibt weder* den *Kranken noch* die *Krankheit, noch den Tod, sondern jedes Schicksal ist einzeln, besonders, einzigartig, jeder Mensch hat seine eigene, nur ihm eigene Geschichte und ihren Verlauf, worin nichts, aber auch gar nichts programmierbar ist, absolut voraussehbar wäre.“*[119] Am deutlichsten offenbart Rudi Z. seine eigene Unfähigkeit, sterbende Menschen zu begleiten, wenn er Angehörigen abrät, bei ihrem sterbenden Familienmitglied zu bleiben mit dem Hinweis, *„der Todeskampf ist ein unerträglicher Anblick.“* Der Medizinbetrieb konzentriert seine Kräfte primär auf die ‘Heilbaren’, setzt mehr oder minder standardisierte Behandlungsverfahren ein und muß in aller Regel chronisch Kranke, sogenannte ‘Austherapierte’, sogenannte ‘Pflegefälle’ in andere Einrichtungen, zumeist Heime, verlegen. Und hier wie da, wo sich die ausgegrenzte Hoffnungslosigkeit, Verwirrtheit, Leiden und Sterben konzentrieren, hier soll dann *„freundlich geheilt, ordentlich mitgelitten und tiefbetroffen am Sterbebett verweilt werden. Was im Alltag fehlt, soll im Krankenhaus realisiert werden.“*[120] Natürlich sind Straftaten, und auch die Krankentötungen, nicht verstehbar, *„ohne die individuelle Vorgeschichte, nicht ohne Kenntnis der ganz spezifischen Entwicklung dieser Persönlichkeit.“*[121] Und ebenso selbstverständlich bleibt die individuelle Schuld für die einzelne Täterin, den einzelnen Täter bestehen. Aber das von nahezu allen Tätern in Anspruch genommene Mitleids- oder Barmherzigkeitsmotiv weist bei allen persönlichen Bezügen auch über individuelle Beweggründe hinaus.

Indem wir alle die Zuständigkeit für Leiden und Tod systematisch in Spezialeinrichtungen wie Krankenhäuser und Heime delegieren und damit der Tabuisierung und Ausgrenzung Vorschub leisten, indem wir alle - reflektiert oder unreflektiert - vom ‘Altenberg’, von einer ‘Altenlastenquote’ und ‘Soziallasten’ reden, und uns sträuben, für den Sozial- und Gesundheitsbereich hinreichende personelle und sächliche Ressourcen zu Verfügung zu stellen, schaffen wir ein Klima und Denkweisen, die solche Straftaten begünstigen. Sie werden auch begünstigt dadurch, daß Leiden, Hoffnungslosigkeit und insbesondere das Sterben in diesen Einrichtungen zur alltäglichen Selbstverständlichkeit werden müssen. Abgesehen von dem Sterbenden selbst bedeutet für die Angehörigen und für das Personal der Tod im Heim oder im Krankenhaus nichts besonderes. *„Am Orte legitimen Sterbens alter Menschen wird gegenüber Art, Zeitpunkt und Umständen des Sterbens von den Überlebenden im wesentlichen Gleichgül-*

---

[119] Condrau 1991, 427.
[120] Vogt 1989, 26.
[121] Rasch 1986, 158.

tigkeit empfunden.“[122] So bedarf es mit einiger Wahrscheinlichkeit nicht mehr allzuvieler Entwicklungsschritte in Richtung Kürzung von Mitteln und Entwertung von alten und kranken Menschen, bis die Verhältnisse in den Spezialeinrichtungen so sein werden, daß sie vollends inhuman und unwürdig sind oder doch so empfunden werden. Und spätestens dann wird auch der Letzte einsehen, daß es unter solchen Umständen „besser“ ist, menschliches Leiden mit den Mitteln der Medizin „*schnell und schmerzlos*“ zu beenden. Dabei gerät aus dem Blick, daß dann Verhältnisse zur Legitimation herangezogen werden, die von uns geschaffen und zu verantworten sind, abhängig sind von unser aller Wertschätzung und unser aller Opferbereitschaft für alte, behinderte, kranke oder sterbende Menschen. In diesem Sinn muß die Frage einstweilen unbeantwortet bleiben, ob die Täter mit ihrem „*projektiv identifikatorisch*“ oder auch „*projektiv rationalisierend*“ verzerrten Mitleids- oder Barmherzigkeitsmotiv das bleiben werden, was sie heute sind: Kriminelle Menschen. Oder ob dieses Motivbündel lediglich seiner Zeit voraus ist und wir morgen oder übermorgen aus einem falsch verstandenen Mitleid heraus, unterlegt mit dem Hinweis auf die ökonomischen, emotionalen und sozialen Belastungen, Krankentötungen für legitim halten werden.

ARBEITSFELDER

Nicht durchgängig läßt sich für die jeweiligen Tätigkeitsfelder der Täter eine überdurchschnittlich große Belastung feststellen. So wird z.B. in den Beschreibungen der Mitarbeiter auf der Wuppertaler Intensivstation deutlich, daß die Arbeitsbelastung geringer war als auf anderen Intensivstationen. Allerdings verfügte die Anästhesieabteilung nicht über einen eigenen Bereitschaftsarzt. Im Prozeß wurden gravierende Dokumentations- und/oder Behandlungsfehler bei einigen Patienten festgestellt.
In Rheinfelden dagegen schätzte das Pflegepersonal selbst die Arbeitsbelastung als groß ein. Nur eine der Krankenschwestern fühlte sich schlicht „*ausgelastet.*“ Andere sprachen von einer sehr hohen Arbeitsbelastung. Mit lediglich zwei anwesenden Pflegekräften sei die Arbeit kaum zu schaffen gewesen. Es sei ständig hektisch gewesen. Es seien viele Überstunden angefallen und niemand habe in dieser Zeit Urlaub nehmen dürfen. Hinzu kommt, daß das Krankenhaus in Rheinfelden erst etwas mehr als zwei Monate, bevor die nachgewiesenen Straftaten geschahen, in Betrieb gegangen war und sich so kein eingespieltes Team entwickeln konnte. Auch die fehlende intensivmedizinische Vorerfahrung bei nahe-

---

[122] Dießenbacher / Ueberschär 1985, 222.

zu allen pflegerischen Mitarbeitern wurde von den befragten Schwestern und Pflegern als erschwerend geschildert. Das Krankenhaus verfügte nicht über eine eigene Anästhesieabteilung, so daß ein eigener Stationsarzt für die Intensivstation nicht vorhanden war und die anästhesiologischen Notfälle durch Ärzte einer anderen Klinik behandelt werden mußten.

In Gütersloh war die überwiegende Mehrheit der befragten Schwestern und Pfleger der Auffassung, daß die anfallende Arbeit gut bewältigt werden konnte. Zwar gab es vereinzelt auch Äußerungen, daß man nicht habe bedürfnisgerecht arbeiten können, aber auch die Einschätzung einer Schwester, die den Dienst als *„ruhiges Arbeiten“* empfand. Soweit bekannt, ist Gütersloh der einzige Tatort, an dem im Haus die Möglichkeit zur Teilnahme an einer Balint-Gruppe bestand.

Anders dagegen in Lainz. Hier wird nahezu durchgängig von allen pflegerischen Mitarbeitern die hohe Arbeitsbelastung beklagt. Ständige Überbelegungen und der mangelhafte Ausbildungsstand der Mitarbeiterinnen spitzten die Verhältnisse noch zu. Hinzu kam, daß die Präsenzzeiten der Ärzte außerordentlich gering waren. An Werktagen endete die gewöhnliche Arbeitszeit um 13.00 Uhr.

Daß diese Arbeitsbedingungen bei den Pflegekräften ein besonders nachhaltiges Gefühl des Alleingelassenseins und der Überforderung, bei gleichzeitigem Desinteresse der Führung an den massiven alltäglichen Schwierigkeiten entstehen ließ, liegt auf der Hand.

Schlaglichtartig verdeutlicht wird dies Arbeitsklima durch die Schilderung von Waltraud W.: *„Die Ärzte haben sich das angehorcht und sagten, das geht mich nichts an, das ist Chefsache. An den ist man jedoch nicht herangekommen [...]. Er hat mit 'Radl'-Schwestern nicht gesprochen, vielleicht mit einer Stationsschwester. Wie wir zum Chef wollten, hatte er keine Zeit. Wir waren bei 40 Patienten oft zu zweit. Die Ärzte haben uns im Regen stehen lassen, die sind oft stundenlang nicht gekommen und wir hatten die schreienden Menschen vor uns und konnten nichts dagegen tun.“*

In Wien kamen im Prozeß - nicht nur bezogen auf die später verurteilten Täterinnen - gravierende Pflegemängel ans Licht.

Aus Arbeitsbelastung und Arbeitsklima läßt sich allenfalls auf eine vereinzelte Mitverursachung für die Krankentötungen schließen. Sie geschahen da, wo die Belastung als durchschnittlich eingeschätzt und empfunden wurde, z.B. Wuppertal II, ebenso wie dort, wo die Verhältnisse eindeutig überfordernd waren wie z.B. in Wien. In Gütersloh, wo regelmäßige Dienstbesprechungen und Balint-Gruppen üblich waren, kam es ebenso zu Krankentötungen wie in Wuppertal, Wien oder in Rheinfelden, wo gemeinsame Konferenzen fehlten.

In der nachfolgenden Übersicht sind die Tatorte der Krankentötungen aufgeführt. Weil Rudi Z. sowohl im Heim als auch in einem Krankenhaus straffällig wurde, ergibt sich eine eine Gesamtzahl von 29.

Heim	*Krankenstation*	*Intensivstation*	*Psychiatrisches Krankenhaus*	*Unbekannt*
8	9	6	2	4

Abbildung 5: Tatorte

Aus dieser Abbildung wird deutlich, daß es *den* Tatort für Krankentötungen nicht gibt. Es handelt sich in der überwiegenden Anzahl um gewöhnliche internistische oder chirurgische Krankenhausstationen, gefolgt von Alten- und Pflegeheimen und Intensivstationen.
Nahezu durchgängig werden in den verschiedenen Kliniken und Heimen die Medikamente unzureichend kontrolliert. So fiel bei Frans H. der erhöhte Insulin-Verbrauch nicht auf. Die Medikamentenvergabe im Wuppertaler Altenheim erfolgt völlig unkontrolliert bis dahin, daß Ärzte abgestempelte Blankorezepte ausstellten. Auf der Wuppertaler Intensivstation wird der von Michaela R.'s Kollegen vorgetragene Hinweis auf einen Fehlbestand nicht ernstgenommen. In Gütersloh ist es nicht möglich, den Verbleib von Medikamenten aufzuklären. In Rheinfelden fiel erst am Tage der Verhaftung von Reinhard B. auf, daß eine große Menge Medikamente fehlte. Auch in Lainz wurde erst im Nachhinein bekannt, daß sehr große Mengen von Flunitrazepam auf der Station D verbraucht worden waren. Arnfinn N. gar konnte über Jahre in einem Alten- und Krankenheim Curare-Präparate bestellen, ohne daß diese dort üblicherweise verwendet wurden. Damit ist bei allen in dieser Untersuchung gut dokumentierten Fällen von Krankentötungen eine unzureichende Kontrolle der Bestellung und Verwendung von Medikamenten zu verzeichnen.
Unmittelbar im Zusammenhang mit der Leichenschau wurden lediglich im Fall der Gütersloher Krankentötungen die Ermittlungen ausgelöst. In keinem anderen Fall führte die unmittelbare Inaugenscheinnahme des Leichnams zu einem Verdacht. Unerklärliche, zum Teil großflächige und auffällige Einstichstellen wurden übersehen. Im Rahmen der Gerichtsverfahren wurde in Gütersloh bekannt, daß die Leichenschauen mitunter verspätet und oberflächlich durchgeführt wurden. In Wien unterblieb sie in Einzelfällen ganz. Aber auch ohne diese expliziten Feststellungen stellen

unzureichende kritische Untersuchungen der Verstorbenen eine wichtige Voraussetzung dar, daß Krankentötungen in großer Zahl an einem Ort und über eine mehr oder minder lange Zeit geschehen konnten. Auch die in verschiedenen Fällen durchgeführten Obduktionen führten in keinem Fall zu einem primären Anfangsverdacht. Die Entdeckung einer Täterin oder eines Täters durch eine Obduktion erscheint unwahrscheinlich, es sei denn, der Pathologe bekommt gezielte Hinweise. So führte der Verdacht des Chefarztes der kardiologischen Abteilung des Allgemeinen Krankenhauses von Petersburg (Virginia) auf eine Lidocain-Vergiftung zu gezielten toxikologischen Untersuchungen und zur Entdeckung der Krankentötungen.

Bei den Krankentötungen in der Wuppertaler Intensivstation und in Gütersloh fällt auf, daß hier langandauernde und ungelöste Konflikte bestanden. War es in Wuppertal der Konflikt der Chefärzte und die damit verbundene Verunsicherung für das Pflegepersonal, so bestand der Konflikt in Gütersloh innerhalb des Stationsteams selbst, zwischen den internistischen Stationen und zwischen der inneren Abteilung und der Psychiatrie. Auch in Rheinfelden wird mit dem Ausscheiden der beiden Leitungsschwestern eine deutliche Klimaverschlechterung beschrieben. Von derartigen Konflikten ist in Wien und im Altenheim Wuppertal bzw. im Krankenhaus Neviges nichts bekannt, so daß ungelöste und schwerwiegende Konflikte sicher als begünstigend für Krankentötungen angesehen werden können, nicht aber als entscheidend.

Die Stellung der Täter im jeweiligen Team ist unterschiedlich. Rudi Z., anfänglich an den verschieden Arbeitsstellen hoch geschätzt, verliert schnell das Vertrauen. Michaela R. gerät durch ihre besondere Beziehung zur Chefärztin in eine relative Außenseiterposition. In dieser ist Reinhard B. von Beginn an, er wird als einziges Teammitglied mit 'Sie' angesprochen und nimmt nicht an den gemeinsamen Kaffeepausen teil, und auch Wolfgang L. verliert schnell - zumindest in seiner Schicht - bei den meisten Mitarbeitern auf der Station Innere I die Akzeptanz und wird von privaten Zusammenkünften ausgeschlossen. Häufig befanden sich also die Täterinnen oder die Täter, wenn auch aus sehr unterschiedlichen Gründen, in einer relativ isolierten Position gegenüber dem Team.

Ähnliches ist von den Wiener Täterinnen nicht bekannt. Im Gegenteil, hier stellte die Gruppe der Stationshelferinnen den konstanten und dominierenden Kern des pflegerischen Teams dar, der neuen Kolleginnen die Integration erschwerte. In Lainz hatte es mehrere Initiativen gegeben, die personelle Misere zu beenden. Aber weder das Krankenhausdirektorium noch der Krankenhausträger hatten entscheidende Schritte unternommen, um den Zustand tatsächlich zu ändern. Es ist zu vermuten, daß sich die Stationshelferinnen dadurch zumindest in ihrer Position, wenn nicht gar in ihren Handlungen bestärkt sahen. Eine solche Vermutung läßt sich auch aus der Reaktion des unmittelbaren beruflichen Umfeldes bestätigen. Von den Tätern wurde verschiedentlich behauptet, daß viele der in Lainz tätigen Mitarbeiter von den Tötungen gewußt hätten. Es erscheint in der Tat schwer vorstellbar, daß dies nicht zutrifft. Etwa ein Jahr, bevor die Straftaten entdeckt werden, berichtet eine Schwester einem befreundeten Arzt über das Gerücht, daß Patienten mit Rohypnol ruhig gestellt würden. Im April 1988 verstirbt Frau Ra. unter Umständen, die sogar zur Erstattung einer Strafanzeige führen. Noch auffälliger aber sind aber die Reaktionen der unmittelbaren Kollegen. So wurde Waltraud W. von einer Kollegin, die nicht zu den Täterinnen gehörte, aufgefordert, sie zu einem sterbenden Patienten zu begleiten: „*Geh mit, vielleicht geht's dann schneller.*" Oder es wurde über einen sterbenden Patienten in Waltraud W.'s Abwesenheit gesagt: „*Er kann net sterben, weil die Waltraud nicht da ist.*" In einem anderen Zusammenhang wurde im Kollegenkreis über einen Patienten, dessen Sterbeprozeß sich hinzog, gesagt, „*die Waltraud wird's schon richten.*" Aber auch an anderen Orten sind ähnlich Prozesse zu beobachten. „*Die will ich morgen hier nicht mehr sehen*" - so äußerte sich eine Schwester gegenüber Wolfgang L. über drei Patienten auf der Gütersloher Intensivstation. Am Morgen danach, die drei Patienten waren über Nacht gestorben, bemerkte Wolfgang L.: „*Befehl ausgeführt.*"

Vieles deutet daraufhin, daß das unmittelbare berufliche Umfeld vor der Aufdeckung der Straftaten keine konkreten Vorstellungen darüber hatte, daß wirklich kranke Menschen getötet wurden. Erst recht erscheint es zweifelhaft, daß im Vorfeld Kenntnisse vom Ausmaß und von den Tötungsmethoden vorlagen. Aber es gibt mehrere Hinweise darauf, daß das unmittelbare berufliche Umfeld nicht nur mit einer erstaunlichen Gleichgültigkeit, und einem erstaunlichen Desinteresse, sondern auch in einer Art und Weise auf die Häufung von Todesfällen reagierte, die man als verdeckte, vielleicht sogar als vor- oder unbewußte 'Handlungsaufträge' bezeichnen kann.

In eine ähnliche Richtung deuten die Umstände, wie mit den Verdächtigungen umgegangen wurde. So wird vom Träger des Wuppertaler Altenheimes Anfang 1971 Strafanzeige gegen Rudi Z. erstattet, parallel mit seiner Suspendierung. Die Ermittlungen werden eingestellt und Rudi Z. tötet mindestens eine weitere Patientin. Im Krankenhaus Neviges sind die Mitarbeiter, die einen Verdacht gegen Rudi Z. hatten, nicht bereit, der Aufforderung des Chefarztes nachzukommen, ihre Beobachtungen und Einschätzungen schriftlich für ein Gerichtsverfahren zu fixieren. Im Wuppertaler St. Petrus Krankenhaus beobachtet ein Pfleger erstmalig am 23.9.1985 bei Michaela R. ein offensichtlich verdächtiges Verhalten. Mehrfache Hinweise auf diesen Verdacht an Vorgesetzte führen nicht zu

einer kritischen Recherche, sondern dazu, daß dem Pfleger unlautere Motive für seine „*fadenscheinige*“ Denunziation unterstellt werden.
In Gütersloh setzt eine Untersuchung der Betriebsleitung ein, als bekannt wird, daß Medikamente verschwunden sind und der Verdacht auf die unverordnete Verabreichung dieser Medikamente geäußert wird. Als die Mitarbeiter in den Vernehmungen durch die Betriebsleitung, auf anwaltlichen Rat hin, ihren Verdacht nicht wiederholen und die Laboruntersuchungen den Verdacht scheinbar nicht erhärten, werden die Ermittlungen eingestellt und Wolfgang L. tötet weitere vier Patientinnen oder Patienten.
In Lainz führen die Gerüchte um Waltraud W. und ihre Kolleginnen und der verdächtige Todesfall von Frau Ra. im April 1988 zu einer Strafanzeige und zu - im Ergebnis unzureichenden - internen Kontrollen. Auch hier wurden die Ermittlungen eingestellt und es geschahen weitere Tötungen. Im Falle von Donald. H. wird den Mitarbeitern von der Leitung gar angedroht, Verleumdungsklagen gegen sie anzustrengen, wenn die Verdächtigungen gegen Donald H. nicht aufhören würden. Donald H. tötete noch 16 Patienten, nachdem die ersten Verdächtigungen schon ausgesprochen waren. Im Norwegischen Trondheim wurde der erste Verdacht Ende November oder Anfang Dezember 1977 geäußert. Arnfinn N. tötete in den folgenden drei Jahren noch mindestens 14 Patientinnen oder Patienten.
In all diesen Fällen wird deutlich, daß der Umgang mit beginnenden Verdächtigungen durch eine ausgeprägte Abwehrhaltung geprägt ist. Beginnend in der unmittelbaren Umgebung bei den Kollegen der Täter setzt sich diese Haltung über die Vorgesetzten, die Krankenhausträger bis hin zu den Ermittlungsbehörden fort. Wird im einen Fall die Möglichkeit, daß so etwas im eigenen Haus passieren könnte, für ‘denkunmöglich’ gehalten, ist in anderen Fällen Desinteresse und Gleichgültigkeit zu beobachten. Aber auch die ‘objektive’ Schwierigkeit, daß ja tatsächlich strafbares Verhalten nachgewiesen werden muß, trägt sicher dazu bei, daß nach den ersten aufkommenden Verdächtigungen mehr oder minder lange Latenzzeiten bis zur Aufdeckung der Straftaten entstehen.
Auch die Angst bei den Kollegen der Täter spielt in diesem Zusammenhang eine wichtige Rolle. So wurde im Prozeß gegen Frans H. bekannt, daß mehrere Mitarbeiter wußten, daß viele Leute nach seinen Injektionen starben. „*Man war nur gut, wenn man Ja und Amen sagte*“ berichtete eine Schwester. Oder: „*weil es in unserem Beruf gefährlich ist, Vermutungen zu äußern, wenn man keine Beweise hat*“, wie es ein Pfleger formulierte. Auch über Rudi Z. habe man Kritisches nicht äußern dürfen, wie eine Schwester aus Neviges berichtete. Besonders schwierig scheint der Umgang mit einem Verdacht für die Kollegen dann zu sein, wenn die oder der Verdächtige in der Hierarchie weiter oben steht (Arnfinn N., Frans H.,

Rudi Z., Michaela R.). Zu nennen ist aber auch die Angst davor, einen so ungeheuren Verdacht gegen eine Kollegin oder einen Kollegen vorzubringen. Was im Lichte der späteren Prozesse „*gesicherte Erkenntnisse*" sind, beginnt zunächst mit vagen, unsicheren und unglaublichen Eindrükken. Insofern dürfte auch die Angst des Einzelnen, sich zu Unrecht als „*Denunziant*" zu betätigen, eine gewichtige Rolle bei der Erklärung dieser langen und fatalen Latenzzeiten spielen.
Schließlich kommt noch das - im Ergebnis - fatale Verhalten einiger Vorgesetzten in diesem Zusammenhang hinzu. Die Reaktion der Leiterin des Pflegedienstes im Falle von Donald H., die ihren nachgeordneten Mitarbeitern Verleumdungsklagen androhte, wurde bereits erwähnt. Erinnert sei an den Umgang der Schulleiterin des Wuppertaler Altenpflegeseminars, die auf den Verdacht gegen Rudi Z., den ihr eine Schülerin vortrug, reagierte, indem sie die Schülerin daran erinnerte, daß sie doch Examen machen wolle, die Einrichtung keinen Skandal gebrauchen könne und im übrigen der Herrgott schon alles richten werde. Erinnert sei aber auch daran, daß die Chefärztin der Wuppertaler Intensivstation die Pfleger, die den Verdacht gegen Michaela R. äußerten, fragte, ob sie den Posten der Verdächtigten erhaschen wollten oder ob sie sexuell nicht hätten landen können. Auch die angestellte Untersuchung der Gütersloher Betriebsleitung war nicht erfolgreich, nicht zuletzt aufgrund des defensiven Aussageverhaltens der Mitarbeiter.
Der Chefarzt der 1. Medizinischen Abteilung in Lainz wirkte auf alle Mitarbeiter distanziert und für das Pflegepersonal nicht erreichbar. Man muß dringend vermuten, daß ihm die Akzeptanz bei seinen nachgeordneten Mitarbeitern aufgrund seines weit in dienstliche Belange reichenden Privatlebens längst abhanden gekommen war. Über Jahre tolerierte er die bekannten Suchtprobleme einer ärztlichen Mitarbeiterin, mit der er liiert war. Dieser Umstand war den Mitarbeitern der Abteilung bekannt. Exemplarisch für das dortige Führungsverhalten erscheint der Umgang mit den Todesumständen des Herrn Sa. Dieser Patient verließ - verwirrt und unbeaufsichtigt - die Station und wurde von einem Gerüst erschlagen. Der informierte Oberarzt schläft zunächst wieder ein und erscheint erst sehr verspätet am Ort des Geschehens. Er erklärt sein Einschlafen später damit, daß es sich ja nicht um einen Notfall, wie etwa eine Blutung, gehandelt habe. Über diesen Vorfall berichtet später Irene L. ihrem Gutachter lächelnd, daß es ja schließlich auch keine polizeilichen Ermittlungen gegeben habe und die ganze Angelegenheit vertuscht worden sei.
Daß mit dieser Art zu führen Freiräume für unsanktioniertes unkontrolliertes Fehlverhalten eröffnet werden, liegt auf der Hand. Lediglich in Rheinfelden und im Falle des Wuppertaler Altenheimes führten die Reaktionen der Vorgesetzten dazu, daß die Tötungen - zumindest an diesem

Ort - sofort aufhörten. Daß Rudi Z. nach seiner Suspendierung und trotz der erstatteten Strafanzeige noch eine weitere nachgewiesene Tötung begehen konnte, verweist zum einen auf das ängstliche Aussageverhalten der Mitarbeiter, zum anderen aber auch auf die wenig nachdrücklich geführten Ermittlungen. In einer im Einzelfall unterschiedlichen Mischung aus Angst, Verdrängung, Ignoranz, Desinteresse und Gleichgültigkeit entsteht so auf den unterschiedlichen Ebenen eine Abwehrhaltung gegen aufkommende Verdächtigungen, die im Ergebnis dazu führt, daß weitere Krankentötungen passieren.

Zusammenfassung

Zusammenfassend läßt sich feststellen, daß es zwischen den verschiedenen Tätern in den unterschiedlichen Arbeitssituationen nur wenige Gemeinsamkeiten gibt. Weit überwiegend handelt es sich um Männer, die Krankentötungen begehen. Im Hinblick auf die Persönlichkeitsstruktur finden sich in den allermeisten Fällen deutliche Hinweise auf primär selbstunsichere Menschen. Häufig scheinen sie in ihren Teams eine relative Außenseiterstellung einzunehmen und verwenden eine auffallend rohe, brutale Sprache. Mehreren Tätern ist gemeinsam, daß sie auffällige „*Prognosen*" über das unmittelbar bevorstehende Ableben ihrer späteren Opfer abgaben. Sie verabreichen mehr als andere Mitarbeiter eigenständig unverordnete Medikamente und fallen durch überdurchschnittliche Nachlässigkeiten in der Dokumentation auf. Ein direkter Zusammenhang zwischen den Krankentötungen und der Belastung am Arbeitsplatz konnte nicht bestätigt werden, allerdings waren langandauernde, unbearbeitete Konflikte in den verschiedenen Tätigkeitsfeldern der Täter häufig. Weit überwiegend berufen sich die Täter auf das Mitleidsmotiv, was einer kritischen Überprüfung nicht standhält. Sie scheinen in besonderer Weise unfähig zu sein, mit den Mitteln der Medizin nicht heilbare Leidenszustände hinzunehmen und alte, verwirrte und auch sterbende Menschen begleitend zu betreuen.

In der Retrospektive ist erkennbar, daß in den verschiedenen Einrichtungen eine unterschiedlich motivierte Abwehrhaltung gegenüber dem aufkeimenden Verdacht bestand. Auf alle Tätigkeitsfelder trifft zu, daß die Bestellung und Verwendung von Medikamenten unzureichend kontrolliert wurde.

Bei dieser Aufzählung handelt es sich um die wenigen gesicherten 'Frühwarnzeichen', die den verschiedenen Tätern in den unterschiedlichen Arbeitssituationen gemeinsam waren. Zumindest im Lichte der späteren 'sicheren Erkenntnisse' wird nachvollziehbar, wie schwierig es im

Einzelfall ist, Frühwarnhinweise und einen aufkommenden Verdacht angemessen wahrzunehmen und zu bearbeiten. In einzelnen Ausschnitten und Sequenzen haben wahrscheinlich viele Mitarbeiter in den Gesundheitsberufen solche oder ähnliche Entwicklungen und Ereignisse an ihrem eigenen Arbeitsplatz erlebt, ohne daß der Verdacht auf strafbare Handlungen entstanden ist. Sicher sind im Nachhinein gravierende Führungsfehler im Umgang mit Frühwarnhinweisen zu erkennen, die die Taten zumindest begünstigt, wenn nicht gar ermöglicht haben. Aber es ist dringend zu vermuten, daß auch in anderen Einrichtungen des Gesundheitswesens ähnliche Verhältnisse anzutreffen sind, ohne daß dort Krankentötungen bekannt geworden wären. Mit Sicherheit werden Krankentötungen nicht verhinderbar sein durch gewissenhafte und genaue Ausübung der Aufsichtspflicht allein. Die Verhinderung, mindestens aber die frühzeitige Entdeckung von Krankentötungen wird um so wahrscheinlicher, je weniger 'denkunmöglich' derartig delinquentes Verhalten in diesem Bereich erscheint.
Sobald es gelingt, daß die im Gesundheits- und Heimbereich tätigen Menschen derartig unfaßliche und einstweilen hartnäckig tabuisierte menschliche Entgleisungen an ihrem eigenen Arbeitsplatz für möglich halten, wird ein verbessertes Problembewußtsein, werden aussichtsreichere Handlungsweisen im Umgang mit Frühwarnhinweisen entstehen. Ausgestattet mit einem solchen Problembewußtsein wird es möglich werden, Erschöpfung und Überforderung, psychische Krisen, zynisch-menschenverachtende Erstarrung, Isolation und suspektes Verhalten einzelner Mitarbeiter, aber auch Schwächen in der Organisation und der Führung zu erkennen, angemessen zu deuten, anzusprechen und couragiert zu reagieren. Erst dann, wenn Krankentötungen für möglich gehalten und ins Kalkül gezogen werden, können Fragestellungen auch im Hinblick auf organisatorische und die Führung betreffende Belange entwickelt werden, die das Risiko vermindern. Für die Mitarbeiter in den Gesundheitsberufen auf allen Ebenen der Hierarchie ist es unerläßlich, ein deutliches Problembewußtsein für das Phänomen Krankentötungen zu entwickeln, und damit zu unterscheiden zwischen vorschnellen und haltlosen Beschuldigungen und ernstzunehmenden (Früh-) Warnzeichen.
Auf der Ebene, die über den Gesundheitsbereich hinausweist, wird es darum gehen, sensibel und wachsam Tendenzen zu erkennen und entgegenzutreten, die alte, kranke, behinderte und sterbende Menschen entwerten. Die weit überwiegende Anzahl der Täter hielt das Leben ihrer Opfer unter den gegebenen Umständen für nicht mehr lebenswert, für zu leidvoll und quälend. In der Tendenz wird diese Einschätzung von einer großen Mehrheit der allgemeinen Bevölkerung geteilt. Auch in den Gesundheitsberufen sind 59,22% der im Rahmen dieser Untersuchung be-

fragten Mitarbeiter der Überzeugung, daß es unter bestimmten Umständen gerechtfertigt ist, das Leben eines leidenden/sterbenden Menschen aktiv zu beenden. Einstweilen vereinzelt sind sogar noch weitergehende Äußerungen zu lesen. Etwa wenn ein deutscher Medizinprofessor fordert: *„Zur Eigenverantwortung (des Patienten) gehört auch die Bescheidenheit, die sich u.a. auf das freiwillige Opfer von Lebenszeit erstreckt.“*[123] Selbstverständlich kann aus solchen Überzeugungen nicht auf eine mehrheitliche Tatbereitschaft geschlossen werden, zumal mit 17,72% nur ein relativ geringer Anteil der hier befragten Berufsgruppen des Gesundheitsbereiches sich bereit erklärte, selbst aktive Sterbehilfe zu praktizieren, und das auch nur unter der Voraussetzung, daß sie legal wäre. Die Befürworter der aktiven Sterbehilfe werden sich - zu Recht - dagegen wehren, in die Nähe von Straftätern gerückt zu werden. Die Herstellung einer solchen Verbindung verbietet sich nicht zuletzt deshalb, weil mehr als 90% der Befragten, die aktive Sterbehilfe unter bestimmten Umständen befürworten, dies von der ausdrücklichen Forderung des Betroffenen abhängig machen.

Gleichwohl bleibt festzustellen, daß die subjektive Einschätzung der Delinquenten bezüglich des nicht vorhandenen Lebenswertes bestimmter Patienten oder Heimbewohner u.U. von einer Mehrheit geteilt wird. Diese Einschätzung diente in der individuellen ‘Täterlogik’ als subjektive Begründung für die Straftaten. Das Mitleid mit den alten, verwirrten und sterbenden Menschen wurde von den Tätern als Motiv genannt. Wie nah ein solcher Begriff von Mitleid den Vorstellungen der gesamten Gesellschaft und wie weit verbreitet die Überzeugung ist, daß es so etwas wie lebensunwertes Leben gibt, dafür sprechen die Ergebnisse der empirischen Untersuchungen. Auch Wolfensberger weist dieses in seiner Schrift *„Der neue Genozid an den Benachteiligten Alten und Behinderten“*[124] nach. Dieser Prozeß hat an Dynamik und Gefährlichkeit dadurch gewonnen, daß menschliches Leben wieder öffentlich in Frage gestellt wird.[125]

Ob vor dem Hintergrund dieser Einstellungen vom unmittelbaren beruflichen Umfeld der Täter frühzeitiges, energisches und couragiertes Einschreiten erwartet werden kann, erscheint zumindest zweifelhaft. Das dargestellte Verhalten der Mitarbeiter, aber auch die Tatsache, daß mehrheitlich in den Gesundheitsberufen die aktive Beendigung menschlichen Lebens unter bestimmten Umständen für gerechtfertigt gehalten wird, daß immerhin 45,3% der in dieser Untersuchung befragten Personen vereinzelt oder öfter die Vorstellung hatten, sie selbst sollten das unheilbare

[123] Lewe 1993, 43.
[124] Wolfensberger 1991.
[125] Vgl. dazu Merkel / Hegselmann 1991.

Leiden bestimmter Patienten verkürzen, scheinen diese Zweifel zu bestätigen. Diese Einstellungen scheinen darauf zu verweisen, daß im Zusammenhang mit medizinischem Fortschritt, der gängigen Tabuisierung des Sterbens in den entwickelten Industriegesellschaften und der damit verbundenen Konzentration des Sterbens in 'Spezialeinrichtungen' allgegenwärtiger Kummer, vorhandenes Leiden und Sterben zunehmend als vermeidbar, als therapierbar angesehen werden.

So entsteht die Gefahr, daß die Mitglieder einer Gesellschaft meinen, auf ein rasches und schmerzfreies Sterben, den „*glücklichen Tod*", einen Anspruch zu haben, und die Medizin diesen Anspruch verwirklichen soll. Es liegt in der Logik eines solchen 'Machbarkeitswahns', wenn auf der einen Seite therapeutische Bemühungen bis zum äußersten getrieben werden und auf der anderen Seite dann, wenn alle Therapie versagt, wenigstens die Beendigung des Leidenszustandes, also den Tod mit den Mitteln der Medizin, herbeizuführen.

Insofern verweisen überzogene Anstrengungen, Leben zu erhalten, die Un-fähigkeit, Menschen sterben zu lassen und aktive und vorzeitige Beendigung menschlichen Lebens auf zwei verschiedene Seiten ein und derselben Medaille.

Dieser Aufgabe kann Medizin, kann Therapie nicht gewachsen sein. Greift die Medizin diesen Anspruch unkritisch auf, befindet sie sich in der Gefahr, nicht das Leiden abzuschaffen oder zu vermindern, sondern die Leidenden selbst.

Wie auch immer motiviert, setzt sich aktive Sterbehilfe den Risiken der Grenzziehung und der Gefahr kaum merklicher Ausweitung ihres Anwendungsbereiches und damit des Mißbrauchs aus. Dieses Risiko hat bereits Hufeland gesehen. Er schrieb 1836 in seinem Werk 'Anleitung zur medizinischen Praxis':

„Das Leben der Menschen zu erhalten und wo möglich zu verlängern, ist das höchste Ziel der Heilkunst, und jeder Arzt hat ge-schworen, nichts zu tun, wodurch das Leben eines Menschen verkürzt werden könnte. Dieser Punkt ist von großem Gewicht, und er gehört zu denen, von denen nicht eine Linie breit abgewichen werden darf, ohne die Gefahr unabsehbaren Unglücks hervorzubringen. Der Arzt soll und darf nichts anderes tun, als Leben erhalten, ob es ein Glück oder Unglück sei, ob es Wert habe oder nicht. Dies geht ihn nichts an. Und maßt er sich einmal an, diese Rücksicht mit in sein Geschäft aufzunehmen, so sind die Folgen unabsehbar, und der Arzt wird der gefährlichste Mensch im Staate. Denn ist einmal diese Linie überschritten, glaubt sich der Arzt einmal berechtigt, über die Notwendigkeit eines Lebens zu entscheiden, so braucht es nur stufenweiser Progressionen, um den

Unwert und folglich die Unnötigkeit eines Menschenlebens auch auf andere Fälle anzuwenden."[126]

[126] Zitiert nach Schadewaldt 1979, 37.

Empirische Untersuchung zur aktiven Sterbehilfe

Einstellungsuntersuchungen zur aktiven Sterbehilfe sind sowohl in der Allgemeinbevölkerung als auch unter den Mitarbeitern in den Gesundheitsberufen durchgeführt worden. Einige Studien in der Allgemeinbevölkerung sind unter den Punkten 1 - 9, ausgewählte Untersuchungen innerhalb der Gesundheitsberufe unter 10 - 16 referiert.

EINSTELLUNGEN DER ALLGEMEINBEVÖLKERUNG

1.
1973 und 1975 wurde eine repräsentative Gruppe der Gesamtbevölkerung um Zustimmung oder Ablehnung zur folgenden Feststellung gebeten: „*Ein schwerkranker Patient im Krankenhaus sollte das Recht haben, den Tod zu wählen und zu verlangen, daß der Arzt ihm eine todbringende Spritze gibt.*“
Im Juni 1973 stimmten dieser Feststellung 53% der Befragten zu, im Juni 1975 waren es 55%. Die Zahl derjenigen, die diese Feststellung ablehnten, sank von 33% im Jahr 1973 auf 29% im Jahr 1975.[127]

2.
Im Mai 1973 wurde gefragt: „*Es wird verstärkt darüber diskutiert, ob es Ärzten erlaubt sein sollte, unheilbare Patienten auf deren Wunsch zu töten. Wie stehen Sie zu diesem Problem: Sollte den Ärzten die Tötung unheilbarer Patienten auf deren Wunsch erlaubt sein, sollte es nur dann erlaubt sein, wenn Patient und Angehörige es wollen, oder sollte dies prinzipiell nicht erlaubt sein.*“[128]
16% der Befragten waren der Meinung, daß es Ärzten erlaubt sein sollte, unheilbare Patienten auf deren Wunsch hin zu töten. Nach dem Urteil von 36% sollte die Tötung erlaubt sein, wenn Patient und Angehörige es wollen. Dafür, die Tötung auf gar keinen Fall zu gestatten, sprachen sich 31% der Befragten aus. Keine Angabe machten 17%. Am stärksten sprechen sich die 20-29jährigen für die Tötung aus. Am deutlichsten abgelehnt wurde die Tötung unheilbar Kranker von den 65jährigen und älteren Befragungsteilnehmern.[129]

---

[127] Noelle-Neumann / Piel 1983, 172.
[128] Emnid Informationen Nr. 5/6 - 1973, 25. Jg. 8.
[129] Emnid Informationen Nr. 5/6 - 1973, 25. Jg. 8.

3.

Das INSTITUT FÜR DEMOSKOPIE in Allensbach führte im August 1984 in drei jeweils getrennten repräsentativen Gruppen eine Einstellungsmessung zur Sterbehilfe unter der Allgemeinbevölkerung durch. Die Befragung unterschied sich in den jeweiligen Gruppen durch das Ausmaß der ärztlichen Aktivität. Frage an Gruppe 1: *„Ich möchte Ihnen einen Fall erzählen. Ein Arzt hat einen Patienten, der nur noch mit Apparaturen und starken Medikamenten am Leben erhalten wird. Eines Tages findet der Arzt seinen Patienten, der eine Überdosis Schlaftabletten genommen hat. Auf einen Zettel hat der Patient geschrieben, daß er sterben will und daß man ihm nicht helfen soll. Einmal angenommen, der Arzt richtet sich danach und läßt seinen Patienten sterben. Finden Sie, daß der Arzt dafür bestraft werden sollte, oder sollte er nicht dafür bestraft werden?“*[130]

An Gruppe 2 wurde die folgende Frage gestellt: *„Ich möchte Ihnen einen Fall erzählen. Ein Arzt hat einen Patienten, der nur noch mit Apparaturen und starken Medikamenten am Leben erhalten wird. Sein Patient bittet ihn, ihm zu helfen, damit er sterben kann. Einmal angenommen, der Arzt hilft ihm, indem er seinem Patienten ein tödliches Medikament* besorgt, *das der Patient nimmt. Finden Sie, daß der Arzt bestraft werden soll, weil er seinem Patienten geholfen hat zu sterben, oder sollte er nicht bestraft werden?“*[131] In Gruppe 3 wurde das sonst identische Fallbeispiel dahingehend modifiziert, daß der Arzt dem Patienten das tödliche Medikament nicht besorgte, sondern gab: *„Einmal angenommen, der Arzt hilft ihm, indem er seinem Patienten ein tödliches Medikament* gibt, *daß der Patient nimmt. Finden Sie, daß der Arzt bestraft werden soll, weil er seinem Patienten geholfen hat, zu sterben, oder sollte er nicht bestraft werden?“*

Wenn der Arzt den Suizidversuch nicht unterbricht (Frage an Gruppe 1), sollte dieser nach Überzeugung der Mehrheit der Befragten (73%) straffrei ausgehen, während nur wenige (10%) den Arzt bestraft sehen wollen. Besorgt der Arzt seinem Patienten das tödliche Medikament (Frage an Gruppe 2), plädieren 14% für eine Bestrafung des Arztes, 67% dagegen. Gibt der Arzt seinem Patienten das tödliche Medikament, so sehen die Umfrageergebnisse nicht wesentlich anders aus: 15% sind für, 66% gegen eine Bestrafung des Arztes.[132]

4.

1984 führte das WICKERT-INSTITUT ebenfalls eine Umfrage zur aktiven Sterbehilfe mit dem Ergebnis durch, daß sich *„60% der befragten 2326*

---

[130] Allensbacher Berichte, 1984/Nr. 34, 3.
[131] Allensbacher Berichte, 1984/Nr. 34, 3.
[132] Allensbacher Berichte, 1984/Nr. 34, 3.

Bundesbürger dafür aussprachen, daß der unheilbar kranke Mensch das Recht habe, vom Arzt ein Medikament zu verlangen, daß ihm den Tod bringt.“[133]

5.
1987 erschien das Buch „*Die verletzte Nation*“ von NOELLE-NEUMANN und KÖCHER. Neben vielen anderen Themen wurde auch die Einstellung die Akzeptanz der Bevölkerung des Fünften Gebotes „*Du sollst nicht töten*“ hinterbracht. 36% der Katholiken und 27% der Protestanten hielten es für völlig unzulässig, „*wenn man das Leben unheilbar Kranker beendet.*“[134] Dieses Verbot hatte aber nur für 12% der befragten konfessionslosen Menschen uneingeschränkt Gültigkeit.[135]

6.
Im März 1986 wurde die Bevölkerung durch das INSTITUT FÜR DEMOSKOPIE repräsentativ zur Sterbehilfe befragt. Die Frage lautete: „*Es wird heute manchmal darüber gesprochen, wie ein Arzt sich gegenüber einem Todkranken verhalten soll. Finden Sie, ein Arzt sollte mit allen Mitteln den Kranken so lange wie möglich am Leben halten, oder sollte ein Arzt sich bei einem Todkranken darauf beschränken, die Schmerzen des Kranken zu lindern, auch wenn der Kranke dann früher stirbt?*“
9% der Befragten waren der Auffassung, daß es richtig sei, den Kranken so lange wie möglich am Leben zu erhalten. Nur die Schmerzen zu lindern, auch wenn der Kranke dann früher stirbt, befürworteten 74%. Für 17% der Untersuchungsteilnehmer war es unmöglich, diese Frage zu beantworten.[136]

7.
Im Juni 1986, wie schon zuvor 1975 und 1978 wurde vom EMNID INSTITUT repräsentativ ausgewählten, erwachsenen Bundesbürgern diese Frage gestellt:
„*Es wird verstärkt darüber diskutiert, ob es Ärzten erlaubt sein sollte, unheilbare Patienten auf deren Wunsch zu töten. Wie stehen Sie zu diesem Problem: sollte den Ärzten die Tötung unheilbar Kranker auf deren Wunsch erlaubt sein, sollte es nur dann erlaubt sein, wenn Patient und Angehörige es wollen oder sollte dies prinzipiell nicht erlaubt sein?*“

---

[133] Zitiert nach: Wagner 1991, 39.
[134] Noelle-Neumann / Köcher 1987, 249.
[135] Noelle-Neumann - Köcher 1987, 250.
[136] Noelle-Neumann - Köcher 1993, 225.

	% 1975	*% 1978*	*% 1986*
erlaubt sein auf Wunsch des Kranken	19	35	37
erlaubt sein auf Wunsch von Patient und Angehörigen	38	35	33
prinzipiell nicht erlaubt	38	28	29
keine Angaben	5	2	1
	100	100	100

„Mit steigendem Lebensalter nimmt die Zahl der Befürworter von Euthanasie ab, und die Zahl der Euthanasie-Gegner wächst. [...] Während es bei den evangelischen Bundesbürgern 24% Euthanasie-Gegner gibt, wächst der Anteil derjenigen, die Sterbehilfe generell ablehnen, bei den Katholiken auf 37%.“[137]

8.

Im September 1987 wurde die Bevölkerung erneut durch das INSTITUT FÜR DEMOSKOPIE repräsentativ zur Sterbehilfe befragt. Die Ausgangsfrage lautete: *„Ich möchte Ihnen einen Fall erzählen. Ein Arzt hat einen Patienten, der nur noch mit Apparaturen und starken Medikamenten am Leben erhalten wird. Sein Patient bittet ihn, ihm zu helfen, damit er sterben kann. Einmal angenommen, der Arzt hilft ihm, indem er seinem Patienten ein tödliches Medikament gibt. Finden Sie, daß der Arzt bestraft werden soll, weil er seinem Patienten geholfen hat zu sterben, oder sollte er nicht bestraft werden?“*

13% der Befragten wollten den Arzt bestraft sehen, nach Ansicht von 70% der Untersuchungsteilnehmer sollte der Arzt straffrei ausgehen. 17% waren unentschieden. Auffällig ist, daß das Bedürfnis nach Bestrafung in diesem Fall mit zunehmendem Alter kontinuierlich ansteigt. Während nur 7% der 16-29jähigen den Arzt bestraft sehen wollen, sind dies in der Gruppe der über 60jährigen 18%.[138]

---

[137] Emnid Informationen, Nr. 7, 38. Jg., 1986, 16f.
[138] Emnid Informationen, Nr. 7, 38. Jg., 1986, 226.

9.
Im März 1994 wurden 1004 repräsentativ ausgewählte Bürgerinnen und Bürger vom FORSA INSTITUT, Dortmund, um Zustimmung oder Ablehnung der folgenden Feststellung gebeten: „*Sterbehilfe bei unheilbar Kranken sollte erlaubt sein, wenn diese sie ausdrücklich wünschen.*“
Eine große Mehrheit (83%) stimmte dieser Aussage zu, nur wenige (10%) lehnten ab, während ein sehr geringer Anteil (7%) zu keiner Meinung fähig war. Die Zustimmung variierte von 88% bei den unter 30jährigen bis 75% bei der Gruppe ‘60 Jahre und älter’. Unter 30jährige lehnten diese Feststellung zu 5% ab, die Gruppe ‘60 Jahre und älter’ verweigerte zu 18% die Zustimmung. Den Befürwortern der Sterbehilfe wurde in dieser Untersuchung noch eine weitere Frage vorgelegt: „*Wer sollte über die Sterbehilfe entscheiden?*“ 41% waren der Meinung, daß über diese Frage ein nächster Angehöriger oder Freund entscheiden sollte, 29% wollten die Entscheidung dem behandelnden Arzt überlassen, während sich 20% für eine unabhängige Ethikkommission aussprachen.[139]

EINSTELLUNGEN DER GESUNDHEITSBERUFE

10.
1987 befragten KUHSE und SINGER anhand eines Fragebogens 2000 zufällig ausgewählte Ärzte des Staates Viktoria (Australien). Die Rücklaufquote betrug 46%.[140] 52% waren noch nie selbst von Patientinnen oder Patienten um Euthanasie gebeten worden. Bei 48% war dies schon vorgekommen. 29% der Ärzte bekannten, daß sie aktive Sterbehilfe auf Bitten von Patienten schon praktiziert hatten.
71% hatten dies nicht getan, obwohl sie gebeten worden waren. KUHSE und SINGER ermittelten, daß männliche und weibliche Ärzte kein deutlich unterschiedliches Antwortverhalten zu den ihn gestellten Fragen zeigten[141] und daß religiöse Bindungen des einzelnen unterschiedliche Auffassungen begründen, da Mitglieder einiger religiöser Gemeinschaften wahrscheinlich nicht in der Lage seien, „*die Sache rational zu betrachten*“[142].
41% der Ärzte würden aktive Sterbehilfe nicht praktizieren, auch wenn sie legal wäre. 40% der Ärzte erklärten ihre Bereitschaft, Euthanasie zu praktizieren, wenn sie legal wäre. 59% der befragten Ärzte glauben, das

---

[139] Mitteilung des Forsa-Institutes, 06.03.1994, 1-2.
[140] Kuhse - Singer 1988, 623-626.
[141] Ebd., 624.
[142] Ebd.

es eine „*gute Sache*“ wäre, wenn die niederländische Rechtslage auf Australien übertragen würde. 37% hielten dies nicht für gut.

11.
Im Auftrag der britischen GESELLSCHAFT FÜR FREIWILLIGE EUTHANASIE wurde 301 britischen Allgemeinärzten im Rahmen einer Telefonbefragung die folgende Frage vorgelegt:
„*Einige Menschen sagen, daß es gesetzlich erlaubt sein sollte, medizinische Hilfe zu erhalten, um einen plötzlichen und friedvollen Tod zu erreichen. Dies sollte erlaubt sein, wenn Menschen an einer unheilbaren physischen Krankheit leiden, die sie als unerträglich empfinden, und vorher schriftlich um eine solche Hilfe gebeten haben. Stimmen Sie damit überein oder nicht?*“ 30% der Allgemeinärzte stimmten dem zu, 59% lehnten eine solche Handlung ab, 9% waren unentschieden. 35% der Allgemeinärzte würden erwägen, aktive Sterbehilfe zu betreiben, wenn sie legal wäre. Weitere 10% würden es vielleicht tun. 53% der britischen Allgemeinärzte würden auch dann keine aktive Sterbehilfe betreiben, wenn sie legal wäre.[143]

12.
Die Einstellung von Krankenpflegepersonal zur aktiven Sterbehilfe wurde von WAXMANN ET AL. untersucht. Die 1988 veröffentlichte Studie zeigte, daß Einstellungen zur Euthanasie stark vom Qualifikationsniveau abhingen. Ärzte und Schwestern mit 3jähriger Ausbildung schätzten Euthanasie deutlich weniger positiv ein als Hilfspersonal. Es existierte ein eindeutiger Zusammenhang zwischen Unzufriedenheit am Arbeitsplatz und positiver Bewertung der aktiven Sterbehilfe.[144]

13.
KUHSE und SINGER führten 1991 erneut eine Fragebogenaktion bei 1942 Krankenschwestern und Pflegern in Viktoria (Australien) durch. Bei einer Rücklaufquote von 49% gaben 45% an, nie von einem Patienten gebeten worden zu sein, Sterbehilfe zu leisten. 55% waren schon ein- oder mehrmals von Patienten um Sterbehilfe gebeten worden. 5% von 333 Krankenschwestern und Pflegern, die direkt um aktive Sterbehilfe gebeten wurden, gaben an, aktive Sterbehilfe ohne ärztliches Einverständnis geleistet zu haben. 75% der befragten Schwestern und Pfleger gaben an, daß sie es begrüßen würden, wenn die Gesetzeslage in Australien derjenigen in den Niederlanden entspräche. 25% waren dagegen, 65% zeigten sich

[143] Kuhse - Singer 1988, 626.
[144] Waxman et al. 1988, 399.

bereit, aktive Sterbehilfe zu praktizieren, wenn sie in Australien legal wäre. 35% lehnten dies ab.
Die Legalisierung der freiwilligen Euthanasie in Australien, unter ähnlichen Bedingungen wie in den Niederlanden, wird vom Pflegepersonal (75%) nach den Ergebnissen dieser Studie stärker unterstützt als von Ärzten (60%). Das Pflegepersonal (68%) zeigt sich eher bereit, legalisierte Euthanasie zu praktizieren als Ärzte (60%). Diese größere Bereitschaft wird von den Autoren mit dem größeren Verständnis der Schwestern und Pfleger für unheilbar Kranke erklärt.
Abschließend stellen die Autoren fest, daß es in Australien keinen Mangel an ausführungswilligen Mitarbeitern in den Gesundheitsberufen gäbe, wenn die Euthanasie legalisiert würde.[145]

14.
Im Dezember 1992 versandten JONATHAN ET. AL. 1355 Fragebögen an zufällig ausgewählte Ärzte in Washington (Rücklaufquote: 69%). 48% der befragten Ärzte hielten Euthanasie für niemals ethisch, 42% für ethisch gerechtfertigt. 33% der Befragten erklärten sich selbst bereit, Euthanasie durchzuführen.
97% der Euthanasie-Befürworter begründeten ihre zustimmende Haltung mit dem Recht des Patienten auf Selbstbestimmung. 91% waren der Meinung, daß die Möglichkeit zur Euthanasie die Ängste des Patienten reduziere, die Kontrolle über sich zu verlieren oder einen qualvollen Tod zu erleiden. 343 (37%) Ärzte halten Euthanasie für gerechtfertigt und unterstützen Suizid unter gewissen Umständen.
88% meinen, eine schlechte Lebensqualität sei ausreichende Begründung für Euthanasie und unterstützen Suizid.
51% meinten, daß unbeherrschbare Schmerzen vorliegen müßten, um Euthanasie zu praktizieren. 64% sprechen sich für die Euthanasie aus, wenn die Lebenserwartung geringer als 6 Monate ist.
31% der Euthanasie-Befürworter sind der folgenden Überzeugung: „*Eine tödliche Überdosis kann angemessen sein, wenn ein Patient z.Zt. eine gute Lebensqualität hat, er aber an einer Krankheit leidet, die schwere mentale und/oder physische Verschlechterung in der Zukunft bringen wird.*“
21% der Befürworter halten Euthanasie für angemessen, wenn äußerliche Faktoren trotz angemessener Schmerzkontrolle und Lebensqualität zum Wunsch des Patienten geführt haben, z.B. keine Last für die Familie sein zu wollen oder Ersparnisse nicht aufbrauchen zu wollen. In der Diskussion dieser Untersuchung fiel den Autoren auf, daß es sich um ein stark

---
[145] Kuhse - Singer 1992, 21f.

polarisierendes Thema handelte. Nur 10% der Befragten zeigten eine neutrale Haltung. Hämatologen und Onkologen waren am häufigsten mit unheilbar Kranken konfrontiert und lehnten Euthanasie am stärksten ab. Psychiater haben den geringsten Kontakt mit unheilbar Kranken, befürworten aber Euthanasie am stärksten.[146]

15.
Eine Studie der südaustralischen FLINDERS-UNIVERSITÄT, die 1992 veröffentlicht wurde, hat gezeigt, daß ca. 50% der südaustralischen Schwestern, Pfleger und Ärzte[147], die das Leben von Patienten beendet hatten, dies ohne das Einverständnis der Patienten oder deren Familien taten.
19% der Ärzte und Schwestern bekannten, aktive Sterbehilfe praktiziert zu haben, wobei 48% der Schwestern und Pfleger dies ohne Einverständnis der Patienten, 63% dies ohne Einverständnis der Familien des Patienten taten. Nach Ansicht von 45% der Ärzte und 60% des Pflegepersonals sollte Euthanasie legalisiert werden.[148]

16.
Anläßlich eines Symposions zum 25jährigen Bestehen der pädiatrischen Intensivstation im Dr.-von-Haunerschen-Kinderspital der Universität München im August 1994 faßte ROBERT TRUOG von der Harvard Medical School, Boston (USA) einige Untersuchungsergebnisse zusammen. So zeigte eine Umfrage an der Medizinischen Fakultät der Universität von Miami (USA), daß vier von zehn Ärzten und jeder fünfte Student ab dem dritten Ausbildungsjahr mindestens einmal mit einer Bitte um aktive Sterbehilfe konfrontiert wurde. Jeder sechste Befragte beabsichtigte, dem Verlangen nach Sterbehilfe nachzukommen.
Die Herz-Lungen-Maschine abzustellen oder die künstliche Ernährung zu beenden, bezeichnen zwei Drittel der amerikanischen Ärzte als passive, ein Drittel jedoch als aktive Euthanasie; vier von zehn Befragten setzen aktive Euthanasie mit Mord gleich.
Ein Drittel der befragten Ärzte erklärt sich zur passiven Euthanasie bereit, während nur einer von 100 Befragten seine Bereitschaft erklärte, direkt ein tödliches Medikament zu verabreichen.
Europäische Ärzte gaben zu 83% an, daß sie mindestens schon einmal einem todkranken Menschen eine lebensnotwendige Behandlung vorenthalten, 63% eine bereits begonnene lebensverlängernde Behandlung

---

[146] Jonathan et. al. 1994, 89-94.
[147] 1094 Krankenschwestern, Krankenpfleger und Ärzte erhielten einen Fragebogen. 576 antworteten, so daß die Rücklaufquote bei 52,7% lag.
[148] Pryer 1992, 9.

abgebrochen und 36% schon einmal das Leben von Patienten aktiv verkürzt hatten. Diese beiden letzten Formen der Euthanasie werden in katholisch geprägten Ländern wie Spanien, Portugal und Italien etwas seltener praktiziert. In Holland dagegen genauso häufig wie anderswo.[149]

Die Datenerhebung und ihre Aufbereitung

Der Fragebogen

Im Rahmen des durchgeführten Forschungsprojektes zur „*Aktiven Sterbehilfe*" wurde eine Befragung von Personen durchgeführt, die im Gesundheitsbereich tätig sind. Die Teilnahme an der Studie war beschränkt auf die Bundesrepublik Deutschland und auf jene Berufsgruppen, die von ihrer Funktion her unmittelbar Zugang zu medikamentösen und/oder apparativen Therapien haben: Krankenpflegepersonal, Altenpfleger, sowie niedergelassene und an Kliniken tätige Ärzte. Verwendet wurde ein kurzer Fragebogen, der aus zwei Seiten mit 22 Fragen bestand. (Abbildungen 6 und 7)[150]

Vor Beginn der Studie wurde im September 1993 ein Pre-Test durchgeführt, um die Qualität der Anschriften und mögliche Vertriebsprobleme zu überprüfen. In erster Linie galt es aber zu klären, ob der entwickelte Fragebogen von den Antwortgebern als verständlich, in sich schlüssig und zutreffend bewertet wurde. Aus diesem Grund waren die Pre-Test-Teilnehmer gebeten, die einzelnen Fragen zu kommentieren. Mit den Rückmeldungen konnten durch Verständnisschwierigkeiten oder unklare Formulierungen bedingte Verzerrungen auf ein Minimum reduziert werden.

Im Teil I des Fragebogens wurden die relevanten soziodemographischen Parameter abgefragt. Im Teil II sind die unerläßlichen Informationen zur Tätigkeit erhoben worden. (Abb. 6) Teil III fragt direkt nach der Einstellung der Adressaten des Fragebogens zur aktiven Sterbehilfe. (Abb. 7)

---

[149] 'Süddeutsche Zeitung'. 04.08.1994, 27.

[150] Zur Entwicklung des Fragebogens, der differenzierten Darstellung der angewandten Methoden: Beine 1997.

EINSTELLUNGSFRAGEBOGEN ZUR AKTIVEN STERBEHILFE

I. Mitarbeiterbezogene Angaben

1. *Welcher Berufsgruppe gehören Sie an?*
1.1 □ Krankenschwester/Krankenpfleger
1.2 □ Altenpflegerin/Altenpfleger
1.3 □ Krankenpflegehelferin/Krankenpflegehelfer
1.4 □ Ärztin/Arzt

2. *Wie alt sind Sie?*
2.1 □ unter 30 Jahre
2.2 □ 30 – 39 Jahre
2.3 □ 40 – 49 Jahre
2.4 □ 50 – 59 Jahre
2.5 □ 60 Jahre und älter

3. *Welches Geschlecht haben Sie?*
3.1 □ weiblich
3.2 □ männlich

4. *Welcher Konfession gehören Sie an?*
4.1 □ katholisch
4.2 □ evangelisch
4.3 □ sonstige
4.4 □ konfessionslos

5. *Welchen Familienstand haben Sie?*
5.1 □ ledig
5.2 □ verheiratet
5.3 □ getrennt lebend
5.4 □ geschieden
5.5 □ verwitwet

6. *Arbeiten Sie in den neuen oder in den alten Bundesländern?*
6.1 □ neue Bundesländer
6.2 □ alte Bundesländer

7. *Wo haben Sie die überwiegende Zeit Ihres Lebens verbracht? In einem Ort*
7.1 □ bis zu 10.000 Einwohner
7.2 □ bis zu 50.000 Einwohner
7.3 □ bis zu 100.000 Einwohner
7.4 □ bis zu 500.000 Einwohner
7.5 □ mehr als 500.000 Einwohner

II. Angaben zur Tätigkeit

8. *In welchem Tätigkeitsfeld arbeiten Sie?*
8.1 □ Niedergelassene(r) Ärztin/Arzt
8.2 □ Intensivstation im Allgemeinkrankenhaus
8.3 □ geriatrische Abteilung im Allgemeinkrankenhaus
8.4 □ psychiatrische Abteilung im Allgemeinkrankenhaus
8.5 □ sonstiger Arbeitsplatz im Allgemeinkrankenhaus
8.6 □ gerontopsychiatrische Abteilung in einem psychiatrischen Landes- oder Bezirkskrankenhaus
8.7 □ sonstiger Arbeitsplatz in einem psychiatrischen Landes- oder Bezirkskrankenhaus
8.8 □ Alten- und/oder Pflegeheim
8.9 □ Sozialstation oder anderer ambulanter/teilstationärer Dienst

9. *Wie lange arbeiten Sie an Ihrem jetzigen Arbeitsplatz?*
9.1 □ bis zu 1 Jahr
9.2 □ 1 – 2 Jahre
9.3 □ 2 – 3 Jahre
9.4 □ 3 – 4 Jahre
9.5 □ 4 – 5 Jahre
9.6 □ 5 – 10 Jahre
9.7 □ mehr als 10 Jahre

10. *Wie lange haben Sie ärztliche/pflegerische Berufserfahrung?*
10.1 □ bis zu 1 Jahr
10.2 □ 1 – 3 Jahre
10.3 □ 3 – 6 Jahre
10.4 □ 6 – 9 Jahre
10.5 □ 9 – 15 Jahre
10.6 □ 15 – 20 Jahre
10.7 □ mehr als 20 Jahre

11. *Wie sind Sie mit Ihrer derzeitigen beruflichen Situation zufrieden?*
11.1 □ sehr zufrieden
11.2 □ eher zufrieden
11.3 □ eher unzufrieden
11.4 □ sehr unzufrieden

12. *Haben Sie schon einmal ernsthaft erwogen, Ihren Beruf aufzugeben?*
12.1 □ ja
12.2 □ nein

Bitte zurücksenden an: Dr. K. Beine; Universität Witten/Herdecke; Alfred-Herrhausen-Str. 50; 58448 Witten

Abbildung 6: Der versandte Fragebogen (Seite 1)

III. Angaben zur Einstellung

13. *Haben Sie an Ihrem Arbeitsplatz das Thema Sterbehilfe schon einmal mit Kolleginnen/Kollegen diskutiert?*

13.1 ☐ nein
13.2 ☐ ja, vereinzelt
13.3 ☐ ja, öfter

14. *In den Niederlanden z.B. bleibt die aktive Sterbehilfe unter bestimmten Umständen straffrei. Sollten nach Ihrem Urteil die Gesetze in der Bundesrepublik Deutschland entsprechend geändert werden, so daß die aktive Sterbehilfe legalisiert wird?*

14.1 ☐ ja
14.2 ☐ nein
14.3 ☐ unentschieden

15. *Wie beurteilen Sie die* ***medizinischen*** *bzw.* ***pflegerischen*** *Leistungen, die in Deutschland an chronisch kranken, alten und sterbenden Menschen erbracht werden?*

medizinisch	***pflegerisch***
15.1 ☐ zu gering	15.4 ☐ zu gering
15.2 ☐ angemessen	15.5 ☐ angemessen
15.3 ☐ überzogen	15.6 ☐ überzogen

16. *Ist im persönlichen Umgang mit bestimmten Patienten bei Ihnen schon einmal die Vorstellung aufgekommen, daß Sie selbst das unheilbare Leiden dieser Patienten verkürzen sollten?*

16.1 ☐ nein
16.2 ☐ ja, vereinzelt
16.3 ☐ ja, öfter

17. *Sind Sie der Überzeugung, daß es unter bestimmten Umständen gerechtfertigt ist, das Leben eines leidenden/sterbenden Menschen aktiv zu beenden?*

17.1 ☐ ja
17.2 ☐ nein

18. *Wenn ja, unter welchen Umständen ist es nach Ihrer Meinung gerechtfertigt, menschliches Leiden aktiv zu beenden?*
(Frage 18 entfällt, wenn Frage 17 verneint wurde; Mehrfachnennung möglich)

18.1 ☐ der Betroffene ist zu einer freien Willensentscheidung fähig. Seine Situation ist ausweglos. Er beruft sich auf sein Selbstbestimmungsrecht und fordert aktive Sterbehilfe.

18.2 ☐ der Patient ist zu einer selbstbestimmten Entscheidung nicht mehr fähig, wird aber nach dem Kenntnisstand der Medizin in der nächsten Zeit sterben. Die Angehörigen sind einverstanden mit der aktiven Beendigung des Leidens.

18.3 ☐ der Patient ist geistig verwirrt/psychisch krank und zu einer freien Willensentscheidung nicht fähig; er bedarf der intensiven Betreuung und Pflege und wird nach dem Kenntnisstand der Medizin nicht wieder gesund und leistungsfähig. Die Angehörigen sind einverstanden mit der aktiven Beendigung des Leidens.

18.4 ☐ in Anbetracht der Kostenexplosion im Gesundheitswesen und der zunehmenden Überalterung der Bevölkerung müssen wir schon aus Gründen der Fairneß gegenüber der Solidargemeinschaft der Versicherten dahin kommen, irreversible Leidenszustände aktiv zu beenden.

18.5 ☐ andere, hier nicht näher beschriebene Umstände rechtfertigen nach meiner Meinung die aktive Beendigung menschlichen Leidens.
Welche? ....
....
....

19. *Haben Sie in Ihrer beruflichen Umgebung schon einmal von einem oder mehreren Fällen gehört, bei denen aktive Sterbehilfe gewährt wurde?*

19.1 ☐ ja
19.2 ☐ nein

20. *Ist an Sie selbst schon einmal der Wunsch herangetragen worden, aktive Sterbehilfe zu leisten?*

19.1 ☐ ja
19.2 ☐ nein

21. *Würden Sie selbst aktive Sterbehilfe praktizieren, wenn sie legal wäre?*

21.1 ☐ ja
21.2 ☐ nein
21.3 ☐ unentschieden

22. *Möchten Sie, daß bei Ihnen selbst die aktive Sterbehilfe zur Anwendung kommt?*
(Mehrfachnennung möglich)

22.1 ☐ ja, wenn es mein eigener, freier Wille ist.
22.2 ☐ ja, wenn ich zu einer freien Willensentscheidung nicht mehr fähig bin und meine Angehörigen und die Ärzte es für richtig halten.
22.3 ☐ nein, ich möchte nicht, daß bei mir selbst die aktive Sterbehilfe zur Anwendung kommt.

Bitte zurücksenden an: Dr. K. Beine; Universität Witten/Herdecke; Alfred-Herrhausen-Str. 50; 58448 Witten

Abbildung 7: Der versandte Fragebogen (Seite 2)

Der Vertrieb der Fragebögen

Der Fragebögen wurde über den Postweg und als Beilage in einer Fachzeitschrift verteilt.

Der Postweg
Unter Zuhilfenahme verschiedener Adreßdateien der pharmazeutischen Industrie standen ca. 180.000 Anschriften von niedergelassenen und in Kliniken tätigen Ärzten zur Verfügung.[151]

	Bundesland alt	*Bundesland neu*	*Summe*
Klinik	103.158	20.953	124.111
niedergelassen	80.520	17.547	98.067
Summe	183.678	38.500	222.178

Abbildung 8: Aufteilung der Ärzte gemäß der Mitteilung der Bundesärztekammer vom 31.12.92

Aus den 180.000 Anschriften wurden 5000 Adressen[152] nach einem Zufallsverfahren ermittelt und eine geschichtete Auswahl aufgrund der drei Schichtungsvariablen *Geschlecht* (weiblich/männlich), *Bundesland* (alt/neu) und *Art der Tätigkeit* (Klinik/niedergelassen) durchgeführt.[153] Dabei orientierte sich die hier gewählte Schichtung an der erwähnten Mitteilung der Bundesärztekammer vom 31.12.1992.

[151] Nach Mitteilung der Bundesärztekammer waren zum Zeitpunkt des 31.12.1992 bundesweit 222.178 Ärzte an einer Klinik oder als niedergelassene Ärzte tätig. Die Aufteilung ist in der ... zu finden. Dabei muß noch berücksichtigt werden, daß im Jahr 1992 der Frauenanteil in den alten Ländern 30,3% und in den neuen Ländern 52,0% betrug ('Westfälisches Ärzteblatt'. Nr. 10. 1993, 503).

[152] Die 5000 Fragebögen wurden am 02.04.1994 versandt.

[153] Da aufgrund der nur geringen Geldmittel maximal 5000 Fragebögen verschickt werden konnten, wären bei einer nicht-proportionalen Aufteilung eventuell in den neuen Bundesländern Teilstichproben mit sehr geringen Umfängen entstanden, die dann nicht mehr adäquat hätten analysiert werden können.

	Bundesland alt		*Bundesland neu*		
	w	m	w	m	Summe
Klinik	791	1529	160	310	2790
niedergelassen	619	1196	135	260	2210
	1410	2725	295	570	
Summe	4135		865		5000

Abbildung 9: Aufteilung der 5000 Adressen für die postalische Befragung

Die Herausgeber der Zeitschrift „*Die Schwester - Der Pfleger*", Melsungen, stellten die Adressen ihrer 48.379 Abonnenten zur Verfügung. Aus dieser Adressdatei wurden 5000 Anschriften nach einem geschichteten Auswahlverfahren ermittelt. Da laut Mitteilung des Statistischen Bundesamtes 20,6% aller bundesweit tätigen Krankenschwestern und Pfleger in den neuen Ländern tätig sind, wurden in die neuen Länder an diesen Personenkreis 1000 Fragebögen und in die alten Länder 4000 Stück verschickt. Dabei wurde die geschlechtsspezifische Aufteilung dieses Personenkreises berücksichtigt.[154]
Eine zentrale Datei der Dienst- oder Privatanschriften von Altenpflegepersonal existierte zum Zeitpunkt der Untersuchung nicht. Ebensowenig waren Angaben zur Geschlechterverteilung, zur Tätigkeit in den alten oder neuen Bundesländern zu erhalten. Die Befragung dieser Berufsgruppe mußte daher gänzlich ungeschichtet erfolgen. Die Geschäftsführung der Zeitschrift „*Altenpflege*"[155], Hannover, die unter den Altenpflegern mit Abstand die größte Verbreitung hat, erklärte sich bereit, den entwickelten Fragebogen als Beilage der April-Ausgabe 1994 ihrer Zeitschrift mit folgendem Text beizulegen: *„Beachten Sie bitte die Beilage für eine wissenschaftliche Untersuchung der Universität Witten-Herdecke. Der Autor bittet um Ihre Mitarbeit bei einer Umfrageaktion zum Thema 'Aktive Sterbehilfe'."*[156]

[154] Nach Mitteilung des Statistischen Bundesamtes, Wiesbaden, von Januar 1994 betrug der Frauenanteil beim Pflegepersonal bundesdurchschnittlich 86,6%, der Männeranteil 13,4%. Analog dieser Geschlechterverteilung wurden auch diese 5000 Fragebögen am 02.04.1994 versandt.

[155] Auflagenhöhe: 25.328.

[156] 'Altenpflege'. Nr. 4. 19. Jg. 1994.

Von den Exemplaren konnten jedoch nur diejenigen in die hier durchgeführten Überlegungen aufgenommen werden, bei denen der tatsächliche Empfänger eine Person und Einzelleser dieser Zeitschrift ist.[157] Somit verblieben 19.500 vertriebene Fragebögen als Beilage der Zeitschrift „*Altenpflege*."
Zusätzlich stellte der 'Deutsche Berufsverband für Altenpflege' die Anschriften seiner damals 2051 Mitglieder zur Verfügung. Diese im Berufsverband organisierten Personen erhielten ebenfalls am 02.04.1994 den Fragebogen auf dem Postweg.

Die Dateneingabe

Nach dem Rücklauf der Fragebögen (insgesamt n = 7795) wurden die Daten in eine dBASE III–Datenbank eingegeben. Diese Datendatei wurde in das statistische Analyse- und Auswertungssystem SAS (Statistical Analysis System) eingelesen[158], um dort alle statistischen Analysen durchzuführen.
Zur Überprüfung und Validierung der Eingabequalität ist eine Stichprobe (Einfache Zufallsstichprobe) gezogen worden, um die einzelnen Eingaben zu überprüfen. Dabei ist ein einzelner Fragebogen mit all seinen Fragen jeweils als eine statistische Einheit betrachtet worden. Die Auswertung dieser Stichprobe ergab, daß von den zu überprüfenden 3072 Datenwerten[159] nur insgesamt sechs Eingabefehler auftraten (Fehlerquote von ungefähr 0,2%). Man kann also davon ausgehen, daß die ermittelten Ergebnisse bis auf eine Ungenauigkeit von 0,2% den tatsächlichen Gegebenheiten in unserer Stichprobe entsprechen. Dabei ist von einer Gleichverteilung (*gleichmäßigen Verteilung*) der auftretenden Fehleinträge auszugehen.

---

[157] Somit sind die Exemplare der berufsbildenden und weiterführenden Schulen (4310 Stück), der öffentlichen Verwaltungen auf den Gebieten des Gesundheitswesens, der Erziehung, der Kultur und des Sozialwesens (1010 Stück) und die Organisationen ohne Erwerbszweck (510 Stück) zu streichen. Ebenso sollten die Auslandsexemplare (709 Stück) nicht mit in die Analyse einbezogen werden.

[158] Mit Hilfe der Prozedur PROC DBF.

[159] 32 Variablen bei 96 Fragebögen, wobei sich die 32 Variablen zusammensetzen aus den 29 Fragen plus drei Variablen für die interne Datenhaltung, wie z.B. Fragebogennummer oder Art der Versendung.

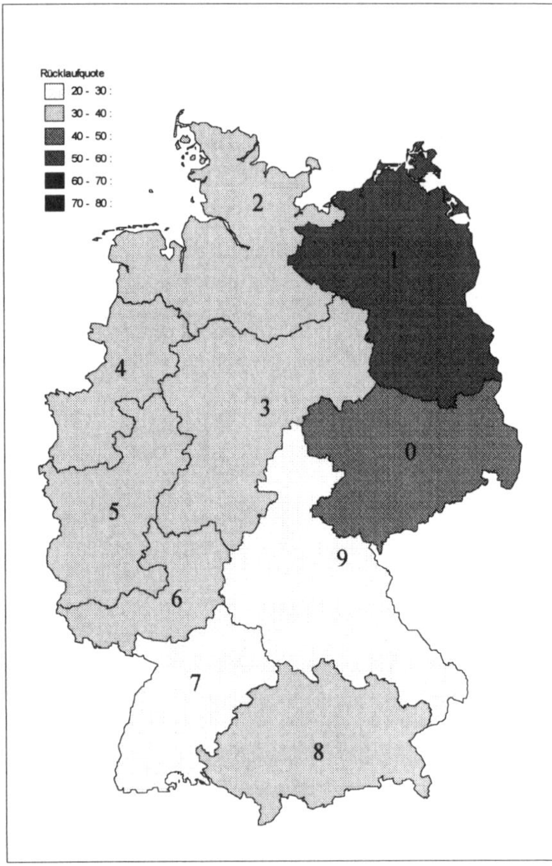

Abbildung 10: Rücklaufquoten der per Post ausgesandten und zurückerhaltenen Fragebögen für die einzelnen Postleitzahlbezirke bei den Ärzten

Die ermittelten Ergebnisse und die daraus abgeleiteten Thesen sollen vornehmlich dazu dienen, Trends bei der Diskussion zur aktiven Sterbehilfe aufzuzeigen. Deshalb soll auch das Hauptaugenmerk nicht auf der statistischen Signifikanz liegen, vielmehr soll der Schwerpunkt erforschend und hinterfragend sein.
Es sind keine erkennbaren und wesentlichen Verzerrungen zu finden, so daß davon ausgegangen werden muß, daß die Stichprobe die Gegebenheiten der Grundgesamtheit widerspiegelt. Nicht zuletzt wegen der hohen

Zahl der Untersuchungsteilnehmer (n= 7795) kann diese Stichprobe darum für das Forschungsvorhaben als repräsentativ angesehen werden. Insbesondere mit der „demographischen Aufteilung“ wurde versucht, innerhalb der Stichprobe die Verhältnisse der Grundgesamtheit maßstabsgetreu abzubilden.

Mitarbeiterbezogene Angaben

Von den auf dem Postweg versandten 12051 Fragebögen kamen 4347 zurück. Die Rücklaufquote betrug also 36,07% (Tabelle 1).
19500 Einzelpersonen aus den Berufsgruppen der Altenpflege erhielten den Fragebogen als Zeitschriftenbeilage und 3448 antworteten. Die Rücklaufquote bei diesem Vertriebsweg betrug also 17,68% (Tabelle 1).
An der Untersuchung haben sich 3004 Krankenschwestern/-pfleger (38,54%), 3031 Altenpfleger (38,88%) und 1760 Ärzte (22,28%) beteiligt. (Tabelle 2). Bei der Betrachtung des Fragebogens ist die sehr kleine Gruppe der Pflegehelfer der Gruppe der 'Schwestern/Pfleger' zugeordnet worden (s. Frage 1). Der Differenzierung dieser beiden Berufsgruppen im Fragebogen lag die Hypothese zugrunde, daß in Abhängigkeit vom Ausbildungsniveau (Krankenschwestern: 3 Jahre; Pflegehelfer: 1 Jahr) sich Einstellungsunterschiede ergeben würden. Es war vor der Befragung nicht abzusehen, wieviele Pflegehelfer sich beteiligen würden. Daher wurde bei der Entwicklung des Fragebogens diese Option offengehalten. Die Art der Tätigkeit beider Berufsgruppen unterscheidet sich aber nur graduell, z.B. dürfen einige medizinische Verrichtungen von Pflegehelfern nicht durchgeführt werden, so daß die Zusammenfassung gerechtfertigt erscheint.
Es haben sich insgesamt 5296 Frauen (67,94%) an der Untersuchung beteiligt (Tabelle 4). Der Männeranteil lag mit 2499 (32,06%) - entsprechend den zugrunde liegenden Geschlechterverteilungen in der Grundgesamtheit - deutlich niedriger.
Am häufigsten beteiligten sich Angehörige der evangelischen Konfession (42,37%) an der Untersuchung. Der Anteil der Katholiken (36,88%) lag deutlich darunter.
Von der Gruppe der sonstigen Konfessionen, über deren religiöse Ausrichtung im Rahmen dieser Studie keine Aussagen getroffen werden können, beteiligten sich 209 Personen (2,68%). Diese relativ kleine Gruppe unterscheidet sich in ihrem Antwortverhalten zu vielen Fragen deutlich von den anderen Konfessionen, insbesondere jedoch von den Konfessionslosen (18,06% ; n = 1408) (Tabelle 5).
Neue Bundesländer: 1177 Personen (15,10%) haben sich an der Untersuchung beteiligt (Tabelle 7). Diese Verteilung bei den „Rückläufern“ entspricht im wesentlichen der Relation bei den versendeten Fragebögen.

Krankenschwestern und Pfleger wurden mit 20%, das ärztliche Personal mit 17% an der Untersuchung beteiligt.
Über die Verbreitung der Zeitschriftenbeilage in den neuen Bundesländern können keine Aussagen getroffen werden. Die Zeitschrift '*Altenpflege*' wurde aber 1994 überwiegend in die alten Bundesländer ausgeliefert, so daß die etwas geringere Beteiligung aus den neuen Bundesländern hier ihre Erklärung findet.

Angaben zur Tätigkeit

Tätigkeitsfelder: Der Entwicklung der Antwortvorgaben zum *Fragenkomplex 8* lag die Hypothese zugrunde, daß Einstellungen zur aktiven Sterbehilfe vom Tätigkeitsfeld abhängen. In Abhängigkeit von der Rücklaufquantität wäre es jeweils möglich gewesen, alle neun Tätigkeitsfelder bestehen zu lassen.
Bei relativ geringen Rücklaufquantitäten für einzelne Tätigkeitsfelder lassen sich aber problemlos aufgrund sehr ähnlicher Tätigkeitsmerkmale Übergruppen bilden.
Die Tätigkeitsfelder 4, 6 und 7 (Tabelle 9) können zusammengefaßt werden, da es sich in allen drei Fällen um psychiatrische Tätigkeitsfelder handelt. Die gleiche Begründung gilt für die Gruppen 3 und 5, mit Arbeitsplätzen im Allgemeinkrankenhaus. Die zusammengefaßten sechs Tätigkeitsfelder sind aus der Tabelle 10 ersichtlich.
Berufszufriedenheit: 77% sind mit ihrer derzeitigen beruflichen Situation sehr oder eher zufrieden (Tabelle 13). Der Anteil derjenigen, die mit ihrer derzeitigen beruflichen Situation sehr unzufrieden sind, beträgt 3,0%.
29,2% haben irgendwann einmal ernsthaft erwogen, ihren Beruf aufzugeben (Tabelle 14).

Angaben zur Einstellung

Diskussion am Arbeitsplatz: Nur 11,56% haben über die hier untersuchte Problematik noch nie an ihrem Arbeitsplatz diskutiert. Demzufolge haben über 88% zumindest einmal darüber am Arbeitsplatz diskutiert, woraus zu schließen ist, daß aktive Sterbehilfe am Arbeitsplatz häufiger und wichtiger Diskussionsgegenstand ist (Tabelle 15).
Niederländische Regelung: Mit 41,71% plädieren mehr befragte Personen für die Übertragung der niederländischen Regelung auf die Bundesrepublik, als daß diese Regelung abgelehnt wird (36,59%). 21,71% zeigen sich unentschlossen (Tabelle 16).
45,3% der befragten Personen hatten im persönlichen Umgang mit bestimmten Patienten bereits *einmal* oder *öfter* die Vorstellung, daß sie

selbst das unheilbare Leiden bestimmter Patienten verkürzen sollten. Nur 5,48% hatten diese Vorstellung öfter (Tabelle 17).
Eine deutliche Mehrheit (59,22%) ist der Überzeugung, daß es unter bestimmten Umständen gerechtfertigt ist, das Leben eines leidenden/sterbenden Menschen aktiv zu beenden (Tabelle 18).
Vergleicht man die Werte der Tabelle 18 mit denen der Tabelle 22, so fällt auf, daß von den 59,22% aller Antwortenden, die die aktive Sterbehilfe befürworten, nur 17,72% bereit sind, es selbst zu tun. Dies ist ein Unterschied von 41,50%. Zählt man die Ausprägung '*unentschieden*' noch dazu (Tabelle 22), so sind dies mit 17,72% + 34,39% = 52,11% immer noch 7,11% weniger als die 59,22% für die Nennung '*ja*' (Tabelle 18).
Bei den Begründungen für die aktive Sterbehilfe dominiert bei den 4616 Befürwortern der aktiven Sterbehilfe (59,22% der 7795 Untersuchungsteilnehmer) das *freie Selbstbestimmungsrecht des Betroffenen* (91,09%). Immerhin sprechen sich aber 1691 der Befürworter (36,63%) für aktive Sterbehilfe aus, wenn eine selbstbestimmte Entscheidung nicht mehr möglich ist, die Angehörigen aber mit der aktiven Beendigung des Leidens einverstanden sind. 10,2% wollen aktive Sterbehilfe auch dann anwenden, wenn der Patient geistig verwirrt/psychisch krank und zu einer freien Willensentscheidung nicht fähig ist, der intensiven Betreuung und Pflege bedarf, nach dem Kenntnisstand der Medizin nicht wieder gesund und leistungsfähig wird und die Angehörigen mit der aktiven Beendigung des Leidens einverstanden sind. Lediglich 1,3% akzeptieren aktive Sterbehilfe aus ökonomischen Gründen. Tabelle 19 zeigt zwei Prozentuierungen, einmal bezogen auf den Gesamtstichprobenumfang (n = 7795), das andere Mal auf die 4616 Personen, die es für gerechtfertigt halten, das Leben eines leidenden/sterbenden Menschen aktiv zu beenden.
13,93% der Befragten haben in ihrer unmittelbaren beruflichen Umgebung schon von einem oder mehreren Fällen gehört, bei denen aktive Sterbehilfe geleistet wurde. 6709 Personen (86,07%) ist bisher aktive Sterbehilfe in der beruflichen Umgebung nicht bekannt geworden (Tabelle 20).
An 3267 der Befragten (49,91%) ist der Wunsch eines Patienten, aktive Sterbehilfe zu leisten, schon einmal herangetragen worden (Tabelle 21).
Es fällt auf (Tabelle 22), daß „nur“ 17,72% der Befragten selbst aktive Sterbehilfe praktizieren würden, wenn sie legal wäre. 47,89% lehnen dies ab, 34,39% zeigen sich unentschlossen. Immerhin befürworten 41,71% der befragten Mitarbeiter in den Gesundheitsberufen die niederländische Regelung auch für die Bundesrepublik Deutschland (Tabelle 16). 45,33% hatten im Umgang mit bestimmten Patienten schon einmal oder öfter die Vorstellung, daß sie selbst das unheilbare Leiden von Patienten verkürzen

sollten (Tabelle 17) und sogar 59,22% (Tabelle 18) zeigten sich überzeugt, daß es unter bestimmten Umständen gerechtfertigt ist, das Leben eines leidenden/sterbenden Menschen aktiv zu beenden. Vor dem Hintergrund dieses Antwortverhaltens ist die vergleichsweise niedrige Bereitschaft, die aktive Sterbehilfe selbst zu praktizieren, bemerkenswert.
Insbesondere beim letzten Fragenkomplex (*Frage 22*) ist die hohe Zustimmung zur aktiven Sterbehilfe unter der Voraussetzung auffällig, daß *es der eigene freie Wille* ist (60,18%).
Ist die eigene freie Willensentscheidung nicht mehr gegeben, sinkt die Bereitschaft ab, daß die aktive Sterbehilfe an der eigenen Person vorgenommen wird auf 28,17%. 35,24% der Befragten lehnen die aktive Sterbehilfe für sich selbst generell ab (Tabelle 23).

Soll die niederländische Regelung übernommen werden?

Zu Frage 14
In den Niederlanden z.B. bleibt die aktive Sterbehilfe unter bestimmten Umständen straffrei. Sollten nach Ihrem Urteil die Gesetze in der Bundesrepublik Deutschland entsprechend geändert werden, so daß die aktive Sterbehilfe legalisiert wird?

Weit weniger Ärzte (31.65%) als Kranken- und Altenpfleger (45%) treten für eine Legalisierung analog den niederländischen Verhältnissen ein (Tabelle 24).
Alter, Geschlecht, Konfession und Familienstatus lassen eindeutige Abhängigkeiten in der Befürwortung einer Einführung des niederländischen Modells erkennen.
Je älter die antwortende Person ist, desto eher spricht sie sich gegen eine derartige Legalisierung aus (Tabelle 25).
Geringfügig mehr Frauen (42,71%) als Männer (39,58%) (Tabelle 26) sprechen sich für das niederländische Modell in der Bundesrepublik Deutschland aus.
Die *Religionszugehörigkeit* hat einen großen Einfluß. In der Tendenz wird die Übertragung der niederländischen Gesetzeslage von konfessionell Gebundenen abgelehnt.
Konfessionslose dagegen befürworten die Übertragung in einem viel höheren Maß.
Für eine Legalisierung sprechen sich aus: Konfessionslose (59,52%), Protestanten (41,60%) (Tabelle 27). Auch bei der Legalisierung in Abhängigkeit vom *Familienstatus* ist eine auffällige Struktur erkennbar (Ta-

belle 28).[160] Getrennt lebende Mitarbeiter sind am häufigsten für die Legalisierung der Sterbehilfe, verwitwete Personen lehnen sie am deutlichsten ab.
In den neuen Bundesländern (49,45%) ist eine ausgeprägtere Tendenz vorhanden, die holländische Gesetzeslage auf die Bundesrepublik Deutschland zu übertragen, als dies in den alten Ländern (40,33%) der Fall ist (Tabelle 29).
Der *Beruf* besitzt einen großen Einfluß auf das Antwortverhalten für Frage 14. Die Berufsgruppe der Ärzte votiert als einzige mehrheitlich (51,36%) gegen die Übertragung der niederländischen Gesetze auf die Bundesrepublik. Beim Kranken- und Altenpflegepersonal wird die Legalisierung mit ca. 32% weit weniger häufig abgelehnt (Tabelle 24).
Je nach *Tätigkeitsbereich* wird Frage 14 unterschiedlich beantwortet. Die Übertragung des 'niederländischen Modells' auf die Bundesrepublik wird am deutlichsten im psychiatrischen Tätigkeitsfeld (48,89%) befürwortet. Etwas weniger häufig trifft dieses Antwortverhalten auch auf den Tätigkeitsbereich 'Alten- und/oder Pflegeheim' (44,48%) zu. Niedergelassene Ärzte befürworten die Legalisierung mit 36,98%. In den übrigen Tätigkeitsbereichen liegt die Befürwortungsrate unter 40%. Am schwächsten fällt die Ablehnung der Legalisierung im psychiatrischen Tätigkeitsfeld aus (30,56%), gefolgt vom Arbeitsbereich Alten- und/oder Pflegeheim (34,75%) (Tabelle 30).
Mit steigender *Berufserfahrung* sinkt die Bereitschaft, eine Änderung der hiesigen Gesetzeslage vergleichbar der in den Niederlanden zu befürworten (Tabelle 32). Ebenso sinkt mit ansteigender *Arbeitsplatzzugehörigkeit* die Zahl der Befürworter einer Übertragung der niederländischen Rechtspraxis kontinuierlich ab (Tabelle 31). Die Antworten fallen analog zu den Ergebnissen bei der Befürwortung bzw. Ablehnung der Legalisierung in Abhängigkeit vom Alter aus. Auch hier zeigte sich, daß die Legalisierung mit zunehmendem Alter häufiger abgelehnt wurde (Tabelle 25). Da nur die älteren Personen über eine große Berufserfahrung (absolut oder am jetzigen Arbeitsplatz) verfügen können, bestätigt sich diese Aussage.
51,48% der Befragten mit mehr als 20 Jahren Berufserfahrung lehnen die Legalisierung ab; 32,21% der Befragten in dieser Gruppe befürworten sie. Die Zustimmung zur Legalisierung fällt von 49,69% (< 1 Jahr) auf 43,39% (9-15 Jahre) linear ab. In der Gruppe zwischen 15-20 Jahren Berufserfahrung steigt die Zustimmung geringfügig auf 44,65% an (Tabelle 32).

[160] Auffällig sind die genau gegensätzlichen Reihenfolgen für die Antworten „Ja" und „Nein." Ja: getrennt lebend - geschieden - ledig - verheiratet - verwitwet — Nein: verwitwet - verheiratet - ledig - geschieden - getrennt lebend.

Die Zufriedenheit mit der derzeitigen beruflichen Situation ist für das untersuchte Thema wichtig. Mit wachsender *Berufsunzufriedenheit* wird die Legalisierung häufiger befürwortet. Wollen Befragte, die mit ihrer beruflichen Situation '*sehr zufrieden*' sind, zu 36,50% die niederländischen Verhältnisse auf die Bundesrepublik übertragen, sind es in der Gruppe der '*eher zufriedenen*' Arbeitnehmer bereits 41,19%, bei den '*eher Unzufriedenen*' 47,80% und bei den '*sehr unzufrieden*' sind es 54,11%. Spiegelbildlich sinkt mit wachsender Berufsunzufriedenheit die Ablehnung der Legalisierung (Tabelle 33).
Wer schon einmal ernsthaft über eine Berufsaufgabe nachgedacht (47,43%) hat, tendiert eher zur Legalisierung der aktiven Sterbehilfe als diejenigen, die dieses noch nicht erwogen haben (39,35%) (Tabelle 34).

Eigene Phantasien zur Lebensverkürzung

Zu Frage 16
Ist im persönlichen Umgang mit bestimmten Patienten bei Ihnen schon einmal die Vorstellung aufgekommen, daß Sie selbst das Leben oder unheilbare Leiden dieser Patienten verkürzen sollten?

Die erhaltenen Antworten zur Frage 16 liegen fast immer zwischen den beiden Antworten '*nein*' und '*ja, vereinzelt*'. Die Antwortvorgabe '*ja, öfter*' spielt eine untergeordnete Rolle.
Bei den Ärzten ist deutlicher als in den anderen Berufsgruppen die Vorstellung vorhanden, selbst das unheilbare Leiden bestimmter Patienten verkürzen zu sollen. 61,31% von ihnen gaben an, '*vereinzelt*' oder '*öfter*' eine solche Vorstellung gehabt zu haben. Beim Krankenpflegepersonal waren dies 41,71% und beim Altenpflegepersonal 39,56% (Tabelle 35).
Ein altersabhängiges Antwortverhalten läßt sich bei der Frage 16 nicht erkennen (Tabelle 36), jedoch ein geschlechtsspezifisches. 58,63% der befragten Frauen haben bereits erwogen, selbst das unheilbare Leiden bestimmter Patienten zu verkürzen. Bei den Männern waren es dagegen nur 46,38%. 53,62% der Männer hatten dagegen schon einmal die Vorstellung, daß sie selbst - '*vereinzelt*' oder '*öfter*' - das unheilbare Leiden bestimmter Patienten verkürzen sollten. Bei den befragten Frauen hatten lediglich 41,37% derartige Vorstellungen (Tabelle 37).
Es zeigen sich deutliche Abhängigkeiten bei der *Religionszugehörigkeit*. Bei den Konfessionslosen ist die Vorstellung, selbst das unheilbare Leiden zu verkürzen, am ausgeprägtesten (52,20%), am geringsten bei den sonstigen Konfessionen (38,28%); 61,72% hatten bei den sonstigen Konfessionen eine solche Vorstellung noch nie, bei den konfessionslosen Mitarbeitern der Gesundheitsberufe waren es nur 47,80%. (Tabelle 38).

Der Einfluß der *Wohnortgröße* ist schwierig zu bestimmen. Bei den niedergelassenen Ärzten steigt mit zunehmender Ortsgröße der Anteil derjenigen, die nie die Vorstellung hatten, selbst das unheilbare Leiden zu verkürzen sollen. Im Tätigkeitsfeld 'Alten- und (oder) Pflegeheim' besitzt die Ortsgröße keinen Einfluß. In den übrigen Tätigkeitsfeldern steigt mit zunehmender Ortsgröße der Anteil derjenigen linear an, die '*vereinzelt*' oder '*öfter*' die Vorstellung hatten, selbst das unheilbare Leiden zu verkürzen. In Ortsgrößen mit mehr als 500.000 Einwohnern hatten 50,75% der befragten Mitarbeiter in den Gesundheitsberufen vereinzelt oder öfter die Vorstellung, selbst bei bestimmten Patienten aktiv zu werden, während dies bei Befragten mit einer Ortsgröße von weniger als 10.000 Einwohnern nur 41,26% waren (Tabelle 39).

Je nach *Tätigkeitsbereich* wird die Frage 16 unterschiedlich beantwortet. Am ausgeprägtesten ist die Vorstellung, selbst das unheilbare Leiden bestimmter Patienten zu verkürzen, bei den niedergelassenen Ärzten (62,88%; '*vereinzelt*'/'*häufiger*') vorhanden. Etwas abgeschwächt trifft dies auch auf das Tätigkeitsfeld 'Intensivstation' zu. In den Bereichen Psychiatrie, Alten- und/oder Pflegeheim sowie Sozialstationen und anderen ambulanten oder teilstationären Diensten ist diese Vorstellung deutlich weniger ausgeprägt (Tabelle 40).

Die Vorstellung, man sollte selbst das unheilbare Leiden bestimmter Patienten verkürzen, tritt bei einer langen *Arbeitsplatzzugehörigkeit* zum Zeitpunkt der Befragung (> 10 Jahre) am häufigsten (49,50%) auf. Mit 39,46% ist sie bei einer Arbeitsplatzzugehörigkeit von weniger als einem Jahr am geringsten. Steigt die Häufigkeit dieser Vorstellung zunächst in Abhängigkeit von der Arbeitsplatzzugehörigkeit auf 46,33% an, fällt sie bei einer Zugehörigkeit zum jetzigen Arbeitsplatz von 4 bis 5 Jahren auf 43,64% ab (Tabelle 41).

Insbesondere fällt beim Antwortverhalten zu Frage 16 die Gruppe mit großer *Berufserfahrung* auf. Hier ist die Vorstellung, selbst das unheilbare Leiden bestimmter Patienten zu verkürzen, ausgeprägter als bei allen anderen Gruppen.

Die Wahlhäufigkeit der Antwortvorgabe '*vereinzelt*' oder '*öfter*' steigt von 34,16% bei einer geringen Berufserfahrung (< 1 Jahr) auf 50,30% bei einer langjährigen Berufspraxis (15-20 Jahre) an. Bei einer Berufserfahrung von mehr als 20 Jahren fällt diese Vorstellung dann allerdings wieder auf 47,81% ab (Tabelle 42).

Je ausgeprägter die Berufszufriedenheit ist, desto seltener hatte man die Vorstellung, selbst das unheilbare Leiden eines Patienten zu verkürzen. Mehr als die Hälfte der sehr zufriedenen Mitarbeiter (57,73%) hatten eine solche Vorstellung noch nie, während sie bei den *sehr Unzufriedenen* nur in 45,45% der Fälle niemals auftrat (Tabelle 43).

Diejenigen, die noch nicht ernsthaft erwogen hatten, ihren Beruf aufzugeben, geben mit einer Häufigkeit von 43,73% an, '*vereinzelt*' oder '*öfter*' die Vorstellung gehabt zu haben, selbst das unheilbare Leiden bestimmter Patienten zu verkürzen.
Bei den anderen kommt diese Vorstellung deutlich häufiger (49,10%) vor (Tabelle 44).

Aktive Sterbehilfe: Prinzipelle Überzeugungen

Zu Frage 17
Sind Sie der Überzeugung, daß es unter bestimmten Umständen gerechtfertigt ist, das Leben eines leidenden/sterbenden Menschen aktiv zu beenden?

Diese Frage wurde von 59,22% der Untersuchungsteilnehmer bejaht, von 40,78% verneint (Tabelle 18).
Der *Beruf* besitzt einen großen Einfluß auf das Antwortverhalten bei dieser Frage.
Ärzte (48,75%) bejahen sie weniger häufig als Krankenschwestern und Pfleger (63,42%) sowie das Altenpflegepersonal (61,13%) (Tabelle 45). Nur Ärzte aus den alten Bundesländern lehnen es mehrheitlich ab, unter bestimmten Umständen das Leben eines leidenden/sterbenden Menschen aktiv zu beenden (Tabelle 50).
Für das *Alter* gelten analoge Aussagen wie bei der *Berufserfahrung*: Verneinung der Frage mit ansteigendem Alter und zunehmender Berufserfahrung.
70,90% der unter 30jährigen Mitarbeiter in den Gesundheitsberufen stehen der Sterbehilfe eher positiv gegenüber.
Diese Überzeugung geht mit zunehmendem Alter kontinuierlich bis auf etwa ein Drittel bei den über 60jährigen zurück (Tabelle 46).
Je nach *Tätigkeitsbereich* wird Frage 17 unterschiedlich beantwortet. Hier bilden Mitarbeiter in der Psychiatrie (67,62% Befürwortung) und niedergelassene Ärzte (54,47% Befürwortung) die beiden Gegenpole (Tabelle 51).
Ab einer *Zugehörigkeit* zum jetzigen Arbeitsplatz von 2 bis 3 Jahren wird kontinuierlich seltener Sterbehilfe unter bestimmten Umständen befürwortet (3-4 Jahre: 62,47%; > 10 Jahre: 51,46%) (Tabelle 52).
Mit ansteigender *Berufserfahrung* wird die Frage 17 zunehmend verneint. In der Gruppe mit 1-3 Jahren Berufserfahrung befürworten 68,28% das aktive Beenden des Lebens leidender/sterbender Menschen unter bestimmten Umständen, während es bei den Personen mit mehr als 20 Jahre Berufserfahrungnur noch 45,60% sind (Tabelle 53).

Die *Zufriedenheit* mit der derzeitigen beruflichen Situation zeigt eindeutige Polarisierungen. In der Gruppe der 'sehr Unzufriedenen' wird mit 67,10% die aktive Sterbehilfe unter bestimmten Umständen deutlich häufiger befürwortet, als dies bei den 'sehr Zufriedenen' mit 51,26% der Fall ist. (Tabelle 54).
Die Überlegung, den Beruf aufzugeben, beeinflußt ebenfalls die Beantwortung dieser Frage. Von den Befragten, die noch nicht daran gedacht haben, ihren Beruf aufzugeben, befürworten deutlich weniger die aktive Sterbehilfe (56,43%) als diejenigen, die eine Berufsaufgabe schon einmal ernsthaft erwogen haben (65,99%) (Tabelle 55).
Das Geschlechterverhältnis zeigt, daß Frauen eher Sterbehilfe unter bestimmten Umständen befürworten. 61,34% der Frauen bejahten die Frage. Bei den Männern waren es 54,62% (Tabelle 47).
Wie zu erwarten, hat die *Religionszugehörigkeit* auch bei dieser Frage einen entscheidenden Einfluß; wobei sich Konfessionslose sehr stark von den anderen abheben. Sie bejahen die Frage sehr viel häufiger (76,28%) als konfessionell gebundene Personen (zwischen 59% und 42%). Mit Ausnahme der sonstigen Konfessionen sind aber alle konfessionell gebundenen befragten Mitarbeiter der Gesundheitsberufe mehrheitlich der Überzeugung, daß es unter bestimmten Umständen gerechtfertigt ist, das Leben eines leidenden oder sterbenden Menschen aktiv zu beenden. Befragte sonstiger Konfessionen befürworten mit 42,11% prinzipiell die aktive Sterbehilfe. Katholiken teilen diese Überzeugung zu 52%, Evangelische zu 59,31% (Tabelle 48).
In den neuen *Bundesländern* sind sehr viel mehr Befragte (68,05%) der Überzeugung, daß unter bestimmten Umständen aktive Sterbehilfe gerechtfertigt ist, als dies mit 57,65% in den alten Bundesländern der Fall ist (Tabelle 50).
Der *Familienstatus* ist ebenfalls wichtig. Insbesondere geschiedene (63,90%) und getrennt lebende Befragte (65,25%) treten häufiger als die übrigen Familienstände, z.B. verwitwete Befragte mit 52,59%, dafür ein, das Leben eines leidenden/sterbenden Menschen unter Umständen aktiv zu beenden (Tabelle 49).

Unter welchen Umständen aktive Sterbehilfe angewendet werden soll

Frage 18
Unter welchen Umständen ist es nach Ihrer Meinung gerechtfertigt, menschliches Leben zu beenden?

Frage 18.1: „*der Betroffene ist zu einer freien Willensentscheidung befähigt, schätzt seine Situation ausweglos ein, beruft sich auf sein Selbstbestimmungsrecht und fordert aktive Sterbehilfe.*“

Frage 18.2: „*der Patient ist zu einer selbstbestimmten Entscheidung nicht mehr fähig, wird aber nach dem Kenntnisstand der Medizin in der nächsten Zeit sterben. Die Angehörigen fordern die aktive Beendigung des Lebens.*“

Frage 18.3: „*der Patient ist geistig verwirrt/psychisch krank und zu einer freien Willensentscheidung nicht fähig; er bedarf der intensiven Betreuung und Pflege und wird nach dem Kenntnisstand der Medizin nicht wieder gesund und leistungsfähig. Die Angehörigen fordern die aktive Beendigung des Lebens.*“

Frage 18.4.: „*in Anbetracht der Kostenexplosion im Gesundheitswesen und der zunehmenden Überalterung der Bevölkerung müssen wir schon aus Gründen der Fairneß gegenüber der Solidargemeinschaft der Versicherten dahin kommen, irreverisible Leidenszustände aktiv zu beenden.*“

Von den Ärzten, die es unter bestimmten Umständen als gerechtfertigt ansehen, das Leben eines leidenden oder sterbenden Menschen aktiv zu beenden (‘*ja*’ bei Frage 17), meinen 85,55%, daß dies von der freien Willensentscheidung des Betroffenen abhängen sollte (Tabelle 56).
Dies sind deutlich weniger als bei den anderen Berufsgruppen, die dies es mit ca. 92% befürworten.
Nur 13,82% der Altenpfleger befürworten, aktive Sterbehilfe auch dann anzuwenden, wenn der Patient zu einer selbstbestimmten Entscheidung nicht mehr in der Lage ist (‘*ja*’ bei Frage 18.2).
Dies ist deutlich weniger als bei den anderen Berufsgruppen (> 35%).
Die Häufigkeit, mit der die Frage 18.3 (Sterbehilfe bei geistig verwirrten/psychisch kranken Menschen) bejaht wird, steigt von 8,92% beim Krankenpflegepersonal über 10,58% bei Altenpflegern und Altenpflegerinnen auf 12,12% bei den Ärztinnen und Ärzten kontinuierlich an. Zwischen 0.94% (Schwestern/Pfleger) und 1,86% (Ärzte) liegt die Zustimmungsrate für die Anwendung der aktiven Sterbehilfe aus ökonomischen Gründen. (Frage 18.4).
Während tendenziell mit ansteigendem Alter die Häufigkeit abnimmt, 18.1 (Sterbehilfe aufgrund einer freien Willensentscheidung des Betroffenen) zu bejahen, steigt diese bei 18.2 (Sterbehilfe ohne Zustimmung des Betroffenen), 18.3 (Sterbehilfe bei geistig verwirrten/psychisch kranken Menschen) und 18.4 (Sterbehilfe aus ökonomischen Gründen) mit zunehmendem Alter an (Tabelle 57).
Ein geschlechtsspezifischer Unterschied läßt sich beim Antwortverhalten zu Frage 18 nicht erkennen (Tabelle 58).

Auffälligkeiten im Antwortverhalten auf die Frage 18 in Abhängigkeit von der *Religionszugehörigkeit* zeigen sich nur in der Gruppe der 'Sonstigen'. Mit 14,77% wird die Frage 18.3 (Sterbehilfe bei geistig verwirrten/psychisch kranken Menschen) von ihnen deutlich häufiger befürwortet als von jeder anderen religiösen Gruppe. Das gleiche gilt mit 5,58% auch für die Frage 18.4 (Sterbehilfe aus ökonomischen Gründen) (Tabelle 59). Wenn der Betroffene zu einer freien Willensentscheidung fähig ist, seine Situation als ausweglos einschätzt, sich auf sein Selbstbestimmungsrecht beruft und aktive Sterbehilfe fordert (18.1), dann befürworten mit 93,54% die Mitarbeiter im Tätigkeitsbereich 'Sozialstation' oder 'anderer ambulanter/teilstationärer Dienst' die aktive Sterbehilfe am häufigsten. Niedergelassene Ärzte sind dagegen nur zu 84,31% der Überzeugung, daß menschliches Leiden dann aktiv beendet werden dürfe, wenn eine freie Willensentscheidung des Betroffenen vorliegt. Ist diese freie Willensentscheidung nicht mehr gegeben (18.2), wird die aktive Sterbehilfe mit 44,71% am häufigsten im Tätigkeitsfeld Intensivstation befürwortet. Die Bereitschaft, auch unter diesen Voraussetzungen die aktive Sterbehilfe zur Anwendung kommen zu lassen, ist in Sozialstationen oder anderen ambulanten/teilstationären Diensten mit 30,99% am geringsten ausgeprägt (Tabelle 60).
Mit zunehmender *Berufserfahrung* (Tabelle 62) wird Antwortmöglichkeit 18.1 (Sterbehilfe aufgrund einer freien Willensentscheidung des Betroffenen) kontinuierlich seltener gewählt. Bei 18.2 (Sterbehilfe ohne Zustimmung des Betroffenen) und 18.3 (Sterbehilfe bei geistig verwirrten/psychisch kranken Menschen) scheint dies anfänglich auch so, kehrt sich dann ab einer Berufserfahrung von 6 bis 9 Jahren um. Insbesondere erscheint bemerkenswert, daß in der Gruppe mit mehr als 20 Jahren Berufserfahrung die Sterbehilfe bei geistig verwirrten/psychisch kranken Menschen (18.3) mit 14,35% und die Sterbehilfe aus ökonomischen Gründen (18.4) mit 2,65% am häufigsten befürwortet wird. Bei der *Arbeitsplatzzugehörigkeit* sind diese Phänomene in leicht abgeschwächter Form ebenfalls feststellbar (Tabelle 61).
In Abhängigkeit von der *Berufszufriedenheit* läßt sich ein unterschiedliches Antwortverhalten für die Frage 18.1 (Sterbehilfe aufgrund einer freien Willensentscheidung des Betroffenen) nicht erkennen. Die Frage 18.2 (Sterbehilfe ohne Zustimmung des Betroffenen) wird dagegen von den eher und den sehr Unzufriedenen häufiger bejaht. Jene Befragten, die mit ihrer derzeitigen beruflichen Situation sehr unzufrieden sind, befürworten mit 14,48% deutlich häufiger die Sterbehilfe bei geistig verwirrten/psychisch kranken Menschen und mit 2,65% die Sterbehilfe aus ökonomischen Gründen, als dies bei den weniger Unzufriedenen oder den mit der beruflichen Situation zufriedenen Personen der Fall ist (Tabelle 63).

Die Häufigkeit aktiver Sterbehilfe - Dunkelfeld für Krankentötungen?

Frage 19
Haben Sie in Ihrer Umgebung schon einmal von einem oder mehreren Fällen gehört, bei denen aktive Sterbehilfe gewährt wurde?

Ärzte haben mit 18,47% am häufigsten schon von einem oder mehreren Fällen aktiver Sterbehilfe gehört. Bei den Schwestern und Pflegern sind es 13,98% und bei den Altenpflegern 11,25% (Tabelle 64).
Sehr deutlich ist in Tabelle 69 der hohe Prozentsatz der niedergelassenen Ärzte (21,36%) und der Mitarbeiter auf der Intensivstation im Allgemeinkrankenhaus (21,51%) zu sehen, die schon einmal von aktiver Sterbehilfe in ihrer beruflichen Umgebung gehört haben. Bei allen anderen Tätigkeitsbereichen sind es unter 15%, im Tätigkeitsfeld 'Psychiatrie' haben mit 8,71% haben die wenigsten Mitarbeiter von derartigen Vorgängen Kenntnis erhalten. Je größer die *Berufserfahrung* (Tabelle 70), desto eher haben befragte Mitarbeiter von aktiver Sterbehilfe im beruflichen Umfeld gehört. Bei denen mit 1-3jähriger Berufserfahrung sind es 7,80%, bei einer Berufserfahrung von mehr als 20 Jahren 17,56%. Die mit ihrer derzeitigen beruflichen Situation Unzufriedenen haben deutlich häufiger von (einem oder mehreren) Fällen aktiver Sterbehilfe im beruflichen Umfeld gehört (Tabelle 71).
Bemerkenswert ist, daß 18,33% der Männer, aber nur 11,86% der Frauen von Fällen aktiver Sterbehilfe gehört haben (Tabelle 65).[161]
Es fällt insbesondere auf, daß 17,7% der unter 'Sonstige' zusammengefaßten Religionsgruppenangehörigen in ihrer unmittelbaren beruflichen Umgebung schon einmal von einem oder mehreren Fällen gehört haben, bei denen aktive Sterbehilfe vorkam, während es sonst etwa 14% sind (Tabelle 66).
Aktive Sterbehilfe scheint in den alten *Bundesländern* etwa doppelt so häufig bekannt zu werden wie in den neuen Bundesländern. 15,14% der aus den alten Bundesländern stammenden Befragten haben schon in ihrer unmittelbaren beruflichen Umgebung von einem oder mehreren Fällen aktiver Sterbehilfe gehört, im Gegensatz zu 7,14% in den neuen Bundesländern (Tabelle 67).
Je größer der *Wohnort* (Tabelle 68), desto häufiger haben die Befragten von Sterbehilfe in ihrer unmittelbaren beruflichen Umgebung gehört; Großstädte rangieren hier mit 17,08% deutlich vor den kleinen Orten mit 11,00%.

[161] Es ist dabei zu bedenken, daß der Arztberuf von Männern dominiert wird und die Ärzte von allen Berufsgruppen den höchsten Anteil hatten.

Bitten um aktive Sterbehilfe

Frage 20
Ist an Sie selbst schon einmal der Wunsch herangetragen worden, aktive Sterbehilfe zu leisten?

Insgesamt wurden 41,91% der Untersuchungsteilnehmer schon einmal gebeten, selbst aktive Sterbehilfe zu leisten (Tabelle 21).
Gegenüber Ärzten (49,83%) wird die Bitte um aktive Sterbehilfe häufiger geäußert, als gegenüber Altenpflegern (41,97%) und Krankenschwestern und Krankenpflegern (37,22%) (Tabelle 72).
Männer werden häufiger um aktive Sterbehilfe gebeten als Frauen, wobei hier wieder zu bedenken ist, daß viele Ärzte Männer sind, Frauen mehr in den Pflegeberufen tätig sind (Tabelle 74). Insbesondere Personen mittleren Alters (40 bis 49 Jahre; 45,30%) werden deutlich häufiger als Mitglieder anderer Altersgruppen von Patienten um aktive Sterbehilfe gebeten (Tabelle 73).
Mehr als jeder zweite niedergelassene Arzt (53,67%) ist schon einmal um aktive Sterbehilfe gebeten worden. Mit 44,17% wurde in Sozialstationen oder anderen ambulanten oder teilstationären Diensten der Wunsch nach aktiver Sterbehilfe geäußert, gefolgt vom Tätigkeitsfeld 'Intensivstation' mit 43,49%. Relativ am seltensten wurde ein solches Verlangen im psychiatrischen Arbeitsbereich geäußert (30,56%) (Tabelle 78).
Je länger Mitarbeiter ihren derzeitigen *Arbeitsplatz* innehaben, desto häufiger sind sie mit dem Wunsch nach aktiver Sterbehilfe konfrontiert worden (< 1 Jahr: 37%; > 10 Jahre: 45,53%) (Tabelle 79).
Ein ähnliches Ergebnis zeigt sich bei der *Berufserfahrung*. Auch hier wurde an Mitarbeiter mit einer bis zu 20jährigen Berufsdauer zunehmend häufiger der Wunsch herangetragen, aktive Sterbehilfe zu leisten. Bei der Gruppe mit mehr als 20 Jahren Berufserfahrung fällt diese Häufigkeit allerdings geringfügig ab (Tabelle 80).
Von denen, die mit ihrer beruflichen Situation sehr zufrieden sind, wurden nur 39,26% um aktive Sterbehilfe gebeten. Mit der Steigerung des Grades der Berufsunzufriedenheit steigt die Nachfrage über 40,77% und 46,78% auf 51,52%. Mehr als jeder zweite, der sehr unzufrieden ist, ist schon um aktive Sterbehilfe gebeten worden (Tabelle 81).
In den alten *Bundesländern* wurden die Befragten mit 42,40% häufiger um aktive Sterbehilfe gebeten, als dies mit 39,17% in den neuen Bundesländern der Fall war (Tabelle 76).
Bei kleinen *Wohnorten* (Tabelle 77) sind es nur 37,50%, die schon einmal um aktive Sterbehilfe gebeten wurden, in Großstädten immerhin schon 46,56%. Je größer der Wohnort, desto eher ist schon einmal ein solcher

Wunsch an die befragten Mitarbeiter der Gesundheitsberufe herangetragen worden.
Mitglieder der evangelischen Kirche und 'sonstigen' Konfessionen, aber auch der konfessionslosen Befragten wurden zwischen 42,58% und 44,67% um aktive Sterbehilfe gebeten. Bei den Katholiken liegt dieser Prozentsatz mit 38,85% deutlich niedriger (Tabelle 75).

Die Bereitschaft, selbst Sterbehilfe zu praktizieren

Frage 21
Würden Sie selbst aktive Sterbehilfe praktizieren, wenn sie legal wäre?

Die - hypothetische - Legalisierung von Sterbehilfe zieht nicht ohne weiteres eine verstärkte Bereitschaft zur Durchführung nach sich. Es ist festzuhalten, daß die allgemeine Tendenz dahingeht, die Frage 21 eher zu verneinen als zu bejahen. Insgesamt sind 17,72% der Befragten bereit, selbst Hand anzulegen (Tabelle 22).
Männer (22,89%) sind eher bereit sind, die aktive Sterbehilfe durchzuführen als Frauen (15,28%).[162] Allerdings lehnen sie es auch häufiger (49,02%) gänzlich ab (Frauen: 47,36%). Frauen zeigen sich deutlich häufiger 'unentschieden' als ihre männlichen Kollegen (Tabelle 84).
Die Ärzte zeigen zu 23,30% Bereitschaft, selbst aktive Sterbehilfe durchzuführen, während Krankenschwestern und Pfleger nur zu 16,18% und Altenpfleger zu 16% bereit waren, diesen Schritt zu tun (Tabelle 82).
Vor dem Hintergrund dieses Ergebnisses sei daran erinnert, daß 44,30% der Krankenschwestern und Pfleger, 45% des Altenpflegepersonals und 31,64% der ärztlichen Mitarbeiter für die Übertragung der niederländischen Regelung auf die Bundesrepublik Deutschland votierten (Tabelle 24). Krankenschwestern und Pfleger sind zu 63,42% der Überzeugung, daß es unter bestimmten Umständen gerechtfertigt ist, das Leben eines leidenden oder sterbenden Menschen aktiv zu beenden. Beim Altenpflegepersonals äußerten 61,13%, bei den Ärzten 48,75% diese Überzeugung (Tabelle 45).
Bezogen auf die *Tätigkeitsfelder* tendieren niedergelassene Ärzte (28,84%) am ehesten dahin, unter legalen Bedingungen Sterbehilfe zu praktizieren, während schon auf den Intensivstationen eine deutlich geringere Bereitschaft besteht (20,84%). Die Bereitschaft ist relativ gesehen am geringsten ausgeprägt in den Alten- und/oder Pflegeheimen (16,15%) sowie in den Sozialstationen (12,87%) (Tabelle 89). Es sei daran erinnert, daß im

---

[162] Hierbei ist jedoch einschränkend zu bedenken, daß gewisse Tätigkeitsfelder geschlechtsspezifische Merkmale aufweisen.

Tätigkeitsbereich '*niedergelassener Arzt*' mit 54,47% die Überzeugung am geringsten ausgeprägt ist, daß es unter bestimmten Umständen gerechtfertigt sei, aktiv das Leben eines Leidenden oder Sterbenden zu beenden (Tabelle 51).

Dauer der *Arbeitsplatzzugehörigkeit, Berufserfahrung* und *Berufszufriedenheit* spiegeln sich im Antwortverhalten deutlich wider. Mit zunehmender Dauer am derzeitigen Arbeitsplatz lehnen es die Mitarbeiter häufiger ab, selbst aktive Sterbehilfe zu praktizieren (Tabelle 90). Auch mit zunehmender Berufserfahrung wird die eigene Beteiligung an aktiver Sterbehilfe häufiger abgelehnt.

Diese Ablehnung steigt auf etwa 59% bei Personen mit mehr als 20 Jahren Berufserfahrung (Tabelle 91).

Diejenigen, die an ihrem Arbeitsplatz *sehr zufrieden* sind, erkären sich zu 16,72% bereit, selbst aktive Sterbehilfe zu praktizieren. Diese Bereitschaft steigt an auf 24,24% bei den *sehr Unzufriedenen.* In der Gruppe der '*sehr zufriedenen' lehnen es* 54,57% ab, selbst Sterbehilfe zu praktizieren, wenn sie legal wäre. Diese Ablehnung sinkt kontinuierlich auf 38,53% bei den '*sehr Unzufriedenen'* (Tabelle 92).

Jeder zweite, der sich noch nie Gedanken über eine mögliche *Berufsaufgabe* gemacht hatte, lehnt es ab, selbst aktive Sterbehilfe durchzuführen (50,16%). Diejenigen, die schon einmal ernsthaft erwogen haben, den Beruf aufzugeben, lehnen es nur zu 42,37% ab, selbst aktive Sterbehilfe zu praktizieren (Tabelle 93).

Das *Alter* hat einen wichtigen Einfluß auf das Antwortverhalten. Auf Ablehnung stößt eigene Durchführung aktiver Sterbehilfe je älter die befragten Personen sind. Bei den unter 30jährigen lehnen 37,36% eine Eigenbeteiligung ab, bei den über 60jährigen sind es 64,35% (Tabelle 83).

Die Zugehörigkeit zu einer *religiösen Gemeinschaft* spielt in der Ablehnung eine entscheidende Rolle: In folgender Reihenfolge sinkt die Ablehnung der eigenen Bereitschaft, unter legalen Bedingungen die aktive Sterbehilfe selbst zu praktizieren: *sonstige* (62,68%) - *katholisch* (53,70%) - *evangelisch* (47,38%) - *konfessionslos* (35,01%) (Tabelle 85).

Wohnortgröße und *Bundeslandzugehörigkeit* zeigen eindeutige Tendenzen. Je größer der Ort, in dem die Befragten leben und arbeiten, um so eher ist man selbst zur Durchführung aktiver Sterbehilfe bereit. Die Bereitschaft schwankt zwischen 14,14% in Orten mit weniger als 10.000 Einwohnern und 20,71% in Wohnorten mit mehr als 500.000 Einwohnern (Tabelle 88). Die Bereitschaft, selbst aktive Sterbehilfe zu praktizieren, ist in den neuen Bundesländern (19,88%) etwas größer als in den alten Ländern (17,33%) (Tabelle 87).

Der *Familienstand* hat auf das Antwortverhalten bei Frage 21 Einfluß. Getrennt lebende (21,39%) sind eher bereit, aktive Sterbehilfe selbst zu praktizieren, als verheiratete (18,34%), als ledige (16%) oder verwitwete (14,81%) Personen (Tabelle 86).

Sterbehilfe für die eigene Person

Frage 22
Möchten Sie, daß bei Ihnen selbst die aktive Sterbehilfe zur Anwendung kommt?
Ja, wenn es mein eigener, freier Wille ist.
Ja, wenn ich zu einer freien Willensentscheidung nicht mehr fähig bin und meine Angehörigen und die Ärzte es für richtig halten.
Nein, ich möchte nicht, daß bei mir selbst die aktive Sterbehilfe zur Anwendung kommt.

35,24% der Befragten lehnen die aktive Sterbehilfe an der eigenen Person ab, 60,18% befürworten sie, wenn es eine eigene Entscheidung ist und 28,17% wollen aktive Sterbehilfe für die eigene Person auch dann, wenn Angehörige und Ärzte entscheiden (Tabelle 23).
Nur knapp die Hälfte der Ärzte (47,67%) möchte, daß bei ihnen selbst die aktive Sterbehilfe zur Anwendung kommt, allerdings nur, wenn es der eigene, freie Willensentscheid ist. Bei den beiden anderen Berufsgruppen sind es über 63%. Von der ärztlichen Berufsgruppe wird die Anwendung der aktiven Sterbehilfe für die eigene Person auch unter der Voraussetzung, daß eine eigene, freie Willensentscheidung nicht mehr möglich ist und Angehörige und Ärzte es für richtig halten, weniger häufig (23,86%) befürwortet, als bei den anderen Berufsgruppen (mehr als 29%). Ärzte lehnen die Anwendung der aktiven Sterbehilfe für die eigene Person deutlich häufiger gänzlich ab (47,39%), als dies bei Krankenschwestern und Pflegern (31,58%) und Altenpflegern (29,10%) der Fall ist (Tabelle 94).
Im Tätigkeitsfeld *niedergelassener Arzt* wünschen sich die Befragten zu 51,67%, daß bei ihnen selbst die aktive Sterbehilfe zur Anwendung kommt, wenn es eine eigene, freie Willensentscheidung ist. In der Psychiatrie wünschen dies 63,46%. Bei der grundsätzlichen Ablehnung von aktiver Sterbehilfe an der eigenen Person ist es genau umgekehrt. Die Mitarbeiter in der Psychiatrie lehnen sie nur mit 29,13% und die niedergelassenen Ärzte am häufigsten mit 43,52% ab. Auffällig ist die hohe Bereitschaft innerhalb des psychiatrischen Tätigkeitsfeldes, aktive Sterbehilfe auch dann an der eigenen Person zur Anwendung kommen zu lassen, wenn eine eigene Willensentscheidung nicht mehr möglich ist (33,68%). In den anderen Tätigkeitsfeldern wird diese Möglichkeit zwischen 23,34% und 29,67% gewünscht (Tabelle 100).

In Abhängigkeit von der *Berufserfahrung* wünschen bis zu 70% (1-3 Jahre) der Befragten, daß bei ihnen selbst die aktive Sterbehilfe zur Anwendung kommt, wenn es der eigene, freie Wille ist. In der Gruppe mit mehr als 20 Jahren Berufserfahrung sinkt dieser Wunsch auf 46,45%. Andererseits lehnt diese Gruppe mit 48,26% die aktive Sterbehilfe an der eigenen Person häufiger ab als alle anderen (Tabelle 101).
Mit steigender *Berufsunzufriedenheit* nimmt die Bereitschaft zu, aktive Sterbehilfe an der eigenen Person bei freier Willensentscheidung zu befürworten. Dieser Wunsch wächst von 53,26% bei den 'sehr Zufriedenen' auf 70,13% bei den 'sehr Unzufriedenen'. Analog fällt die grundsätzliche Ablehnung der aktiven Sterbehilfe an der eigenen Person mit ansteigender Berufsunzufriedenheit. Die 'sehr Zufriedenen' lehnen die Sterbehilfe an der eigenen Person mit einer Häufigkeit von 42,32% ab, die sehr Unzufriedenen mit einer Häufigkeit von 29% (Tabelle 102).
66,52% derjenigen, die sich schon Gedanken zur *Berufsaufgabe* gemacht haben, (Tabelle 103) befürworten die Anwendung der aktiven Sterbehilfe an der eigenen Person, wenn eine eigene, freie Willensentscheidung vorliegt, aber nur 57,57% derjenigen, die sich noch keine Gedanken zur Berufsaufgabe gemacht haben. Die Sterbehilfe wird von 29,48% grundsätzlich abgelehnt, die sich schon solche Gedanken gemacht haben, und mit 35,24% deutlich häufiger abgelehnt von denjenigen, die sich noch keine Gedanken zur Berufsaufgabe gemacht haben.
Mit steigendem *Alter* sinkt die Bereitschaft, die aktive Sterbehilfe bei freier Willensäußerung an der eigenen Person zur Anwendung kommen zu lassen (von 71% auf 38%). Spiegelbildlich steigt die grundsätzliche Ablehnung der aktiven Sterbehilfe an der eigenen Person mit zunehmendem Alter an und zwar von ca. 25% auf 59% (Tabelle 95).
62,86% der Frauen möchten, daß bei ihnen selbst die aktive Sterbehilfe zur Anwendung kommt, wenn es der eigene, freie Wille ist. Bei den Männern sind es dagegen nur 54,50%. 40,90% der Männer lehnen die Sterbehilfe an der eigenen Person grundsätzlich ab, während es bei den Frauen nur 32,57% sind (Tabelle 96).
Mit deutlicher Mehrheit wünschen katholische (54,19%) und evangelische (60,43%) Befragte aktive Sterbehilfe bei eigener, freier Willensentscheidung. Von den 'Konfessionslosen' wird dieser Wunsch noch häufiger angegeben (74,64%). Lediglich die sonstigen konfessionell Gebundenen lehnen die aktive Sterbehilfe für die eigene Person mehrheitlich ab (54,07%). Bei den Katholiken wird sie von 41,46%, bei den Evangelischen von 34,39% und bei den Konfessionslosen von 21,73% gänzlich abgelehnt. Die Bereitschaft, die Sterbehilfe an der eigenen Person auch dann zur Anwendung kommen zu lassen, wenn eine eigene Willensentscheidung nicht mehr möglich ist, liegt zwischen 19,14% (Sonstige Kon-

fessionen) und 37,50% bei den konfessionslosen Personen (Tabelle 97). Verheiratete (37,24%) und verwitwete (40,00%) Personen lehnen die aktive Sterbehilfe an der eigenen Person deutlich häufiger ab als andere Familienstände (zwischen 28% und 33%). Umgekehrt wünschen verheiratete und verwitwete Personen die aktive Sterbehilfe bei freier Willensentscheidung an der eigenen Person seltener als Befragte mit anderen Familienständen.
Mit 60,18% wird also von allen *Familienständen* mehrheitlich die Bereitschaft bekundet, aktive Sterbehilfe an der eigenen Person anwenden zu lassen, wenn es eine eigene, freie Willensentscheidung ist; mit 35,24% lehnt dies nur eine Minderheit grundsätzlich ab. (Tabelle 98).
Es ist von einiger Bedeutung, ob die Befragten aus den neuen oder alten *Bundesländern* stammen. Während 65,93% in den neuen Bundesländern möchten, daß aktive Sterbehilfe bei eigener, freier Willensentscheidung praktiziert wird, wünschen dies für sich nur 59,16% in den alten Bundesländern.
Die Anwendung der aktiven Sterbehilfe an der eigenen Person wird in den alten Ländern (36,51%) deutlich häufiger abgelehnt, als dies in den neuen Bundesländern (28,12%) der Fall ist (Tabelle 99).

DISKUSSION

Mehr als jeder dritte befragte Mitarbeiter der Gesundheitsberufe spricht sich dafür aus, die aktive Sterbehilfe in der Bundesrepublik Deutschland - wie in den Niederlanden (*Frage 14*) - zu legalisieren. Allerdings ergeben sich - in Abhängigkeit von den mitarbeiter- und tätigkeitsbezogenen Angaben - deutliche Unterschiede im Antwortverhalten.
Ärzte befürworten die Legalisierung der aktiven Sterbehilfe in Deutschland (analog der niederländischen Regelung) weniger häufig als die anderen Berufsgruppen. Einzig diese Berufsgruppe votiert mehrheitlich gegen die Übertragung der niederländischen Gesetze auf deutsche Verhältnisse. Die Zustimmung in der ärztlichen Berufsgruppe (31,65%) in dieser Untersuchung lag deutlich unter der Zustimmungsrate (59%), die KUHSE und SINGER 1987 in Australien ermittelten.[163] Die Differenz ist sicher durch die unterschiedlichen historischen Erfahrungen mit der Euthanasie in Australien bzw. in Deutschland zu erklären. Sie dürfte aber auch darin begründet sein, daß die australische Fragebogenaktion einen die Euthanasie befürwortenden Tenor hatte. Dies wird dann deutlich, wenn in Abhängigkeit von der Religions- oder Konfessionszugehörigkeit unterschiedliches

[163] Kuhse - Singer 1988, 623-626.

Antwortverhalten von Kuhse/Singer damit erklärt wird, daß Mitglieder religiöser Gemeinschaften nicht in der Lage seien, „die Sache rational zu betrachten“, oder wenn gefragt wird, ob es nicht eine „gute Sache“ sei, wenn die niederländische Rechtslage auf Australien übertragen würde.[164]
Auch die in der eigenen Untersuchung festgestellte Zustimmung der Krankenschwestern und Pfleger zur Übertragung niederländischer Gesetze auf die Bundesrepublik Deutschland (44,27%) liegt deutlich unter den Werten von 75%, die KUHSE und SINGER 1991 in Australien ermittelten. Von den Autoren wird das Votum des Krankenpflegepersonals mit dem größeren Verständnis der Schwestern und Pfleger für unheilbar Kranke erklärt.[165] Eine solche Aussage reicht sicher nicht zur Begründung der bestehenden Unterschiede aus. Die größere Bereitschaft des Pflegepersonals, die aktive Sterbehilfe zu legalisieren, hängt wahrscheinlich ebensosehr mit einer Ungleichverteilung der physischen und psychischen Lasten zusammen. Denn unstrittig haben Schwestern und Pfleger, aber auch das Altenpflegepersonal sehr viel unmittelbarer und direkter mit sehr schwer erkrankten Menschen Kontakt, und das oftmals über längere Zeiträume hinweg, als Ärzte. Im Vergleich zu den Ärzten sind die Rückzugsmöglichkeiten für das Pflegepersonal sehr viel geringer. Häufig sind Schwestern und Pfleger in ärztlich-therapeutische Erwägungen unzureichend einbezogen. Sie werden mit den Problemen der Betreuung und Pflege, nicht selten bei knapper Personalausstattung, weitgehend alleingelassen. Ob unter verbesserten Arbeitsbedingungen, mit entsprechender psychologischer Begleitung und einem gleichberechtigten Austausch die Zustimmung von Kranken- und Altenpflegepersonal noch immer deutlich über der Zustimmung der Ärzte liegen würde, muß vorläufig offen bleiben.
Diese Faktoren erscheinen aber mindestens so bedeutsam, wie das von KUHSE und SINGER angesprochene ‘größere Verständnis’. Die Formulierung vom ‘größeren Verständnis’ des Krankenpflegepersonals für unheilbar kranke Menschen legt nahe, daß es sich bei der aktiven Sterbehilfe um eine *unvermeidbare und legitime Maßnahme* handelt. Es bleibt unberücksichtigt, daß Befürwortung oder Ablehnung der aktiven Sterbehilfe neben anderem auch auf die Verhältnisse verweist, unter denen eine solche Einstellungsuntersuchung durchgeführt wird.
Die Urteile der Befragten sind entstanden aufgrund von unmittelbar erlebten Leidenssituationen in den Institutionen des Gesundheitswesens. Übergeordnete, historische, ethische und gesellschaftliche Erwägungen dürften eher eine untergeordnete Rolle gespielt haben. Insofern ist es ebenso naheliegend wie verständlich, aber auch gefährlich, ein solches

---

[164] Kuhse - Singer 1988, 624.
[165] Kuhse - Singer 1992, 21f.

Ergebnis als Ausdruck eines größeren Verständnisses zu interpretieren. Primäres Motiv für ein solches Votum dürfte sein, daß von der Legalisierung der aktiven Sterbehilfe eine Verringerung des täglich erlebten Leidens erwartet wird. Ob es für die Befragten auch vorstellbar wäre, die alltäglich erlebte Verzweiflung und Hoffnungslosigkeit durch andere Erwägungen zu reduzieren, wird weder in dieser noch in anderen Untersuchungen hinterfragt und reflektiert.

Die Institutionen im Gesundheitswesen sind gekennzeichnet durch die Konzentration von schwereren und schwersten Krankheiten, Hoffnungslosigkeit und Tod an einem Ort. Das, was sich über Jahrtausende dezentral und damit verteilt auf viele Schultern, in Familien und in der Öffentlichkeit vollzog, nämlich das Sterben, geschieht nunmehr konzentriert an wenigen Orten. Verschärft wird diese Situation noch dadurch, daß Menschen in den Industrieländern zunehmend älter werden.

Man muß sich fragen, inwieweit die Mitarbeiter in den Gesundheitsberufen und Menschen überhaupt in der Lage sind, ohne selbst Schaden zu nehmen, über Jahre oder Jahrzehnte hinweg die alltägliche, permanente Konfrontation mit Verzweiflung, Hoffnungslosigkeit und Tod zu ertragen. Ist es nicht falsch, im Namen einer spezialisierten, naturwissenschaftlich-technisch ausgerichteten Medizin die Arbeitsteilung soweit voranzutreiben, daß Menschen - in diesem Fall die Mitarbeiter in den Gesundheitsberufen - in beruflichen Zusammenhängen nur noch mit einem, dem besonders belastenden Ausschnitt des Lebensendes konfrontiert sind?

Oberstes Prinzip der Medizin in den Industrieländern ist es, kranken Menschen - orientiert am naturwissenschaftlich-technischen Erkenntnisstand - ein Optimum an differenzierter Diagnostik und Therapie zukommen zu lassen. Elementare psychosoziale und emotionale Bedürfnisse von Patienten und Mitarbeitern sind eindeutig nachrangig. So entsteht das Phänomen, daß „rationale Prinzipien“ den Menschen emotional überfordern. Die utilitaristische Philosophie, die im vordergründigen Nützlichkeitskalkül die einzige Grundlage sittlichen Verhaltens sieht, beklagt insofern folgerichtig seelenlose Gesundheitsfabriken und inhumane Reparaturwerkstätten im Gesundheitswesen. Wenn dann aber daraus die Forderung abgeleitet wird, die aktive Sterbehilfe zu legalisieren, so ist dies günstigstenfalls kurzschlüssig und unreflektiert. Eine solche Forderung unterstellt nämlich, die vorhandenen Verhältnisse im Gesundheitswesen seien gegeben und nicht veränderbar.

Diese Bedingungen, die auf Seiten der Patienten mit entindividualisierter Behandlung und einem anonymen Sterben, und auf Seiten der Mitarbeiter mit permanenter Konfrontation mit Verzweiflung und Hoffnungslosigkeit verbunden sein können, werden nicht hinterfragt. Es bleibt die gänzlich unbeantwortete Frage zurück, ob der Wunsch nach aktiver Sterbehilfe ein ähnliches Ausmaß hätte, wenn die psychosozialen und emotionalen Bedürfnisse der Menschen im Sinne der Studienergebnisse von TAUSCH im Gesundheitsbereich stärker berücksichtigt würden. Immerhin gaben hier 75% der Befragten an, daß sie am liebsten zu Hause sterben würden und daß ihnen eine gute Betreuung, jederzeit möglicher Besuch und Schmerzfreiheit am wichtigsten sei.[166]

Die Plädoyers für die aktive Sterbehilfe und erst recht die Legalisierung bewirken das Gegenteil: nicht die Verhältnisse werden an die menschlichen Bedürfnisse angepaßt, sondern ein vordergründig 'rationales' und 'effizientes' Gesundheitswesen verschafft sich die 'Problemlösungen', die seinen Organisationsprinzipien, seinen Prioritäten und seinem Krankheitsbegriff gemäß sind.

Mit zunehmendem Alter sprechen sich die Befragten signifikant häufiger gegen eine Legalisierung der aktiven Sterbehilfe - analog der niederländischen Regelung - aus.

Die Übertragung der niederländischen Gesetze auf die Bundesrepublik Deutschland wird von Frauen häufiger befürwortet als von Männern. Es ist aber zu berücksichtigen, daß die unterschiedlichen Berufsgruppen stark geschlechtsspezifisch majorisiert werden. Beim Krankenpflegepersonal beträgt der Frauenanteil 75,23%, beim Altenpflegepersonal liegt er bei mehr als 80%. In der ärztlichen Berufsgruppe liegt der Anteil der Mitarbeiterinnen dagegen nur bei 33,41%. So ließ sich dann auch bei der logistischen Regression ein signifikanter Unterschied zwischen den Geschlechtern zur Frage der Übertragung niederländischer Regelungen auf die Bundesrepublik Deutschland nicht nachweisen.

Konfessionell gebundene Personen in den Gesundheitsberufen lehnen eine Legalisierung der aktiven Sterbehilfe deutlicher ab, als konfessionslose Befragte dies tun.

Aber auch katholische (42,92%) und evangelische (36,48%) Personen lehnen die Legalisierung nicht mehrheitlich ab. Dies ist einzig bei den sonstigen Konfessionen (54,55%) der Fall. Mehrheitlich befürwortet dagegen wird die Legalisierung der aktiven Sterbehilfe nur von den konfessionell nicht gebundenen Befragten.

In Abhängigkeit vom Familienstand wird die Legalisierung der aktiven Sterbehilfe am häufigsten von getrennt Lebenden befürwortet und von Verwitweten am deutlichsten abgelehnt.

Die Tendenz zur Übertragung der niederländischen Gesetzeslage ist in den neuen Bundesländern signifikant häufiger als in den alten Ländern.

---

[166] Tausch 1991, 104.

Mitarbeiter aus dem *psychiatrischen Tätigkeitsfeld* votieren mit Abstand am deutlichsten für die Legalisierung der aktiven Sterbehilfe (Zustimmungsrate > 10% gegenüber der Zustimmung auf Intensivstationen). Dies muß auf der einen Seite insofern überraschen, als daß das Problem der aktiven Sterbehilfe in der Psychiatrie sicher - im Vergleich zu den hier untersuchten Tätigkeitsfeldern - im Berufsalltag die geringste Rolle spielt. Andererseits könnte es aber gerade die relative Distanz sein, die ein solches Votum provoziert. Es dürfte sich hier um eine weit überwiegend 'rationale' und 'abstrakte' Sicht des Problems handeln. Je präsenter in einem Tätigkeitsfeld die mit einer verbindlichen gesetzlichen Regelung verbundenen Schwierigkeiten und Abgrenzungsprobleme sind, um so eher ist Skepsis vorhanden. Darüber hinaus steht die Psychiatrie wie kaum eine andere medizinische Disziplin unter dem Einfluß sich ändernder gesellschaftlicher Einflüsse und Meinungen. Vor dem Hintergrund, daß eine große Mehrheit der Allgemeinbevölkerung die aktive Sterbehilfe befürwortet, mag es sein, daß die Psychiatrie derartige Trends besonders sensibel, aber auch besonders unkritisch, aufgreift und übernimmt. Die Ergebnisse dieser Studie stimmen an diesem Punkt überein mit den von Jonathan et. al. erhobenen Befunden: Psychiater befürworten Euthanasie am stärksten.[167]

Mit zunehmender Dauer am gegenwärtigen Arbeitsplatz und Berufserfahrung wird die Legalisierung in Anlehung an die niederländische Gesetzeslage proportional steigend abgelehnt. In der Gruppe mit mehr als 20 Jahren Berufserfahrung spricht sich sogar eine Mehrheit gegen die Legalisierung aus.

Diese Ergebnisse werden gestützt durch einen analogen Trend bei ansteigendem Lebensalter der Befragten. Wahrscheinlich läßt sich diese zunehmende Ablehnung der Legalisierung nicht einzig und allein auf die Arbeitsplatzzugehörigkeit, Berufserfahrung oder das Lebensalter zurückführen. Es darf als sicher gelten, daß mit zunehmendem Lebensalter, damit verbundener steigender Berufserfahrung und potentiell langen Zeiten am derzeitigen Arbeitsplatz, die Auseinandersetzung mit dem eigenen Tod intensiver wird. Somit stellt sich im höheren Lebensalter die Frage nach dem gesellschaftlichen Umgang mit Sterben und Tod für den Einzelnen deutlicher.

Es ist zu vermuten, daß die deutlichere Befürwortung der aktiven Sterbehilfe in jüngeren Lebensphasen auch mit der größeren zeitlichen Ferne und einer distanzierteren, die eigene Person nicht oder doch erst sehr viel später betreffenden Auseinandersetzung mit diesem Problem zusammenhängt. Hinzu kommt, daß mit zunehmender Berufserfahrung wahrschein-

[167] Jonathan et. al. 1994, 89-94.

lich das gesicherte Wissen um Abgrenzungs- und Anwendungsschwierigkeiten bei der aktiven Sterbehilfe, aber auch die Sorge vor möglichem Mißbrauch größer wird.
Die Vorbehalte älterer Befragter gegenüber einer Legalisierung der aktiven Sterbehilfe kommen auch darin zum Ausdruck, daß die Zustimmungsrate zur Anwendung an der eigenen Person mit zunehmendem Lebensalter deutlich absinkt. In der Gruppe der 50-59jährigen wird die aktive Sterbehilfe für die eigene Person von knapp 48%, bei den über 60jährigen mehrheitlich von mehr als 58% abgelehnt.
Die *Berufszufriedenheit* beeinflußt das Antwortverhalten entscheidend. Je unzufriedener eine Person mit ihrer derzeitigen beruflichen Situation ist, um so eher spricht sie sich für die Legalisierung der aktiven Sterbehilfe aus. In die gleiche Richtung weist, daß diejenigen, die schon einmal ernsthaft über eine Berufsaufgabe nachgedacht haben, die Legalisierung eher befürworten.
Diese Ergebnisse weisen darauf hin, daß die Voten zur aktiven Sterbehilfe nicht nur von der persönlichen Befindlichkeit des Befragten unabhängige Einstellungen oder gar fachliche Urteile sind, sondern Ausdruck eines komplexen Geflechtes von persönlich-emotionalen Zuständen, fachlichen und erfahrungsgeleiteten Überzeugungen sowie lebensgeschichtlichen Gegebenheiten. Diese Ergebnisse stimmen mit der Studie von WAXMAN überein, der die Einstellung zur Euthanasie bei schwedischen Krankenschwestern und Pflegern untersuchte, und ebenfalls einen eindeutigen Zusammenhang zwischen Unzufriedenheit am Arbeitsplatz und positiver Bewertung der aktiven Sterbehilfe fand.[168]
Bei knapp der Hälfte aller Befragten (45,30%) ist schon einmal die Vorstellung aufgekommen, selbst das unheilbare Leiden bestimmter Patienten zu verkürzen. Weit überwiegend sind bei allen Befragten diese Vorstellungen vereinzelt, nicht aber öfter aufgetreten (Frage 16).
Ärzte hatten diese Vorstellungen deutlich häufiger als die anderen Berufsgruppen. Wahrscheinlich ist dieses Ergebnis damit zu erklären, daß diese Berufsgruppe immer wieder medizinische und menschliche Entscheidungen auf der Grenze zwischen Leben und Tod zu treffen hat. So gehört es sicher zu den häufigen Aufgaben von niedergelassenen Ärzten, Intensivmedizinern und Klinikärzten, sterbende Patienten zu betreuen. Jederzeit besteht die Möglichkeit - im Rahmen eines fachlichen und menschlichen Ermessens - Therapien auf die eine oder andere Weise zu beginnen, fortzusetzen oder auch abzubrechen. In jedem Fall liegt die Verantwortung, aber auch die Macht zur Entscheidung bei den Ärzten. Aufgrund ihrer Qualifikation liegt die Anordnungs- und in vielen Fällen

[168] Waxman et al. 1988, 397-401.

auch die Durchführungsverantwortung für Therapien bei ihnen. In diesem Zusammenhang gehört es zur ärztlichen Tätigkeit, Entscheidungen zu treffen, die für das Weiterleben oder auch das Sterben von Menschen von entscheidender Bedeutung sind. Diese Charakteristika treffen auf die anderen Berufsgruppen nicht - oder nur eingeschränkt - zu. Insofern kann erklärt werden, daß die Vorstellung, selbst das unheilbare Leiden bestimmter Patienten zu verkürzen, bei Ärzten häufiger auftreten, obwohl sie die Legalisierung der aktiven Sterbehilfe ganz deutlich häufiger als Schwestern, Pfleger und Altenpfleger(innen) ablehnen, obwohl letztere weniger häufig die Vorstellung hatten, selbst unheilbares Leiden bestimmter Patienten aktiv zu verkürzen.
Die Untersuchung liefert eindeutige Belege dafür, daß diese Vorstellungen wenig mit der tatsächlichen Einstellung zur aktiven Sterbehilfe zu tun haben. So verneinten die Ärzte als einzige mehrheitlich die Frage, ob es unter bestimmten Umständen gerechtfertigt sei, das Leben eines Leidenden oder Sterbenden aktiv zu beenden. Die Zustimmung zu einer Gesetzesänderung in der Bundesrepublik Deutschland - analog der holländischen Praxis - wurde von den Ärzten als einziger Berufsgruppe mehrheitlich abgelehnt.
Die Vorstellung, selbst das unheilbare Leiden bestimmter Patienten zu verkürzen, trat bei Männern sehr viel häufiger auf als bei Frauen. Dies gilt sowohl für vereinzelte, aber auch für die häufigeren Vorstellungen.
Auch die Zugehörigkeit zu einer *Religionsgruppe* hat einen deutlichen Einfluß auf die Vorstellung, selbst das Leiden bestimmter Patienten zu verkürzen. Während konfessionell gebundene Befragte mehr oder weniger ausgeprägt mehrheitlich die Vorstellung nie hatten, ist bei den Konfessionslosen die Vorstellung nur bei einer großen Minderheit gar nicht aufgetreten.
Je größer der *Ort*, in dem der einzelne Befragte lebt, desto häufiger wird die Vorstellung formuliert, daß man selbst das unheilbare Leiden bestimmter Patienten verkürzen sollte. Hier steigt Kurve kontinuierlich an. Während in allen Orten unter 500.000 Einwohnern diese Vorstellung nur bei einer großen Minderheit vereinzelt oder öfter auftrat, war es in den Orten mit über 500.000 Einwohnern bei der Mehrheit der Fall.
In Abhängigkeit von den *Tätigkeitsfeldern* trat die Vorstellung, daß man selbst das unheilbare Leiden bestimmter Patienten verkürzen sollte, im Bereich '*niedergelassene(r) Ärztin/Arzt*' (60%) am häufigsten auf. Die Häufigkeit dieser Vorstellung fällt in dieser Reihenfolge der Tätigkeitsfelder kontinuierlich ab: '*Intensivstation*', '*Allgemeinkrankenhaus*', '*Psychiatrie*', '*Alten- und/oder Pflegeheim*' bis zur '*Sozialstation*' oder anderer '*ambulanter/teilstationärer Dienst*'. Wo die unmittelbare und direkte Auseinandersetzung mit der Behandlung unheilbar kranker Men-

schen zum beruflichen Alltag gehört, trat diese Vorstellung am häufigsten auf (niedergelassene Ärzte, Intensivstationen, sonstige Arbeitsplätze in Kliniken). Dort, wo - wie etwa in der Psychiatrie oder in den Sozialstationen - die unmittelbare Konfrontation mit unheilbaren Leiden im direkten Vergleich relativ selten vorkommt, existieren solche Vorstellungen deutlich seltener.
Umfassende *Berufserfahrung* und lange *Verweildauer am gegenwärtigen Arbeitsplatz* lassen die Vorstellung, selbst das unheilbare Leiden bestimmter Patienten zu verkürzen, häufiger auftreten. Dies ist der Fall, obwohl die aktive Sterbehilfe prinzipiell und deren Legalisierung von diesen Gruppen relativ am häufigsten abgelehnt wird.
Das Auftreten der Vorstellung, selbst das unheilbare Leiden bestimmter Patienten zu verkürzen, hängt deutlich ab von der *Berufszufriedenheit.* Mit ihrer derzeitigen beruflichen Situation sehr oder eher zufriedene Befragte hatten derartige Vorstellungen deutlich seltener als sehr oder eher Unzufriedene. Auch dieses Teilergebnis verweist darauf, daß die Einstellungen zum Problem der aktiven Sterbehilfe stark von persönlichen Befindlichkeiten abhängen.
Eine deutliche Mehrheit der Befragten ist der Auffassung (59,22%), daß es unter bestimmten Umständen gerechtfertigt ist, menschliches Leiden aktiv zu beenden.
Diese Überzeugung ist bei Kranken- und Altenpflegepersonal sehr viel ausgeprägter (mehr als 60%) vorhanden als bei den Ärzten mit ca. 49%. Neben den bereits angesprochenen Ursachen für diese Einstellungsunterschiede zwischen den Berufsgruppen, wie längere Kontaktzeiten zu Patienten, weniger Rückzugsmöglichkeiten, Personalknappheit und fehlende Austauschmöglichkeiten, dürften auch die weiterreichenden Konsequenzen für die Ärzte eine Rolle spielen.
In der gegenwärtigen Verfassung des Gesundheitswesens dürfte es klar sein, daß, wenn das Leben eines leidenden oder sterbenden Menschen aktiv beendet wird, dies die Aufgabe der Ärzte ist.[169] Es ist daher zu vermuten, daß die Befürwortung der aktiven Sterbehilfe für Krankenschwestern, Pfleger und Altenpflegepersonal weniger persönlich-berufliche Konsequenzen hat als für Ärztinnen und Ärzte. Insofern ist es wahrscheinlich, daß sich das deutlich zurückhaltendere Votum der Ärzte auch aus der Scheu und Ablehnung heraus ableiten läßt, die Tötungen selbst durchführen zu müssen. Eine solche Interpretation wird dadurch gestützt, daß die Ärzte es als einzige Gruppe mehrheitlich ablehnen, selbst aktive Sterbehilfe zu praktizieren, wenn sie legal wäre.

---

[169] Die aktive Sterbehilfe in den Niederlanden wird von den Ärzten geleistet, wie entsprechende Regelungen belegen.

Noch deutlicher als von der Berufsgruppe wird die Überzeugung vom *Lebensalter der Befragten* beeinflußt, ob es unter bestimmten Umständen gerechtfertigt ist, das Leben Leidender und Sterbender aktiv zu beenden. Über 70% der unter 30jährigen rechtfertigen eine solche Handlung, dagegen nur knapp 34% der über 60jährigen. Eine ähnliche Tendenz zeigt sich beim Antwortverhalten in Abhängigkeit von der Berufserfahrung: Die aktive Sterbehilfe wird mit zunehmender Berufserfahrung weniger häufig befürwortet. Schließlich wird sie von Personen mit mehr als 20 Jahren Berufserfahrung mehrheitlich abgelehnt.

Die Skepsis gegenüber der Anwendung der aktiven Sterbehilfe wird also um so deutlicher, je persönlicher und näher die jeweiligen Konsequenzen empfunden werden. Jüngere Menschen haben eine größere zeitliche und auch emotionale Distanz zu ihrem eigenen Lebensende, als dies bei älteren Menschen der Fall ist. Somit stellt sich für die Jüngeren die Frage nach dem eigenen Tod und dem Umgang mit Leiden und Sterben auf einer weniger persönlichen Ebene, sie sind nicht so unmittelbar betroffen. Ältere Menschen hingegen leben eher in der Gewißheit, daß sie schon relativ zeitnah die Konsequenzen einer legalisierten und praktizierten aktiven Sterbehilfe selbst erfahren könnten. Mit dieser unterschiedlichen Nähe bzw. Distanz zum eigenen Lebensende können mit hoher Wahrscheinlichkeit die sehr auffälligen Einstellungsunterschiede zwischen älteren und jüngeren Personen erklärt werden.

Bei der deskriptiven Analyse fällt auf, daß in dieser Untersuchung Frauen (60%) häufiger als Männer (54,6%) der Überzeugung sind, daß es unter bestimmten Umständen gerechtfertigt ist, das Leben eines leidenden oder sterbenden Menschen aktiv zu beenden. Daß ein derartiges Votum nicht unbedingt auch mit einer individuellen Handlungsbereitschaft verknüpft ist, zeigt, daß Frauen (ca. 15%) deutlich seltener bereit sind, aktive Sterbehilfe selbst zu praktizieren wenn sie legal wäre, als dies bei Männern (ca. 22%) der Fall ist.

Allgemein war vor der Untersuchung erwartet worden, daß Frauen eher seltener als Männer die aktive Sterbehilfe bejahen würden. Diese Hypothese gründete sich auf die Einschätzung, daß Männer weniger Kompetenz besitzen, unabänderliche Leidenszustände zu begleiten, ohne medizinisch oder pflegerisch handeln zu können. Bei Frauen scheint eher die Fähigkeit vorhanden, einem Leidens- und/oder Sterbeprozeß seinen 'natürlichen' Lauf zu lassen. Diese Hypothese kann nur Bestand haben im Hinblick auf die bei Frauen im Vergleich zu Männern geringer ausgeprägte eigene Handlungsbereitschaft, nicht aber im Hinblick auf die prinzipielle Befürwortung oder Ablehnung der aktiven Sterbehilfe.

Diese aufgrund der deskriptiven statistischen Analysen aufgestellten Hypothesen sind jedoch mit äußerster Vorsicht zu behandeln. Es gilt zu be-

rücksichtigen, daß der Frauenanteil in den pflegerischen Berufsgruppen erheblich größer ist als bei den Ärzten. Immerhin konnte bei der logistischen Regression ein signifikanter Unterschied zwischen Frauen und Männern bei Beantwortung der Frage 17 nicht gefunden werden.
Erstaunlich erscheint, daß in den großen Volkskirchen mit deutlichen Mehrheiten (52 - 59%) die aktive Sterbehilfe befürwortet wird. Damit wird deutlich, wie weit sich die konfessionell gebundenen Befragten in den Gesundheitsberufen von den offiziellen Stellungnahmen und Lehrmeinungen unterscheiden. In der kürzlich veröffentlichten Schrift der katholischen und evangelischen Kirche 'Im Sterben: Umfangen vom Leben' erteilen sie allen Formen von aktiver Sterbehilfe eine klare Absage.[170] Ausschließlich bei den sonstigen Konfessionen wird die aktive Sterbehilfe mehrheitlich abgelehnt. Daß aber religiöse Bindungen gleichwohl in der Tendenz eher eine skeptische Haltung gegenüber der aktiven Sterbehilfe bedingen, wird am Teilergebnis für die Konfessionslosen deutlich. In dieser Gruppe befürworten mehr als drei Viertel die aktive Sterbehilfe.
Daß in den neuen Bundesländern die aktive Sterbehilfe häufiger befürwortet wird als in den alten Ländern, dürfte im wesentlichen auf den Umstand zurückzuführen sein, daß hier aufgrund der politisch-historischen Umstände die religiösen Bindungen erheblich geringer sind (nahezu jeder zweite ist konfessionslos).
In allen Tätigkeitsfeldern wird die aktive Sterbehilfe mit mehr als 40% abgelehnt, mit Ausnahme des psychiatrischen Tätigkeitsfeldes. Hier wird nur von etwa 32% angegeben, daß es nicht gerechtfertigt ist, das Leben eines leidenden/sterbenden Menschen unter bestimmten Umständen aktiv zu beenden. Mit einer Differenz von nahezu 8% wird in der Psychiatrie die aktive Sterbehilfe häufiger bejaht als in Alten- und/oder Pflegeheimen, dem Tätigkeitsfeld, in dem die aktive Sterbehilfe am zweithäufigsten befürwortet wird. Zum Tätigkeitsfeld 'niedergelassene(r) Ärztin/Arzt', wo die aktive Sterbehilfe mit etwa 54% am wenigsten häufig befürwortet wird, beträgt der Unterschied zur Psychiatrie mehr als 13%. Wie schon bei der Frage nach der Legalisierung der aktiven Sterbehilfe wie in den Niederlanden, votieren die Befragten im psychiatrischen Tätigkeitsfeld deutlich häufiger als anderswo für die aktive Sterbehilfe. Dies bedeutet aber nicht, daß hier auch die Bereitschaft, selbst aktive Sterbehilfe zu praktizieren, wenn sie legal wäre, ebenfalls am ausgeprägtesten ist. Im Gegenteil: Im Tätigkeitsfeld '*Niedergelassener Arzt*', '*Intensivstation am Allgemeinkrankenhaus*' und '*sonstiger Arbeitsplatz im Allgemeinkrankenhaus*' ist man sehr viel eher bereit, selbst aktive Sterbehilfe zu praktizieren, wenn sie legal wäre. Auch dieses Teilergebnis verweist auf

[170] Vgl. 'Deutsches Ärzteblatt'. Nr. 20. 1996, 909.

den Umstand, daß offensichtlich die aktive Sterbehilfe um so weniger häufig befürwortet wird, je eher das Problem im beruflichen Alltag, sowohl auf der Ebene von Entscheidungen als auch auf der Ebene von möglicher Ausführung, bei den Befragten eine Rolle spielt.

In Abhängigkeit von der Berufszufriedenheit fallen die Voten, ob es unter bestimmten Umständen gerechtfertigt ist, das Leben eines leidenden/sterbenden Menschen aktiv zu beenden, sehr unterschiedlich aus. Je unzufriedener man ist, um so eher wird die aktive Sterbehilfe befürwortet. Signifikante Unterschiede ergeben sich auch im Hinblick auf den Familienstand. So votieren geschiedene und getrennt lebende Personen häufiger für die aktive Sterbehilfe als die anderen Familienstände. Erneut verdeutlicht sich an dieser Stelle, daß die Einstellungen zur Sterbehilfe geprägt werden von persönlichen Lebensverhältnissen und der beruflichen Zufriedenheit.

Diejenigen, die es unter bestimmten Umständen befürworten, das Leben eines leidenden/sterbende Menschen aktiv zu beenden, votieren mit mehr als 90% dafür, dies von der freien Willensentscheidung des Betroffenen abhängig zu machen. Die Zustimmungsrate zur aktiven Sterbehilfe bei nicht vorhandenem freien Willen sinkt erheblich auf 36,6%. Damit wird deutlich, daß die große Mehrheit in den Gesundheitsberufen die aktive Sterbehilfe nur dann angewendet wissen will, wenn der Betroffene selbst diese Entscheidung fällt. Immerhin wollen aber noch 471 Personen, also etwa 10% der prinzipiellen Befürworter der aktiven Sterbehilfe, diese auch dann anwenden, wenn der Patient geistig verwirrt/psychisch krank und zu einer freien Willensentscheidung nicht fähig ist, der intensiven Betreuung und Pflege bedarf, nach dem Kenntnisstand der Medizin nicht wieder gesund und leistungsfähig wird, und die Angehörigen mit der aktiven Beendigung des Leidens einverstanden sind.

Knapp 14% der Mitarbeiter in den Gesundheitsberufen haben in ihrer beruflichen Umgebung schon einmal von einem oder mehreren Fällen gehört, bei denen aktive Sterbehilfe praktiziert wurde. Entsprechend der Erwartung haben Ärzte deutlich häufiger davon Kenntnis bekommen als die übrigen Berufsgruppen. In den Tätigkeitsfeldern '*niedergelassene(r) Ärztin/Arzt*' und '*Intensivstationen*' liegt die Rate derjenigen, die schon einmal in ihrer beruflichen Umgebung von aktiver Sterbehilfe gehört haben, deutlich über den anderen Tätigkeitsbereichen. Auch diese Teilergebnisse liefern einen Hinweise darauf, daß die aktive Sterbehilfe überwiegend mit der ärztlichen Berufsgruppe assoziiert ist. In jedem Fall ist das Ergebnis dieser Untersuchung deutlich verschieden zu den bereits erwähnten Studien von KUHSE und SINGER. Sie fanden, daß bereits 29% der befragten Ärztinnen und Ärzte aktive Sterbehilfe auf Bitten von Patienten praktiziert hatten.[171] Von den befragten 333 australischen Krankenschwestern und -pflegern hatten schon 5% ohne ärztliches Einverständnis aktive Sterbehilfe selbst praktiziert.[172] Das Phänomen der aktiven Sterbehilfe scheint damit in Deutschland wesentlich weniger verbreitet zu sein als in Australien.

Deutliche Unterschiede existieren im Hinblick auf die Zugehörigkeit zu den neuen oder alten Bundesländern. In den alten Bundesländern hat man mit ca. 15% mehr als doppelt so häufig von einem oder mehreren Fällen gehört, bei denen aktive Sterbehilfe praktiziert wurde. Diese Differenz ist um so erstaunlicher, als ja in den neuen Bundesländern - im Vergleich zu den alten - die aktive Sterbehilfe prinzipiell häufiger befürwortet wird, der Anteil derjenigen, die selbst aktive Sterbehilfe praktizieren würden, größer und der Anteil der Konfessionslosen besonders hoch ist. Es erscheint nicht unwahrscheinlich, daß dieses Ergebnis auf unterschiedliche Entwicklungsstände zwischen den alten und neuen Bundesländern hinweist. Es ist zu vermuten, daß die aktive Sterbehilfe um so eher befürwortet wird, je weiter die Individualisierung und Vereinzelung und der Stand der Medizintechnik in einer Gesellschaft vorangeschritten ist. Hier existierte 1994 sicher noch ein gravierender Unterschied zwischen den alten und den neuen Bundesländern. Gestützt wird diese Erklärung dadurch, daß mit ansteigender Ortsgröße die Befragten zunehmend häufiger von aktiver Sterbehilfe in der beruflichen Umgebung gehört haben. Insgesamt sind diese Ergebnisse deutlich verschieden von einer jüngst in den USA durchgeführten Studie. ASCH befragte mittels eines Fragebogens 852 Krankenschwestern/-pfleger, die ausschließlich auf Intensivstationen tätig waren. Er fand, daß ca. 16% des befragten Pflegepersonals bereits selbst Sterbehilfe geleistet hatten. Als Motiv für ihr Handeln gaben sie die Unsinnigkeit der lebenserhaltenden Technik an und das kalte und unmenschliche Verhalten vieler Ärzte.[173]

Etwa 42% aller befragten Personen sind schon einmal von Patienten gebeten worden, aktive Sterbehilfe zu leisten. Fast jeder zweite Arzt wurde schon einmal mit einer solchen Bitte konfrontiert, bei Krankenschwestern/-pflegern und Altenpflegepersonal kamen solche Bitten viel seltener vor. Im Tätigkeitsfeld '*niedergelassene(r) Ärztin/Arzt*' wurde die Bitte nach aktiver Sterbehilfe am häufigsten geäußert, in der Psychiatrie am seltensten. Erstaunlich, daß in Intensivstationen der Wunsch nach aktiver Sterbehilfe seltener vorkam als in Sozialstationen. Mit ansteigender Dauer am jetzigen Arbeitsplatz, wachsender Berufserfahrung und zunehmendem

---

[171] Kuhse - Singer 1988, 623-626.

[172] Kuhse - Singer 1992, 21f.

[173] Asch 1996, 1374-1379.

Lebensalter sind die Befragten erwartungsgemäß zunehmend häufiger der Bitte um aktive Sterbehilfe begegnet. Auffällig auch hier, daß zwischen der Häufigkeit dieser Bitten von Patienten ein deutlicher Zusammenhang zur Berufszufriedenheit bei den Befragten besteht. Mit ihrer derzeitigen beruflichen Situation sehr unzufriedene Personen wurden viel häufiger um aktive Sterbehilfe gebeten als mit ihrer derzeitigen beruflichen Situation sehr zufriedene Befragte. Die Differenz zwischen diesen beiden Gruppen beträgt mehr als 12%.
Mehr als 17% der befragten Krankenschwestern/-pfleger, Altenpflegerinnen, Altenpfleger, Ärztinnen und Ärzte zeigte sich bereit, selbst aktive Sterbehilfe zu praktizieren, wenn sie legal wäre. Vor dem Hintergrund, daß mehr als 41% die Übertragung der niederländischen Gesetze auf die Bundesrepublik Deutschland befürworteten, und mehr als 59% es unter bestimmten Umständen für gerechtfertigt hielt, das Leben eines leidenden/sterbenden Menschen aktiv zu beenden, muß die geringe Bereitschaft, gemäß den eigenen Überzeugungen zu handeln, zunächst erstaunen.
Die Diskrepanz zwischen eigenen Einstellungen und eigener Handlungsbereitschaft vergrößert sich noch, betrachtet man die unterschiedlichen Berufsgruppen. So sind Ärzte, die die aktive Sterbehilfe prinzipiell am wenigsten häufig befürworten und die Legalisierung - wie in den Niederlanden - als einzige Berufsgruppe mehrheitlich ablehnen, dennoch relativ mit etwa 23% am häufigsten bereit, die aktive Sterbehilfe selbst durchzuführen, wenn sie legal wäre. Bei Kranken- und Altenpflegepersonal ist diese Bereitschaft mit ca. 16% deutlich geringer ausgeprägt. Andererseits haben die beiden letzteren Berufsgruppen die aktive Sterbehilfe mit deutlich mehr als 60% prinzipiell befürwortet und sich auch mit etwa 45% für eine Legalisierung der aktiven Sterbehilfe ausgesprochen. Die Unterschiede im Antwortverhalten zwischen den Berufsgruppen sind allerdings nicht mehr so groß, wenn man die Gruppe betrachtet, die es ablehnt, aktive Sterbehilfe selbst durchzuführen, selbst wenn sie legal wäre. Hier schwanken die Häufigkeiten zwischen knapp 46% beim Krankenpflegepersonal und 50,5% bei den Ärzten. In der ärztlichen Berufsgruppe ist der Prozentsatz derjenigen, die sich bei dieser Frage unentschlossen zeigte, deutlich geringer als in den anderen Berufsgruppen. Ähnliche Tendenzen lassen sich in den Tätigkeitsfeldern ausmachen. Auch hier wird im Tätigkeitsbereich '*niedergelassene(r) Ärztin/Arzt*' am häufigsten die Bereitschaft bekundet, selbst aktive Sterbehilfe zu leisten, wenn sie legal wäre. Andererseits war hier mit mehr als 54% die prinzipielle Befürwortung der aktiven Sterbehilfe relativ am schwächsten ausgeprägt. In Sozialstationen dagegen wurde die aktive Sterbehilfe häufiger befürwortet, die Bereitschaft aber, sie auch selbst durchzuführen ist deutlich geringer als bei den

niedergelassenen Ärzten. Auch diese Teilergebnisse liefern klare Hinweise, daß die aktive Sterbehilfe, zumindest was die Durchführung anbelangt, überwiegend als eine primär ärztliche Angelegenheit aufgefaßt wird. Wohl kaum eine Krankenschwester oder ein Altenpfleger dürfte bei den Angaben zur Einstellung ernsthaft davon ausgegangen sein, daß die Durchführung der aktiven Sterbehilfe primär in ihre/seine Zuständigkeit fällt. Wenn schon die Verabreichung von intravenösen Injektionen und erst recht schwerwiegende operative Eingriffe ausschließlich von Ärzten durchgeführt werden dürfen, liegt es nahe, auch die Praxis der aktiven Sterbehilfe unausgesprochen dieser Berufsgruppe zuzuschreiben. Vor diesem Hintergrund mögen bei den verschiedenen Berufsgruppen die Einstellungsunterschiede auch deshalb zustande gekommen sein, weil die beiden pflegerischen Subpopulationen mit hoher Wahrscheinlichkeit ein sehr viel geringeres Risiko eingehen, die aus ihrer Einstellung möglicherweise resultierenden Konsequenzen persönlich umsetzen zu müssen. Daß Ärzte zurückhaltender bei der prinzipiellen Befürwortung der aktiven Sterbehilfe sind und auch deren Legalisierung relativ weniger häufig wollen, und auf der anderen Seite im Vergleich zu den anderen Berufsgruppen am häufigsten selbst bereit sind, aktive Sterbehilfe durchzuführen, hat sicher mehrere Ursachen. Die entscheidenden dürften sein, daß es zur häufigen beruflichen Erfahrung von Ärzten gehört, verantwortliche medizinische Entscheidungen auf der Grenze zwischen Leben und Tod zu treffen. Insofern dürfte hier die 'Schwellenangst', selbst invasive Eingriffe mit weitreichenden Folgen durchzuführen, geringer sein als in den anderen Berufsgruppen. Darüber hinaus sprechen die Voten der ärztlichen Berufsgruppe dafür, daß die möglichen Konsequenzen, die aus bestimmten Einstellungen resultieren, aufgrund des ärztlichen Berufsverständnisses und der Erwartungen an ärztliches Handeln deutlicher auf die eigene Person bezogen wurden. So könnte es verständlich werden, daß die ärztliche Berufsgruppe in der Tendenz bei der aktiven Sterbehilfe durchgängig skeptischer votiert als die anderen Berufsgruppen. Insofern dürfte dieses Teilergebnis auch Ausdruck des Unterschiedes sein, ob Fragen der aktiven Sterbehilfe eher distanziert und theoretisch oder praktisch, aufgrund einer persönlichen Betroffenheit, beurteilt werden. Auch dieses Ergebnis fällt anders aus, als die von KUHSE und SINGER in Australien gefundenen Werte. Bei den Ärzten waren in der australischen Untersuchung 40%[174] bereit, selbst aktive Sterbehilfe zu praktizieren, bei Krankenschwestern und Pflegern waren es sogar 65%.[175]

[174] Kuhse - Singer 1988, 623-626.
[175] Kuhse - Singer 1992, 21f.

Lebensalter und Berufserfahrung beeinflussen deutlich die Bereitschaft, selbst aktive Sterbehilfe zu praktizieren, wenn sie legal wäre. Mit ansteigendem Alter und zunehmender Berufserfahrung wird die Durchführung eher abgelehnt.
Männer sind eher bereit, die aktive Sterbehilfe durchzuführen als Frauen. Die Differenz beträgt mehr als 7%. Der geschlechtsspezifische Unterschied ist deutlich geringer in der Gruppe, die es ablehnt, aktive Sterbehilfe selbst durchzuführen. Hier beträgt die Differenz zwischen Männern und Frauen weniger als 2%. Der Frauenanteil, der sich in dieser Frage unentschieden zeigte, lag allerdings erheblich über dem Männeranteil. Dieses Ergebnis ist zu betrachten vor dem Hintergrund, daß Frauen deutlich häufiger prinzipiell die aktive Sterbehilfe befürworteten und auch häufiger für die Legalisierung - wie in den Niederlanden - votierten. Nun ist zum einen zu berücksichtigen, daß der Männeranteil in der ärztlichen Berufsgruppe, die relativ am häufigsten ihre Bereitschaft erklärte, selbst aktive Sterbehilfe zu praktizieren, deutlich über dem anderer Berufsgruppen liegt. Zum anderen tritt auch hier das Phänomen auf, daß von einzelnen Subpopulationen, in diesem Fall von Frauen, die aktive Sterbehilfe viel häufiger befürwortet wird, als daß die persönliche Bereitschaft vorhanden ist, diese auch selbst durchzuführen.
Die Bereitschaft, selbst aktive Sterbehilfe durchzuführen, ist in den neuen Bundesländern größer als in den alten. Ebenso spielt die Ortsgröße eine gewichtige Rolle: mit zunehmender Größe der Gemeinde steigt die Bereitschaft, aktive Sterbehilfe zu praktizieren. Mit einiger Wahrscheinlichkeit macht sich hier die geringe konfessionelle Bindung in diesen beiden Subpopulationen bemerkbar. Immerhin wird es von den sonstigen Konfessionen und den Katholiken mehrheitlich abgelehnt, selbst aktive Sterbehilfe zu praktizieren. Bei den evangelischen Befragten wird es noch von mehr als 47% abgelehnt, selbst aktiv zu werden, während dies bei den Konfessionslosen nur bei 35% der Fall ist.
Die Bereitschaft, selbst aktive Sterbehilfe durchzuführen, wird deutlich von der Berufszufriedenheit beeinflußt. Mit ihrer derzeitigen beruflichen Situation sehr oder eher Zufriedene lehnen es sehr viel häufiger ab, selbst aktive Sterbehilfe zu praktizieren, als dies bei den sehr oder eher Unzufriedenen der Fall ist. In ähnlicher Weise treten Abhängigkeiten in dieser Frage vom Familienstand auf. Getrennt lebende und geschiedene Befragte sind eher bereit, aktive Sterbehilfe zu praktizieren als die übrigen Familienstände. Dies Ergebnis verweist auf den Umstand, daß 'Alleinsein' auf das Antwortverhalten einen deutlichen Einfluß hat, gleichgültig ob es sich um schicksalhaftes (verwitwet) oder selbstbestimmtes (geschieden) Alleinsein handelt. In diesen Teilergebnissen kommt aber auch deutlich zum Ausdruck, wie weitgehend individuelle berufliche und persönliche Le-

bensumstände die Einstellungen zur aktiven Sterbehilfe beeinflussen. Etwa jeder dritte Befragte möchte nicht, daß bei ihm selbst die aktive Sterbehilfe zur Anwendung kommt. Von etwa zwei Drittel wird die aktive Sterbehilfe an der eigenen Person unter bestimmten Umständen gewünscht. Von der ärztlichen Berufsgruppe wird aktive Sterbehilfe allerdings mit mehr als 47% deutlich häufiger abgelehnt als vom Kranken- und Altenpflegepersonal mit etwa 31%. Ähnliche Tendenzen lassen sich auch bei den Tätigkeitsfeldern erkennen. Im Bereich '*niedergelassene(r) Ärztin/Arzt*' ist die Ablehnungsquote am höchsten (43%), in der Psychiatrie am niedrigsten (etwa 29%). Auch bei diesem Teilergebnis ragt das Tätigkeitsfeld Psychiatrie mit einer deutlich weniger skeptischen Einstellung gegenüber der Anwendung aktiver Sterbehilfe bei der eigenen Person heraus.
Mit zunehmendem Alter steigt die ablehnende Haltung gegenüber der Sterbehilfe an der eigenen Person deutlich an. Von der Gruppe der über 60jährigen wird sie mit mehr als 58% abgelehnt.
Männer lehnen es häufiger ab, daß bei ihnen selbst aktive Sterbehilfe praktiziert wird, als dies bei Frauen der Fall ist.
Deutlich unterschiedlich wird in Abhängigkeit von konfessionellen Bindungen die Sterbehilfe an der eigenen Person befürwortet oder abgelehnt. Mehrheitlich votieren einzig die sonstigen Konfessionen gegen die Sterbehilfe an der eigenen Person. Katholiken und Evangelische sprechen sich mit 41 bzw. 34% dagegen aus, Konfessionslose dagegen nur zu etwa 21%. So mag es zwar zunächst überraschen, daß die Befragten in der Einschätzung dieser Frage so weit von den offiziellen Verlautbarungen der großen Kirchen abweichen, verglichen mit den Voten der Allgemeinbevölkerung liegen diese Ablehnungsraten aber immer noch hoch. Darüber hinaus scheint der Einfluß einer konfessionellen Bindung immer noch eher eine Tendenz zu einer ablehnenden Haltung gegenüber der aktiven Sterbehilfe zu begründen. Dies erscheint insofern folgerichtig, als ein religiös geprägtes Weltbild mit den Prinzipien eines 'rational-utilitaristischen' Menschenbildes unvereinbar ist.
Der Familienstand und die Berufszufriedenheit spielen eine erhebliche Rolle: Verheiratete und verwitwete Personen lehnen deutlich häufiger die aktive Sterbehilfe für die eigene Person ab als die übrigen Familienstände. Mit ihrer derzeitigen beruflichen Situation sehr Zufriedene lehnen es wesentlich häufiger ab, bei sich selbst die aktive Sterbehilfe anwenden zu lassen, als die sehr Unzufriedenen.
Das Votum, ob jemand die aktive Sterbehilfe selbst in Anspruch nehmen möchte, wird deutlich von der Zugehörigkeit zu den neuen oder alten Bundesländern beeinflußt. In den alten Bundesländern wird es häufiger abgelehnt, die aktive Sterbehilfe selbst in Anspruch zu nehmen.

Abschließend bleibt festzustellen, daß eine deutliche Mehrheit der befragten Gesundheitsberufe von 59.22% die aktive Sterbehilfe prinzipiell für gerechtfertigt hält. Im direkten Vergleich der in dieser Studie erhobenen mitarbeiter- und tätigkeitsbezogenen Angaben läßt sich tendenziell feststellen, daß die aktive Sterbehilfe eher befürwortet wird von

- pflegerischen Berufsgruppen,
- jüngeren Krankenschwestern/-pflegern, Altenpflegerinnen, Altenpflegern, Ärztinnen und Ärzten,
- konfessionslosen Befragten,
- Personen aus den neuen Bundesländern,
- in der Psychiatrie tätigen Personen,
- Befragten mit geringer Berufserfahrung und kürzerer Arbeitsplatzzugehörigkeit,
- Untersuchungsteilnehmern, die getrennt leben oder geschieden sind,
- Personen mit geringer Berufszufriedenheit.

Umgekehrt wird die aktive Sterbehilfe tendenziell am ehesten prinzipiell abgelehnt von

- der ärztlichen Berufsgruppe,
- älteren Krankenschwestern/-pflegern, Altenpflegerinnen, Altenpflegern, Ärztinnen und Ärzten,
- konfessionell gebundenen Personen, insbesondere bei den sonstigen Konfessionen,
- Personen aus den alten Bundesländern,
- Untersuchungsteilnehmern mit großer Berufserfahrung und längerer Arbeitsplatzzugehörigkeit,
- Befragten, die verheiratet oder verwitwet sind,
- Personen mit großer Berufszufriedenheit.

In der Tendenz wird also die aktive Sterbehilfe durchgängig dort häufiger befürwortet, wo zu diesen Problemen eine größere berufliche oder persönliche Distanz vorhanden ist, und somit eine eher distanziert-rationale Sichtweise des Problems möglich erscheint.
Dagegen wird dort, wo direkte berufliche und/oder persönliche Konsequenzen erwartet werden, also ein distanziert-rationaler Umgang mit diesem Problem unmöglich ist, die aktive Sterbehilfe eher abgelehnt.

Schlussbetrachtung

Gegenstand dieser Studie ist es, Krankentötungen vor dem Hintergrund der Einstellung von Mitarbeitern in den Gesundheitsberufen zur aktiven Sterbehilfe zu untersuchen. Diese Fragestellung entstand, weil die Gerichtsverfahren zwingend nach den Prinzipien des kombinierten Tat-

Täter-Strafrechts geführt werden müssen. Fragen der individuellen Schuld des Täters, nach dessen biographischer Entwicklung und allenfalls noch die Arbeitsbedingungen standen im Mittelpunkt der Prozesse. Historische, gesellschaftliche und ethische Einflüsse auf delinquentes Verhalten, die keine unmittelbare strafrechtliche Relevanz haben, müssen im Rahmen von Gerichtsverfahren weitgehend unberücksichtigt bleiben. Dennoch wurde in nahezu allen Prozessen deutlich, daß über die Tat-Täter-Ebene hinausgehende Einflußfaktoren vorhanden sind. Wie etwa ist es zu erklären, daß Waltraud W. in Wien, als schon erste interne Gerüchte kursierten, von einer Kollegin gebeten wurde, sie zu einem sterbenden Patienten zu begleiten mit der Bemerkung: *„Geh mit, vielleicht geht's dann schneller.“* Oder wie wird es begreiflich, daß Wolfgang L. über drei sterbende Patienten den an ihn gerichteten Ausspruch einer Kollegin hörte: *„Die will ich morgen hier nicht mehr sehen.“* Erinnert sei an Michaela R., die im Kollegenkreis über eine sterbende Patientin äußerte: *„Na, bis zum Fußballspiel um 14.30 Uhr wird sie es wohl geschafft haben. Das ist für mich kein Auftrag. Das Häppchen mache ich schon.“* Oder an Donald H., der nach einem Todesfall zu Kollegen sagte: *„Ich bin einen weiteren für euch losgeworden.“*

All diese Episoden spielten sich ab zu einer Zeit, als schon erste interne Verdächtigungen bekannt waren und weitere Krankentötungen folgten. Warum, so muß gefragt werden, hat das unmittelbare berufliche Umfeld in dieser Weise reagiert, warum ist es nicht hellhöriger, nicht mißtrauischer gewesen? Schließlich handelt es sich bei den zitierten Aussprüchen um kaum verhüllte Selbstanzeigen oder um vordergründig witzige, verdeckte Handlungsaufforderungen. Die Anspielungen der Täter können gedeutet werden als Versuch, sich der heimlichen und unausgesprochenen Zustimmung für ihr Handeln im Kollegenkreis zu versichern. Unabhängig von den Motiven des beruflichen Umfeldes führten die Reaktionen im Ergebnis mit hoher Wahrscheinlichkeit dazu, daß die einzelnen Täter sich nicht erkannt und ertappt fühlen mußten.

Und es bleibt die Frage nach den Gründen für die Reaktionen der Vorgesetzten. Wie konnte es geschehen, daß die Wuppertaler Schulleiterin auf die mutige Meldung einer Altenpflegeschülerin über Rudi Z.'s Verhalten reagierte, indem sie die Schülerin daran erinnerte, daß sie doch Examen machen wolle, die Einrichtung keinen Skandal gebrauchen könne und im übrigen der Herrgott schon alles richten werde.

Wie wird es verständlich, daß die Pflegedienstleiterin in Cincinnati ihren nachgeordneten Mitarbeitern mit Strafverfahren drohte, wenn die Verdächtigungen gegen Donald H. nicht aufhören würden? Und wie wird es nachvollziehbar, daß die Wuppertaler Chefärztin den Pflegern, die über ihren Verdacht berichteten, ungeprüft sexuelle Motive und fadenscheinige

Denunziation unterstellte? Auch dieses Verhalten von Vorgesetzten legt die Deutung nahe, daß die Täter sich keinesfalls dem dringend gebotenen Mißtrauen ausgesetzt sahen und - im Ergebnis - eher Bestätigung für ihr Handeln erfuhren.

Vor diesem Hintergrund mußte die Hypothese überprüft werden, ob die von einer großen Mehrheit der Allgemeinbevölkerung geäußerte Befürwortung der aktiven Sterbehilfe auch von den Mitarbeitern in Krankenhäusern und Heimen geteilt wird. Und ob es möglich ist, daß die eigene bejahende Einstellung zur aktiven Sterbehilfe bei den Kollegen in der unmittelbaren Umgebung der Täter zu mangelnder Wachsamkeit und fehlender kritischer Distanz gegenüber delinquentem Verhalten führte.

Die Resultate der repräsentativen Untersuchung zeigen, daß die aktive Sterbehilfe unter bestimmten Umständen mehrheitlich befürwortet wird (knapp 60%). Mit mehr als 91% wollen die Befürworter der aktiven Sterbehilfe sie weit überwiegend auf ausdrücklichen Wunsch des Betroffenen zur Anwendung kommen lassen. 45,3% der Befragten hatten vereinzelt oder öfter die Vorstellung, selbst das unheilbare Leiden bestimmter Patienten verkürzen zu wollen. Die Studie weist nach, daß knapp 14% schon einmal in ihrer beruflichen Umgebung davon gehört haben, daß aktive Sterbehilfe durchgeführt wurde. Und schließlich liefert sie die Erkenntnis, daß ca.18% bereit wären, selbst aktive Sterbehilfe zu praktizieren, wenn sie legal wäre.

Mit diesen Resultaten läßt sich nicht belegen, daß es im direkten beruflichen Umfeld der Täter stillschweigende Zustimmung von Kollegen gab, obwohl diese Vermutung aufgrund der beschriebenen Reaktionen von Vorgesetzten und Kollegen nahelag. Es läßt sich aber auch nicht ausschließen, daß vor dem Hintergrund der mehrheitlichen Befürwortung von aktiver Sterbehilfe in der Allgemeinbevölkerung und auch bei den Mitarbeitern in den Gesundheitsberufen eine Haltung entstanden ist, die suspekten und überraschenden Todesfällen, zumal bei schwerkranken und sterbenden Menschen, die notwendige kritische Aufmerksamkeit entzieht. Mit hoher Wahrscheinlichkeit ist in diesem Zusammenhang auch die öffentlich geführte Euthanasie-Debatte und die andernorts angeblich liberalere Praxis der aktiven Sterbehilfe von Bedeutung.

Die zu den langen Latenzzeiten zwischen ersten internen Gerüchten und den Entdeckungen der Straftaten führenden Reaktionen des beruflichen Umfeldes finden ihre Erklärung aber auch darin, daß an Orten häufigen Sterbens, nämlich in Krankenhäusern und Heimen, beim Tod eines Patienten oder Bewohners, Angehörige und Personal nicht das Gefühl entwickeln, es sei etwas Einschneidendes und Bedeutsames passiert. An kaum einem anderen Ort dürften daher Tötungen so „unauffällig" möglich sein wie in den Einrichtungen des Gesundheitswesens. Diese Facette

des Problems weist sicher über die Tat-Täter-Ebene hinaus auf den allgemeinen Umgang einer Gesellschaft mit Krankheit und Tod.
Die entscheidende Ursache für das Verhalten von Kollegen und Vorgesetzten dürfte aber sein, daß derartig delinquente Handlungen im unmittelbaren Umkreis für 'denkunmöglich' gehalten werden. Gerade an Orten wie Krankenhäusern und Heimen besteht bei den Mitarbeitern - zumindest vordergründig - weit überwiegend die Motivation für die Berufswahl und Berufstätigkeit im Heilen bzw. Helfen wollen. Und gerade hier im Helfermilieu muß die Vorstellung besonders schwerfallen, daß der eventuell jahrelang vertraute und auch geschätzte Kollege schutzbefohlene Patienten oder Heimbewohner vorsätzlich tötet. Was alles muß geschehen, bevor ich meinem Kollegen, mit dem ich über lange Zeit viele kritische Situationen und Krisen durchgestanden habe, zuzutrauen beginne, daß er kranke Menschen tötet, insbesondere wenn er mein Vorgesetzter ist? Wieviel an Ängsten und Befürchtungen habe ich zu überwinden, bevor ich mich mit meinem unglaublichen, wenig gesicherten und schrecklichen Verdacht einem anderen Kollegen anvertraue? Und welches Ausmaß an inneren Widerständen und Sorge davor, als Denunziant abgestempelt zu werden, muß ich überwinden, bevor ich mich an meine Vorgesetzten wende?
Und wieviel an Mut und kritischer Distanz ist von diesen gefordert, derartige Straftaten in „ihrer“ Einrichtung für möglich zu halten und entsprechende, mit großer Publizität und drastischem Imageverlust verbundene Ermittlungen einzuleiten? Über diese Kaskade von Fragen dürfte - in der Rückschau - nachvollziehbar werden, warum in den betroffenen Einrichtungen solche auf den ersten Blick unverständlich langen Verzögerungen entstanden, bevor die Täter dingfest gemacht wurden.
Allerdings erklären diese Erwägungen und Hypothesen nicht die verdeckten Handlungsaufforderungen von Kollegen im Sinne von *„geh mit, vielleicht geht's dann schneller.“* Am wahrscheinlichsten erscheint es, daß in diesen Bemerkungen eigene, un- oder vorbewußte Tötungsphantasien projiziert werden auf einen Kollegen, dem - wieder un- oder vorbewußt - derartige 'Problemlösungen' zugetraut werden. Darüber hinaus soll und kann aber auch nicht verschwiegen werden, daß in einzelnen Fällen von Krankentötungen, z.B. in Lainz, im Kollegenkreis, auf allen Führungsebenen des Hauses und beim Krankenhausträger, Desinteresse und ein erschreckendes 'Nicht-Sehen-Wollen' ernstzunehmender Frühwarnzeichen bestand.
Es dürfte bis hierher nachvollziehbar geworden sein, daß neben der individuellen Tat-Täter-Ebene vielfältige einrichtungsspezifische Einflüsse, aber auch in der Öffentlichkeit geführte Euthanasie-Debatten, der gesellschaftliche Umgang mit Krankheit, Behinderung, Alter und Tod mit dem

Phänomen der Krankentötungen zumindest in einem mittelbaren Zusammenhang stehen. Der 'tatmotivationale Hintergrund' des einzelnen Täters ist damit um die Facette des schweigenden und nicht justitiablen Kontextes erweitert worden.

Wenn es im Rahmen dieser Untersuchung gelungen ist, die Komplexität von Krankentötungen in der Polarität von Tat-Täter-Ebene und gesellschaftlich-öffentlichen Einflußfaktoren zumindest näherungsweise abzubilden, und wenn es gelungen ist, daß zukünftig derartige Straftaten in den Einrichtungen des Gesundheitswesens für etwas weniger 'denkunmöglich', also für möglich gehalten werden, so hat diese Arbeit ihr Ziel erreicht. Mit solchen Erkenntnissen wird bewußtes Wahrnehmen ermöglicht, und damit die Voraussetzung geschaffen dafür, ernstzunehmende Warnhinweise frühzeitig zu erkennen und darauf angemessen zu reagieren, ohne das für die Arbeit im Gesundheitsbereich unabdingbare Vertrauen zu zerstören.

Tabellenanhang: Häufigkeitsverteilungen

EINDIMENSIONALE HÄUFIGKEITSVERTEILUNGEN

Im nachfolgenden sind für alle Variablen die eindimensionalen Häufigkeitstabellen aufgelistet. Die Reihenfolge entspricht der Reihenfolge ihres Auftretens im Fragebogen. Die Numerierung erfolgt sukzessive und stimmt nicht mit der Nummer der Frage im Fragebogen überein.

Art des Vertriebes	Anzahl	%
Post	4347	55,77
Zeitschrift	3448	44,23
Summe	**7795**	**100,00**

Tabelle 1: Verteilung der Rückläufer

Welcher Berufsgruppe gehören Sie an?	Anzahl	%
Schwester/Pfleger	3004	38,54
Altenpfleger	3031	38,88
Arzt	1760	22,58
Summe	**7795**	**100,00**

Tabelle 2: Frage 1: Verteilung der Berufsgruppen nach der Zusammenfassung

Wie alt sind Sie?	Anzahl	%
unter 30	1416	18,17
30-39	2518	32,30
40-49	2066	26,50
50-59	1565	20,08
60 und mehr	230	2,95
Summe	**7795**	**100,00**

Tabelle 3: Frage 2: Altersverteilung

Welches Geschlecht haben Sie?	Anzahl	%
weiblich	5296	67,94
männlich	2499	32,06
Summe	**7795**	**100,00**

Tabelle 4: Frage 3: Geschlechtsverteilung

Welcher Konfession gehören Sie an?	Anzahl	%
katholisch	2875	36,88
evangelisch	3303	42,37
sonstige	209	2,68
konfessionslos	1408	18,06
Summe	**7795**	**100,00**

Tabelle 5: Frage 4: Religionszugehörigkeit

Welchen Familienstand haben Sie?	Anzahl	%
ledig	2218	28,45
verheiratet	4460	57,22
getrennt lebend	187	2,40
geschieden	795	10,20
verwitwet	135	1,73
Summe	**7795**	**100,00**

Tabelle 6: Frage 5: Verteilung des Familienstatus

Arbeiten Sie in den neuen oder in den alten Bundesländern?	Anzahl	%
neue Länder	1177	15,10
alte Länder	6618	84,90
Summe	**7795**	**100,00**

Tabelle 7: Frage 6: Aufteilung der Bundesländer

Wo haben Sie die überwiegende Zeit Ihres Lebens verbracht? In einem Ort	Anzahl	%
< 10000 E.	2128	27,30
10001-50000 E.	2048	26,27
50001-100000 E.	994	12,75
100001-500000 E.	1360	17,45
> 500000 E.	1265	16,23
Summe	**7795**	**100,00**

Tabelle 8: Frage 7: Verteilung der Ortsgrößen

In welchem Tätigkeitsfeld arbeiten Sie?			
		Anzahl	%
1.	Niedergelassener Arzt	749	9,61
2.	Intensivstation im Allgemeinkrankenhaus	637	8,17
3.	Geriatrische Abteilung im Allgemeinkrankenhaus	128	1,64
4.	Psychiatrische Abteilung im Allgemeinkrankenhaus	186	2,39
5.	Sonstiger Arbeitsplatz im Allgemeinkrankenhaus	1499	19,23
6.	Gerontopsychiatrische Abteilung in einem psychiatrischen Landes- oder Bezirkskrankenhaus	227	2,91
7.	Sonstiger Arbeitsplatz in einem psychiatrischen Landes- oder Bezirkskrankenhaus	356	4,57
8.	Alten-/Pflegeheim	3096	39,72
9.	Sozialstation oder anderer ambulanter/teilstationärer Dienst	917	11,76
	Summe	**7795**	**100,00**

Tabelle 9: Frage 8: Verteilung der Tätigkeitsfelder

(Zusammenfassung) In welchem Tätigkeitsfeld arbeiten Sie?		
	Anzahl	%
Niedergelassener Arzt	749	9,61
Intensivstation im Allgemeinkrankenhaus	637	8,17
Sonstiger Tätigkeit im Allgemeinkrankenhaus	1627	20,87
Tätigkeit in der Psychiatrie	769	9,87
Alten-/Pflegeheim	3096	39,72
Sozialstation oder anderer ambulanter/teilstationärer Dienst	917	11,76
Summe	**7795**	**100,00**

Tabelle 10: Frage 8: Verteilung der Tätigkeitsfelder nach dem Zusammenfassen

Wie lange arbeiten Sie an Ihrem jetzigen Arbeitsplatz?			
	Anzahl	%	kum. Proz.
bis zu 1 Jahr	854	11,0	11,0
1-2 Jahre	919	11,8	22,7
2-3 Jahre	922	11,8	34,6
3-4 Jahre	762	9,8	44,3
4-5 Jahre	676	8,7	53,0
5-10 Jahre	1472	18,9	71,9
> 10 Jahre	2190	28,1	100,0
Summe	**7795**	**100,00**	

Tabelle 11: Frage 9: Verteilung der Beschäftigungsdauern und ihre empirische Verteilungsfunktion

Wie lange haben Sie ärztliche/pflegerische Berufserfahrung?			
	Anzahl	%	Kum. %
bis zu 1 Jahr	161	2,1	2,1
1-3 Jahre	577	7,4	9,5
3-6 Jahre	1039	13,3	22,8
6-9 Jahre	1025	13,1	35,9
9-15 Jahre	1837	23,6	59,5
15-20 Jahre	1169	15,0	74,5
> 20 Jahre	1987	25,5	100,0
Summe	**7795**	**100,00**	

Tabelle 12: Frage 10: Verteilung der Berufserfahrung und ihre empirische Verteilungsfunktion

Wie sind Sie mit Ihrer derzeitigen beruflichen Situation zufrieden?		
	Anzahl	%
sehr zufrieden	1992	25,6
eher zufrieden	4003	51,4
eher unzufrieden	1569	20,1
sehr unzufrieden	231	3,0
Summe	**7795**	**100,00**

Tabelle 13: Frage 11: Verteilung der Berufszufriedenheit

Haben Sie schon einmal ernsthaft erwogen, Ihren Beruf aufzugeben?		
	Anzahl	%
ja	2273	29,2
nein	5522	70,8
Summe	**7795**	**100,00**

Tabelle 14: Frage 12: Verteilung der potentiellen Berufsaufgabe

Haben Sie an Ihrem Arbeitsplatz das Thema Sterbehilfe schon einmal mit Kollegen diskutiert?		
	Anzahl	%
nein	905	11,61
Ja, vereinzelt	4516	57,93
Ja, öfter	2374	30,46
Summe	**7795**	**100,00**

Tabelle 15: Frage 13: Verteilung der Diskussionshäufigkeit

In den Niederlanden z.B. bleibt die aktive Sterbehilfe unter bestimmten Umständen straffrei. Sollten nach Ihrem Urteil die Gesetze in der Bundesrepublik Deutschland entsprechend geändert werden, so daß die aktive Sterbehilfe legalisiert wird?		
	Anzahl	%
ja	3251	41,71
unentschieden	1692	21,71
nein	2852	36,59
Summe	**7795**	**100,00**

Tabelle 16: Frage 14: Einstellung zur Legalisierung der aktiven Sterbehilfe

Ist im persönlichen Umgang mit bestimmten Patienten bei Ihnen schon einmal die Vorstellung aufgekommen, daß Sie selbst das unheilbare Leiden dieser Patienten verkürzen sollten?		
	Anzahl	%
nein	4264	54,70
ja, vereinzelt	3104	39,82
ja, öfter	427	5,48
Summe	**7795**	**100,00**

Tabelle 17: Frage 16: Gedanken zu: Unheilbares Leiden verkürzen

Sind Sie der Überzeugung, daß es unter bestimmten Umständen gerechtfertigt ist, das Leben eines leidenden/sterbenden Menschen aktiv zu beenden?		
	Anzahl	%
ja	4616	59,22
nein	3179	40,78
Summe	**7795**	**100,00**

Tabelle 18: Frage 17: Unter Umständen unheilbares Leiden verkürzen

Wenn ja, unter welchen Umständen ist es nach Ihrer Meinung gerechtfertigt, menschliches Leiden aktiv zu beenden?			
		n = 7795	n = 4616
	Anzahl	%	%
18.1: *der Betroffene ist zu einer freien Willensentscheidung fähig. Seine Situation ist ausweglos. Er beruft sich auf sein Selbstbestimmungsrecht und fordert aktive Sterbehilfe*			
keine Angabe	3590	46,06	
ja	4205	53,94	91,09
18.2: *Der Patient ist zu einer selbstbestimmten Entscheidung nicht mehr fähig, wird aber nach dem Kenntnisstand der Medizin in der nächsten Zeit sterben. Die Angehörigen sind einverstanden mit der aktiven Beendigung des Leidens.*			
keine Angabe	6104	78,31	
ja	1691	21,69	36,63
18.3: *Der Patient ist geistig verwirrt/psychisch krank und zu einer freien Willensentscheidung nicht fähig; er bedarf der intensiven Betreuung und Pflege und wird nach dem Kenntnisstand der Medizin nicht wieder gesund und leistungsfähig. Die Angehörigen sind einverstanden mit der aktiven Beendigung des Leidens.*			
keine Angabe	7324	93,96	
ja	471	6,04	10,20
18.4: *In Anbetracht der Kostenexplosion im Gesundheitswesen und der zunehmenden Überalterung der Bevölkerung müssen wir schon aus Gründen der Fairneß gegenüber der Solidargemeinschaft der Versicherten dahin kommen, irreversible Leidenszustände aktiv zu beenden.*			
keine Angabe	7735	99,23	
ja	60	0,77	1,30
18.5: *Sonstige Gründe für die aktive Sterbehilfe*			
keine Angabe	7071	90,71	
ja	724	9,29	15,68

Tabelle 19: Frage 18: Rechtfertigungen menschliches Leben aktiv zu beenden (Mehrfachnennungen möglich)

Haben Sind in Ihrer beruflichen Umgebung schon einmal von einem oder mehreren Fällen gehört, bei denen aktive Sterbehilfe gewährt wurde?		
	Anzahl	%
ja	1086	13,93
nein	6709	86,07
Summe	**7795**	**100,00**

Tabelle 20 Frage 19: Bekannte Fälle aktiver Sterbehilfe

Ist an Sie selbst schon einmal der Wunsch herangetragen worden, aktive Sterbehilfe zu leisten?		
	Anzahl	%
ja	3267	41,91
nein	4528	58,09
Summe	**7795**	**100,00**

Tabelle 21 Frage 20: Wünsche zur aktiven Sterbehilfe

Würden Sie selbst aktive Sterbehilfe praktizieren, wenn Sie legal wäre?		
	Anzahl	%
ja	1381	17,72
nein	3733	47,89
unentschieden	2681	34,39
Summe	**7795**	**100,00**

Tabelle 22: Frage 21: Aktive Sterbehilfe selbst praktizieren?

Möchten Sie, daß bei Ihnen selbst aktive Sterbehilfe zur Anwendung kommt?		
	Anzahl	%
Ja, wenn es mein eigener freier Wille ist	4691	60,18
Ja, wenn ich zu einer freien Willensentscheidung nicht mehr fähig bin und meine Angehörigen und die Ärzte es für richtig halten	2196	28,17
Nein, ich möchte nicht, daß bei mir die aktive Sterbehilfe zur Anwendung kommt	2747	35,24

Tabelle 23: Frage 22: Einstellung zur Anwendung der aktiven Sterbehilfe bei einem selbst (Mehrfachnennungen möglich)

Im nachfolgenden sind für die im Text erwähnten Variablenkombinationen die zweidimensionalen Häufigkeitstabellen aufgelistet.

Frage 14

In den Niederlanden z.B. bleibt die aktive Sterbehilfe unter bestimmten Umständen straffrei. Sollten nach Ihrem Urteil die Gesetze in der Bundesrepublik Deutschland entsprechend geändert werden, so daß die aktive Sterbehilfe legalisiert wird?

	Legalisierung			
Berufsgruppe	Ja	unentschieden	nein	Summe
Schwester/ Pfleger	1330 (44,27)	722 (24,03)	952 (31,69)	3004
Altenpfleger	1364 (45,00)	671 (22,14)	996 (32,86)	3031
Arzt	557 (31,65)	299 (16,99)	904 (51,36)	1760
Summe	**3251 (41,71)**	**1692 (21,71)**	**2852 (36,59)**	**7795**

Tabelle 24: Frage 14: Legalisierung / Berufsgruppe

	Legalisierung			
Alter	ja	unentschieden	nein	Summe
< 30 Jahre	663 (46,82)	409 (28,88)	344 (24,29)	1416
30-39 Jahre	1173 (46,58)	616 (24,46)	729 (28,95)	2518
40-49 Jahre	876 (42,40)	374 (18,10)	816 (39,50)	2066
50-59 Jahre	475 (30,35)	272 (17,38)	818 (52,27)	1565
> 60 Jahre	64 (27,83)	21 (9,13)	145 (63,04)	230
Summe	**3251 (41,71)**	**1692 (21,71)**	**2852 (36,59)**	**7795**

Tabelle 25: Frage 14: Legalisierung / Altersgruppen

	Legalisierung			
Geschlecht	ja	unentschieden	nein	Summe
weiblich	2262 (42,71)	1254 (23,68)	1780 (33,61)	5296
männlich	989 (39,58)	438 (17,53)	1072 (42,90)	2499
Summe	**3251 (4,.71)**	**1692 (21,71)**	**2852 (36,59)**	**7795**

Tabelle 26: Frage 14: Legalisierung / Geschlecht

	Legalisierung			
Konfession	ja	unentschieden	nein	Summe
katholisch	969 (33,70)	672 (23,37)	1234 (42,92)	2875
evangelisch	1374 (41,60)	724 (21,92)	1205 (36,48)	3303
sonstige	70 (33,49)	25 (11,96)	114 (54,55)	209
konfessions-los	838 (59,52)	271 (19,25)	299 (21,24)	1408
Summe	**3251 (41,71)**	**1692 (21,71)**	**2852 (36,59)**	**7795**

Tabelle 27: Frage 14: Legalisierung / Konfessionszugehörigkeit

	Legalisierung			
Familienstand	ja	unentschieden	nein	Summe
ledig	922 (41,57)	538 (24,26)	758 (34,17)	2218
verheiratet	1809 (40,56)	931 (20,87)	1720 (38,57)	4460
getrennt lebend	94 (50,27)	36 (19,25)	57 (30,48)	187
geschieden	381 (47,92)	160 (20,13)	254 (31,95)	795
verwitwet	45 (33,33)	27 (20,00)	63 (46,67)	135
Summe	**3251**	**1692**	**2852**	**7795**

Tabelle 28: Frage 14: Legalisierung / Familienstand

	Legalisierung			
Bundesländer	ja	unentschieden	nein	Summe
neu	582 (49,45)	257 (21,84)	338 (28,72)	1177
alt	2669 (40,33)	1435 (21,68)	2514 (37,99)	6618
Summe	**3251 (41,71)**	**1692 (21,71)**	**2852 (36,59)**	**7795**

Tabelle 29: Frage 14: Legalisierung / neue und alte Bundesländer

	Legalisierung			
Tätigkeitsfeld	ja	unentschieden	nein	Summe
Niedergelassener Arzt	277 (36,98)	132 (17,62)	340 (45,39)	749
Intensivstation im Allgemeinkrankenhaus	238 (37,36)	158 (24,80)	241 (37,83)	637
Sonstige Tätigkeit im Allgemeinkrankenhaus	618 (37,98)	381 (23,42)	628 (38,60)	1627
Tätigkeit in der Psychiatrie	376 (48,89)	158 (20,55)	235 (30,56)	769
Alten-/Pflegeheim	1377 (44,48)	643 (20,77)	1076 (34,75)	3096
Sozialstation oder anderer ambulanter/teilstationärer Dienst	365 (39,80)	220 (23,99)	332 (36,21)	917
Summe	**3251 (41,71)**	**1692 (21,71)**	**2852 (36,59)**	**7795**

Tabelle 30: Frage 14: Legalisierung / Tätigkeitsfeld

	Legalisierung			
Arbeitsplatzzugehörigkeit	ja	unentschieden	nein	Summe
< 1 Jahr	392 (45,90)	206 (24,12)	256 (29,98)	854
1-2 Jahre	416 (45,27)	210 (22,85)	293 (31,88)	919
2-3 Jahre	405 (43,93)	250 (27,11)	267 (28,96)	922
3-4 Jahre	335 (43,96)	186 (24,41)	241 (31,63)	762
4-5 Jahre	287 (42,46)	143 (21,15)	246 (36,39)	676
5-10 Jahre	620 (42,12)	313 (21,26)	539 (36,62)	1472
> 10 Jahre	796 (36,35)	384 (17,53)	1010 (46,12)	2190
Summe	**3251 (41,71)**	**1692 (21,71)**	**2852 (36,59)**	**7795**

Tabelle 31: Frage 14: Legalisierung / Arbeitsplatzzugehörigkeit

	Legalisierung			
Berufserfahrung	ja	unentschieden	nein	Summe
< 1 Jahr	80 (49,69)	28 (17,39)	53 (32,92)	161
1-3 Jahre	277 (48,01)	152 (26,34)	148 (25,65)	577
3-6 Jahre	480 (46,20)	245 (23,58)	314 (30,22)	1039
6-9 Jahre	455 (44,39)	265 (25,85)	305 (29,76)	1025
9-15 Jahre	797 (43,39)	447 (24,33)	593 (32,28)	1837
15-20 Jahre	522 (44,65)	231 (19,76)	416 (35,59)	1169
> 20 Jahre	640 (32,21)	324 (16,31)	1023 (51,48)	1987
Summe	**3251 (41,71)**	**1692 (21,71)**	**2852 (36,59)**	**7795**

Tabelle 32: Frage 14: Legalisierung / Berufserfahrung

	Legalisierung			
Berufszufriedenheit	ja	unentschieden	nein	Summe
sehr zufrieden	727 (36,50)	384 (19,28)	881 (44,23)	1992
eher zufrieden	1649 (41,19)	888 (22,18)	1466 (36,62)	4003
eher unzufrieden	750 (47,80)	379 (24,16)	440 (28,04)	1569
sehr unzufrieden	125 (54,11)	41 (17,75)	65 (28,14)	231
Summe	**3251 (41,71)**	**1692 (21,71)**	**2852 (36,59)**	**7795**

Tabelle 33: Frage 14: Legalisierung / Berufszufriedenheit

	Legalisierung			
Gedanken zur Berufsaufgabe	ja	unentschieden	nein	Summe
ja	1078 (47,43)	523 (23,01)	672 (29,56)	2273
nein	2173 (39,35)	1169 (21,17)	2180 (39,48)	5522
Summe	**3251 (41,71)**	**1692 (21,71)**	**2852 (36,59)**	**7795**

Tabelle 34: Frage 14: Legalisierung / Berufsaufgabe

Frage 16:
Ist im persönlichen Umgang mit bestimmten Patienten bei Ihnen schon einmal die Vorstellung aufgekommen, daß Sie selbst das unheilbare Leiden dieser Patienten verkürzen sollten?

	Vorstellung, selbst zu verkürzen			
Berufsgruppe	ja, öfter	ja, vereinzelt	nein	Summe
Schwester/Pfleger	125 (4,16)	1128 (37,55)	1751 (58,29)	3004
Altenpfleger	120 (3,96)	1079 (35,60)	1832 (60,44)	3031
Arzt	182 (10,34)	897 (50,97)	681 (38,69)	1760
Summe	**427 (5,48)**	**3104 (39,82)**	**4264 (54,70)**	**7795**

Tabelle 35: Frage 16: selbst verkürzen / Berufsgruppe

	Vorstellung, selbst zu verkürzen			
Alter	ja, öfter	ja, vereinzelt	nein	Summe
< 30 Jahre	67 (4,73)	578 (40,82)	771 (54,45)	1416
30-39 Jahre	118 (4,69)	1050 (41,70)	1350 (53,61)	2518
40-49 Jahre	127 (6,15)	822 (39,79)	1117 (54,07)	2066
50-59 Jahre	96 (6,13)	566 (36,17)	903 (57,70)	1565
> 60 Jahre	19 (8,26)	88 (38,26)	123 (53,48)	230
Summe	**427 (5,48)**	**3104 (39,82)**	**4264 (54,70)**	**7795**

Tabelle 36: Frage 16: selbst verkürzen / Altersgruppe

	Vorstellung, selbst zu verkürzen			
Geschlecht	ja, öfter	ja, vereinzelt	nein	Summe
weiblich	216 (4,08)	1975 (37,29)	3105 (58,63)	5296
männlich	211 (8,44)	1129 (45,18)	1159 (46,38)	2499
Summe	**427 (5,48)**	**3104 (39,82)**	**4264 (54,70)**	**7795**

Tabelle 37: Frage 16: selbst verkürzen / Geschlecht

	Vorstellung, selbst zu verkürzen			
Konfession	ja, öfter	ja, vereinzelt	nein	Summe
katholisch	134 (4,66)	1061 (36,90)	1680 (58,43)	2875
evangelisch	163 (4,93)	1358 (41,11)	1782 (53,95)	3303
sonstige	9 (4,31)	71 (33,97)	129 (61,72)	209
konfessionslos	121 (8,59)	614 (43,61)	673 (47,80)	1408
Summe	**427 (5,48)**	**3104 (39,82)**	**4264 (54,70)**	**7795**

Tabelle 38: Frage 16: selbst verkürzen / Konfesssionszugehörigkeit

	Vorstellung, selbst zu verkürzen			
Wohnort	ja, öfter	ja, vereinzelt	nein	Summe
< 10,000 E,	92 (4,32)	786 (36,94)	1250 (58,74)	2128
10,001-50,000 E,	109 (5,32)	781 (38,13)	1158 (56,54)	2048
50,001-100,000 E,	58 (5,84)	409 (41,15)	527 (53,02)	994
100,001-500,000 E,	86 (6,32)	568 (41,76)	706 (51,91)	1360
> 500,000 E,	82 (6,48)	560 (44,27)	623 (49,25)	1265
Summe	**427 (5,48)**	**3104 (39,82)**	**4264 (54,70)**	**7795**

Tabelle 39: Frage 16: selbst verkürzen / Wohnortgröße

	Vorstellung, selbst zu verkürzen			
Tätigkeitsfeld	ja, öfter	ja, vereinzelt	nein	Summe
Niedergelassener Arzt	97 (12,95)	374 (49,93)	278 (37,12)	749
Intensivstation im Allgemeinkrankenhaus	55 (8,63)	316 (49,61)	266 (41,76)	637
Sonstige Tätigkeit im Allgemeinkrankenhaus	85 (5,22)	689 (42,35)	853 (52,43)	1627
Tätigkeit in der Psychiatrie	18 (2,34)	299 (38,88)	452 (58,78)	769
Alten-/Pflegeheim	130 (4,20)	1133 (36,60)	1833 (59,21)	3096
Sozialstation oder anderer ambulanter/teilstationärer Dienst	42 (4,58)	293 (31,95)	582 (63,47)	917
Summe	**427 (5,48)**	**3104 (39,82)**	**4264 (54,7)**	**7795**

Tabelle 40: Frage 16: selbst verkürzen / Tätigkeitsfeld

	Vorstellung, selbst zu verkürzen			
Arbeitsplatzzugehörigkeit	ja, öfter	ja, vereinzelt	nein	Summe
< 1 Jahr	31 (3,63)	306 (35,83)	517 (60,54)	854
1-2 Jahre	39 (4,24)	345 (37,54)	535 (58,22)	919
2-3 Jahre	51 (5,53)	356 (38,61)	515 (55,86)	922
3-4 Jahre	32 (4,20)	321 (42,13)	409 (53,67)	762
4-5 Jahre	30 (4,44)	265 (39,20)	381 (56,36)	676
5-10 Jahre	75 (5,10)	596 (40,49)	801 (54,42)	1472
> 10 Jahre	169 (7,72)	915 (41,78)	1106 (50,50)	2190
Summe	**427 (5,48)**	**3104 (39,82)**	**4264 (54,70)**	**7795**

Tabelle 41: Frage 16: selbst verkürzen / Arbeitsplatzzugehörigkeit

	Vorstellung, selbst zu verkürzen			
Berufserfahrung	ja, öfter	ja, vereinzelt	nein	Summe
< 1 Jahr	6 (3,73)	49 (30,43)	106 (65,84)	161
1-3 Jahre	21 (3,64)	218 (37,78)	338 (58,58)	577
3-6 Jahre	44 (4,23)	390 (37,54)	605 (58,23)	1039
6-9 Jahre	50 (4,88)	395 (38,54)	580 (56,59)	1025
9-15 Jahre	82 (4,46)	738 (40,17)	1017 (55,36)	1837
15-20 Jahre	74 (6,33)	514 (43,97)	581 (49,70)	1169
> 20 Jahre	150 (7,55)	800 (40,26)	1037 (52,19)	1987
Summe	**427 (5,48)**	**3104 (39,82)**	**4264 (54,70)**	**7795**

Tabelle 42: Frage 16: selbst verkürzen / Berufserfahrung

	Vorstellung, selbst zu verkürzen			
Berufszufriedenheit	ja, öfter	ja, vereinzelt	nein	Summe
sehr zufrieden	99 (4,97)	743 (37,30)	1150 (57,73)	1992
eher zufrieden	184 (4,60)	1638 (40,92)	2181 (54,48)	4003
eher unzufrieden	115 (7,33)	626 (39,90)	828 (52,77)	1569
sehr unzufrieden	29 (12,55)	97 (41,99)	105 (45,45)	231
Summe	**427 (5,48)**	**3104 (39,82)**	**4264 (54,70)**	**7795**

Tabelle 43: Frage 16: selbst verkürzen / Berufszufriedenheit

	Vorstellung, selbst zu verkürzen			
Gedanken zur Berufsaufgabe	ja, öfter	ja, vereinzelt	nein	Summe
ja	143 (6,29)	973 (42,81)	1157 (50,90)	2273
nein	284 (5,14)	2131 (38,59)	3107 (56,27)	5522
Summe	**427 (5,48)**	**3104 (39,82)**	**4264 (54,70)**	**7795**

Tabelle 44: Frage 16: selbst verkürzen / Berufsaufgabe

Frage 17:

Sind Sie der Überzeugung, daß es unter bestimmten Umständen gerechtfertigt ist, das Leben eines leidenden/sterbenden Menschen aktiv zu beenden?

	aktiv beenden?		
Berufsgruppe	ja	nein	Summe
Schwester/Pfleger	1905 (63,42)	1099 (36,58)	3004
Altenpfleger	1853 (61,13)	1178 (38,87)	3031
Arzt	858 (48,75)	902 (51,25)	1760
Summe	**4616 (59,22)**	**3179 (40,78)**	**7795**

Tabelle 45: Frage 17: aktiv beenden / Berufsgruppe

	aktiv beenden?		
Alter	ja	nein	Summe
< 30 Jahre	1004 (70,90)	412 (29,10)	1416
30-39 Jahre	1671 (66,36)	847 (33,64)	2518
40-49 Jahre	1168 (56,53)	898 (43,47)	2066
50-59 Jahre	695 (44,41)	870 (55,59)	1565
> 60 Jahre	78 (33,91)	152 (66,09)	230
Summe	**4616 (59,22)**	**3179 (40,78)**	**7795**

Tabelle 46: Frage 17: aktiv beenden / Altersgruppe

	aktiv beenden?		
Geschlecht	ja	nein	Summe
weiblich	3251 (61,39)	2045 (38,61)	5296
männlich	1365 (54,62)	1134 (45,38)	2499
Summe	**4616 (59,22)**	**3179 (40,78)**	**7795**

Tabelle 47: Frage 17: aktiv beenden / Geschlecht

	aktiv beenden?		
Konfession	ja	nein	Summe
katholisch	1495 (52,00)	1380 (48,00)	2875
evangelisch	1959 (59,31)	1344 (40,69)	3303
sonstige	88 (42,11)	121 (57,89)	209
konfessionslos	1074 (76,28)	334 (23,72)	1408
Summe	**4616 (59,22)**	**3179 (40,78)**	**7795**

Tabelle 48: Frage 17: aktiv beenden / Konfessionszugehörigkeit

	aktiv beenden?		
Familienstand	ja	nein	Summe
ledig	1373 (61,90)	845 (38,10)	2218
verheiratet	2542 (57,00)	1918 (43,00)	4460
getrennt lebend	122 (65,24)	65 (34,76)	187
geschieden	508 (63,90)	287 (36,10)	795
verwitwet	71 (52,59)	64 (47,41)	135
Summe	**4616 (59,22)**	**3179 (40,78)**	**7795**

Tabelle 49: Frage 17: aktiv beenden / Familienstand

	aktiv beenden?		
Bundesländer	ja	nein	Summe
neu	801 (68,05)	376 (31,95)	1177
alt	3815 (57,65)	2803 (42,35)	6618
Summe	**4616 (59,22)**	**3179 (40,78)**	**7795**

Tabelle 50: Frage 17: aktiv beenden / neue und alte Bundesländer

	aktiv beenden?		
Tätigkeitsfeld	ja	nein	Summe
Niedergelassener Arzt	408 (54,47)	341 (45,53)	749
Intensivstation im Allgemeinkrankenhaus	378 (59,34)	259 (40,66)	637
Sonstige Tätigkeit im Allgemeinkrankenhaus	935 (57,47)	692 (42,53)	1627
Tätigkeit in der Psychiatrie	520 (67,62)	249 (32,38)	769
Alten-/Pflegeheim	1849 (59,72)	1247 (40,28)	3096
Sozialstation oder anderer ambulanter/teilstationärer Dienst	526 (57,36)	391 (42,64)	917
Summe	**4616 (59,22)**	**3179 (40,78)**	**7795**

Tabelle 51: Frage 17: aktiv beenden / Tätigkeitsfeld

	aktiv beenden?		
Arbeitsplatzzugehörigkeit	ja	nein	Summe
< 1 Jahr	566 (66,28)	288 (33,72)	854
1-2 Jahre	584 (63,55)	335 (36,45)	919
2-3 Jahre	603 (65,40)	319 (34,60)	922
3-4 Jahre	476 (62,47)	286 (37,53)	762
4-5 Jahre	405 (59,91)	271 (40,09)	676
5-10 Jahre	855 (58,08)	617 (41,92)	1472
> 10 Jahre	1127 (51,46)	1063 (48,54)	2190
Summe	**4616 (59,22)**	**3179 (40,78)**	**7795**

Tabelle 52: Frage 17: aktiv beenden / Arbeitsplatzzugehörigkeit

	aktiv beenden?		
Berufserfahrung	ja	nein	Summe
< 1 Jahr	104 (64,60)	57 (35,40)	161
1-3 Jahre	394 (68,28)	183 (31,72)	577
3-6 Jahre	691 (66,51)	348 (33,49)	1039
6-9 Jahre	679 (66,24)	346 (33,76)	1025
9-15 Jahre	1131 (61,57)	706 (38,43)	1837
15-20 Jahre	711 (60,82)	458 (39,18)	1169
> 20 Jahre	906 (45,60)	1081 (54,40)	1987
Summe	**4616 (59,22)**	**3179 (40,78)**	**7795**

Tabelle 53: Frage 17: aktiv beenden / Berufserfahrung

	aktiv beenden?		
Berufszufriedenheit	ja	nein	Summe
sehr zufrieden	1021 (51,26)	971 (48,74)	1992
eher zufrieden	2389 (59,68)	1614 (40,32)	4003
eher unzufrieden	1051 (66,99)	518 (33,01)	1569
sehr unzufrieden	155 (67,10)	76 (32,90)	231
Summe	**4616 (59,22)**	**3179 (40,78)**	**7795**

Tabelle 54: Frage 17: aktiv beenden / Berufszufriedenheit

	aktiv beenden?		
Gedanken zur Berufsaufgabe	ja	nein	Summe
ja	1500 (65,99)	773 (34,01)	2273
nein	3116 (56,43)	2406 (43,57)	5522
Summe	**4616 (59,22)**	**3179 (40,78)**	**7795**

Tabelle 55: Frage 17: aktiv beenden / Berufsaufgabe

Frage 18:

Wenn ja, unter welchen Umständen ist es nach Ihrer Meinung gerechtfertigt, menschliches Leiden aktiv zu beenden?[176]

[176] Die einzelnen Texte der Fragen 18.1 bis 18.5 sind dem auf den Seiten 267/68 abgedruckten Fragebogen zu entnehmen. Es sei noch darauf hingewiesen, daß hier die 4616 Personen, die Frage 17 bejaht haben, gleich 100% sind.
Beispiel: Insgesamt haben 858 Ärzte die Frage 17 bejaht. Von diesen haben 734 die Frage 18.1 auch bejaht. Dies sind 734 / 858 = 85,55%.

Berufsgruppe	*18,1*	*18,2*	*18,3*	*18,4*	*18,5*
Schwester/ Pfleger	1749 (91,81)	712 (37,38)	170 (8,92)	18 (0,94)	249 (13,07)
Altenpfleger	1722 (92,93)	638 (13,82)	196 (10,58)	25 (1,35)	353 (19,05)
Arzt	734 (85,55)	338 (39,39)	104 (12,12)	16 (1,86)	122 (14,22)
Summe	**4205 (91,10)**	**1688 (36,57)**	**470 (10,18)**	**59 (1,28)**	**724 (15,68)**

Tabelle 56: Frage 18: Umstände für aktive Beendigung / Berufsgruppe

Alter	*18,1*	*18,2*	*18,3*	*18,4*	*18,5*
< 30 Jahre	934 (93,03)	364 (36,25)	70 (6,97)	7 (0,70)	154 (15,34)
30-39 Jahre	1558 (93,24)	576 (34,47)	110 (6,58)	5 (0,30)	258 (15,44)
40-49 Jahre	1044 (89,38)	440 (37,67)	142 (12,16)	19 (1,63)	170 (14,55)
50-59 Jahre	609 (87,63)	267 (38,42)	119 (17,12)	19 (2,73)	125 (17,99)
> 60 Jahre	60 (76,92)	41 (52,56)	29 (37,18)	9 (11,54)	17 (21,79)
Summe	**4205 (91,10)**	**1688 (36,57)**	**470 (10,18)**	**59 (1,28)**	**724 (15,68)**

Tabelle 57: Frage 18: Umstände für aktive Beendigung / Altersgruppe

Geschlecht	*18,1*	*18,2*	*18,3*	*18,4*	*18,5*
weiblich	2990 (91,97)	1151 (35,40)	325 (10,00)	34 (1,05)	509 (15,66)
männlich	1215 (89,01)	537 (39,34)	145 (10,62)	25 (1,83)	215 (15,75)
Summe	**4205 (91,10)**	**1688 (36,57)**	**470 (10,18)**	**59 (1,28)**	**724 (15,68)**

Tabelle 58: Frage 18: Umstände für aktive Beendigung / Geschlecht

Konfession	*18,1*	*18,2*	*18,3*	*18,4*	*18,5*
katholisch	1355 (90,64)	526 (35,18)	147 (9,83)	13 (0,87)	238 (15,92)
evangelisch	1775 (90,61)	712 (36,35)	191 (9,75)	27 (1,38)	318 (16,23)
sonstige	78 (88,64)	34 (38,64)	13 (14,77)	5 (5,68)	7 (7,95)
konfessionslos	997 (92,83)	416 (38,73)	119 (11,08)	14 (1,30)	161 (14,99)
Summe	**4205 (91,10)**	**1688 (36,57)**	**470 (10,18)**	**59 (1,28)**	**724 (15,68)**

Tabelle 59: Frage 18: Umstände für aktive Beendigung / Konfessionszugehörigkeit

Tätigkeitsfeld	*18,1*	*18,2*	*18,3*	*18,4*	*18,5*
Niedergelassener Arzt	344 (84,31)	176 (43,14)	57 (13,97)	6 (1,47)	59 (14,46)
Intensivstation im Allgemeinkrankenhaus	328 (86,77)	169 (44,71)	41 (10,85)	9 (2,38)	63 (16,67)
Sonst, Tätigkeit im Allgemeinkrankenhaus	855 (91,44)	344 (36,79)	81 (8,66)	10 (1,07)	124 (13,26)
Tätigkeit in der Psychiatrie	467 (89,81)	202 (38,85)	53 (10,19)	5 (0,96)	65 (12,50)
Alten-/Pflegeheim	1719 (92,97)	634 (34,29)	199 (10,76)	26 (1,41)	340 (18,39)
Sozialstation oder anderer ambulanter/teilstationärer Dienst	492 (93,54)	163 (30,99)	39 (7,41)	3 (0,57)	73 (13,88)
Summe	**4205 (91,10)**	**1688 (36,57)**	**470 (10,18)**	**59 (1,28)**	**724 (15,68)**

Tabelle 60: Frage 18: Umstände für aktive Beendigung / Tätigkeitsfeld

Arbeitsplatz-zugehörigkeit	*18,1*	*18,2*	*18,3*	*18,4*	*18,5*
< 1 Jahr	530 (93,64)	206 (36,40)	43 (7,60)	3 (0,53)	90 (15,90)
1-2 Jahre	536 (91,78)	206 (35,27)	50 (8,56)	5 (0,86)	90 (15,41)
2-3 Jahre	559 (92,70)	198 (32,84)	46 (7,63)	5 (0,83)	101 (16,75)
3-4 Jahre	437 (91,81)	168 (35,29)	40 (8,40)	7 (1,47)	78 (16,39)
4-5 Jahre	370 (91,36)	149 (36,79)	38 (9,38)	0 (0,00)	69 (17,04)
5-10 Jahre	780 (91,23)	297 (34,74)	99 (11,58)	7 (0,82)	128 (14,97)
> 10 Jahre	993 (88,11)	464 (41,17)	154 (13,66)	32 (2,84)	168 (14,91)
Summe	**4205 (91,10)**	**1688 (36,57)**	**470 (10,18)**	**59 (1,28)**	**724 (15,68)**

Tabelle 61: Frage 18: Umstände für aktive Beendigung / Arbeitsplatzzugehörigkeit

Berufser-fahrung	*18,1*	*18,2*	*18,3*	*18,4*	*18,5*
< 1 Jahr	97 (93,27)	46 (44,23)	13 (12,50)	21 (0,96)	20 (19,23)
1-3 Jahre	368 (93,40)	146 (37,06)	39 (9,90)	6 (1,52)	59 (14,97)
3-6 Jahre	639 (92,47)	241 (34,88)	53 (7,67)	4 (0,58)	116 (16,79)
6-9 Jahre	629 (92,64)	213 (31,37)	51 (7,51)	3 (0,44)	107 (15,76)
9-15 Jahre	1033 (91,34)	413 (36,52)	101 (8,93)	6 (0,53)	181 (16,00)
15-20 Jahre	650 (91,42)	269 (37,83)	83 (11,67)	15 (2,11)	108 (15,19)
> 20 Jahre	789 (87,09)	360 (39,74)	130 (14,35)	24 (2,65)	133 (14,68)
Summe	**4205 (91,10)**	**1688 (36,57)**	**470 (10,18)**	**59 (1,28)**	**724 (15,68)**

Tabelle 62: Frage 18: Umstände für aktive Beendigung / Berufserfahrung

Berufszufrie-denheit	*18,1*	*18,2*	*18,3*	*18,4*	*18,5*
sehr zufrieden	928 (90,89)	373 (36,53)	107 (10,48)	10 (0,98)	147 (14,40)
eher zufrieden	2174 (91,00)	852 (35,66)	233 (9,75)	29 (1,21)	373 (15,61)
eher unzufrie-den	963 (91,63)	402 (38,25)	107 (10,18)	16 (1,52)	172 (16,37)
sehr unzufrieden	140 (90,32)	61 (39,35)	23 (14,84)	4 (2,58)	32 (20,65)
Summe	**4205 (91,10)**	**1688 (36,57)**	**470 (10,18)**	**59 (1,28)**	**724 (15,68)**

Tabelle 63: Frage 18: Umstände für aktive Beendigung / Berufszufriedenheit

Frage 19:

Haben Sie in Ihrer beruflichen Umgebung schon einmal von einem oder mehreren Fällen gehört, bei denen aktive Sterbehilfe gewährt wurde?

Berufsgruppe	ja	nein	Summe
Schwester/Pfleger	420 (13,98)	2584 (86,02)	3004
Altenpfleger	341 (11,25)	2690 (88,75)	3031
Arzt	325 (18,47)	1435 (81,53)	1760
Summe	**1086 (13,93)**	**6709 (86,07)**	**7795**

Tabelle 64: Frage 19: von aktiver Sterbehilfe gehört / Berufsgruppe

Geschlecht	ja	nein	Summe
weiblich	628 (11,86)	4668 (88,14)	5296
männlich	458 (18,33)	2041 (81,67)	2499
Summe	**1086 (13,93)**	**6709 (86,07)**	**7795**

Tabelle 65: Frage 19: von aktiver Sterbehilfe gehört / Geschlecht

Konfession	ja	nein	Summe
katholisch	387 (13,46)	2488 (86,54)	2875
evangelisch	462 (13,99)	2841 (86,01)	3303
sonstige	37 (17,70)	172 (82,30)	209
konfessionslos	200 (14,20)	1208 (85,80)	1408
Summe	**1086 (13,93)**	**6709 (86,07)**	**7795**

Tabelle 66: Frage 19: von aktiver Sterbehilfe gehört / Konfessionszugehörigkeit

Bundesländer	ja	nein	Summe
neu	84 (7,14)	1093 (92,86)	1177
alt	1002 (15,14)	5616 (84,86)	6618
Summe	**1086 (13,93)**	**6709 (86,07)**	**7795**

Tabelle 67: Frage 19: von aktiver Sterbehilfe gehört / neue und alte Bundesländer

Wohnort	ja	nein	Summe
< 10,000 E,	234 (11,00)	1894 (89,00)	2128
10,001 - 50,000 E,	274 (13,38)	1774 (86,62)	2048
50,001 - 100,000 E,	151 (15,19)	843 (84,81)	994
100,001 - 500,000 E,	211 (15,51)	1149 (84,49)	1360
> 500,000 E,	216 (17,08)	1049 (82,92)	2852
Summe	**1086 (13,93)**	**6709 (86,07)**	**7795**

Tabelle 68: Frage 19: von aktiver Sterbehilfe gehört / Wohnortgröße

Tätigkeitsfeld	ja	nein	Summe
Niedergelassener Arzt	160 (21,36)	589 (78,64)	749
Intensivstation im Allgemeinkrankenhaus	137 (21,51)	500 (78,49)	637
Sonstige Tätigkeit im Allgemeinkrankenhaus	238 (14,63)	1389 (85,37)	1627
Tätigkeit in der Psychiatrie	67 (8,71)	702 (91,29)	769
Alten-/Pflegeheim	354 (11,43)	2742 (88,57)	3096
Sozialstation oder anderer ambulanter/ teilstationärer Dienst	130 (14,18)	787 (85,82)	917
Summe	**1086 (13,93)**	**6709 (86,07)**	**7795**

Tabelle 69: Frage 19: von aktiver Sterbehilfe gehört / Tätigkeitsfeld

Berufserfahrung	ja	nein	Summe
< 1 Jahr	13 (8,07)	148 (91,93)	161
1-3 Jahre	45 (7,80)	532 (92,20)	577
3-6 Jahre	104 (10,01)	935 (89,99)	1039
6-9 Jahre	111 (10,83)	914 (89,17)	1025
9-15 Jahre	272 (14,81)	1565 (85,19)	1837
15-20 Jahre	192 (16,42)	977 (83,58)	1169
> 20 Jahre	349 (17,56)	1638 (82,44)	1987
Summe	**1086 (13,93)**	**6709 (86,07)**	**7795**

Tabelle 70: Frage 19: von aktiver Sterbehilfe gehört / Berufserfahrung

Berufszufriedenheit	ja	nein	Summe
sehr zufrieden	278 (13,96)	1714 (86,04)	1992
eher zufrieden	524 (13,09)	3479 (86,91)	4003
eher unzufrieden	243 (15,49)	1326 (84,51)	1569
sehr unzufrieden	41 (17,75)	190 (82,25)	231
Summe	1086 (13,93)	6709 (86,07)	7795

Tabelle 71 Frage 19: von aktiver Sterbehilfe gehört / Berufszufriedenheit

Frage 20:
Ist an Sie selber schon einmal der Wunsch herangetragen worden, aktive Sterbehilfe zu leisten?

Berufsgruppe	ja	nein	Summe
Schwester/Pfleger	1118 (37,22)	1886 (62,78)	3004
Altenpfleger	1272 (41,97)	1759 (58,03)	3031
Arzt	877 (49,83)	883 (50,17)	1760
Summe	**3267 (41,91)**	**4528 (58,09)**	**7795**

Tabelle 72: Frage 20: Aufforderung zur aktiven Sterbehilfe / Berufsgruppe

Alter	ja	nein	Summe
< 30 Jahre	532 (37,57)	884 (62,43)	1416
30-39 Jahre	1018 (40,43)	1500 (59,57)	2518
40-49 Jahre	936 (45,30)	81130 (54,70)	2066
50-59 Jahre	685 (43,77)	880 (56,23)	1565
> 60 Jahre	96 (41,74)	134 (58,26)	230
Summe	**3267 (41,91)**	**4528 (58,09)**	**7795**

Frage 73: Frage 20: Aufforderung zur aktiven Sterbehilfe / Altersgruppe

Geschlecht	ja	nein	Summe
weiblich	2081 (39,29)	3215 (60,71)	5296
männlich	1186 (47,46)	1313 (52,54)	2499
Summe	**23267 (41,91)**	**4528 (58,09)**	**7795**

Tabelle 74: Frage 20: Aufforderung zur aktiven Sterbehilfe / Geschlecht

Konfession	ja	nein	Summe
katholisch	1117 (38,85)	1758 (61,15)	2875
evangelisch	1432 (43,35)	1871 (56,65)	3303
sonstige	89 (42,58)	120 (57,42)	209
konfessionslos	629 (44,67)	779 (55,33)	1408
Summe	**3267 (41,91)**	**4528 (58,09)**	**7795**

Tabelle 75: Frage 20: Aufforderung zur aktiven Sterbehilfe / Konfessionszugehörigkeit

Bundesländer	ja	nein	Summe
neu	461 (39,17)	716 (60,83)	1177
alt	2806 (42,40)	3812 (57,60)	6618
Summe	**3267 (41,91)**	**4528 (58,09)**	**7795**

Tabelle 76: Frage 20: Aufforderung zur aktiven Sterbehilfe / neue und alte Bundesländer

Wohnort	ja	nein	Summe
< 10,000 E,	798 (37,50)	1330 (62,50)	2128
10,001 - 50,000 E,	857 (41,85)	1191 (58,15)	2048
50,001 - 100,000 E,	419 (42,15)	575 (57,85)	994
100,001 - 500,000 E,	604 (44,41)	756 (55,59)	1360
> 500,000 E,	589 (46,56)	676 (53,44)	2852
Summe	**3267 (41,91)**	**4528 (58,09)**	**7795**

Tabelle 77: Frage 20: Aufforderung zur aktiven Sterbehilfe/Wohnortgröße

Tätigkeitsfeld	ja	nein	Summe
Niedergelassener Arzt	402 (53,67)	347 (46,33)	749
Intensivstation im Allgemeinkrankenhaus	277 (43,49)	360 (56,51)	637
Sonstige Tätigkeit im Allgemeinkrankenhaus	637 (39,15)	990 (60,85)	1627
Tätigkeit in der Psychiatrie	235 (30,56)	534 (69,44)	769
Alten-/Pflegeheim	1311 (42,34)	1785 (57,66)	3096
Sozialstation / anderer ambulanter / teilstationärer Dienst	405 (44,17)	512 (55,83)	917
Summe	**3267 (41,91)**	**4528 (58,09)**	**7795**

Tabelle 78: Frage 20: Aufforderung zur aktiven Sterbehilfe / Tätigkeitsfeld

Arbeitsplatzzugehörigkeit	ja	nein	Summe
< 1 Jahr	316 (37,00)	538 (63,00)	854
1-2 Jahre	357 (38,85)	562 (61,15)	919
2-3 Jahre	341 (36,98)	581 (63,02)	922
3-4 Jahre	322 (42,26)	440 (57,74)	762
4-5 Jahre	268 (39,64)	408 (60,36)	676
5-10 Jahre	666 (45,24)	806 (54,76)	1472
> 10 Jahre	997 (45,53)	1193 (54,47)	2190
Summe	**3267 (41,91)**	**4528 (58,09)**	**7795**

Tabelle 79: Frage 20: Aufforderung zur aktiven Sterbehilfe / Arbeitsplatzzugehörigkeit

Berufserfahrung	ja	nein	Summe
< 1 Jahr	43 (26,71)	118 (73,29)	161
1-3 Jahre	156 (27,04)	421 (72,96)	577
3-6 Jahre	396 (38,11)	643 (61,89)	1039
6-9 Jahre	404 (39,41)	621 (60,59)	1025
9-15 Jahre	789 (42,95)	1048 (57,05)	1837
15-20 Jahre	560 (47,90)	609 (52,10)	1169
> 20 Jahre	919 (46,25)	1068 (53,75)	1987
Summe	**3267 (41,91)**	**4528 (58,09)**	**7795**

Tabelle 80: Frage 20: Aufforderung zur aktiven Sterbehilfe/ Berufszufriedenheit

Berufszufriedenheit	ja	nein	Summe
sehr zufrieden	782 (39,26)	1210 (60,74)	1992
eher zufrieden	1632 (40,77)	2371 (59,23)	4003
eher unzufrieden	734 (46,78)	835 (53,22)	1569
sehr unzufrieden	119 (51,52)	112 (48,48)	231
Summe	**3267 (41,91)**	**4528 (58,09)**	**7795**

Tabelle 81: Frage 20: Aufforderung zur aktiven Sterbehilfe / Berufsgruppe

Frage 21:
Würden Sie selbst aktive Sterbehilfe praktizieren, wenn sie legal wäre?

Berufsgruppe	ja	nein	unentschieden	Summe
Schwester Pfleger	486 (16,18)	1381 (45,97)	1137 (37,85)	3004
Altenpfleger	485 (16,00)	1463 (48,27)	1083 (35,73)	3031
Arzt	410 (23,30)	889 (50,51)	461 (26,19)	1760
Summe	**1381 (17,72)**	**3733 (47,89)**	**2681 (34,39)**	**7795**

Tabelle 82: Frage 21: selbst praktizieren / Berufsgruppe

Alter	ja	nein	unentschieden	Summe
< 30 Jahre	228 (16,10)	529 (37,36)	659 (46,54)	1416
30-39 Jahre	477 (18,94)	1051 (41,74)	990 (39,32)	2518
40-49 Jahre	398 (19,26)	1051 (50,87)	617 (29,86)	2066
50-59 Jahre	241 (15,40)	954 (60,96)	370 (23,64)	1565
> 60 Jahre	37 (16,09)	148 (64,35)	45 (19,57)	230
Summe	**1381 (17,72)**	**3733 (47,89)**	**2681 (34,39)**	**7795**

Tabelle 83: Frage 21: selbst praktizieren / Altersgruppe

Geschlecht	ja	nein	unentschieden	Summe
weiblich	809 (15,28)	2508 (47,36)	1979 (37,37)	5296
männlich	572 (22,89)	1225 (49,02)	702 (28,09)	2499
Summe	**1381 (17,72)**	**3733 (47,89)**	**2681 (34,39)**	**7795**

Tabelle 84: Frage 21: selbst praktizieren / Geschlecht

Konfession	ja	nein	unentschieden	Summe
katholisch	364 (12,66)	1544 (53,70)	967 (33,63)	2875
evangelisch	573 (17,35)	1565 (47,38)	1165 (35,27)	3303
sonstige	29 (13,88)	131 (62,68)	49 (23,44)	209
konfessionslos	415 (29,47)	493 (35,01)	500 (35,51)	1408
Summe	**1381 (17,72)**	**3733 (47,89)**	**2681 (34,39)**	**7795**

Tabelle 85: Frage 21: selbst praktizieren / Konfessionszugehörigkeit

Familienstand	ja	nein	unentschieden	Summe
ledig	355 (16,01)	977 (44,05)	886 (39,95)	2218
verheiratet	818 (18,34)	2233 (50,07)	1409 (31,59)	4460
getrennt lebend	40 (21,39)	84 (44,92)	63 (33,69)	187
geschieden	148 (18,62)	367 (46,16)	280 (35,22)	795
verwitwet	20 (14,81)	280 (35,22)	43 (31,85)	230
Summe	**1381 (17,72)**	**3733 (47,89)**	**2681 (34,39)**	**7795**

Tabelle 86: Frage 21: selbst praktizieren / Familienstand

Bundesländer	ja	nein	unentschieden	Summe
neu	234 (19,88)	523 (44,44)	420 (35,68)	1177
alt	1147 (17,33)	3210 (48,50)	2261 (34,16)	6618
Summe	**1381 (17,72)**	**3733 (47,89)**	**2681 (34,39)**	**7795**

Tabelle 87: Frage 21: selbst praktizieren / neue und alte Bundesländer

Wohnort	ja	nein	unentschieden	Summe
< 10,000 E,	301 (14,14)	1053 (49,48)	774 (36,37)	2128
10,001 - 50,000 E,	352 (17,19)	1019 (49,76)	677 (33,06)	2048
50,001 - 100,000 E,	194 (19,52)	469 (47,18)	331 (33,30)	994
100,001 - 500,000 E,	272 (20,00)	624 (45,88)	464 (34,12)	1360
> 500,000 E,	262 (20,71)	568 (44,90)	435 (34,39)	2852
Summe	**1381 (17,72)**	**3733 (47,89)**	**2681 (34,39)**	**7795**

Tabelle 88: Frage 21: selbst praktizieren / Wohnortgröße

Tätigkeitsfeld	ja	nein	unentschieden	Summe
Niedergelassener Arzt	216 (28,84)	328 (43,79)	205 (27,37)	749
Intensivstation im Allgemeinkrankenhaus	128 (20,09)	288 (45,21)	221 (34,69)	637
Sonstige Tätigkeit im Allgemeinkrankenhaus	277 (17,03)	766 (47,08)	584 (35,89)	1627
Tätigkeit in der Psychiatrie	142 (18,47)	343 (44,60)	284 (36,93)	769
Alten-/Pflegeheim	500 (16,15)	1518 (49,03)	1078 (34,82)	3096
Sozialstation oder anderer ambulanter/ teilstationärer Dienst	118 (12,87)	490 (52,44)	309 (33,70)	917
Summe	**1381 (17,72)**	**3733 (47,89)**	**2681 (34,39)**	**7795**

Tabelle 89: Frage 21: selbst praktizieren / Tätigkeitsfeld

Arbeitsplatzzugehörigkeit	ja	nein	unentschieden	Summe
< 1 Jahr	159 (18,62)	369 (32,21)	326 (38,17)	854
1-2 Jahre	158 (17,19)	398 (43,31)	363 (39,50)	919
2-3 Jahre	169 (18,33)	392 (42,52)	361 (39,15)	922
3-4 Jahre	143 (18,77)	352 (46,19)	267 (35,04)	762
4-5 Jahre	99 (14,64)	326 (48,22)	251 (37,13)	676
5-10 Jahre	267 (18,14)	718 (48,78)	487 (33,08)	1472
> 10 Jahre	386 (17,63)	1178 (53,79)	626 (28,58)	2190
Summe	**1381 (17,72)**	**3733 (47,89)**	**2681 (34,39)**	**7795**

Tabelle 90: Frage 21: selbst praktizieren / Arbeitsplatzzugehörigkeit

Berufserfahrung	ja	nein	unentschieden	Summe
< 1 Jahr	33 (20,50)	68 (42,24)	60 (37,27)	161
1-3 Jahre	11 (19,24)	231 (40,03)	235 (40,73)	577
3-6 Jahre	170 (16,36)	455 (43,79)	414 (39,85)	1039
6-9 Jahre	179 (17,46)	417 (40,68)	429 (41,85)	1025
9-15 Jahre	312 (16,98)	856 (46,60)	669 (36,42)	1837
15-20 Jahre	239 (20,44)	535 (45,77)	395 (33,79)	1169
> 20 Jahre	337 (16,96)	1171 (58,93)	479 (24,11)	1987
Summe	**1381 (17,72)**	**3733 (47,89)**	**2681 (34,39)**	**7795**

Tabelle 91: Frage 21: selbst praktizieren / Berufserfahrung

Berufszufriedenheit	ja	nein	unentschieden	Summe
sehr zufrieden	333 (16,72)	1087 (54,57)	572 (28,71)	1992
eher zufrieden	675 (16,86)	1923 (48,04)	1405 (35,10)	4003
eher unzufrieden	317 (20,20)	634 (40,41)	618 (39,39)	1569
sehr unzufrieden	56 (24,24)	89 (38,53)	86 (37,23)	231
Summe	**1381 (17,72)**	**3733 (47,89)**	**2681 (34,39)**	**7795**

Tabelle 92: Frage 21: selbst praktizieren / Berufszufriedenheit

Gedanken zur Berufsaufgabe	ja	nein	unentschieden	Summe
ja	451 (19,84)	963 (42,37)	859 (37,79)	2273
nein	930 (16,84)	2770 (50,16)	1822 (33,00)	5522
Summe	**1381 (17,72)**	**3733 (47,89)**	**2681 (34,39)**	**7795**

Tabelle 93: Frage 21: selbst praktizieren / Berufsaufgabe

Frage 22:
Möchten Sie, daß bei Ihnen selbst die aktive Sterbehilfe zur Anwendung kommt?[177]

Berufsgruppe	*22,1*	*22,2*	*22,3*
Schwester/Pfleger	1900 (63,25)	894 (29,76)	949 (31,59)
Altenpfleger	1952 (64,40)	882 (29,10)	964 (31,80)
Arzt	839 (47,67)	420 (23,86)	834 (47,39)
Summe	**4691 (60,18)**	**2196 (28,17)**	**2747 (35,24)**

Tabelle 94: Frage 22: Anwendung bei eigener Person / Berufsgruppe

[177] Die einzelnen Texte der Fragen 22.1 bis 22.3 sind den auf den Siten 267/68 abgedruckten Fragebogen zu entnehmen.

Alter	*22,1*	*22,2*	*22,3*
< 30 Jahre	1014 (71,61)	386 (27,26)	347 (24,51)
30-39 Jahre	1670 (66,32)	704 (27,96)	75 (29,90)
40-49 Jahre	1200 (58,08)	616 (29,50)	761 (36,83)
50-59 Jahre	719 (45,94)	433 (27,67)	751 (47,99)
> 60 Jahre	88 (38,26)	57 (24,78)	135 (58,70)
Summe	**4691 (60,18)**	**2196 (28,17)**	**2747 (35,24)**

Tabelle 95: Frage 22: Anwendung bei eigener Person / Altersgruppe

Geschlecht	*22,1*	*22,2*	*22,3*
weiblich	3329 (62,86)	1521 (28,72)	1725 (32,57)
männlich	1362 (54,50)	675 (27,01)	1022 (40,90)
Summe	**4691 (60,18)**	**2196 (28,17)**	**2747 (35,24)**

Tabelle 96: Frage 22: Anwendung bei eigener Person / Geschlecht

Konfession	*22,1*	*22,2*	*22,3*
katholisch	1558 (54,19)	684 (23,79)	1192 (41,46)
evangelisch	1996 (60,43)	944 (28,58)	1136 (34,39)
sonstige	86 (41,15)	40 (19,14)	113 (54,07)
konfessionslos	1051 (74,64)	528 (37,50)	306 (21,73)
Summe	**4691 (60,18)**	**2196 (28,17)**	**2747 (35,24)**

Tabelle 97: Frage 22: Anwendung bei eigener Person / Konfessionszugehörigkeit

Familienstand	*22,1*	*22,2*	*22,3*
ledig	1380 (62,22)	552 (24,89)	753 (33,95)
verheiratet	2563 (57,47)	1298 (29,10)	1661 (37,24)
getrennt lebend	123 (65,78)	56 (29,95)	56 (29,95)
geschieden	549 (69,06)	244 (30,69)	223 (28,05)
verwitwet	76 (56,30)	46 (34,07)	54 (40,00)
Summe	**4691 (60,18)**	**2196 (28,17)**	**2747 (35,24)**

Tabelle 98: Frage 22: Anwendung bei eigener Person / Familienstand

Bundesländer	*22,1*	*22,2*	*22,3*
neu	776 (65,93)	374 (31,78)	331 (28,12)
alt	3915 (59,16)	1822 (27,53)	2416 (36,51)
Summe	**4691 (60,18)**	**2196 (28,17)**	**2747 (35,24)**

Tabelle 99: Frage 22: Anwendung bei eigener Person / neue und alte Bundesländer

Tätigkeitsfeld	*22,1*	*22,2*	*22,3*
Niedergelassener Arzt	387 (51,67)	208 (27,77)	326 (43,52)
Intensivstation im Allgemeinkrankenhaus	376 (59,03)	189 (29,67)	226 (35,48)
Sonst, Tätigkeit im Allgemeinkrankenhaus	946 (58,14)	427 (26,24)	605 (37,19)
Tätigkeit in der Psychiatrie	488 (63,46)	259 (33,68)	224 (29,13)
Alten-/Pflegeheim	1950 (62,98)	899 (29,04)	1026 (33,14)
Sozialstation oder anderer ambulanter/teilstationärer Dienst	544 (59,32)	214 (23,34)	340 (37,08)
Summe	**4691 (60,18)**	**2196 (28,17)**	**2747 (35,24)**

Tabelle 100: Frage 22: Anwendung bei eigener Person / Tätigkeitsfeld

Berufserfahrung	*22,1*	*22,2*	*22,3*
< 1 Jahr	107 (66,46)	48 (29,81)	47 (29,19)
1-3 Jahre	413 (71,58)	164 (28,42)	146 (25,30)
3-6 Jahre	677 (65,16)	289 (27,82)	316 (30,41)
6-9 Jahre	701 (68,39)	275 (26,83)	286 (27,90)
9-15 Jahre	1143 (62,22)	523 (28,47)	605 (32,93)
15-20 Jahre	727 (62,19)	372 (31,82)	388 (33,19)
> 20 Jahre	923 (46,45)	525 (26,42)	959 (48,26)
Summe	**4691 (60,18)**	**2196 (28,17)**	**2747 (35,24)**

Tabelle 101: Frage 22: Anwendung bei eigener Person / Berufserfahrung

Berufszufriedenheit	*22,1*	*22,2*	*22,3*
sehr zufrieden	1061 (53,26)	503 (25,25)	843 (42,32)
eher zufrieden	2404 (60,05)	1094 (27,33)	1416 (35,37)
eher unzufrieden	1064 (67,81)	521 (33,21)	421 (26,83)
sehr unzufrieden	162 (70,13)	78 (33,77)	67 (29,00)
Summe	**4691 (60,18)**	**2196 (28,17)**	**2747 (35,24)**

Tabelle 102: Frage 22: Anwendung bei eigener Person / Berufszufriedenheit

Gedanken zur Berufsaufgabe	*22,1*	*22,2*	*22,3*
ja	1512 (66,52)	692 (30,44)	670 (29,48)
nein	3179 (57,57)	1504 (27,24)	2077 (37,61)
Summe	**4691 (60,18)**	**2196 (28,17)**	**2747 (35,24)**

Tabelle 103: Frage 22: Anwendung bei eigener Person / Berufsaufgabe

Glossar

Abszeß: Eiteransammlung in einer abgeschlossenen Gewebehöhle.
Anämie: Blutarmut, Verminderung des roten Blutfarbstoffes.
Anexate®: Gegenmittel bei Überdosierung mit Benzodiazepinen; Wirksubstanz: Flumazenil.
Antiarrhythmika: Medikamente gegen Herzrhythmusstörungen.
Anus praeter: Künstlicher, operativ angelegter Darmausgang.
Apoplex: Schlaganfall.
Asystolie: Fehlende Kontraktion des Herzmuskels, d.h. Herzstillstand.
Baralgin®: Schmerzmittel; Wirkssubstanz: Metamizol.
Betadorm®: Schlafmittel; Wirksubstanz: Diphenhydramin.
Bezodiazepine: Gruppe von Medikamenten, die eine vorwiegend dämpfende Wirkung auf die psychischen Funktionen haben, z. B. Valium®, Lexotanil®, Rohypnol®.
Bolus: (Zu) schnelles, „geschoßartiges" Spritzen eines Medikamentes.
Borderline-Persönlichkeitsstörung: Durchgängige Instabilität im Bereich der Stimmung, der zwischenmenschlichen Beziehungen und des Selbstbildes eines Menschen. Z. B. abrupter Wechsel zwischen Depres-sion, Reizbarkeit und Angst; übermäßige Wut mit eingeschränkter Kontrolle, Suiziddrohungen oder Suizidversuche, chronisches Gefühl der Leere.
Bradycardie: Langsame Herztätigkeit.
Bromazepam: Wirksubstanz aus der Gruppe der Benzodiazepine; Handelsname: Lexotanil®.
Butterfly: Einmalspritze mit Schmetterlingsgriff und Anschlußschlauch zum Anlegen einer Infusion.
Cardiomyopathie: Erkrankung des Herzmuskels.
Carotisthrombose: Blutpfropf in der Kopfschlagader.
Catapresan®: Blutdrucksenkendes Medikament; Wirksubstanz: Clonidin.
Cerebralsklerose: Krankhafte Veränderung der Hirnarterien mit Verhärtung, Elastizitätsverlust und Querschnittseinengung.
Clonidin: Wirksubstanz eines blutdrucksenkenden Medikamentes; Handelsname: Catapresan®.
Curare: Amerikanisches Pfeilgift. Wirkt bei direkter Aufnahme in die Blutbahn lähmend auf die Bewegungs- und Atemmuskulatur. Therapeutische Verwendung als muskelerschlaffendes Medikament, z.B. bei Narkosen vor einer künstlichen Beatmung.

Cyanose: Blaufärbung wegen mangelnder Sauerstoffsättigung des Blutes, erkennbar z.B. an Lippen, Fingernägeln und im Gesicht.
Diabetes mellitus: Zuckerkrankheit.
Diarrhoe: Durchfall.
Diazepam: Wirksubstanz eines Medikamentes aus der Gruppe der Benzodiazepine; Handelsname: Valium®.
Digitalis: Mittel zur Förderung der Leistungsfähigkeit des Herzens.
Diurese: Harnausscheidung.
Dolantin®: Starkes, morphinartig wirkendes Schmerzmittel; Wirksubstanz: Pethidin.
Dominal®: Medikament gegen Psychosen, Unruhe- und Erregungszustände; Wirksubstanz: Prothipendyl.
Dyspnoe: Atemstörung.
Elektrolyte: Lebensnotwendige Mineralien, z. B. Natrium, Kalium, Calcium, Clorid, Phosphat.
Erysipel: Wundrose.
Fentanyl: Außerordentlich stark wirkendes Schmerzmittel mit morphinartiger Wirkung. Wird nur bei Narkosen verwendet. Wirksubstanz: Fentanyldihydrogencitrat.
Flunitrazepam: Wirksubstanz aus der Gruppe der Benzodiazepine; Handelsname: Rohypnol®.
Fraktur: Bruch.
Gastroskopie: Magenspiegelung.
Glykoside: Gruppe von herzstärkenden Medikamenten, z.B. Kombetin®, Lanitop®, Novodigal®.
Hämatom: Bluterguß.
Heptadon®: Starkes morphinartig wirkendes Schmerzmittel (Betäubungsmittel), Wirksubstanz: Methadon.
Hypertonie: Bluthochdruck.
Hyperventilation: Gesteigerte Atemfrequenz.
Hypoglykämie: Verminderter Blutzucker.
Infusion: Tropfenweises Einfließenlassen größerer Flüssigkeitsmengen in eine Vene.
Insuffizienz: Schwäche, ungenügende Leistung, z.B. Herzinsuffizienz, Nieren-, Ateminsuffizienz.
Insulin: In der Bauchspeicheldrüse gebildetes, blutzuckersenkendes Hormon. Das Hormon kann synthetisch hergestellt werden und wird therapeutisch bei Diabetes mellitus verwendet.
Intoxikation: Vergiftung.
Intravenös: In die Vene.
Intubieren: Einführen eines Schlauches in die Luftröhre zur künstlichen Beatmung.

Kaliumchlorid: Elektrolytlösung zum Ausgleich eines gestörten Mineralhaushaltes. Bei Überdosierung evtl, tödliche Wirkung.
Kammerflimmern: Unkoordinierte Bewegungen der Herzkammern wegen ungeordneter und ungleichzeitiger Zusammenziehungen einzelner Herzmuskelfasern.
Kodan®: Desinfektionsmittel.
Kombetin®: Medikament aus der Gruppe herzstärkender Glykoside. Wirksubstanz: Strophantin.
Lanitop®: Medikament aus der Gruppe herzstärkender Glykoside. Wirksubstanz: Methyldigoxin.
Lefax®: Magen-Darmmittel zur Verminderung von Luft- bzw. Gasbildung im Darm; Wirksubstanz: Dimeticon.
Lidocain®: Lokal wirkendes Schmerzmittel; Wirksubstanz: Lidocain.
Luftembolie: Verstopfung eines Blutgefäßes durch Luft.
Luminal®: Stark wirksames Schlafmittel; Wirksubstanz: Phenobarbital.
Lungenödem: Lungenschwellung durch Ansammlung von Flüssigkeit.
Marasmus: Kräfteschwund, allgemeiner Verfall.
Melleril®: Medikament aus der Gruppe der Neuroleptika; Wirksubstanz: Thioridazin.
Metastasen: Ansiedlung von erkranktem Gewebe abseits vom ursprünglichen Entstehungsort.
Morbus Parkinson: Schüttellähmung.
Muskelrelaxantien: Medikamente, die eine Erschlaffung der Skelettmuskulatur bewirken, z. B. Curare-Präparate.
Myocardon®: Medikament zur Behandlung von Durchblutungsstörungen des Herzmuskels; Wirksubstanz: Theophyllin.
Myodegeneratio cordis: Degenerative Erkrankung des Herzmuskels.
Neurasthenische Persönlichkeit: Rasch ermüdbar, körperliches und psychisches Schwächegefühl, Kopf- und Gliederschmerzen, Schweißausbrüche und Schlafstörungen.
Neurocil®: Stark dämpfendes Psychopharmakon; Wirksubstanz: Levomepromazin.
Neuroleptika: Gruppe von Medikamenten, die dämpfend auf halluzinatorische und wahnhafte Erlebnisse und auf Angst wirken.
Novadral®: Blutdrucksteigerndes Medikament; Wirksubstanz: Norfenefrin.
Novodigal®: Medikament aus der Gruppe herzstärkender Glykoside. Wirksubstanz: Acetyldigoxin.
Pankreatitis: Entzündung der Bauchspeicheldrüse.
Pantopon®: Sehr stark wirksames Schmerzmittel; Wirksubstanz: Opium.
Parotissarkom: Bösartiges Geschwulst der Ohrspeicheldrüse.
Pavulon®: Muskelerschlaffendes Medikament; Wirksubstanz: Pancuronium.

Phenobarbital: Stark wirksames Schlafmittel; Handelsname Luminal®.
Phenothiazine: Chemisch definierte Untergruppe der Neuroleptika.
Plasmaexpander: Ersatzmittel zur Auffüllung des Blutkreislaufes nach Blutverlusten.
Pneumonie: Lungenentzündung.
Postoperative Sepsis: Blutvergiftung (Infektion mit Keimen) nach einer Operation bei Schwächung der Abwehrkräfte.
Psychopathologie: Lehre von den Leiden der Seele.
Psychosyndrom, organisches: Bei Hirnschädigung auftretende unterschiedliche psychische Veränderungen.
Psyquil®: Medikament aus der Gruppe der Neuroleptika; Wirksubstanz: Triflupromazin.
Pylorospasmus: Krampfhafter Verschluß des Schließmuskels am Magenausgang.
Reanimation: Wiederbelebung.
Rektoskopie: Spiegelung des Mastdarms.
Rektum: Mastdarm.
Retrosternal: Hinter dem Brustbein gelegen.
Rheumatische Arthritis: Rheumatische Gelenkentzündung.
Rohypnol®: Medikament aus der Gruppe der Benzodiazepine; Wirksubstanz: Flunitrazepam.
Schizoide Persönlichkeit: Emotionale Kälte, Fehlen warmer, zärtlicher Empfindungen für andere, Gleichgültigkeit gegenüber Lob und Kritik und den Gefühlen anderer. Kaum Freundschaften. Ungesellig; unfähig, Feindseligkeiten zu äußern.
Scophedal®: Stark wirksames Schmerzmittel; Wirksubstanzen: Scopolamin, Oxycodon, Ephedrin.
Seda-Ildamen®: Medikament zur Durchblutungssteigerung des Herzmuskels; Wirksubstanz: Oxyfedrin.
Senile Demenz: Geistiger Verfall im Alter.
Sigmakarzinom: Krebserkrankung des Dickdarms.
Sigmapolypen: Gestielte Geschwulst im Dickdarm.
Silikose: Staublungenerkrankung.
Sklerosierung: Krankhafte Verhärtung eines Organs.
Strophantin: Untergruppe der herzstärkenden Glykoside, z.B. Kombetin®.
Subkutan: Unter die Haut.
Tachycardie: Gesteigerte Herzfrequenz.
Temagin®: Schmerzmittel; Wirksubstanz: Acetylsalicylsäure.
Thioridazin: Wirksubstanz aus der Gruppe der Neuroleptika, z, B, Melleril®.
Tracheotomie: Luftröhrenschnitt.

Truxal®: Medikament aus der Gruppe der Neuroleptika; Wirksubstanz: Chlorprothixen.
Ulcus Duodeni: Zwölffingerdarmgeschwür.
Valium®: Medikament aus der Gruppe der Benzodiazepine; Wirksubstanz: Diazepam.
Vitalfunktionen: Für das Überleben notwendige Faktoren, z.B. Puls, Blutdruck, Temperatur.

Literatur

Allensbacher Berichte 1984. Allensbach. Nr, 34.

Altenpflege 1994. Nr. 4. 19. Jg. Hannover

Armbrister, Th. 1976: *„Tatort Herzstation.“* In: 'Das Beste aus Reader's Digest' Nr. 10. Stuttgart

Asch, D. 1996: *„The Role Of Critical Care Nurses In Euthanasia And Assisted Suicide.“* In: The New England Journal of Medicine. Vol. 334. Nr. 21.

Barth, F. (1926): *Euthanasie.* Das Problem der Vernichtung lebensunwerten Lebens. Heidelberg.

Beine, K. 1997: *Krankentötungen in Kliniken und Heimen und die Einstellung der Mitarbeiter in den Gesundheitsberufen zur aktiven Sterbehilfe.* Habil. Witten/Herdecke.

Binding, K. - Hoche, A. 1920: *Die Freigabe der Vernichtung lebensunwerten Lebens.* Leipzig.

Bortz, J. / Lienert, G. / Boehnke, K. 1990: *Verteilungsfreie Methoden in der Biostatistik.* Berlin / Heidelberg.

Burisch, M. 1989: *Das Burnout-Syndrom.* Berlin / Heidelberg / New York.

Burkhardt, C. 1981: *Euthanasie - „Vernichtung Lebensunwerten Lebens.“* Diss. Mainz

Cherniss, C. 1980: *Staff burn-out: job stress in the human services.* Sage / Beverly Hills.

Christoph, F. / Illinger, H. (Hrsg.) 1993: *Notwehr gegen die neue Euthanasie.* Neumünster

Christoph, F. 1993: *Wir sind Gefangene des Zeitgeistes.* In: Christoph, F. / Illinger, H. (Hrsg.): Notwehr gegen die neue Euthanasie. Neumünster.

Condrau, G. 1991: *Der Mensch und sein Tod.* Zürich.

Daub, U. / Wunder, M. (Hrsg.) 1994: *Des Lebens Wert.* Freiburg.

Dießenbacher, H. - Schüller, K. 1993: *Gewalt im Altenheim.* Freiburg.

Dießenbacher, H. - Ueberschär, E. 1985: *„Helfen und Töten. Zum Fall des Massenmörders Arnfinn Nesset.“* In: Neue Praxis. Zeitschrift für Sozialarbeit, Sozialpädagogik und Sozialpolitik. 15. Jg. 1985, Heft Nr. 2/3. 217.

Dörner, K. 1988: *Tödliches Mitleid.* Gütersloh.

Dörner, K. 1993: *Wie kann ich heute und morgen „Helfer“ sein?* Prüf-Fragen zu Krankentötungen - Mögliche Gründe und Maßnahmen. In: Kürten, C. - Dörner, K. (Hrsg.): Erfolgreich behandeln - armselig sterben.

Dürwald, W. 1993: *Tötungsdelikte in Krankenhäusern.* In: Versicherungsmedizin, 45. Jg., Nr. 1, Karlsruhe.

Dürwald, W. 1957: *Vier Giftmorde an Patienten, die nach Operationen im Krankenhaus lagen.* 'In: Archiv für Kriminologie', Bd. 119. Lübeck.

Eastmann, M. 1991: *Gewalt gegen alte Menschen.* Freiburg.

Emnid Informationen 1973 Nr. 5/6. 25. Jg. Bielefeld.

Falk, C. M. 1983: *Geschichte und Bedeutung der Euthanasia Medica des 19. Jahrhunderts und ihr Einfluß auf die spätere Euthanasie und Ausübung der Sterbehilfe*. Diss. Marburg.
Freudenberger, H. J. 1991: *Staff burnout*. Zitiert nach: Herschbach, P.: Psychische Belastung von Ärzten und Krankenpflegekräften. Weinheim.
Gabler, S. / Hoffmeyer-Zlotnik, J. H. P. / Krebs, D. (Hrsg.) 1994: *Gewichtung in der Umfragepraxis*. Opladen.
Gibiec, Chr. 1990: *Tatort Krankenhaus*. Der Fall Michaela Roeder. Bonn.
Hartung, J. / Elpelt, B. / Klösener, K-H. 1987: *Statistik*. München.
Herschbach, P. 1991: *Psychische Belastung von Ärzten und Krankenpflegekräften*. Weinheim.
Holm, K. 1975: Die Befragung 1. München.
International Anti-Euthanasia Task Force 1992 (IAEFT) Update, Steubenville, Vol. 6, Nr. 6, 1. 11. 1992.
Jobson, J. D. 1992: *Applied Multivariate Data Analysis*. Part II: Categorical and Multivariate Methods. New York.
Jonathan, S. et. al. 1994: „*Attidudes Toward Assisted Suicide and Euthanasiea Among Physicians In Washington State.*" In: The New England Journal Of Medicine. Vol. 331. No. 2.
Jost, A. 1895: *Das Recht auf den Tod*. Sociale Studie. Göttingen.
Klapp, B. F. 1985: *Psychosoziale Intensivmedizin*. Berlin / Heidelberg / New York.
Klein, M. 1971: *Die Psychoanalyse des Kindes*. München.
Kreienbrock, L. 1989: *Einführung in die Stichprobenverfahren*. München.
Kuhse, H. / Singer, P. 1988: „*Doctors' practices and attidudes regarding voluntary euthanasia*." In: 'The Medical Journal of Australia', Vol. 148.
Kuhse, H. / Singer, P. 1992: „*Euthanasia, A survey of nurses' attitudes and practices*." In: 'The Australian Nurses Journal', Vol. 21.
Kuhse, H. / Singer, P. 1993: *Muß dieses Kind am Leben bleiben?* Erlangen.
Kürten, C. / Dörner, K. (Hrsg.) 1993: *Erfolgreich behandeln - armselig sterben*. Gütersloh.
Kury, H. (Hrsg.) 1984: *Methodologische Probleme in der kriminologischen Forschungspraxis*. Köln.
Kutzer, K. 1993: *Das Recht auf den eigenen Tod*. In: Student, J.-Ch.: Das Recht auf den eigenen Tod. Düsseldorf.
Landschaftsverband Westfalen-Lippe (Hrsg.) 1991a: *Bericht der Internen Kommission aus Anlaß der Tötungsdelikte in der Westf. Klinik für Psychiatrie, Psychosomatik und Neurologie Gütersloh im Jahre 1990*. Münster.
Landschaftsverband Westfalen-Lippe (Hrsg.) 1991b: *Pressedokumentation zu den Todesfällen in der Westfälischen Klinik für Psychiatrie, Psychosomatik und Neurologie Gütersloh*. Münster.
Lewe, U. 1993: *Über Knechtschaft und Zivilcourage*. In: Kürten, C. / Dörner, K. (Hrsg.): Erfolgreich behandeln - armselig sterben. Gütersloh.
Life at Risk. 1992: Vol. 2, Nr. 7. Washington.

Lorenz, R. 1992: *Grundbegriffe der Biometrie*. Stuttgart.
Maisch, H. 1997: *Patiententötungen*. München.
Mann, E. 1922: *Die Erlösung der Menschheit vom Elend*. Weimar.
Mattern, R. / Hackel, R. / Riepert, T. 1990: „*Vorsätzliche Tötung im Altenheim*.“ In: ‘Zentralblatt Rechtsmedizin’. Berlin.
Merkel, R. / Hegselmann, R. (Hrsg.) 1991: *Zur Debatte über Euthanasie*. Frankurt M.
Mitteilung des Forsa-Institutes, Dortmund, 6. 3. 1994.
Moore, K. / Reed, D. 1992: *Tödliche Fürsorge*. München.
Noelle-Neumann, E. / Piel, E. (Hrsg.) 1983: *Allensbacher Jahrbuch der Demoskopie 1978 – 1983*. München / New York / London / Paris.
Noelle-Neumann, E. / Köcher, R. (Hrsg.) 1993: *Allensbacher Jahrbuch der Demoskopie 1984-1992*. München / New York / London / Paris.
Noelle-Neumann, E. / Köcher, R. 1987: *Die verletzte Nation*. Stuttgart.
Piegsa, E. 1990: *Tod aus Barmherzigkeit?* Diss. Marburg.
Potthoff, Th. 1982: *Euthanasie in der Antike*. Diss. Münster.
Rasch, W. 1986: *Forensische Psychiatrie*. Stuttgart.
Rest, F. 1992: *Das kontrollierte Töten*. Gütersloh.
Richter, H,-E. 1993: *Umgang mit Angst*. Düsseldorf / Wien.
Roth, E. 1993: *Sozialwissenschaftliche Methoden*. München.
Rothe, G. / Wiedenbeck, M. 1994: *Stichprobengewichtung: Ist Repräsentativität machbar?* In: Gabler, S,./ Hoffmeyer-Zlotnik, J. H. P. / Krebs, D. (Hrsg.): *Gewichtung in der Umfragepraxis*. Opladen.
Rutenfrans, Ch. 1994: *Befreiung oder schiefe Ebene - Das niederländische Gesetz zur Euthanasie*. In: Daub, U. / Wunder, M. (Hrsg.): Des Lebens Wert. Freiburg.
SAS/STAT User's Guide 1990. Vol. 1. SAS Institute Inc. Cary, NC, USA.
Schadewaldt, H. 1979: *Eine geschichtliche Einführung in den Euthanasie-Begriff*. In: ‘Medizinische Welt’ Bd. 30, Heft 1.
Schmidbauer,W. 1983: *Die hilflosen Helfer*. Reinbeck.
Schneider, H-D. / Sigg, E. 1990: *Gibt es das: Gewalttätigkeiten in Alters- und Pflegeheimen?* Bericht der Forschungsgruppe Gerontologie am Psychologischen Institut der Universität Freiburg/Schweiz. Freiburg / Schweiz.
Schuemer, R. / Ströhlein, G. / Gogolok, J. 1990: *Datenverarbeitung und statistische Auswertung mit SAS*. Band II: Komplexe statistische Analyseverfahren. Stuttgart.
Singer, P. 1994: *Praktische Ethik*. Stuttgart.
Stenger, H. 1994: *Anforderungen an eine repräsentative Stichprobe aus der Sicht des Statistikers*. In: Gabler, S. / Hoffmeyer-Zlotnik, J. H. P. / Krebs, D. (Hrsg.): *Gewichtung in der Umfragepraxis*. Opladen,
Stössel, J.-P. 1991: *Tüchtig oder tot*. Freiburg.
Strafprozeßordnung 1994. München.
Student, J.-Ch. 1993: *Das Recht auf den eigenen Tod*. Düsseldorf.
Tausch, U. 1991: *Die Suttgarter Untersuchung*. Zitiert nach: Wunder, M.: Humanes Sterben - „Euthanasie“ oder Hospiz? In: Stössel, J.-P.: Tüchtig oder tot. Freiburg.

Vach, W. / Schumacher, M. 1996: *Behandlung von fehlenden Werten in den Einflußgrößen von Regressionsmodellen.* Eine Übersicht. In: Informatik, Biometrie und Epidemiologie in Medizin und Biologie Nr. 27. Stuttgart.
Vogt, W. 1989: *Arm. Krank. Tot.* Wien.
Wagner, H,-J, 1991: *Konsumgesellschaft und Tötungsdelikte an alten Menschen - Phänomen oder Panoramawandel rechtsmedizinischer Aufgaben.* In: Rechtsmedizin, Nr,1.
Waxman H, M, et al, 1988: *„Conflicting attidudes toward euthanasia for severely demented patients of health professionals in Sweden"*, In: Journal of American Geriatrics Society 36,
Wolfensberger, W, 1991: *Der neue Genozid an den Benachteiligten Alten und Behinderten.* Gütersloh.

Tages- und Wochenzeitungen / Fachmagazine

'Dagblad voor Noord-Limburg'. Venlo (NL). 10.11.1976. 14.05.1976. 15.05.1976. 27.04.1976. 28.04.1976. 29.10.1976. 05.11.1976. 05.05.1976.
'Der Spiegel'. Hamburg. Nr. 16, 1989. Nr. 34, 1989.
'Der Standard'. Wien (A). 21.08.1993. 22.09.1993. 28.06.1994.
Deutsches Ärzteblatt. Köln. Nr. 20. 1996.
'Die Zeit', Hamburg. 23.06.1989. 14.07.1989.
'Frankfurter Rundschau'. 04.09. 1993.
'Guardian Weekly', Manchester (GB), 27.09.1992.
'Le Monde Aujourd'hui'. Paris. 08./09. 07.1984.
'Medical Tribune'. Wiesbaden, 17. Jg. 1994, Nr. 9.
'Newsweek Magazine'. New York. Vol. 110. Nr. 22. 1987.
'Philadelphia Inquirer'. Philadelphia. 30.03.1984.
'Providence Sunday Journal'. Rhode Island (USA). 23.09.1984.
'Savannah Morning News'. Savannah (USA). 30.03.1984.
'Süddeutsche Zeitung'. München. 04.08.1994.
'Syracuse Herald Journal'. Syracuse, New York (USA). 30.03.1984. 29.03.1984. 23.08.1987. 23.05.1984. 19.08.1984. 18.08.1984. 16.06.1984. 13.08.1987. 04.12.1988. 02.11.1989. 12. 09.04.1992.
'Tagesanzeiger'. Zürich (CH). 18. 9. 1992.
'The Atlanta Journal and Constitution'. Atlanta, Georgia (USA). 21.09.1989.
'The Courier-Journal'. Louisville (USA). 25.08.1987. [Wolfson, 'The Courier-Journal']
'The New York Times'. New York (USA). 15.12.1989, B 2.
'Time Magazine'. New York. Vol. 130. Nr. 8. 24.08.1987. Nr. 9. 31.08.1984. Nr. 22. 30.11.1987.
'Times' (UK). 1.08. 1985.
'West Australian'. Perth. 23. 9. 1992.
Westfälisches Ärzteblatt. Münster. Nr. 10. 1993.

Der Autor

Privatdozent Dr. med. Karl-H. Beine, Arzt für Nervenheilkunde und Psychotherapie, ist Leitender Arzt der Westfälischen Klinik für Psychiatrie und Psychotherapie, Psychosomatik und Neurologie in Gütersloh und Lehrstuhlinhaber für Psychiatrie an der privaten Universität Witten/Herdecke.